LES
GRANDS ÉCRIVAINS
DE LA FRANCE
NOUVELLES ÉDITIONS

PUBLIÉES SOUS LA DIRECTION

DE M. AD. REGNIER

Membre de l'Institut

CHARTRES. — IMPRIMERIE DURAND
Rue Fulbert, 9.

MÉMOIRES

DE

SAINT-SIMON

TOME XXIV

MÉMOIRES

DE

SAINT-SIMON

NOUVELLE ÉDITION

COLLATIONNÉE SUR LE MANUSCRIT AUTOGRAPHE

AUGMENTÉE

DES ADDITIONS DE SAINT-SIMON AU JOURNAL DE DANGEAU

et de notes et appendices

PAR A. DE BOISLISLE

Membre de l'Institut

AVEC LA COLLABORATION DE L. LECESTRE
ET DE J. DE BOISLISLE

TOME VINGT-QUATRIÈME

PARIS

LIBRAIRIE HACHETTE ET Cie

BOULEVARD SAINT-GERMAIN, 79

1912

MÉMOIRES

DE

SAINT-SIMON

Les libéralités si populaires, et si surprenantes par rapport au génie du Roi[1], de M. et de Mme du Maine, que nous avons rapportées à l'occasion de la publication de la paix à Paris[2], ne tardèrent pas à se développer. Les jésuites, si adroits à reconnoître les foibles des monarques, et si habiles à saisir tout ce qui peut eux-mêmes les protéger et les conduire à leurs fins, montrèrent à quel point ils y étoient maîtres. On vit paroître une nouvelle, et assurément très nouvelle, *Histoire de France,* en trois volumes in-folio fort gros, portant le nom du P. Daniel[3] pour auteur, qui demeuroit à Paris en leur maison professe, dont le papier et l'impression étoit du plus grand choix, et le style admirable[4].

(Suite de 1713.)

Histoire
de France
du P. Daniel;
son succès,
son objet,
sa prompte
chute; récompense.

1. C'est-à-dire que le caractère et la politique du Roi ne les auraient pas tolérées chez d'autres.
2. Tome XXIII, p. 352.
3. Gabriel Daniel : tome XVII, p. 54.
4. Elle est intitulée *Histoire de France depuis l'établissement de la monarchie françoise dans les Gaules,* et s'arrête à la fin du règne de Henri IV ; elle parut en trois volumes in-folio en juin 1713. Le P. Daniel en fit une nouvelle édition en 1722, en dix volumes in-quarto,

Jamais un françois[1] si net, si pur, si coulant, les transitions heûreuses, en un mot tout ce qui peut attacher et charmer un lecteur ; préface admirable[2], promesses magnifiques[3], courtes dissertations savantes, une pompe, une autorité la plus séductrice. Pour l'histoire, beaucoup de roman dans la première race, beaucoup encore dans la seconde, et force nuages dans les premiers temps de la troisième. Tout l'art, tout le ménagement des ombres et du clair-obscur[4], ainsi que dans le plus beau tableau, y parurent sous le masque d'une apparente simplicité, et tout[5] le secours, aux endroits les plus scabreux, que l'esprit put fournir à une audace qui se sent appuyée. En un mot, tout l'ouvrage parut très évidemment composé pour persuader, sous l'air naïf d'un homme qui écarte les préjugés avec discernement et qui ne cherche que la vérité, que la plupart des rois de la première race, plusieurs de la seconde, quelques-uns même de la troisième[6], ont constamment été bâtards, très souvent adultérins et doublement adultérins, que ce défaut n'avoit pas exclus du trône, et n'y avoit jamais été considéré comme ayant rien qui en dût ni pût éloigner[7]. Je dis ici crûment

et, en 1755, l'année même de la mort de Saint-Simon, le P. Griffet en publia une troisième édition complétée et annotée en dix-sept volumes in-4°.

1. Saint-Simon écrit *François* avec une majuscule.

2. Il y a deux préfaces : la première est un traité dogmatique sur la manière d'écrire l'histoire, les qualités qu'il faut y apporter et les défauts à éviter. La seconde est divisée en trois sections, où sont traités divers points particuliers ; c'est ce que Saint-Simon va appeler, quelques mots plus loin, de « courtes dissertations savantes ».

3. Écrit *magifiq*[*], par mégarde, dans le manuscrit.

4. « On dit que le *clair-obscur* est bien observé dans un tableau pour dire que les ombres et la lumière y sont bien distribuées » (*Académie*, 1718).

5. *Tout* a été ajouté en interligne. — 6. Le chiffre *3e* corrige *2e*.

7. C'est dans la deuxième section de la seconde préface, à propos de l'hérédité de la royauté mérovingienne, que le P. Daniel émet, très discrètement d'ailleurs, les opinions que lui reproche notre auteur. On

ce que la plus fine délicatesse couvre, mais en l'exprimant pourtant très manifestement dans tout le tissu de l'ouvrage, avec une négligence qui détourne tant qu'elle peut les yeux du dessein principal, et ne laisse que l'agréable surprise de ces découvertes historiques, dont la vérité égarée dans les ténèbres de plusieurs siècles est due aux persévérantes veilles d'un savant qui les consacre toutes à chercher, à puiser, à comparer, à remonter aux sources les plus cachées, et aux travaux duquel la postérité demeure redevable des lumières qui éclaircissent ce qui avoit été ignoré jusqu'alors[1]. L'éblouissement fut d'abord extrême, et la vogue du livre telle, que tout y courut, jusqu'aux femmes. Le même intérêt qui l'avoit fait composer étoit aussi de le répandre. On a vu, sur la campagne de Lille[2], et on verra dans la suite[3], combien ceux que cet intérêt regardoit et conduisoit étoient prodigieux en

trouve dans le *Ducatiana,* tome II, p. 426-442, une appréciation de l'Histoire du P. Daniel ; le P. Griffet en a aussi parlé dans son *Traité des preuves de la vérité de l'histoire,* p. 373-374, et Mathieu Marais a également exprimé son opinion dans ses *Mémoires,* tome III, p. 383 ; enfin, il y a dans le ms. Clairambault 485, p. 287-316, des remarques de l'auditeur des comptes Rousseau et de l'abbé de Vertot.

1. Le P. Daniel, qui travaillait à cette œuvre depuis longues années, avait demandé qu'elle fût imprimée aux frais du Roi à l'imprimerie du Louvre. Voici ce que le secrétaire d'État Jérôme de Pontchartrain écrivait à ce sujet le 23 décembre 1705 au cardinal de Noailles (Archives nationales, reg. O¹ 366, fol. 332 ; G. Depping, *Correspondance administrative,* tome IV, p. 640) : « Votre Éminence se souviendra sans doute que le P. Daniel, jésuite, qui a fait l'Histoire de France, obtint il y a neuf ou dix ans, par la médiation du P. de la Chaise, que son ouvrage seroit imprimé au Louvre ; mais, comme alors on n'avoit pas sujet d'être content de lui, cette permission n'eut point son exécution, et on se servit du prétexte de surseoir jusqu'au temps qu'il auroit entièrement achevé son ouvrage. Présentement qu'il l'a achevé, il vient et continue à demander cette grâce. J'en ai parlé au Roi, qui, avant que de rien décider, m'a ordonné d'avoir l'honneur de vous écrire pour savoir ce que vous en pensez, et si vous n'avez point de raisons pour vous y opposer ».

2. Tome XVI, p. 202 et suivantes. — 3. Ci-après, p. 334.

ténébreuses intrigues, et à disposer, en magiciens, de la
fureur de la mode. Les louanges de ce livre transpirèrent
de chez Mme de Maintenon ; le Roi en parla, et demanda
à quelques-uns de sa cour s'ils le lisoient; les plus éveillés
sentirent de bonne heure combien il étoit protégé : c'étoit
bien sûrement l'unique livre historique dont le Roi et
Mme de Maintenon eussent jamais parlé. Aussi parut-il
bientôt à Versailles sur toutes les tables des gens de la
cour, et hommes et femmes on ne parla d'autre chose,
avec des éloges merveilleux qui étoient quelquefois plai-
sants dans la bouche de personnes, ou fort ignorantes,
ou qui, incapables de lecture, se donnoient pour faire et
goûter celle-là. Mais cette surprenante vogue eut un inconvénient : on s'aperçut que toute cette vaste Histoire, qui
sembloit éplucher de si près les temps ténébreux, ne
s'attachoit, dans les autres, qu'à la partie purement militaire, aux camps, aux marches, à tout exploit de guerre
jusqu'au détail d'un parti de quarante et de cinquante
chevaux, ou d'autant de gens de pied, qui en rencontroit
un autre, et qui, dans un long récit, n'oublioit pas la
plus légère circonstance. En s'étendant de la sorte, on se
donne un vaste champ, et c'est aussi ce qui remplit les
trois volumes[1]. Mais, de négociations, de cabales et d'intrigues de cour, de portraits de personnages, de fortunes,
de chutes, de ressorts des événements, pas un mot en tout
l'ouvrage que sèchement, courtement et précisément[2],
comme les gazettes, souvent encore plus superficielle-
ment. De choses, de lois, de cérémonies publiques, de
fêtes des divers temps, même silence, tout au plus même
laconisme ; et, sur les matières de Rome, puis de la Ligue,
c'est un plaisir de le[3] voir courir sur ces glaces avec ses

1. Cette remarque montre que Saint-Simon se servait de la première
édition, et non de la seconde ; c'est en effet la première qui figure
dans le Catalogue des livres de sa bibliothèque, sous le n° 658.
2. Au sens d'avec précision.
3. *L'y* corrigé en *le*.

patins de jésuite[1]. A la fin, les connoisseurs le méprisèrent, et il résulta de tant d'applaudissement une très méchante Histoire, qui n'avoit pu être autre de la plume dont elle sortoit par la politique de la Compagnie, mais qui avoit très industrieusement et très frauduleusement rempli le but unique qui l'avoit fait faire. L'ouvrage tomba donc : il y eut des savants qui écrivirent des dissertations contre[2] ; mais le point délicat principal, le point qui l'avoit fait naître et couronner en naissant, ne fut presque pas touché en France avec la plume, tant on en sentit le danger. Le P. Daniel en tira du Roi deux mille francs de pension, ce qui est prodigieux pour un régulier, même jésuite, avec le titre d'historiographe de France[3]. Il jouit en plein de ses mensonges qu'il n'ignoroit pas, et peut-être moins que bien d'autres, et, avec sa faveur et sa pension, il se moqua de tout ce qu'on écrivit contre son Histoire, sans y répondre un mot, parce que lui-même savoit bien qu'en penser. Les pays étrangers ne furent pas si sobres que les françois sur ces rois en si grand nombre prétendus bâtards, et cette bâtardise si capable du trône ; mais on eut grand soin de ne pas laisser infecter la France de ces fâcheuses vérités. Il n'y avoit que seize mois qu'on avoit perdu le Dauphin, la Dauphine, et le prince leur fils aîné ; il faut du temps pour écrire une pareille *Histoire de France*[4]. ·

1. *Jesuittes* corrigé en *Jesuitte*. — Les critiques les mieux disposés pour le P. Daniel reconnaissent en effet que, depuis la création de la compagnie de Jésus, l'auteur traite les questions religieuses avec moins d'impartialité que précédemment.

2. La *Bibliothèque historique de la France,* par le P. Jacques Lelong, indique deux réfutations des thèses du P. Daniel ; l'une (n° 15442) a pour auteur le bénédictin dom Liron, l'autre (n° 15451) l'académicien Nicolas Fréret.

3. *Journal de Dangeau,* tome XIV, p. 423 ; le brevet de pension, du 7 juin, est dans le registre O¹ 57, fol. 100 v°, et il y a des vers à ce sujet dans le *Nouveau siècle de Louis XIV,* tome III, p. 434.

4. On a vu ci-dessus p. 3, note 1, qu'elle était commencée bien avant 1705.

J'eus le plaisir de revoir mon ami le cardinal Gualterio[1]. Nous nous écrivions toutes les semaines, et fort ordinairement en chiffre, pour nous entretenir plus librement, et ce commerce a duré régulièrement jusqu'à sa mort[2]. Étant nonce, il avoit reçu la nouvelle de sa promotion à Paris, et sa calotte, puis son bonnet, des mains du Roi[3]. Il avoit extrêmement réussi. Le Roi l'aimoit et [4] le considéroit ; les ministres y avoient pris confiance ; il s'étoit fait beaucoup d'amis. Il avoit eu[5] la complaisance de visiter, en partant, M[6]. du Maine et le comte de Toulouse avec le même cérémonial que les princes du sang[7] ; mais ce qui lui fit auprès du Roi le plus sensible mérite, le perdit à Rome. Il [8] y fut mal reçu du Pape, de ses ministres, du sacré collège, y fut longtemps fort retiré par être abandonné, et en proie à la plus fâcheuse disgrâce[9]. C'est aussi le dernier nonce qui ait reçu en France l'avis de sa

1. Philippe-Antoine Gualterio : tome VII, p. 17. Dangeau écrivait dans son *Journal* le 1ᵉʳ juin (p. 443) : « On croit le cardinal Gualterio embarqué pour venir en France, et il a fait louer l'hôtel de la reine Marguerite à Paris, et une maison dans Versailles, ce qui fait croire à beaucoup de gens qu'il songe à la charge de grand aumônier, mais nous sommes toujours persuadés ici qu'elle est destinée au cardinal de Rohan ». Saint-Simon va dire plus loin le motif de son voyage.

2. Voyez ce qui a été dit de ce commerce de lettres dans nos tomes VII, p. 19, et XIII, p. 112. M. L.-G. Pélissier a publié dans *Feuilles d'histoire*, 1ᵉʳ novembre 1910, deux lettres de Saint-Simon au cardinal, datées de 1722 et 1732.

3. *Dangeau,* tome XI, p. 170-172, 4 août 1706.

4. La conjonction *et* surcharge une *l*.

5. Saint-Simon avait d'abord écrit *il eut* ; puis il a ajouté *avoit* en interligne ; mais il a oublié de corriger *eut* en *eu*.

6. *M.* surcharge *les*.

7. Dangeau ne parle pas de ces visites ; mais les *Mémoires de Sourches* et leur annotateur en font mention au 8 août 1706 (tome X, p. 143-144).

8. Ici, Saint-Simon a mis une -+ et plus loin avant *jamais* un signe différent *.

9. La disgrâce de Gualterio à Rome ne commença que plus tard et sans doute sous la pression des partisans de l'Empereur ; voyez ce qui a été dit dans le tome XX, p. 88, note 7.

promotion. Ils ont eu si peur à Rome d'une récidive, car les bâtards n'avoient jamais reçu cet honneur avant Gualterio[1], que, toutes les fois que les nonces de France ont été promus depuis, ils ont eu ordre de prendre congé, et de partir de façon qu'aucun d'eux n'en a reçu la nouvelle et la calotte qu'à l'entrée de l'Italie. Jamais ils ne l'ont bien pardonné à Gualterio à Rome, de manière que non seulement ne se voyant plus papable, mais hors d'espérance de tout emploi hors du plus commun parmi les cardinaux, il se donna publiquement à la France, et mit les armes du Roi sur sa porte[2] comme un cardinal national[3]. Il se chargea aussi, à faute de mieux, des affaires du roi d'Angleterre[4]. Il eut une pension du Roi[5], et les abbayes de Saint-Remy de Reims et de Saint-Victor à Paris[6]. Assez oisif à Rome, il voulut venir voir le Roi et

1. Nous avons vu dans le tome VII, p. 8-11, que le nonce Cavallerini les avait déjà visités en 1696, mais que son successeur Delfino s'y était refusé.

2. Le 1er janvier 1710 : tome XX, p. 89. Le 12 février 1710, le Roi lui avait adressé une lettre de la main pour le remercier de ses preuves publiques d'attachement (Dépôt des affaires étrangères, vol. *France* 308, fol. 64). C'est à cette époque qu'il avait commencé à être mal vu du pape, quoiqu'il eût obtenu peu auparavant la préconisation de quatre évêques français (*Mémoires de Sourches,* tome XII, p. 178 ; Dépôt des affaires étrangères, vol. *Rome* 504, fol. 215 et 217). En février 1712, Gualterio s'était installé au palais Manfroni, dans le Corso (vol. *Rome* 518, fol. 57).

3. Saint-Simon écrit ici *nationnal.* Il s'était fait naturaliser en 1711, et les lettres en furent enregistrées au Parlement, 'reg. X¹ᴬ 8708, fol. 314 v°.

4. C'est en avril 1712 qu'il fut déclaré protecteur des Anglais catholiques. Sa correspondance avec lord Lovat, relativement à l'Écosse, et avec la cour de Saint-Germain est actuellement conservée au British Museum, ms. Addit. 34252 et 34254 à 34267.

5. Il avait eu cette pension en décembre 1710 (notre tome XX, p. 88, note 7) ; elle fut portée à vingt mille livres le 10 août 1743 ; mais Dangeau n'en enregistra pas la nouvelle.

6. Nous l'avons vu recevoir Saint-Remy de Reims en juillet 1710 (tome XX, p. 88) ; il n'eut Saint-Victor que sous la régence en jan-

ses amis encore une fois en sa vie, et il arriva à la mi-juin à Paris, et tout de suite à la cour[1]. Le Roi fut véritablement touché de ce voyage, et le lui témoigna par toutes sortes d'amitiés et de distinctions : il fut de tous les Marlis[2]. Le cardinal de Rohan le logea, et le fournit d'équipages[3]. Je ris fort avec lui de la peur qu'il avoit faite aux ministres. Les maximes du Roi, dont j'ai parlé plus d'une fois[4], et dont il s'étoit expliqué à l'occasion du cardinal de Janson[5], ne les purent rassurer. Les princes changent quelquefois ; la face de la cour l'étoit totalement depuis le départ de ce cardinal ; l'exemple du Mazarin les intimida : ils ne purent comprendre qu'un homme de cet âge et de cette dignité entreprît de gaieté de cœur un si grand voyage sans objet que celui qui, en effet, l'amenoit. Ils furent du temps à tâter le pavé[6] avec lui ; mais, à la fin, ne voyant rien éclore, ils reprirent leurs esprits et leurs[7] anciennes manières avec lui. Il fut extrêmement fêté de tout le monde, et avec empressement du plus distingué. Il ne quitta la cour que pour aller voir le roi d'Angleterre

vier 1716 (*Dangeau,* tome XVI, p. 295). L'indult qu'il obtint pour conférer en commende les bénéfices de la première abbaye fut enregistré au Parlement, reg. X¹ᴬ 8709, fol. 134 vᵒ.

1. Dangeau écrit le 18 juin (tome XIV, p. 426) : « M. le cardinal Gualterio arriva hier au soir ; il a salué le Roi ce matin à son lever, et après le lever le Roi l'a fait entrer un moment dans son cabinet et lui a fait beaucoup d'amitié. Le Roi le regarde comme un véritable François ; il s'est fait naturaliser, et le Roi n'a guère de sujets plus affectionnés et plus dignes de ses bontés. Il compte de retourner en Italie au mois d'octobre. » Il était venu par Marseille (lettre de M. de Grignan du 2 juin : Archives nationales, carton G⁷ 479).

2. *Dangeau,* p. 437, 443, 449 et 452.

3. Ce dernier détail ne vient pas de Dangeau.

4. Non pas tant dans les *Mémoires* que dans le *Parallèle des trois rois Bourbons,* p. 231, et dans les *Projets de gouvernement du duc de Bourgogne,* p. 78 et 102-104.

5. Tome IV, p. 275-276.

6. Locution déjà annotée dans le tome VIII, p. 14.

7. Il y a *leur,* au singulier, dans le manuscrit.

en Lorraine[1], et passer deux jours, chemin faisant, dans son abbaye de Reims, avec l'archevêque son ami[2]. Il vit peu le Roi en particulier, qui lui promit l'Ordre[3]; il fut du voyage de Fontainebleau, très bien logé, et il y prit congé du Roi et de ses amis, au commencement d'octobre[4], avec le serrement d'un bon cœur qui compte bien ne les revoir plus, et le Roi en parut peiné lui-même, et le combla de bontés. Il étoit venu par mer à Marseille; il s'en retourna par Turin, d'où il s'alla embarquer à Gênes.

Le maréchal d'Huxelles, accompagné de Mesnager, salua le Roi le 21 juin, arrivant d'Utrecht à Versailles[5]. Il y[6] avoit été aussi peu d'accord avec Polignac qu'à Gertruydenberg, et l'avoit traité avec une humeur et une hauteur qui ne convenoit[7] pas à l'égalité de leur caractère, et moins encore à l'inégalité de leur naissance[8]. Polignac, qui voyoit la pourpre s'approcher de lui de plus en plus, glissa sur tout avec accortise sans céder sur les affaires. Il évita sagement l'éclat et la brouillerie ouverte; mais ils ne se sont guères vus depuis, et n'ont pas montré faire grand cas l'un de l'autre. Mesnager

Retour
du maréchal
d'Huxelles
et de Mesnager.
Mérite
de Mesnager,
à qui le Roi
donne
une pension de
10 000#.

1. Nous avons vu le Prétendant se retirer à Bar-le-Duc à la suite de la conclusion de la paix avec l'Angleterre : tome XXIII, p. 271.

2. Saint-Simon a raconté (tomes IV, p. 349-350, et VII, p. 18-19) comment M. de Mailly, alors archevêque d'Arles, s'était lié avec Gualterio tandis que celui-ci remplissait les fonctions de vice-légat d'Avignon.

3. Dangeau ne dit rien de cette promesse ; mais Saint-Simon en reparlera lorsque, en 1722, il insista auprès du Régent et du cardinal Dubois pour faire donner l'Ordre à Gualterio (suite des *Mémoires*, tome XVIII, p. 284), qui fut enfin compris dans la promotion de 1724.

4. C'est le 10 octobre que Dangeau (tome XV, p. 6) mentionne l'audience de congé du cardinal ; mais il ne dit pas qu'il ait été du voyage.

5. *Dangeau*, tome XIV, p. 428.

6. La lettre *y* a été ajoutée en interligne.

7. Il y a bien *convenoit*, au singulier, dans le manuscrit.

8. Saint-Simon a parlé dans le tome XI, p. 34-35 de la famille de Laye du Blé, bien inférieure comme noblesse aux Polignac.

n'oublia point avec eux ce qu'il étoit, et ne se laissa point gâter par son égalité monstrueuse de caractère[1] ; il les satisfit également l'un et l'autre avec beaucoup d'art, de douceur et de déférence, et, bien que plus penché vers Polignac par la douceur de ses mœurs, et aussi sur le fond des affaires et la manière de les conduire, qui venoit toute mâchée de Torcy, mais où le maréchal vouloit toujours mettre du sien, Mesnager ne fut pas inutile entre eux, et servit très bien pour les choses du commerce, qui étoient peu connues des deux autres, et dont il étoit particulièrement chargé. Il fut donc fort bien reçu, et eut en arrivant une pension de dix mille livres[2].

Mort, caractère, friponnerie, — Sainctot[3] mourut subitement à quatre-vingt-cinq ou six ans[4]. C'étoit une famille plébéienne[5]. Il avoit eu un

1. C'est-à-dire, qu'il sut se tenir à sa place, quoique ses pouvoirs le missent sur un pied d'égalité avec les deux autres plénipotentiaires, ce que Saint-Simon regarde comme une monstruosité.

2. C'était pour l'indemniser des frais considérables que lui avait occasionnés son séjour à Utrecht (*Dangeau*, tome XIV, p. 479 ; *Gazette de Leyde*, 1713, n° 78). Le brevet, du 12 septembre, est au Dépôt des affaires étrangères, vol. *France* 1195, fol. 96, et 1196, fol. 191 v°.

3. Nicolas Sainctot : tome I, p. 93.

4. Il mourut le 4 juillet. « Le vieux Sainctot, qui a été si longtemps introducteur des ambassadeurs, et qui, depuis quelques années, avoit cédé sa charge au chevalier son fils, est mort subitement à Paris, dans le temps qu'il faisoit chez lui la noce de Mlle Arlo, qui est une fille pour qui Madame a toujours eu beaucoup d'amitié, et qui épouse un lieutenant d'artillerie fort estimé qui s'appelle du Brostel, qui est de race de gentilhomme allemand, fort connu de Madame » (*Dangeau*, tome XIV, p. 436-437). Selon la *Gazette* (p. 324) et le *Mercure* du mois (p. 139-141), il n'avait que quatre-vingt-un ans. Son portrait du Musée de Versailles, n° 3569, a été reproduit dans l'ouvrage publié en 1901 sur *les Introducteurs des ambassadeurs*.

5. Les Sainctot étaient des marchands appartenant à la bourgeoisie de Paris. Le grand-père de notre Sainctot, appelé Pierre, fut anobli en 1604 (Bibliothèque nationale, ms. Fr. 4139, fol. 158). Jal (*Dictionnaire critique*, p. 1099) a relevé divers actes concernant cette famille. D'après le P. Léonard (Archives nationales, MM 827, fol. 126), MM. de Sainctot venaient « d'un marchand teinturier qui suc-

frère conseiller au Parlement[1]. Il avoit été longtemps maître des cérémonies. On a pu voir p. 135[2] quelle avoit été sa probité dans cette charge, et la friponnerie avérée de ses registres, qu'il fut forcé d'avouer et de réparer. C'étoit un homme tout doucereux, et avec cela tout avantageux, tout esclave de la faveur aux dépens de vérité et de justice, et qui se croyoit en droit de favoriser qui il lui plaisoit en passe-droits. Il eut tant de discussions avec Blainville du temps qu'il étoit grand maître des cérémonies, auquel il tâchoit toujours de s'égaler, qu'il fut contraint de vendre sa charge de maître des cérémonies[3]. Il acheta en même temps une des deux d'introduc-

état et famille de Sainctot.

céda à M. Creil, demeurant rue Aubry-le-Boucher, à Paris, où demeure aujourd'hui, en 1696, M. Vinx, de même profession ; Pierre de Sainctot, seigneur de Vémars, était en 1601 administrateur de l'Hôtel-Dieu de Paris. » Voyez aussi le *Dictionnaire véridique des origines des maisons nobles,* par Laîné, tome II, p. 391. — Saint-Simon écrit *plébeyenne.*

1. Étienne Sainctot, pourvu le 14 juin 1674 d'une charge de conseiller au Parlement (reg. X¹ᴬ 8671, fol. 144), eut en commende l'abbaye de Ferrières-en-Gâtinais en 1669, la prévôté de la cathédrale de Toulon en 1670, et l'abbaye de Saint-André-le-Bas à Vienne en 1672 ; il mourut à Ferrières le 29 août 1709 et fut inhumé dans l'église (Bibliothèque nationale, Cabinet des titres, Pièces originales, vol. 2607, dossier SAINCTOT, fol. 70). Il est parlé de lui assez longuement dans le « Tableau du Parlement » publié par G. Depping dans la *Correspondance administrative,* tome II, p. 39.

2. Cette page du manuscrit correspond aux pages 11 et suivantes de notre tome V.

3. Voici que le P. Léonard écrivait de lui en 1696 (MM 827, fol. 126) : « M. de Sainctot, introducteur des ambassadeurs. Il étoit auparavant maître des cérémonies ; mais, comme il avoit souvent, à l'occasion de cette charge, des démêlés avec M. Colbert de Blainville, grand maître des cérémonies, il s'en défit, et M. de Bonneuil, qui étoit seul introducteur des ambassadeurs, étant mal dans ses affaires pour ses dettes, obtint permission du Roi de vendre la moitié de sa charge à M. de Sainctot. M. de Sainctot fut blâmé de tout le monde, lorsque, sur la fin de 1695, il voulut renouveler un ancien différend qu'il y a entre les introducteurs et les ambassadeurs, touchant le pas, les honneurs, la main et la porte,..... et c'est à l'occasion d'une croix de

teur des ambassadeurs, où il fit maintes sottises, comme on a vu p. [135¹], entre plusieurs autres qui n'ont pas valu la peine d'être rapportées. Il avoit un fils aîné qui se tourna au plus mal², et il avoit cédé sa charge à son second fils³ depuis quelques années, qui s'y est conduit bien plus sagement que lui. Il laissa une grande et assez vilaine fille, qui épousa, deux ans après, le comte de la Tour⁴, sur lequel il n'est peut-être pas inutile de s'arrêter⁵ un moment.

Branche très effective de la Tour, non reconnue par les la Tour Bouillons. Plaisant tour

Ces la Tour étoient une branche de la maison de la Tour Bouillon, que MM. de Bouillon, devenus princes, ne vouloient point reconnoître parce qu'ils ne l'étoient pas devenus avec eux, et qu'ils étoient demeurés pauvres et peu connus, jusqu'à réputer à injure qu'on leur en parlât

diamants que le Roi lui avoit donné ordre de porter à l'ambassadeur de Venise, nommé Erizzo, lequel ambassadeur répondit au mémoire de M. de Sainctot, que je n'ai pu voir. » Le mémoire, auquel il est fait allusion dans la phrase précédente se trouve aux Archives nationales, carton K 1326, n° 9.

1. Le chiffre est resté en blanc dans le manuscrit ; il correspond aux pages 5 et suivantes de notre tome V.

2. D'après une pièce du 7 août 1720 conservée au Cabinet des titres, Pièces originales, vol. 2607, fol. 64, et d'autres documents cités par Jal (*Dictionnaire critique*, p. 1099), il s'appelait Étienne Sainctot, sieur de Pingré ; il vivait encore en 1729. C'est peut-être à lui plutôt qu'à son frère que se rapporte l'anecdote racontée dans les *Mémoires de Dufort de Cheverny*, tome I, p. 53.

3. Nicolas-Sixte, dit le chevalier de Sainctot, né en 1674, succéda à son père en 1709 et conserva la charge jusqu'en 1752, époque où il la céda à Dufort de Cheverny, qui parle de lui dans ses *Mémoires* (tome I, p. 53 et 60) ; il mourut le 16 octobre 1753.

4. Claude-Catherine Sainctot épousa le 18 février 1715 Jean-Maurice de la Tour de Murat, dit le chevalier de la Tour, ancien capitaine au régiment de Limousin, qui avait eu une jambe emportée en 1702 à la bataille de Luzzara ; il avait pris depuis décembre 1711 le nom de comte de la Tour d'Apchier, comme héritier de son oncle frère de sa mère (ci-après, p. 16). Cependant Jal (*Dictionnaire critique*, p. 1100) cite un acte de 1723, où sa femme signa « de Sainctot de la Tour d'Auvergne. » Elle mourut le 16 juin 1750, à soixante-neuf ans.

5. Les premières lettres de *s'arrester* surchargent *faire*.

et qu'on les crût de même maison qu'eux, sans toutefois aucune autre raison, ni avoir osé leur disputer de porter leurs armes[1] et leur nom, comme Mme de Soubise avoit fait pour les nom et armes à la branche de Rohan Gué-de-l'Isle ou du Poulduc[2], qui, malgré tout son crédit, y fut contradictoirement[3] maintenue par un arrêt du parlement de Bretagne. Ce comte de la Tour, gendre de Sainctot, avoit un frère aîné fort peu accommodé, qui ne laissa que des filles[4], pendant la vie duquel il servoit en Italie subalterne, puis[5] capitaine d'infanterie en Italie[6]. Le cardinal de Bouillon, passant en un de ses voyages de Rome, dîna chez M. de Vaudémont. Wartigny, brigadier alors de dragons, duquel il a été parlé quelquefois[7], étoit une manière d'effronté fort plaisant, d'un commerce ordinairement fort doux, mais qui[8] se choquoit volontiers des impertinences. Il le fut apparemment en ce repas de celles du cardinal de Bouillon, qui y étoit[9] un grand maître. Sortant de table, Wartigny trouva sous sa main le comte, lors appelé le chevalier de la Tour, parmi une foule d'officiers qui étoient venus bayer[10] là et faire leur cour à M. de

là-dessus de Wartigny au cardinal de Bouillon.

1. Cette branche avait pour armoiries un écu d'azur semé de fleurs de lys d'or à la tour d'argent et sur le tout une bande de gueules chargée d'un écu d'argent ; plus tard ils prirent un écusson écartelé aux 1 et 4 de la Tour d'Auvergne, au 2 et 3 d'Apchier, et sur le tout d'Auvergne.

2. Voyez notre tome XIV, p. 166 et suivantes.

3. La quatrième et la cinquième lettres de ce mot surchargent *di*.

4. Godefroy-Maurice de la Tour, baron de Murat, qui n'eut que deux filles, dont l'une épousa un la Roche-Aymon. Saint-Simon, pour tout cela et pour ce qui va suivre, se sert de la généalogie des la Tour d'Auvergne insérée dans le tome IV de l'*Histoire généalogique*.

5. Le *p* de *puis* surcharge un *d'*.

6. Les mots *en Italie* sont ainsi répétés deux fois dans le manuscrit. — Voyez ci-dessus, p. 12, note 4.

7. César de Brouilly, marquis de Wartigny : tome XII, p. 339.

8. *Qui* a été ajouté en interligne.

9. Le mot *y* corrige *en*, et *estoit* a été répété deux fois, la seconde fois surchargeant le mot *un*.

10. « *Bayer* (quelques-uns écrivent *béer*), tenir la bouche ouverte en

Vaudémont. Il le prit par le bras, et, au milieu de tout ce grand monde, le mène au cardinal et lui dit qu'il le supplie de lui permettre de lui présenter un gentilhomme de sa maison, qui[1], par sa valeur et sa conduite, méritoit ses bontés et ses secours, et que tous ceux qui le connoissoient lui rendroient le témoignage qu'il n'étoit pas indigne de l'honneur qu'il avoit de porter son nom et ses armes. Le cardinal de Bouillon, qui ne s'attendoit à[2] rien moins qu'à ce compliment, pour lui si étrange et si publiquement fait, rougit jusqu'au blanc des yeux[3], regarda Wartigny avec des yeux de fureur, tourna le dos sans répondre, et se hâta de gagner la pièce où on alloit en sortant de table, grommelant de colère entre ses dents. L'assistance se mit fort à rire, à se moquer de l'orgueil si déplacé du cardinal, et à remercier Wartigny de lui avoir donné cette scène[4]. Passons maintenant à l'origine de cette branche.

Agne IV de la Tour, seigneur d'Oliergues et vicomte de Turenne[5], l'un des chambellans de Louis XI, eut d'Anne de Beaufort, sa cousine germaine, qu'il avoit épousée par dispense en 1444[6], plusieurs enfants, dont un continua la

regardant longtemps quelque chose; il n'est en usage en ce sens qu'en cette phrase proverbiale et figurée *bayer aux corneilles*, pour dire s'amuser à regarder en l'air niaisement » (*Académie*, 1718). Sur l'étymologie de ce verbe, on peut voir ce que dit le *Littré*.

1. Avant *qui*, il y a un *et*, biffé.

2. Le mot *à* est répété deux fois, à la fin de la page 1332 du manuscrit et au commencement de la page 1333.

3. Il y a *blanc de yeux* dans le manuscrit.

4. Après *cette*, le mot *scene* a été biffé à la fin d'une ligne et écrit à nouveau au commencement de la ligne suivante.

5. Agne IV mourut le 28 janvier 1490, nouveau style : voyez l'*Histoire généalogique*, tome IV, p. 535, et Baluze, *Histoire de la maison d'Auvergne*, tome I, p. 405.

6. D'après l'*Histoire de la maison d'Auvergne*, tome I, p. 403, la dispense du pape Eugène IV est du 9 mars 1444 (l'*Histoire généalogique* dit 4 mai); mais le mariage ne fut accompli qu'à la fin de 1445. Anne de Beaufort mourut en 1489. Baluze a longuement exposé com-

postérité[1], et un seul puîné[2], qui fit la branche de ces la Tour dont on parle ici. Ce puîné fut Antoine-Raymond de la Tour[3], et sa branche porta le nom de la Tour Murat[4]. Il étoit frère d'Antoine de la Tour, vicomte de Turenne, l'un des chambellans de Charles VIII, père de François II de la Tour, vicomte de Turenne[5], qui commença beaucoup à figurer, dont le fils François III[6] de la Tour, vicomte de Turenne[7], épousa une fille du célèbre Anne duc de Montmorency[8], connétable de France, lequel fut père du maréchal de Bouillon à qui Henri IV fit épouser l'héritière de Bouillon et Sedan[9], père de MM. de Bouillon et de Turenne, et grand-père du cardinal de Bouillon, etc. C'en est assez pour faire voir[10] d'où et quand la branche de la Tour Murat s'est formée.

Il est vrai qu'elle ne fut pas heureuse en richesses ni en honneurs. Les alliances n'en furent pas plus flatteuses, excepté une la Fayette qu'épousa ce chef de la branche[11],

ment cette alliance justifia les prétentions des la Tour sur la terre de Turenne, qui finalement leur échut.

1. Celui qui continua la postérité est Antoine de la Tour, cinquième fils d'Agne IV, ses quatre frères aînés étant d'église ou morts sans enfants. Antoine fut seigneur de Turenne, chambellan du roi Charles VIII, et mourut le 14 février 1527.

2. Antoine-Raymond, dont il va être parlé à la ligne suivante était en effet le sixième et dernier fils d'Agne IV.

3. Il naquit en 1471 et fut d'abord destiné à l'état ecclésiastique ; mais il quitta les ordres et reçut dans le partage de la succession de son père la seigneurie de Murat, dont sa branche prit le nom.

4. Cette terre de Murat est Murat-le-Quaire, dans le département actuel du Puy-de-Dôme, canton de Rochefort-en-Montagne, dans la même région que la Tour d'Auvergne.

5. Tomes IV, p. 78, et XIV, p. 179.

6. Le manuscrit porte par erreur *Fr. II.*

7. Tome V, p. 263.

8. Éléonore de Montmorency : tome XIV, p. 180.

9. Henri de la Tour (tome II, p. 126) et sa femme Charlotte de la Marck (tome V, p. 266).

10. *Voir* a été ajouté en interligne.

11. Marie de la Fayette, fille d'Antoine, maître de l'artillerie de

et une Apchier qu'ils eurent dans la suite[1]. Ce chef de branche, qui lui-même commença l'obscurité dans laquelle toute sa postérité est demeurée, fut bisaïeul de Jacques de la Tour, seigneur de Murat[2], qui, sur la présentation de ses titres, fut maintenu dans sa noblesse par Fortia, intendant d'Auvergne[3], le 18 juin 1667[4]. Ce Jacques de la Tour étoit au quatrième degré avec le maréchal de Bouillon, c'est-à-dire enfants des issus de germains, et ce même Jacques de la Tour étoit le propre grand-père du gendre de Sainctot, c'est-à-dire que ce gendre de Sainctot et le cardinal de Bouillon étoient au sixième degré. Les autres Bouillons ne les renioient pas avec moins d'indignation que le cardinal, tant la princerie affole[5] les cervelles. Ce gendre[6] de Sainctot a laissé des fils[7], outre

France et gouverneur de Boulogne-sur-Mer, épousa Antoine-Raymond de la Tour, seigneur de Murat, par contrat du 8 novembre 1517.

1. Marie d'Apchier épousa, par contrat du 30 mars 1663, Jean de la Tour, baron de Murat, et fut mère du gendre de Sainctot (ci-dessus, p. 12).

2. *Histoire généalogique*, tome IV, p. 548.

3. Bernard de Fortia, conseiller au parlement de Rouen en 1642, maître des requêtes en 1649, fut envoyé comme intendant en Poitou et Aunis en 1653, passa à Orléans et Bourges en 1659, puis en Auvergne de 1664 à 1669, revint alors remplir ses fonctions de maître des requêtes, fut désigné en 1679 pour être un des commissaires de la Chambre ardente à l'Arsenal, et mourut à Paris le 20 octobre 1694, âgé de soixante dix ans.

4. *L'Histoire généalogique* dit le 18 août, et non juin.

5. « *Affoler*, rendre excessivement passionné », disait le *Dictionnaire de l'Académie*, en 1718.

6. Les mots *ce gendre* surchargent *depuis*, effacé du doigt.

7. Trois fils, dont l'aîné mourut au berceau ; le second, Louis-Claude-Maurice de la Tour, né le 28 mai 1719, d'abord cornette de cavalerie, eut un régiment d'infanterie en décembre 1745 et fut tué devant Mons en août 1746 ; le troisième, Nicolas-François-Julie, né le 10 août 1720, d'abord chevalier de Malte, devint l'aîné par la mort de son frère, fut aide-de-camp de son cousin le chevalier d'Apchier au siège de Prague en 1742 (*Mémoires de Luynes*, tome IV, p. 179-180), eut une compagnie de cavalerie, puis le régiment d'infanterie de son

lesquels il y a encore la branche de la Tour seigneurs de Planchat et de Saint-Exupéry[1], sortie d'un puîné du fils aîné du chef de la branche de Murat[2], et dans le même néant qu'elle. Longtemps depuis la mort de Louis XIV, les Bouillons réduits à quatre têtes : le duc de Bouillon[3], le prince de Turenne son fils unique[4], le comte d'Évreux[5] apoplectique et hors d'état de se remarier, et le cardinal d'Auvergne[6], ils ont été tentés de faire justice et de reconnoître enfin ces la Tour. Tantôt ils le voulurent, tantôt ils ne le voulurent plus. Après, ils se partagèrent sur le oui et le non[7]. Le point étoit ce dieu de princerie. Ils courtisèrent le cardinal Fleury, qui avoit tant fait d'énormités pour eux, et ils en espérèrent celle de princiser aussi ces pauvres petits cousins, sans

frère en 1746 ; son régiment ayant été réformé en 1749, il obtint celui de Boulonnais en 1751, devint la même année maréchal de camp, lieutenant général en 1780, obtint de Louis XV un brevet de duc en 1772, et mourut en 1802.

1. L'*Histoire généalogique*, tome IV, p. 549, qui dit *Planchas*, et non *Blanchas* comme notre auteur, donne les deux degrés qui composent cette branche ; elle semble s'être éteinte à la fin du dix-septième siècle. — Le Planchat est un hameau de la commune de Saint-Sauves (Puy-de-Dôme, canton de Tauves), et Saint-Exupéry est une commune du canton d'Ussel, dans la Corrèze.

2. Ce fils aîné est Jean de la Tour, qui eut pour fils Martin, baron de Murat, et René, qui fit la branche de Planchat.

3. Charles-Godefroy de la Tour d'Auvergne : tome X, p. 276.

4. Godefroy-Charles-Henri de la Tour, prince de Turenne, né le 5 janvier 1728, eut en 1740 la charge de colonel général de la cavalerie dont il se démit en 1739, devint maréchal de camp en 1748 et grand chambellan de France en survivance de son père, duc de Bouillon en 1771, gouverneur d'Auvergne en 1776, et mourut pendant l'émigration. A l'époque où Saint-Simon écrit, il vient d'épouser, le 28 novembre 1743, Louise-Henriette-Gabrielle de Lorraine-Marsan, dont il aura plusieurs enfants.

5. Henri-Louis de la Tour d'Auvergne : tome VII, p. 54.

6. Henri-Oswald de la Tour : tome IV, p. 75.

7. Voyez la scène que raconte le duc de Luynes dans ses *Mémoires*, en mars 1743 (tome IV, p. 450-451), et à laquelle Saint-Simon fait certainement allusion.

quoi il eût été bien fâcheux de les reconnoître. Le cardinal est mort sans le leur accorder, et ils sont encore à les reconnoître[1].

Une querelle arrivée dans la fin de juin, à un souper chez la duchesse d'Albret[2], entre le duc d'Estrées[3] et le comte d'Harcourt, fit grand bruit dans le monde[4]. On a vu ailleurs le peu qu'étoit et que valoit ce petit duc d'Estrées[5]. Le comte d'Harcourt[6], qui, longtemps depuis la mort du Roi, obtint une terre du duc de Lorraine en Lorraine, lui fit donner le nom de Guise et se fit appeler le comte de Guise[7], étoit une manière d'escroc et de

Querelle du duc d'Estrées et du comte d'Harcourt. Prétentions des maréchaux de France, et leurs tentatives de jurisdiction avortées[*] sur les ducs[**]. [Add. S'S. 1104]

1. Cependant, par suite du testament du duc de Bouillon en 1769, ils héritèrent d'une partie de ses biens et prirent alors le nom de princes de la Tour d'Auvergne; leur postérité ne s'est éteinte que dans le courant du dix-neuvième siècle.

2. Marie-Armande-Victoire de la Trémoïlle : tome II, p. 134. Elle et son mari, fils aîné du duc de Bouillon, demeuraient à Paris à l'ancien hôtel de Créquy sur le quai Malaquais (Archives nationales, reg. Y 275, fol. 395), voisin de l'hôtel de Bouillon et contigu à la maison qu'on appela plus tard l'hôtel de Transylvanie et dont il a été parlé daus notre tome XXIII, p. 262, note 1.

3. Les mots *d'Estrées* sont en interligne au-dessus de *d'Albret*, biffé.

4. *Dangeau*, tome XIV, p. 429, 23 juin : « On commença à parler ici d'une affaire qui fait assez de bruit à Paris, qui s'y passa dimanche [le 18 juin] à un souper chez la duchesse d'Albret, entre le comte d'Harcourt et le duc d'Estrées. Il y eut entre eux des paroles très violentes ; on prétend même que le dernier fut frappé. Cela n'est pas encore venu jusqu'au Roi, du moins ne fait-il pas semblant de le savoir ».

5. Louis-Armand (tome V, p. 341). Il était « fidèle au cabaret et au tripot », a-t-il dit dans le tome XX, p. 283.

6. Anne-Marie-Joseph de Lorraine : tome XIII, p. 2.

7. Ce n'est pas longtemps après la mort du Roi, mais en 1718, que le comte d'Harcourt, ayant acheté quelques terres en Lorraine, en obtint du duc Léopold l'érection en comté sous le nom de Guise-sur-Moselle et prit le nom de comte de Guise. Saint-Simon n'en parlera pas dans le récit des événements de l'année 1718 ; il y fera seulement allusion encore une fois dans la suite des *Mémoires*, tome XII de 1873, p. 280.

* Le mot *avortées* a été ajouté en interligne.
** Après *ducs*, Saint-Simon a biffé *leur nouveauté et leur peu de succès.*

bandit qui ne valoit guère mieux[1]. Il étoit fils du prince
et de la princesse d'Harcourt desquels j'ai parlé ailleurs[2].
Le maréchal d'Huxelles, qui se trouva par hasard le plus
ancien des maréchaux de France qui fussent à Paris,
leur envoya à chacun un exempt de la connétablie pour
demeurer auprès d'eux. Ils ne voulurent pas les recevoir
ni l'un ni l'autre[3], parce que les ducs ni les princes
étrangers ne reconnoissent point l'autorité ni la jurisdiction des maréchaux de France, et n'y ont jamais été [Add. StS. 1105]
soumis, encore que ce tribunal ait saisi toutes les occasions de l'entreprendre et de l'usurper. Le rare est que
les ducs maréchaux de France se sont d'ordinaire plus
souciés d'une autorité passagère, et trouvés[4] plus touchés
des prétentions d'un office de la couronne, que leur
amour-propre leur persuadoit acquis par leur mérite, que
des prérogatives[5] d'une dignité héréditaire et inhérente
à leur maison. Le maréchal de Villeroy, malgré tant de

1. Saint-Simon avait déjà appliqué des qualifications analogues au
père du comte (notre tome X, p. 363), et il les répétera à sa mort
(suite des *Mémoires*, tome XVI, p. 190) ; peut-être ici fait-il confusion
entre le père et le fils.

2. Voyez notamment tome XIII, p. 1 et suivantes.

3. C'est la copie de l'article de Dangeau du 27 juin (p. 432). Mme
de Maintenon écrivait, le 2 juillet, à la princesse des Ursins (*Correspondance*, recueil Bossange, tome II, p. 401-402) : « Votre maréchal
de Villeroy a toujours été à Rambouillet ; mais il en partit hier matin
pour aller à Paris tâcher d'accommoder l'affaire qui est arrivée entre
le comte d'Harcourt et le duc d'Estrées. On avoit d'abord voulu l'as-
soupir ; mais, comme elle s'étoit passée devant dix hommes et huit ou
dix femmes, elle a été bientôt publique. On dit d'abord que le comte
d'Harcourt, s'étant pris de paroles avec le duc, lui avoit donné un très-
grand soufflet. On a dit depuis que ce prince disoit qu'il ne l'avoit
point frappé, et qu'il se le reprocheroit, parce que l'autre étoit très-
ivre. Celui-ci soutenoit qu'il avoit eu un soufflet. On dit, à cette heure,
que ce soufflet est très véritable ; je ne sais ce qu'on dira dans l'accommodement ».

4. Le mot *trouvés* a été ajouté en interligne.

5. Il y a *prerogative*, au singulier, dans le manuscrit, et, deux mots
plus loin, *dignitée* a été corrigé en *dignité*.

raisons personnelles de se défendre de cette fatuité, en étoit plus enivré qu'aucun autre. Il parla au Roi, et, comme ce fut sans contradicteur, il obtint une lettre de cachet sur-le-champ, qui enjoignoit à ces Messieurs de se rendre à la Bastille ou de recevoir ces mêmes exempts[1]. Ils les reçurent donc, mais par cet ordre du Roi, et non par celui des maréchaux de France, et s'en expliquèrent ainsi en les recevant[2]. Quelques jours après[3], les maréchaux de France assemblés leur mandèrent de venir à leur tribunal : le comte d'Harcourt ne se trouva point chez lui ; le duc d'Estrées, qui n'étoit pas sorti alors, refusa de comparoître. Le maréchal de Villeroy vint crier au Roi sur le danger qu'il n'arrivât quelque chose entre ces Messieurs dans la difficulté de terminer leur affaire, et n'osa jamais parler de leur prétendue désobéissance[4]. Là-dessus, le Roi, qui craignit en effet qu'ils ne se rencontrassent en se dérobant aux exempts qu'il avoit mis auprès d'eux par lettre de cachet, et non de l'autorité des maréchaux de France, ordonna une nouvelle lettre de cachet à chacun d'eux, portant ordre de s'aller remettre à la Bastille, sans nulle mention dans ces lettres[5] de cachet de leur désobéissance ni de l'autorité des maréchaux de France[6], et une troisième au gouverneur de la Bastille[7] pour les y recevoir, parce qu'il n'y peut recevoir personne sans lettre de cachet du Roi. Au bout d'un mois de cette querelle, le Roi nomma les maréchaux de Villeroy,

1. *Dangeau,* p. 432.
2. Toute la fin de la phrase, depuis *et s'en,* a été ajoutée en interligne avec un signe de renvoi.
3. Tout ce qui va suivre est la paraphrase du récit de Dangeau, p. 437 et 438.
4. Dangeau dit au contraire que le maréchal rendit compte au Roi de ce que « ces Messieurs n'avoient pas voulu comparoître ».
5. *Lettre,* au singulier, par mégarde dans le manuscrit.
6. Les mots *M* *de Fr.* sont en interligne, au-dessus de *Bastille,* biffé.
7. M. de Bernaville : tome XVI, p. 386.

d'Huxelles et de[1] Tessé pour, en qualité non de maréchaux de France, mais de commissaires choisis[2] par lui, terminer l'affaire de ces Messieurs[3]. Ces trois commissaires s'assemblèrent donc à Paris chez le maréchal de Villeroy, qui envoya une lettre de cachet du Roi au gouverneur de la Bastille pour faire sortir le duc d'Estrées et le comte d'Harcourt, et les envoyer chez lui tout droit, après leur dîner. Comme il ne s'agissoit plus de tribunal ni de la prétendue autorité des maréchaux de France, mais de celle du Roi par ses commissaires nommés pour ce, ces Messieurs obéirent sans difficulté. Aussi n'y parut-il rien de maréchaux de France. Les commissaires se levèrent et les reçurent avec toute la civilité possible, ne leur dirent pas un seul mot sur leur prétendue[4] désobéissance, ni sur la prétendue autorité de l'office de maréchaux de France, ni de la leur. Le duc et le comte ne leur firent pas aussi la moindre excuse de ce qu'ils avoient toujours refusé de la reconnoître, et ne leur dirent pas un seul mot sur tout ce qui s'étoit passé. Le maréchal de Villeroy, dès qu'il les eut salués, leur dit tout court qu'ayant appris, par les informations qu'ils avoient tous trois faites, que les bruits qui avoient couru dans le monde n'étoient pas véritables, et les voyant contents l'un de l'autre (sans toutefois leur avoir rien demandé, ni dit un mot de plus que ce que je rapporte, ni ouï le son de leur voix), ils n'avoient qu'à les prier (et non ordonner) de s'embrasser et de vivre en amitié. Ils s'embrassèrent à l'instant, et toujours en parfait silence. Aussitôt après, le maréchal de Villeroy ajouta que les bruits de leur querelle avoient été grands ; que, si dans la suite ils venoient à se brouiller, on ne pourroit

1. *De* surcharge une lettre illisible.
2. *Choisis* corrige *no[mmés]*.
3. Tout cela, et ce qui va suivre, est le développement de l'article du *Journal de Dangeau*, du 21 juillet (tome XIV, p. 447-448), à propos duquel Saint-Simon avait fait l'Addition indiquée ci-dessus, n° 1104.
4. Il y a *pretendües*, par inadvertance, dans le manuscrit.

s'empêcher de regarder cette brouillerie comme une suite de la première, et que le Roi leur défendoit toute voie de fait, sans parler d'eux-mêmes[1]. Il les pria tout de suite (pria et non ordonna) de s'embrasser encore ; ils le firent, et se retirèrent aussitôt avec le même silence et force civilités des trois maréchaux commissaires, auxquelles ils ne répondirent qu'en les saluant. Ils allèrent de là où bon leur sembla en pleine liberté, et on n'a pas ouï parler d'eux depuis.

On ne se jettera pas ici dans une longue parenthèse pour montrer combien la prétention des maréchaux de France est destituée de raison, qu'elle n'a jamais eu lieu avec tous leurs efforts, et qu'elle n'étoit tombée dans l'esprit de pas un d'eux avant plus du milieu du règne de Louis XIV[2]. Ce seroit aussi perdre le temps que de vou-

Court abrégé de la nouveauté, de l'absurdité et du peu de succès des prétentions d'autorité des maréchaux

1. Les cinq derniers mots ont été ajoutés en interligne. — Saint-Simon dénature complètement le récit de Dangeau ; voici ce que celui-ci disait dans son *Journal* (p. 447-448) : « Le maréchal de Villeroy, après qu'ils se furent embrassés, leur dit que les bruits de leur querelle avoient été si grands que, si, dans la suite, ils venoient à se brouiller, on ne pourroit s'empêcher de regarder cette brouillerie que comme une suite de la première, et qu'il leur défendoit toutes voies de fait, et on les fit embrasser encore. » Dans le récit de Dangeau, il n'est donc pas question du tout de l'autorité du Roi, et c'est bien le maréchal de Villeroy qui défend lui-même aux deux adversaires d'en revenir aux voies de fait. On voit comment Saint-Simon, pour appuyer sa thèse en faveur de l'exemption des princes et ducs de la juridiction des maréchaux de France en matière de point d'honneur, a travesti les faits racontés le jour même par Dangeau. Mme de Maintenon, dans une lettre à la princesse des Ursins du 6 août 1713 (recueil Bossange, tome II, p. 415), semble avoir donné la note juste : « M. le maréchal de Villeroy est content de l'accommodement qu'il a fait. Les maréchaux de France prétendent que leur tribunal a été reconnu ; les princes lorrains disent que trois maréchaux de France nommés par le Roi ne sont point un tribunal. Ils sont contents les uns des autres. »

2. Il a été parlé de la juridiction des maréchaux de France pour les questions de point d'honneur dans notre tome XVI, p. 29. Saint-Simon a, d'autre part, dans ses *Changements arrivés à la dignité de duc et pair,* consacré un long passage à la contestation de cette juridiction

loir montrer la différence entière de la dignité de pair, de celle même de duc, d'avec l'office de maréchal de France. L'évidence en saute aux yeux ; elle se voit en tout et partout ; les maréchaux de France eux-mêmes n'ont jamais imaginé de s'y comparer, et, si, à la guerre, les maréchaux de France effacent en tout les ducs, l'argument est trop fort pour avoir[1] jamais été proposé, puisque les princes du sang eux-mêmes n'y[2] sont pas exceptés. Personne ne leur conteste tout avantage purement militaire ; mais, pour la jurisdiction attachée à leur office, ils ne sauroient montrer qu'ils aient seulement pensé d'y soumettre les ducs avant le milieu du règne de Louis XIV, et la confusion que les ministres de ce prince lui inspirèrent de jeter pour abaisser toute hauteur, et[3], sous prétexte de son autorité, pour établir la leur, et se tirer de leur néant pour arriver ainsi par degrés où on[4] les voit aujourd'hui parvenus, en quoi le nombre de ces quatorze ducs et pairs[5], puis des quatre autres ajoutés après à la fin de 1663 et 1665, contribua beaucoup[6] depuis la nouvelle naissance de cette prétention, il s'est trouvé peu d'exemples d'occasions de vouloir l'exercer. La querelle des ducs d'Aumont et de la Ferté[7] fut la première[8]. Les maréchaux de France n'oublièrent rien

par les ducs (*Écrits inédits*, tome III, p. 199-207), et on trouve dans le volume 54 de ses Papiers, aujourd'hui *France* 206, fol. 158-162, une note sur le même sujet.

1. La première lettre d'*avoir* surcharge un *p*.
2. *Ne* corrigé en *n'y*, dans le manuscrit.
3. Cet *et* a été ajouté en interligne.
4. *Il* corrigé en *on*.
5. La « fournée » de 1663, dont il a déjà parlé à bien des reprises et notamment dans le tome XVI, p. 486.
6. Cette phrase est incorrecte.
7. Louis-Marie-Victor, duc d'Aumont (tome II, p. 140) et Henri-François de Senneterre, duc de la Ferté (tome III, p. 93).
8. La querelle n'eut pas lieu entre MM. de la Ferté et d'Aumont, mais entre ce dernier et le duc de Ventadour, en janvier 1681, à propos d'une dispute entre leurs valets. Dans la notice du duché de la

pour en profiter. C'étoit un temps de guerre vive et heureuse[1], par conséquent de crédit et de brillant pour eux ; néanmoins, ils ne purent parvenir à soumettre ces deux ducs à leurs ordres, en tirer la moindre excuse, ni oser leur faire la plus légère réprimande de ce qu'ils avoient fait sauter leur degré aux exempts de la connétablie qu'ils leur avoient envoyés, et qui furent de plus menacés d'être jetés par les fenêtres avec des paroles fort peu décentes pour le tribunal qui les envoyoit ; et l'affaire finit par la qualité de commissaires du Roi, en vertu de laquelle, et point du tout de l'autorité de leur office, les maréchaux de France les accommodèrent avec force civilités et compliments, les firent embrasser, les conduisirent, et, en toute[2] cette action, dans toute laquelle il ne fut aucune mention de tout ce qui s'étoit passé contre leur prétendue autorité, il n'y eut[3] rien qui sentit la forme de tribunal, ni aucune autre chose que l'autorité du Roi très modestement exercée en qualité de ses commissaires[4]. On a vu p. 145[5] une querelle du duc de Lesdiguières avec Lambert, depuis lieutenant général[6],

Ferté (*Écrits inédits,* tome VI, p. 296-297), Saint-Simon avait dit : « entre les ducs de la Ferté et de Ventadour » ; mais il ne s'était pas trompé dans les *Changements arrivés à la dignité de duc et pair* (*ibidem,* t. III, p. 205). Voyez une note mise par les éditeurs des *Mémoires de Sourches,* tome I, p. XIII.

1. En 1681, la France n'était en guerre avec personne.

2. *En toutte* est en interligne, au-dessus de *n'eurent,* biffé ; mais Saint-Simon a oublié de biffer un second *en* qui suit.

3. *Eust* dans le manuscrit.

4. Il est parlé de cette affaire dans la *Correspondance de Bussy-Rabutin,* tome V, p. 224-226 et 230, et il semble bien au contraire que les maréchaux de France accommodèrent l'affaire en tant que maréchaux, et non pas comme commissaires du Roi.

5. Cette page de manuscrit correspond aux pages 139-140 de notre tome V ; c'était en 1698.

6. Jean-François-Paul de Bonne de Créquy, duc de Lesdiguières (tome II, p. 17), et Henri-François, marquis de Lambert (tome V, p. 140).

dont les maréchaux de France n'osèrent prendre la moindre connoissance, quoique arrivée en lieu public à Paris, et qui fut accommodée par le maréchal de Duras seul, et beau-père du duc de Lesdiguières, non comme maréchal de France, mais en qualité de commissaire du Roi[1]. C'est donc encore ce qui est arrivé ici. Le duc d'Estrées et le comte d'Harcourt ont si peu été mis à la Bastille pour avoir refusé de reconnoître la jurisdiction des maréchaux de France et de recevoir leurs exempts, et tellement pour qu'en attendant leur accommodement, il n'arrivât rien entre eux, que, s'il en eût été autrement, le tribunal n'eût pas manqué d'user de son droit, comme il est arrivé tant de fois quand des personnes soumises à leurs ordres par état y ont été réfractaires, et de les envoyer arrêter avec main-forte, et conduire au For-l'Évêque[2], qui

1. On a vu en 1698 que Dangeau avait simplement dit alors (tome VI, p. 347) que l'affaire avait été « raccommodée par Messieurs les maréchaux de France », et qu'il ne parlait pas de M. de Duras.

2. Jusque vers le second tiers du dix-septième siècle, le For-l'Évêque fut le siège de la haute justice exercée par l'évêque de Paris dans les limites de sa censive, et en même temps servit de geôle pour incarcérer les prisonniers arrêtés par ordre de ce tribunal. Bien que les plus anciens textes latins ou français qui en fassent mention lui donnent la dénomination de *furnum episcopi*, de « four l'evesque », il est probable que son nom vient plutôt du terme *forum* désignant le tribunal temporel de l'évêque. Situé rue Saint-Germain-l'Auxerrois, son emplacement occupait un quadrilatère s'étendant jusqu'au quai de la Mégisserie et correspondant au numéro 16 actuel de ce quai et au numéro 19 de la rue Saint-Germain-l'Auxerrois, dans le pâté de maisons compris entre la rue des Bourdonnais et la rue Bertin-Poirée (autrefois rues de l'Arche-Marion et des Fuseaux). Ses bâtiments qui tombaient déjà en ruine à la fin du seizième siècle furent reconstruits sous l'épiscopat de Jean-François de Gondy, en 1652, mais une partie des constructions du treizième siècle fut conservée sur la rue Saint-Germain-l'Auxerrois. Un édit de février 1674 consacra la cession que l'archevêque de Paris avait faite au Roi de ses droits de haute justice, et le For-l'Évêque devint prison royale. C'était une prison spéciale tenant en quelque sorte le milieu entre la Bastille, réservée aux personnages de distinction, et les prisons communes, destinées

est la prison de leur tribunal. Ici, il fallut avoir recours
à l'autorité du Roi, qui, bien loin de livrer ces Messieurs
à celle des maréchaux de France, fit expédier une lettre
de cachet à chacun des deux querellants et une troisième
au gouverneur de la [Bastille[1]], aux uns pour se rendre,
à l'autre pour les recevoir à la Bastille, qui est la prison
particulière où il n'entre et ne sort personne sans un
ordre du Roi immédiat, qui en fit expédier[2] de pareils
pour les en faire sortir, sans la moindre mention, par
conséquent, des maréchaux de France, et, si les exempts
leur furent renvoyés avant d'aller à la Bastille, les y
conduisirent, et les en accompagnèrent immédiatement
depuis la Bastille jusque chez le maréchal de Villeroy, le
premier des trois commissaires du Roi, ce fut uniquement pour qu'il n'arrivât rien entre eux pendant ces
intervalles. D'ailleurs, de sept ou huit maréchaux de
France qui étoient lors dans Paris, où même le maréchal
de Montesquiou étoit revenu de Flandres pour n'y plus
retourner, et M. de Tingry[3] allé[4] en sa place pour y

aux malfaiteurs vulgaires. Ses hôtes se divisaient en prisonniers *par
ordre du Roi* et en prisonniers *recommandés*. Les premiers s'y pré-
sentaient sur un ordre expédié par le secrétaire d'État qui avait Paris
dans son département : tel était le cas des comédiens coupables d'infractions aux règlements sur les spectacles ; à cette catégorie se ratta-
chaient encore les prisonniers arrêtés par ordre des maréchaux de
France ; car, comme le dit Saint-Simon, cette prison était spécialement
affectée au tribunal du point d'honneur. Les prisonniers « recommandés » étaient écroués en vertu d'un décret émanant des autorités judi-
ciaires, spécialement du lieutenant criminel : on y comprenait les détenus
pour dettes. Une étude approfondie a été consacrée à cette prison en
1903 par M. Fr. Funck-Brentano sous ce titre : *La Bastille des Comédiens : le For-l'Évêque*. — Saint-Simon écrit *fort l'Evesque*.

1. Le mot *Bastille* a été omis par Saint-Simon en passant de la
page 1334 à la page 1335 de son manuscrit.

2. *Expedicer* corrigé en *expedier* par surcharge.

3. Le chevalier de Luxembourg, que nous avons vu, dans notre
tome XXII, p. 95, note 7, prendre le nom de prince de Tingry en
épousant Mlle de Harlay. Ici Saint-Simon écrit *Tingries*.

4. Le participe *allé* a été ajouté en interligne.

commander comme lieutenant général du pays[1], il n'y eut que trois maréchaux de France nommés par le Roi pour être ses commissaires, et par conséquent leur prétendue jurisdiction de maréchaux de France n'y fut pour rien, puisque les autres maréchaux de France furent exclus, et que ces trois-là mêmes n'agirent en rien dans cette affaire par l'autorité de leurs offices, mais uniquement par celle du Roi comme ses commissaires nommés pour cela. Aussi, nulle forme de tribunal ordinaire chez le maréchal de Villeroy : ni le maître des requêtes rapporteur devant eux, ni le secrétaire du tribunal ne s'y trouvèrent, ni l'arrangement et l'ordre accoutumé, ni même le jour ordinaire : on affecta de choisir le dimanche[2]. Aussi, pas la moindre mention de l'autorité des maréchaux de France, pas la plus imperceptible réprimande de l'avoir méprisée et de ne l'avoir pas voulu reconnoître, pas la moindre idée d'excuse à cet égard, et[3], quand le maréchal de Villeroy leur défendit les voies de fait et les fit embrasser, il leur dit que le Roi leur défendoit les voies de fait, et non pas le prononcé ordinaire, qui est : « Nous vous défendons, » et de même : « Nous vous ordonnons de vous embrasser, » etc., mais : « Nous vous prions, » parce qu'alors ils n'y mettoient pas l'autorité du Roi, comme à la défense des voies de fait, et ils parloient d'eux-mêmes comme commissaires du Roi : toutes différences entières qui effacent leur autorité et ne laissent que celle du Roi[4]. Ils leur firent après force civilités. Le

1. *Dangeau*, tome XIV, p. 426.
2. C'est une erreur : l'accommodement eut lieu un vendredi, le 21 juillet (*Dangeau*, p. 447).
3. Tout ce qui suit, depuis cet *et*, jusqu'au mot *force*, dix lignes plus loin, a été ajouté en interligne au-dessus de *force*, biffé, et sur la marge, avec un signe de renvoi.
4. On a vu ci-dessus (p. 22, note 1) que le récit de Dangeau n'est pas conforme à toutes ces affirmations. Cependant Mme de Maintenon écrivait (recueil Bossange, tome II, p. 414) : « L'affaire du comte d'Harcourt et du duc d'Estrées a été accommodée par les maréchaux

maréchal d'Huxelles, qui, le premier, avoit pris connoissance de la querelle, et envoyé les exempts[1], ne fut pas
des commissaires ; en un mot[2], quoi que ce soit en cet
accommodement qui ait senti le maréchal de France.

Bien est vrai que les fils de France ou les princes du
sang ont souvent accommodé ces sortes de querelles, quand,
par la qualité de l'une des personnes, elles passoient le
pouvoir des maréchaux de France : Monsieur, M. le duc
d'Orléans, Monsieur le Prince, père et fils, et d'autres
princes du sang l'ont fait plus d'une fois, et d'ordinaire à
la chaude[3]. Mais, en cette occasion, M. le duc d'Orléans
n'étoit à aucune portée du Roi de se mêler de rien ; tous
les princes du sang étoient d'un âge à ne le pouvoir faire,
et les bâtards n'en étoient pas encore là, quelque proches
qu'ils s'en vissent. Il fallut donc bien recourir à la voie
des commissaires, et, dès que c'étoient des commissaires
du Roi nommés par lui, et qui n'agirent qu'en cette qualité unique, il n'importoit plus qu'ils fussent pris d'entre
les maréchaux de France, puisque cet office demeuroit
muet et impuissant en eux, et qu'il y disparoissoit en
entier sous le nom et par l'autorité de la commission personnelle, qui ne leur permit plus d'agir que par celle de
leur commission.

Personnes de plus haut parage, sans comparaison, que
le duc d'Estrées et le comte d'Harcourt avoient bien eu
des maréchaux de France pour commissaires du Roi, et en
chose où une satisfaction ne se pouvoit éviter plus ou

de France nommés par le Roi ; car ... les princes ne veulent pas
reconnoître ce tribunal ; les ducs, à leur exemple, veulent aussi s'en
soustraire. »

1. Ci-dessus, p. 19.

2. Tout ce qui précède, depuis *Le M^{al} d'Huxelles,* a été ajouté en
interligne, au-dessus d'un *et,* biffé, et Saint-Simon ne s'est plus souvenu,
en faisant cette addition, qu'il avait au contraire dit, conformément au
récit de Dangeau, que le maréchal d'Huxelles avait été un des commissaires (ci-dessus, p. 21).

3. Expression déjà relevée dans le tome IX, p. 311.

moins grande. On voit par les *Mémoires* de Mademoiselle ce qui lui arriva avec Madame[1], qui étoit sa belle-mère, et qui partageoit avec elle le palais de Luxembourg, où elles logeoient ensemble, et se haïssoient parfaitement. La querelle fut poussée au point que Mademoiselle arracha le bâton des mains d'un officier des gardes de Madame, le cassa contre son genou à deux mains, et lui en jeta les morceaux au visage devant un grand monde, à la vue et dans l'appartement de Madame[2], et avec des paroles d'un grand mépris pour Madame[3]. Il étoit tout naturel que le Roi lui-même réglât une affaire si éclatante et si grave

1. *Madame* corrige *M^e*. C'est Marguerite de Lorraine, seconde femme de Monsieur Gaston (tome III, p. 59).

2. Ce qui précède, depuis *à la veue*, a été ajouté en interligne.

3. Quoi que vienne d'en dire Saint-Simon, tout ce récit et ce qui va suivre ne se trouve pas dans les *Mémoires de Mademoiselle*, pas plus dans la dernière édition donnée par M. Chéruel en 1858, que dans celle de 1729 en six volumes in-12 que Saint-Simon possédait dans sa bibliothèque (*Catalogue*, n° 779), ni dans la copie manuscrite qu'il en avait, (aujourd'hui vol. *France*, 70 à 74). Et, comme, plus loin, Saint-Simon va dire « qu'outre les *Mémoires de Mademoiselle* », il l'avait ouï conter à son père et à d'autres contemporains, il est certain que tout le détail qu'il donne venait d'une tradition orale qu'il tenait de son père, et dont il n'a été possible de trouver la confirmation nulle part. Dans ses *Mémoires,* Mademoiselle parle deux fois de ses contestations de logement avec sa belle-mère : d'abord en 1660 (édition Chéruel, tome III, p. 488) : « On parla fort à Fontainebleau du logement de Luxembourg ; cela m'occupoit beaucoup. Les affaires que l'on a avec les gens que l'on n'aime ni estime guère ne se traitent pas pour l'ordinaire de sang froid, et, moi qui fais les choses avec trop de chaleur, on croira aisément par ce que l'on a vu, de quelle manière j'agissois en celle-ci. M. le cardinal m'en parla, et moi à lui. Enfin je consentis que Madame gardât l'appartement du côté de la galerie, et que je prendrois celui où elle étoit du temps de Monsieur et où elle avoit mis mes sœurs. Elle y résistoit encore et me vouloit mettre à celui où étoit son frère le duc François, qui n'étoit pas achevé, et je disois : « J'ai plus d'égard qu'elle : je ne voudrois pour rien déloger un pauvre « prince à qui feu mon père avoit donné le couvert par charité et quié « nesauroit où aller. » Enfin elle ôta ses filles. » M. Chéruel a donn en note un entrefilet d'une gazette à la main, qui corroborece récit. On trouvera le second passage des *Mémoires* ci-après, p. 30, note 6.

entre sa cousine germaine et la veuve du frère du Roi son père, d'autant plus qu'il n'y avoit personne en autorité de s'en mêler, ni qui, de plus, osât le prétendre. Je n'ai point su ce qui en empêcha le Roi[1], si ce n'est d'éviter les importunités qu'il auroit eues[2] de ces princesses ; mais il les renvoya au vieux maréchal d'Estrées[3], père du cardinal, qu'il nomma son commissaire pour juger et accommoder cette affaire, et Mademoiselle raconte elle-même dans ses *Mémoires* tout ce qu'il[4] s'y passa, les peines que cela lui donna, et la satisfaction que le maréchal d'Estrées ordonna[5] et que Mademoiselle fit à Madame telle que le maréchal la prescrivit, à son grand dépit, et dont Madame, aussi au sien, fut obligée de se contenter, qui la prétendoit plus grande, avec défenses à l'une et à l'autre, et à leurs officiers, etc.[6]. On ne pensera pas sans doute que les maréchaux de France aient ni prétendent avoir autorité et juridiction sur les fils et filles de France, parce [que] ce que le Roi devoit et pouvoit naturellement

Maréchal
d'Estrées com-
missaire
du Roi sur
l'insulte de
Mademoiselle
à Madame.

1. Au contraire, dans le passage cité ci-dessous, note 6, Mademoiselle dira formellement : « Le Roi s'en mêla. »

2. Il y a *eu,* sans accord, dans le manuscrit.

3. François-Annibal, mort en 1670 : tome VII, p. 14.

4. *Qui* corrigé en *qu'il.*

5. La première lettre d'*ordonna* surcharge un *p.*

6. Il n'y a rien de tout cela dans les *Mémoires de Mademoiselle,* où il n'est même pas question du maréchal d'Estrées. Voici le second passage annoncé plus haut ; il se trouve au tome IV, p. 19 de l'édition Chéruel : « Je retournai à Paris, où on termina notre affaire entre ma belle-mère et moi. Le Roi s'en mêla. On me donna la moitié de Luxembourg et des rentes et quelques petits domaines ; tout cela faisoit ensemble cinquante mille livres de rente pour mes quatre cent mille écus. Ils tournèrent cela dè manière que le Luxembourg ne pouvoit jamais être vendu, afin qu'il retournât au Roi. Il me fallut faire ce qu'il voulut... Je m'en allai à Saint-Fargeau pendant que tout le monde délogeoit pour me laisser mon côté libre.... On commença à travailler à mon appartement du côté que j'avois. Je fus encore deux ans logée à celui de Madame, quoiqu'elle me fît solliciter souvent d'en sortir ; mais je craignois la senteur de la peinture, et je la voulus laisser passer avant que d'y aller loger. »

décider lui-même entre elles, il le renvoya à juger à un maréchal de France en qualité de son commissaire. Qu'il y en ait un ou plusieurs, ce sont toujours des commissaires qui agissent comme tels, et non comme maréchaux de France, et on a vu que le maréchal de Duras fut nommé seul commissaire pour accommoder la querelle du duc de Lesdiguières, duquel même il étoit beau-père [1] et le logeoit chez lui. En voilà bien assez sur une chose aussi évidente que le peu de fondement de la prétention des maréchaux de France, sa très récente nouveauté, et la nullité entière de son exercice. J'ajouterai seulement qu'outre [2] les *Mémoires* de Mademoiselle, je l'ai ouï conter à mon père, qui étoit fort son serviteur, et à bien des contemporains dans ma jeunesse, avec des circonstances peu agréables, qu'il m'a paru qu'elle avoit supprimées [3]. Ce qui est certain, c'est que le maréchal d'Estrées manda chez lui les principaux officiers de Madame, et que Mademoiselle alla chez lui plusieurs fois là-dessus, et le tout sans que le Roi ait en tout cela parlé lui-même.

Venons maintenant à une autre sorte de querelle, ou plutôt à ce qui la produisit, et qui oblige à reprendre les choses de plus haut.

Mlle de Conti [4] étoit amie de Mme la duchesse de Berry dès leur jeunesse, quoique la première eût six ans de plus que l'autre. Elles [5] se voyoient souvent; leur séjour de Paris y contribuoit. Les filles de Madame la Duchesse [6] étoient élevées à Versailles, et il n'y avoit jamais eu d'amitié entre Madame la Duchesse et Mme la princesse de Conti sa belle-

Proposition de mariage conduite par Mlle de Conti entre une fille de M. le duc d'Orléans et M. le prince de Conti.

1. Ci-dessus, p. 25.
2. Ce commencement de phrase est en interligne au-dessus des mots suivants biffés : « Revenons à une autre querelle, ou plustost à ce qui la produisit. Outre », qu'on retrouvera plus loin.
3. On a vu en effet, par les passages cités ci-dessus, que Mademoiselle ne parle même pas du maréchal d'Estrées.
4. Marie-Anne de Bourbon-Conti : tome XVII, p. 134.
5. Il y a *elle*, mis par mégarde au singulier, dans le manuscrit
6. Mlles de Bourbon, de Charolais et de Sens.

sœur. Il y avoit bien longtemps aussi qu'elle étoit éteinte entre Mme la duchesse d'Orléans et Madame la Duchesse, tellement que, outre l'éloignement des lieux, leurs enfants n'étoient pas pour vivre ensemble. Mlle de Conti menoit une vie fort contrainte : Madame sa mère avoit de l'humeur, et tenoit quelque chose de Monsieur le Prince son père[1]. Madame la Princesse, à qui feu M. le prince de Conti étoit attaché d'un tendre respect, l'avoit fort aimé, et elle chérissoit Mlle de Conti avec d'autant plus [de] tendresse que M. le prince de Conti l'avoit toujours aimée avec passion, et lui en avoit laissé de grandes marques par son testament. C'étoit donc Madame la Princesse qui étoit l'appui et la consolation de Mlle de Conti, qui avoit en elle toute confiance, qui versoit dans son sein toutes ses peines, mais chez qui, par son âge, sa dévotion et son genre de vie, elle ne pouvoit pas trouver d'amusement. La connoissance faite avec Mademoiselle[2] lui en procura par de petites parties à Paris et à Saint-Cloud, et l'amitié se lia tellement entre elles, qu'elle subsista depuis le mariage de Mme la duchesse de Berry, qui lui sut un gré infini[3] de la joie qu'elle en eut, et qu'elle ne cacha point malgré le dépit public de Madame la Duchesse et de ses filles, de Mme la princesse de Conti sa tante[4] et de[5] celui même que Madame la Princesse en voulut bien prendre, en quoi elle fut autorisée par Madame sa mère, la seule princesse[6] du sang qui en fût bien aise. Cela serra encore les liens de leur amitié, tellement que Mlle de Conti, qui ne paroissoit presque jamais à Versailles, y venoit quelquefois pour Mme la duchesse de Berry, laquelle aussi lui donnoit souvent des

1. Henri-Jules de Bourbon ; voyez son portrait dans notre tome XVII, p. 230 et suivantes.

2. C'était le nom que portait la duchesse de Berry avant son mariage.

3. *Infinie* corrigé en *infini*.

4. La princesse douairière, fille de Mlle de la Vallière.

5. Ce *de* est bien au manuscrit, quoiqu'il soit inutile.

6. L'abréviation *Pse* surcharge un *d*.

rendez-vous et des collations à Saint-Cloud. Ces disposi- [Add. S¹S. 1106]
tions de la mère et de la fille firent naître la pensée à Mme
la duchesse d'Orléans[1] de faire sonder Mlle de Conti, par
Mme la duchesse de Berry, sur le mariage[2] d'une de
Mesdemoiselles ses sœurs[3] avec M. le prince de Conti son
frère, et, si cela prenoit, de se servir d'elle auprès de
Madame sa mère pour le faire réussir. M. le duc d'Orléans approuva ce dessein. Pour moi, je le trouvai hasar-
deux[4], parce qu'il me sembloit difficile d'obvier à tous
les hasards qui pouvoient instruire le Roi de ces[5] démarches, et que, jaloux au point où il l'étoit de disposer seul
de tout dans sa famille et parmi les princes du sang, non
seulement il romproit le mariage, mais, disposé aussi mal
qu'il l'étoit alors à l'égard de M. le duc d'Orléans et
de Mme la duchesse de Berry, ils s'exposeroient tous
aux suites de son mécontentement et du[6] plaisir qu'il
auroit, et où il seroit poussé du reste, à leur faire sentir
qu'il ne faisoit pas bon traiter des mariages à son insu.
Mlle de Chartres[7], belle et bien faite[8], avoit alors quinze
ans; mais elle étoit extrêmement bègue, et montroit déjà
quelque goût pour se faire religieuse. Mlle de Valois[9],
parfaitement belle, mais plus grasse[10], en avoit treize, et
on auroit laissé choisir entre les deux. Mes réflexions
n'arrêtèrent ni M. ni Mme la duchesse d'Orléans, à qui ces

1. Voyez ci-après, p. 383, l'Addition indiquée ci-contre, qui est la
première rédaction, très abrégée, de tout ce qui va suivre.
2. La première lettre de *mariage* surcharge une autre lettre effacée
du doigt.
3. Mlles de Chartres et de Valois : ci-après.
4. Cela tend à faire penser que Saint-Simon fut consulté sur l'oppor-
tunité du projet.
5. *Ses* corrigé en *ces*. — 6. *Du* surcharge *de la*.
7. Louise-Adélaïde, plus tard abbesse de Chelles : tome XVI, p. 265.
8. Madame parle de ses charmes dans ses lettres : recueil Brunet,
tome II, p. 204.
9. Charlotte-Aglaé : tome XVI, p. 265.
10. *Correspondance de Madame*, recueil Brunet, tome II, p. 11. La
duchesse de Berry était aussi fort grasse.

princesses commençoient à peser, et qui étoient suivies de trois autres[1]. Mme la duchesse de Berry parla à Saint-Cloud à Mlle de Conti, qui parut ravie de la proposition et de ce qu'on s'adressoit à elle. Elle en rendit compte à Madame sa mère, qui goûta fort la chose. Mlle de Conti, qui avoit promis un secret sans réserve, en fit confidence à Madame la Princesse. Elle avoit vingt-cinq ans[2]; elle[3] se lassoit cruellement d'être tenue comme une petite fille dans l'ennui et les humeurs de l'hôtel de Conti, et elle n'y voyoit par son âge d'autre débouché que d'épouser Monsieur le Duc, à quoi l'aigreur extrême du procès de la succession de Monsieur le Prince[4] ne disposoit pas Madame la Duchesse ni Mme la princesse de Conti. Elle avoit beaucoup d'esprit et de douceur, d'agrément et d'insinuation dans l'esprit[5]. Elle avoit un beau visage; mais la taille, quoique assez grande, n'y répondoit pas. De cette confidence, il résulta que Madame la Princesse, qui avoit jusqu'alors fait des efforts inutiles pour porter ses enfants à s'accommoder sur la succession de Monsieur le Prince et à se raccommoder ensemble, ouvrit tout à coup les yeux[6] à un moyen fort naturel auquel elle n'avoit point pensé jusque-là, qui fut un double mariage entre ses petits-enfants. De les y porter par elle-même, elle n'en pouvoit attendre aucun succès; mais elle pensa que le Roi, qui

1. Louise-Élisabeth, mariée au roi Louis Ier d'Espagne (tome IX, p. 177); Philippe-Élisabeth, née le 18 décembre 1714, accordée en 1722 avec l'infant don Carlos, puis renvoyée en France en 1725, et morte le 24 mai 1734; Louise-Diane, princesse de Conti (tome XIV, p. 410). Il faut remarquer qu'en 1713, la première seulement de ces trois dernières filles était née et qu'elle n'avait que quatre ans ; les deux autres ne pouvaient pas encore « peser » à M. et Mme d'Orléans.

2. Vingt-quatre seulement, étant née en 1689.

3. Cet *elle* surcharge un *et*. — 4. Tome XX, p. 315-323.

5. Voyez ce qui a été dit dans notre tome XIII, p. 220, note 4, de sa préférence au bal pour notre auteur.

6. Les mots *les yeux* ont été ajoutés en interligne.

avoit tâché aussi de les empêcher de plaider et de les raccommoder, et qui s'en étoit bien voulu entremettre plus d'une fois, pourroit être susceptible d'un expédient si convenable en lui-même, et qui portoit naturellement à éteindre les aigreurs et à engager un accommodement sur le testament de Monsieur le Prince, et que le Roi seroit d'autant plus porté à leur imposer pour faire faire le double mariage, qu'il seroit sûrement blessé d'apprendre[1], par une voie étrangère, qu'il y avoit des pourparlers très avancés d'un mariage de M. le prince de Conti avec une fille de M. le duc d'Orléans.

Je n'entreprendrai point de percer un mystère qui se passa tête à tête entre Mlle de Conti et Madame la Princesse sa grand mère. Ce qui est certain, c'est que les apparences ne parurent pas pour Mlle de Conti, qui trahit le secret qu'elle avoit promis. Madame la Princesse n'avoit jamais passé pour avoir de l'esprit ni de la résolution. Son état et sa vertu la faisoient[2] respecter extérieurement dans sa famille; son peu de lumière et de force l'y faisoient mépriser en effet, en sorte qu'avec des millions dont elle étoit maîtresse absolue de disposer comme elle eût voulu par la nature des biens et par les lois et les coutumes, elle ne laissa pas d'être toujours comptée pour rien, et de n'influer pas le moins du monde sur quoi que ce soit dans sa famille. Sa timidité étoit extrême avec le Roi; elle en avoit à l'égard de tout le monde, et de tous ses enfants. Monsieur le Prince l'avoit matée[3] jusqu'à l'avoir abrutie, et la disposition naturelle y étoit entière. Il est donc très difficile d'imaginer qu'elle ait pris d'elle-

1. *D'apprendre*, oublié, est en interligne.
2. Il y a *faisoit*, au singulier, dans le manuscrit, et nous avons déjà eu occasion de relever des exemples de cette irrégularité, qui n'est sans doute ici qu'une inadvertance, puisqu'il y a le pluriel à la ligne suivante dans un cas qui aurait pu aussi bien admettre le singulier.
3. Il écrit *mattée*. Sur la dureté du prince Henri-Jules pour sa femme, voyez notre tome XVII, p. 237-238.

même, et subitement, la vue d'un double mariage sûrement à faire malgré les mères veuves et dans la plus vive
aigreur l'une contre l'autre, qui de plus ne s'étoient jamais
aimées ; de rompre pour cela avec la même violence un
mariage goûté et comme arrêté ; et d'opérer tout cela par
l'autorité absolue du Roi sans nul autre instrument[1]
auprès de lui qu'elle-même, tandis que Mlle de Conti
faisoit par là le plus grand mariage qu'elle pût espérer,
et l'unique auquel son âge et sa naissance lui pussent
permettre d'arriver, et d'espérer de ne passer pas le reste
de sa jeunesse dans l'ennui et dans l'esclavage sous lequel
elle se désespéroit.

La résolution prise par Madame la Princesse d'aller parler
au Roi, Mlle de Conti se trouva bien embarrassée pour se
tirer d'affaires avec Madame sa mère et avec Mme la
duchesse de Berry. Entre la résolution et l'exécution il
n'y eut qu'un point, parce qu'il étoit à craindre que, les
choses avancées autant qu'elles l'étoient entre M. et Mme
la duchesse d'Orléans et Mme la princesse de Conti, ils
n'en parlassent au Roi, et que, le mariage une fois agréé, il
n'y eût plus de remède. Mlle de Conti demanda donc un
rendez-vous à Mme la duchesse de Berry à Saint-Cloud,
pour chose fort pressée, pour le lendemain de son mes-
sage, qu'elle n'envoya que tard. Toutes deux partirent de
Versailles et de Paris pour Saint-Cloud, en même temps
que Madame la Princesse pour Versailles, afin que celle-ci
ne pût être gagnée de la main auprès du Roi par M. le
duc d'Orléans averti. Je ne sais comment Mlle de Conti
tourna son discours à Saint-Cloud ; mais il fallut bien
avouer au moins qu'elle n'avoit pas gardé le secret qu'elle
avoit promis[2], et, par là tout au moins, elle étoit cause de
la résolution que Madame la Princesse avoit prise, et de
la promptitude avec laquelle elle l'exécutoit. Il n'en fallut

1. La quatrième lettre de ce mot surcharge une autre lettre.
2. Les mots *avoit promis*, oubliés sans doute en rédigeant, sont
écrits sur la marge du manuscrit.

pas davantage pour persuader à Mme la duchesse de Berry que Mlle de Conti ne s'étoit servie de la confiance qu'elle avoit eue[1] en elle que pour en profiter pour elle-même en violant son secret et en poussant Madame la Princesse à une démarche dont la force et la promptitude lui ressembloient si peu, et dont tout le fruit étoit pour Mlle de Conti. Elle ne lui cacha pas ce qu'elle en pensoit, et la traita avec toute l'indignité et toute la hauteur qu'elle crut qu'elle méritoit. Les larmes de colère et de dépit allongèrent la visite plus que les discours. Jamais Mme la duchesse de Berry ne lui a pardonné, et s'est piquée jusqu'à la mort de lui faire sentir en toute occasion publique, car, de particulières, il n'y en eut plus entre elles, tou le poids de sa haine, de son mépris, et de son rang[2]. Elle rendit à M. et à Mme la duchesse d'Orléans ce qu'elle venoit d'apprendre. Tous trois comprirent aussitôt qu'il n'y avoit plus à compter sur leur mariage, et furent bien en peine du silence qu'ils[4] en avoient gardé au Roi.

Madame la Princesse, tout en arrivant à Versailles, fit dire au Roi qu'elle le supplioit de lui marquer un moment où elle pût avoir l'honneur de lui rendre compte en particulier de quelque chose qui pressoit fort, et qui étoit très important à sa famille. Le Roi ne la fit pas attendre, et la manda dans son cabinet. L'audience fut longue. Je n'en dirai rien ; mais, si on en ignora le détail, on sut bientôt que le Roi s'étoit fort offensé d'avoir appris un mariage arrêté dans sa famille, sans qu'aucune des parties lui en eût dit un mot, qu'il trouva que Madame la Princesse avoit raison d'être piquée de son côté du secret que lui en faisoit Madame sa fille, et que sur-le-champ le double mariage fut décidé. Le Roi desiroit d'autant plus ardemment de

Mlle de Conti, accusée de faire manquer le mariage pour son intérêt, en est irréconciliablement brouillée avec Mme la duchesse de Berry.

Madame la Princesse fait ordonner par le Roi le double mariage de Monsieur le Duc avec Mlle de Conti, et de M. le prince de Conti avec Mlle de Bourbon

1. Il y a *eu,* sans accord, dans le manuscrit.
2. Voyez les lettres de Mme de Maintenon (recueil Bossange, tome II, p. 406 et 427).
3. *Elle* corrige *M⁶*.
4. Il y a *il,* au singulier, par mégarde, dans le manuscrit.

pouvoir remettre la paix dans cette famille, que l'aigreur
y étoit parvenue au plus haut degré, parce qu'il prévoyoit
sagement que M. du Maine y seroit toujours la partie
foible, et que cette paix lui étoit d'une plus grande importance que ne pouvoient être les biens qu'il tireroit par
des arrêts. Dans cette résolution bien arrêtée, il lava la
tête rudement dès le soir même à M. et à Mme la duchesse
d'Orléans et à Mme la duchesse de Berry, et leur défendit
de penser davantage à un mariage qu'ils avoient osé non
seulement penser, mais fort avancer, sans lui en avoir
parlé, et su s'il l'auroit agréable[1]. Ce même soir, il parla à
Madame la Duchesse en père, mais en maître qui veut être
obéi sans réplique, sur le mariage de son fils avec Mlle de
Conti et de sa fille aînée avec M. le prince de Conti,
dont Madame la Duchesse fut d'autant plus étourdie
qu'elle ignoroit parfaitement l'autre[2] mariage si prêt à
faire, et ce que Madame la Princesse étoit venue faire à
Versailles. Mme la princesse de Conti fut mandée à Paris[3].
Le Roi la vit dans son cabinet, et trouva en elle la plus
ferme résistance. Elle dit au Roi qu'il falloit que les procès
fussent jugés avant qu'elle pût entendre à rien ; que de
plus on lui avoit fait d'autres propositions très convenables pour Mademoiselle sa fille, dans lesquelles elle étoit
entrée ; qu'enfin Mlle de Bourbon n'avoit point de bien.
Le Roi discuta avec elle ; il prit toutes sortes de tons ;

1. Voici le passage un peu ambigu et très prudent que Dangeau
inscrivit dans son *Journal* au 15 juin, p. 422 : « Les propositions qu'on
avoit faites à Mme la princesse de Conti pour son fils étoient de lui faire
épouser Mlle de Valois, sœur de Mme la duchesse de Berry, et ces
propositions-là avoient été assez légères, et ce n'étoit qu'à Mlle de
Conti qu'on avoit parlé. Le Roi a pourtant été blessé de ce qu'on a fait
ces propositions-là sans qu'il en eût connoissance. » Avant l'entrevue
avec le Roi, la duchesse d'Orléans et sa fille, avoient écrit à Mme de
Maintenon des lettres d'explication et d'excuse, qu'on trouvera ci-après
aux Additions et Corrections.

2. *L'autre* surcharge *leu[r]*.

3. Il faudrait plutôt *de Paris* ; mais cela peut s'expliquer néanmoins.

puis, voyant qu'il n'avançoit pas davantage, il parla en roi et en maître, et déclara à Mme la princesse de Conti qu'il vouloit le double mariage, qu'il le vouloit présentement, et qu'il les feroit tous deux malgré elle, si elle ne se rendoit pas à sa volonté, à la raison, et à tous les ménagements qu'il vouloit bien avoir pour elle. Elle sortit en furie du cabinet du Roi, et s'en alla tout de suite à Paris, où elle se retrancha sur les difficultés, et où[1] Mlle de Conti passa cruellement son temps jusqu'à son mariage[2]. M. le prince de Conti n'eut aucun tort dans le cours de cette affaire. Il étoit élevé dans la haine des Condés ; il fut fâché de la rupture de son mariage avec une fille de M. le duc d'Orléans, et fâché aussi d'épouser celle de Madame la Duchesse, que cet établissement ne consola pas d'avoir, comme on l'a vu, manqué M. le duc de Berry[3] après tant de soins, de menées et de cabales, quoique la mère et la fille ne fussent pas insensibles au dépit de M. et de Mme la duchesse d'Orléans, et à celui de Mme la duchesse de Berry, de se voir enlever avec hauteur pour

1. L'abréviation de *et,* biffée avant *ou,* par erreur, au commencement d'une ligne, a été écrite à nouveau sur la marge.

2. Voici ce que Dangeau inséra dans son *Journal* au 11 juin 1713 (tome XIV, p. 419) : « Madame la Princesse est ici depuis quelques jours et a entretenu le Roi plusieurs fois. Elle pense comme lui que rien n'est si bon pour mettre la paix dans sa famille que de faire un double mariage qui a déjà été proposé plusieurs fois, qui est de faire épouser à Monsieur le Duc Mlle de Conti et à M. le prince de Conti Mlle de Bourbon. Mme la princesse de Conti la mère fait beaucoup de difficulté sur ces mariages ; elle dit qu'il faut que les procès soient jugés auparavant, qu'on lui a fait d'autres propositions pour le mariage de son fils, où elle est entrée, que Mlle de Bourbon n'aura point de bien. On lui répond sur cet article qu'on donnera cinq cent mille francs à Mlle de Bourbon, comme elle les donne à Mlle de Conti, et de ces cinq cent mille francs Madame la Princesse, Monsieur le Duc et Madame la Duchesse se rendent garants. Le Roi lui a déclaré qu'il vouloit les mariages ; elle est repartie pour Paris un peu en colère ; mais on espère lui faire entendre raison. »

3. Tome XIX, p. 189, 276-277 et 284-285.

elles le parti dont ils se tenoient assurés. Madame la Princesse, ravie d'un si prompt et si entier succès, se tint à Versailles à tout événement, et vit le Roi plusieurs fois tête à tête[1] pour rompre les difficultés dont Madame sa fille se hérissoit, et pour presser la conclusion. Le Roi lui envoya plusieurs fois Pontchartrain, qui, par son ordre, employa à la fin les menaces[2]. Elles eurent leur effet, et on envoya à Rome pour les dispenses[3], tandis qu'on se mit à travailler aux contrats de mariage. La négociation fut fort courte. Le Roi voulut que ces mariages fussent faits et consommés avant que Monsieur le Duc et M. le prince de Conti partissent pour l'armée d'Allemagne. Il en coûta cinq cent mille livres au Roi, qui donne toujours cent cinquante mille livres à chaque prince du sang qui se marie, et, à chaque princesse du sang qui se marie, cent mille livres[4].

Enfin les deux fiançailles se firent le samedi 8 juillet, sur le soir, dans le cabinet du Roi[5], par le cardinal de Rohan, revenu exprès de Strasbourg, où il ne faisoit que d'arriver. Madame la Duchesse et Mme la princesse de Conti n'y firent prier que les parents, mais jusqu'à un degré asssez étendu. La foule ne laissa pas d'y être grande de tout ce qui ne l'avoit pas été. Mlle de Charolois et Mlle de la Roche-sur-Yon portèrent la queue de la mante des deux fiancées. Le lendemain dimanche 9[6], le cardinal de

Présent ordinaire du Roi aux princes et princesses du sang qui se marient.
Fiançailles, mariage, festin, chemises et visites du double mariage de Monsieur le Duc et de M. le prince de Conti.

1. Dangeau ne donne pas de détails sur ces audiences.

2. « Il y a déjà quelque adoucissement dans l'esprit de Mme la princesse de Conti sur les mariages. Le Roi lui envoie M. de Pontchartrain, et, comme le Roi est résolu de conclure cette affaire quand même elle n'y consentiroit pas, on croit qu'elle consentira enfin à une chose fort raisonnable et qu'elle ne peut pas empêcher » (*Dangeau*, p. 421, 12 juin), et le lendemain il annonce que la princesse « s'est enfin rendue aux volontés du Roi ».

3. Il y a *dispense*, par mégarde, dans le manuscrit. — Dangeau énumère (p. 422) les divers degrés de parenté des fiancés.

4. *Dangeau*, p. 421-422.

5. *Ibidem*, p. 439; *Gazette*, p. 335-336; *Mercure* de juillet, p. 73-88.

6. Tout ce qui va suivre est le résumé de l'article de Dangeau du 9

Rohan dit la messe à midi dans la chapelle en présence du Roi et de toute la cour, et il y[1] maria les deux princes et les deux princesses, qui furent mis tous quatre sous le même poêle[2]. Il n'y eut point de dîner ni de plaisirs. Le soir, toute la maison royale, tous les princes et princesses du sang, M. et Mme du Maine et leurs deux fils, et M. le comte de Toulouse, soupèrent avec le Roi chez lui. Il passa avec eux tous dans son cabinet au sortir de table, et un quart d'heure après il descendit dans l'appartement de feu Monsieur le Prince, que Madame la Princesse avoit conservé entier, et qui étoit double. Les deux noces y couchèrent. Le Roi donna la chemise aux deux mariés, et Mme la duchesse de Berry aux deux mariées. Ce ne fut pas sans prodiguer à l'une des deux[3] ses plus perçants dédains. Le lendemain lundi, après dîner, le Roi retourna au même appartement voir les deux mariées, chacune sur son lit, où toute la cour abonda le reste de la journée[4]. Dès le soir M. le prince de Conti entra après le souper dans le cabinet du Roi jusqu'à son coucher, comme mari de sa petite-fille, privilège attaché uniquement à cette qualité. Monsieur le Duc avoit près de quatre ans moins que sa nouvelle épouse, et M. le prince de Conti deux moins que la sienne. De cette affaire Mme la princesse de Conti demeura indignée contre sa fille, outrée contre Madame la Princesse, plus aigrie que jamais contre Madame la Duchesse, de plus en plus attachée à suivre les procès et à ne vouloir pour rien ouïr parler d'aucun accommodement, et en amitié liée et publique avec M. et

juillet (p. 440); voyez aussi la *Gazette,* p. 336, le *Mercure* du mois, la *Gazette d'Amsterdam,* n° LVIII, le *Cérémonial* de Desgranges, ms. Mazarine 2746, et ci-après aux Additions et Corrections

1. Cet *y* a été intercalé après coup.
2. Il a été parlé du poêle de mariage dans le tome XIX, p. 354.
3. Mlle de Conti, la nouvelle duchesse de Bourbon.
4. *Dangeau,* p. 441.

Mme la duchesse d'Orléans et avec Mme la duchesse de
Berry[1].

Mauvais
ménage du
prince et de la
princesse
de Monaco.
Grâces très
insolites
accordées à
M. de Monaco
pour la

Un[2] mariage moins important fit aussi bien du désordre
et de l'éclat : ce fut celui de la fille aînée de M. de Monaco[3]
avec le fils aîné du comte de Roucy[4]. M. de Monaco avoit,
comme on l'a vu en son lieu, épousé autrefois une fille
de Monsieur le Grand pour obtenir le rang de prince
étranger[5]. Il l'avoit eu ; mais, dès l'instant du mariage,
son père et Monsieur le Grand s'étoient fort brouillés,

1. Mme de Maintenon écrivait à Mme des Ursins, le lendemain du
double mariage (*Correspondance*, recueil Bossange, tome II, p. 405-
406) : « Nos mariages sont faits, on ne peut pas dire au contentement
de toutes les parties : car on dit que Mme la princesse de Conti pleu-
roit hier à la messe. Mlle de Conti tomba en revenant de l'offrande et
se trouva mal ; je crois que des souliers bien haut et un corps bien
serré y contribuèrent. On dit que Monsieur le Duc voit tous les défauts de cette princesse, mais qu'il l'aime par la douceur de son esprit ; tout le monde dit du bien d'elle ; nous verrons bientôt ce qui en
est... On dit que Mme la duchesse du Berry ne pardonnera jamais à
Mlle de Conti ce qui s'est passé dans la négociation qu'elles avoient
entamée. On n'a jamais vu une vivacité pareille à celle de Madame la
Princesse pour conduire ces mariages à bon port ». Et le 17 juillet
(p. 409) : « Madame la Princesse a pris pour elle toute la joie des
noces qui viennent de se faire ; elle les a voulues fortement ; elle les a
traitées vivement. Dieu veuille que la suite en soit heureuse ! Les deux
princes sont à l'armée. On dit que le prince de Conti est éperdument
amoureux, et que Monsieur le Duc a beaucoup d'amitié pour Madame
la Duchesse. Ces deux princesses sont ici ; elles ne raccommoderont
point ce que nous avons perdu ; chacun est de son côté et rassemble
chez soi les personnes de leur goût, et on ne les voit guère toutes ensemble. »

2. Ici l'encre change, indiquant un arrêt dans le travail.

3. Louise-Hippolyte Grimaldi (tome II, p. 35), fille du prince Antoine.

4. François IV de la Rochefoucauld, titré comte de Roye : tome XXIII,
p. 53. Ce mariage ne se fera pas, comme Saint-Simon va le dire plus
loin, p. 45-48, et nous verrons, en 1714, le comte de Roye épouser
Mlle Huguet de Sémonville (suite des *Mémoires*, tome X de 1873,
p. 312).

5. Antoine Grimaldi avait épousé en 1688 Marie de Lorraine-Ar-
magnac : tome III, p. 20-22.

comme on l'a vu aussi en même temps, et, peu après, le mari et la femme avoient fort mal vécu ensemble. A la fin, elle avoit été emmenée à Monaco une première fois, d'où on[1] a vu aussi qu'elle s'étoit tirée par la plus abominable calomnie contre son beau-père[2]. Celui-ci étant mort quelques années après ambassadeur à Rome, son fils, qui prit le nom de prince de Monaco, y remena sa femme, et l'y tint avec lui bien des années. Le ménage n'en fut pas plus concordant; la vie de Monaco, avec un mari qu'on n'aima jamais, étoit bien différente de la vivacité de la vie et des plaisirs de la cour, et de la[3] maison ouverte et magnifique de Monsieur le Grand. Elle demeura même quelquefois seule pendant quelques courts voyages que M. de Monaco faisoit à Paris et à la cour. Il n'avoit que des filles[4]; il n'espéroit plus avoir d'enfants, et son unique frère étoit prêtre[5]. Sa branche finissoit en eux, et le duché-pairie de Valentinois[6] s'y éteignoit. Il chercha donc à faire un mariage pour sa fille aînée[7] qui plût au Roi, dont il se proposa d'obtenir la continuation de sa dignité pour sa fille, et le Roi ne s'y rendit pas difficile[8].

transmission de son duché-pairie.

1. *On* est répété deux fois, à la fin d'une ligne et au commencement de la suivante.
2. Tome IV, p. 28-31.
3. *La* semble surcharger un *d*.
4. Tome IV, p. 34, note 2.
5. Honoré-François Grimaldi, dit l'abbé de Monaco, d'abord chevalier de Malte, entra en 1697 à l'Institution de l'Oratoire, mais quitta plus tard la congrégation ; il eut en 1717 l'abbaye de Saint-Maixent et fut nommé archevêque de Besançon en octobre 1723 ; il se démit de son archevêché en 1735 et mourut à Paris le 16 février 1748, à l'âge de soixante-dix-huit ans.
6. Il a été parlé du duché de Valentinois dans le tome XIV, p. 191.
7. Louise-Hippolyte Grimaldi était née le 10 novembre 1697 et mourut de la petite vérole le 29 décembre 1731 ; nous la verrons en 1715 épouser un Matignon.
8. Dangeau disait dès le 9 février 1713 (tome XIV, p. 339) : « On parle fort depuis quelques jours du mariage de Mlle de Monaco avec le

[*Add. St S. 1107*] Il lui promit une nouvelle érection avec le rang d'ancienneté de cette nouvelle date pour celui qui épouseroit sa fille aînée, et la permission de se démettre de son duché en sa faveur dès le moment du[1] mariage, pour que sa fille, qui depuis ce rang de prince étoit assise, ne se trouvât pas debout. Dès que cela fut enfilé de la sorte, M. de Monaco représenta que, encore qu'il ne pût espérer d'autres enfants, et que son âge et bien plus sa santé ne lui dût pas faire envisager de survivre à sa femme, ce cas néanmoins pouvoit arriver ; qu'alors la grâce extraordinaire que le Roi lui accordoit lui deviendroit bien amère, parce qu'elle lui ôteroit le moyen de continuer sa dignité dans sa postérité en se remariant et ayant un fils, cas même qui, au fonds, seroit embarrassant pour son gendre par les règles du droit. Le Roi, qui avoit commencé à le favoriser dans ses dispositions domestiques, voulut bien encore ajouter une grâce bien plus singulière. Il lui promit une clause, dans l'érection nouvelle qui se feroit en faveur du gendre qu'il choisiroit, que, avenant la mort de Mme de Monaco, un second mariage de M. de Monaco, et qu'il en eût un fils depuis le mariage de sa fille, ce fils lui succéderoit en la dignité et en l'ancienneté de son duché-pairie de Valentinois, et pour sa postérité, auquel cas son gendre demeureroit sa vie durant duc et pair, mais que sa dignité demeureroit éteinte en sa personne, et ne passeroit pas aux fils de son mariage avec sa fille[2]. M. de Monaco, plus comblé qu'il n'avoit osé l'es-

comte de Roye, fils du comte de Roucy. M. de Monaco n'a point de garçons ; il a trois filles. Il est duc de Valentinois, et la duché est femelle. Il veut que son gendre prenne le nom et les armes de Monaco. On examine présentement les substitutions qu'il y a dans cette maison. » C'est à cette occasion que Saint-Simon fit l'Addition indiquée ci-contre.

1. *De* est corrigé en *du*.

2. Voyez dans l'*Histoire généalogique*, tome V, p. 366 et suivantes les pièces relatives à la nouvelle érection du duché de Valentinois en 1715. Nous reviendrons sur ce sujet, lorsque notre auteur en reparlera.

pérer, se mit à chercher pour sa fille un parti qui fût agréable au Roi et qui lui convînt à lui-même, et en fut d'autant plus pressé que ces grandes et insolites grâces ne pouvoient s'exécuter, ni même s'expédier, qu'en faisant actuellement le mariage de sa fille, et qu'il lui étoit important de les faire consommer par celui qui les lui accordoit.

Le monde en fut bientôt informé, et ce fut à qui pourroit se faire duc et pair par ce mariage. Le comte de Roucy y pensa des premiers pour son fils. Le Chancelier, à qui la mémoire de sa belle-fille[1] étoit toujours infiniment chère, l'y servit de tout son pouvoir[2]; MM. de la Rochefoucauld et de la Rocheguyon de même; il fit agir tous ses amis, et il gagna M. de Monaco. Le Roi ne voulut pas s'en mêler, mais témoigna approuver et avoir ce mariage très agréable. Pour venir au contrat il fallut venir à Mme de Monaco, parce qu'il falloit qu'elle y parlât, et que, par la disposition des affaires de M. de Monaco, on ne s'y pouvoit passer d'elle. Enragée comme elle étoit contre lui, c'en fut[3] assez qu'il voulût ce mariage pour qu'elle refusât d'y consentir. Le besoin qu'on eut d'elle dressa vers elle toutes les batteries, et rendit M. de Monaco complaisant. Elle eut peur d'être forcée par l'autorité de Monsieur le Grand. Elle sembla donc se radoucir et entrer en examen, tandis qu'elle travailla à le gagner[4]. L'examen lui

Mariage du fils du comte de Roucy proposé avec Mlle de Monaco, que Mme de Monaco rompt avec éclat, vient à Paris et à la cour, où elle trouve peu d'agréments.

1. Éléonore-Christine de la Rochefoucauld-Roye (tome IV, p. 47), fille du comte de Roucy.

2. C'est ce que dit Dangeau (p. 339).

3. Saint-Simon a écrit *fust,* au subjonctif.

4. C'est ce que laisse en effet comprendre l'article de Dangeau du 10 avril (p. 382-383) : « Le mariage de M. le comte de Roye, fils du comte de Roucy, s'avance, mais fort lentement. Mme de Monaco, mère de la fille, y a enfin donné son consentement; mais l'abbé de Monaco, à qui le duché de Valentinois revient après la mort de M. de Monaco, n'y consent point encore, et Monsieur le Grand, père de Mme de Monaco, y paroît fort opposé, et a prié le Roi de vouloir bien ne point entrer dans cette affaire. »

en fournit les moyens, On ne marie point ses enfants sans mettre papiers sur table[1]. Le comte de Roucy avoit été toute sa vie un panier percé, la comtesse de Roucy noyée de dettes et de procès de sa maison[2]. On vit donc de grandes terres, de grandes dettes, nul ordre, de grands embarras, et des gens qui avoient toujours vécu d'industrie, de crédit, et de faire ce qu'on appelle des affaires. D'un autre côté, M. de Monaco avoit des terres d'une grande étendue : Valentinois est immense ; c'étoit son duché. Ni ce morceau ni Monaco ne pouvoient aller qu'à l'aînée ; il y avoit beaucoup de dettes, quatre filles à pourvoir[3], et l'abbé de Monaco à partager[4], qui ne l'étoit pas encore. Mme de Monaco fit démontrer cela à sa famille, s'assura de son appui, et déclara après que jamais elle ne consentiroit à un mariage qui, par l'état et la nature des biens et des affaires de part et d'autre, se trouvoit impossible sans folie. L'argument étoit pressant et souffroit peu de réplique. Monsieur le Grand, avec sa hauteur et sa brutalité ordinaire, s'emporta à la cour ; ses enfants, le maréchal de Villeroy, le secondèrent ; le vacarme fut très grand[5].

1. *Tabbe* corrigé en *table*. — Le *Dictionnaire de l'Académie* de 1718 ne donnait pas cette locution, pas plus que celle de *jouer cartes sur table*.

2. Dans le tome III, p. 177, il a parlé des innombrables procès et affaires dont la duchesse d'Arpajon, mère de la comtesse de Roucy, « s'étoit vue noyée » dès qu'elle eût perdu son mari.

3. Il y a là de l'exagération ; car, si M. de Monaco avait eu cinq filles, trois étaient mortes jeunes, et il ne lui restait alors que Louise-Hippolyte (ci-dessus, p. 43) et Marguerite-Camille, que nous verrons épouser en 1720 le prince d'Isenghien (suite des *Mémoires*, tome XVII de 1873, p. 52). L'erreur vient peut-être de Dangeau : ci-après, note 5.

4. Au sens de nantir de son partage.

5. *Dangeau*, tome XIV, p. 406 : « M. et Mme de Monaco sont plus brouillés que jamais sur le mariage de Mademoiselle leur fille. Il y a déjà quelque temps que M. de Monaco s'en est allé à Menton, où il a emmené ses trois filles. L'aînée qu'il veut marier, persiste à dire qu'elle ne signera jamais que sa mère n'ait signé. » Les éditeurs de Dangeau ont imprimé *Mantoue* au lieu de *Menton*, qui est dans le manuscrit.

M. de Monaco, de dépit, mit sa fille dans un couvent à Aix[1], avec défense de la laisser voir à sa mère, qui, assurée de sa famille, prit le temps que son mari s'en étoit allé se dissiper à Gênes, et arriva à Paris chez Monsieur le Grand[2]. Elle crut y régner comme du temps de sa mère, et nager comme autrefois dans les plaisirs de la cour. Elle y fut trompée. Mlle d'Armagnac étoit devenue la maîtresse de la maison[3] ; elle se souvenoit des préférences continuelles que sa sœur lui avoit fait essuyer du temps de Mme d'Armagnac. Monsieur le Grand reçut Mme de Monaco froidement, et tout d'abord lui déclara qu'une femme brouillée avec son mari, et qui, pour cela, venoit chez son père, ne devoit pas en sortir un instant, ne faire sa cour au Roi que par devoir et rarement, ne faire aucune visite et n'en recevoir point, se contenter du grand monde qui abondoit[4] chez lui, mais ne point jouer, ne point se parer, être très uniment vêtue et négligemment coiffée, et s'éloigner régulièrement de toutes parties et de tous plaisirs. Cette harangue fut moins une remontrance qu'un ordre très positif, et d'un père devant lequel tout trembloit dans sa famille. Mme de Monaco n'avoit ni équipage ni domestique, ni un sou pour s'en donner. Son mari n'étoit pas pour lui laisser toucher quoi que ce fût, et Monsieur le Grand aussi peu d'humeur à lui donner plus que le couvert et la nourriture à sa table. Onze ans de séjour de suite à Monaco l'avoient changée à n'être pas connoissable[5] ; elle ne put se le dissimuler à l'accueil qu'elle reçut à la cour, où elle ne sortit pas de l'appartement de son père, à y voir régner sa sœur, et y jouer le plus gros jeu

1. Voyez ci-après aux Additions et Corrections.
2. Comparez ce que dit Dangeau, p. 442.
3. Depuis la mort de sa mère. Nous avons vu son père lui obtenir récemment une pension de trente mille livres (tome XXIII, p. 262).
4. On peut hésiter, sur le manuscrit, à lire *abondoit* ou *abordoit*.
5. Le *Dictionnaire de l'Académie* de 1718 disait que cet adjectif n'est presque usité qu'avec la négative.

du monde. Elle fit rompre le mariage avec éclat[1] ; mais d'ailleurs elle ne fit que changer d'ennuis et de peines. Nous verrons bientôt que Matignon en profita[2].

Un autre mariage se fit avec moins de bruit. Le duc de Châtillon[3], plus[4] qu'estropié d'une blessure au pied qui peu à peu lui avoit engourdi les nerfs et l'avoit rendu comme paralytique[5], se démit de son duché à son fils unique, qu'il fit appeler duc d'Olonne[6], et le maria à la fille unique et fort riche que Barbezieux avoit laissée de son premier mariage avec la sœur du duc d'Uzès[7],

Mariage du
duc d'Olonne
avec Mlle de
Barbezieux.

1. C'est seulement l'année suivante que le projet de mariage fut définitivement rompu. Voici ce que dit Dangeau au 19 août 1714 (tome XV, p. 241) : « Le comte de Roucy, voyant que le Roi n'approuvoit pas qu'il persistât dans le dessein de marier son fils à Mlle de Monaco, parce que ni la fille ni la mère ne veulent point entendre parler de ce mariage, et que Monsieur le Grand, père de Mme de Monaco, y est entièrement opposé aussi, le comte de Roucy, dis-je, a rendu sa parole à M. de Monaco, qui persistoit toujours à vouloir faire ce mariage, ce qui les a entièrement brouillés, Mme de Monaco et lui. »

2. Dans la suite des *Mémoires*, tome XI de 1873, p. 122-123.

3. Paul-Sigismond de Montmorency-Luxembourg : tome I, p. 256.

4. Les premières lettres de *plus* surchargent *est*[*ropié*].

5. C'est la blessure reçue à Nerwinde, en 1693, dont il a été parlé dans le tome I, p. 256.

6. Charles-Paul-Sigismond de Montmorency-Luxembourg, né le 20 février 1697, titré d'abord comte d'Olonne, prit, à la mort de son père en 1731, le nom de duc de Châtillon, puis celui de duc de Bouteville en 1736, lorsque le marquis de Châtillon, d'une autre maison que la sienne, fut créé duc par Louis XV. Il était encore aux mousquetaires lors de son mariage en 1713. Il eut une compagnie de cavalerie en 1714, un régiment d'infanterie en 1716, succéda à son père en 1731 comme lieutenant général du Charolais, devint brigadier en 1734, maréchal de camp en 1738, et lieutenant général en 1744 ; il reçut en 1745 le gouvernement du Maine et du Perche, mais ne le garda qu'une année. Il ne mourut que le 26 mars 1785, à quatre-vingt-huit ans.

7. Anne-Catherine-Éléonore le Tellier de Barbezieux, épousa le duc d'Olonne le 3 juillet 1713 et mourut sans enfants, le 21 octobre 1716 ; sa mère était Catherine-Louise-Marie de Crussol (tome I, p. 142), sœur de Jean-Charles, duc d'Uzès. Mlle de Barbezieux avait dû d'abord épouser le duc de Sully (*Dangeau*, tome XIV, p. 394).

dont Mme de Louvois fit magnifiquement la noce[1].

Il y avoit cinq ans au plus que Pontchartrain avoit perdu une femme de tous points adorable[2], l'unique peut-être qui eût[3] pu avoir la vertu, la raison, la conduite et l'incomparable patience de l'être de lui[4], et dont la considération, comme on l'a vu en son lieu, l'avoit soutenu et lui avoit sauvé sa place[5]. Il s'étoit bientôt lassé de la comédie forcée de sa douleur[6], et, quoiqu'il eût deux fils[7], il voulut absolument se remarier. Sa figure, hideuse[8] et dégoûtante à l'excès, mais agréable et même charmante en comparaison de tout le reste, n'empêcha pas la séduction de l'éblouissement de sa place. Mlle de Verderonne[9], qui étoit riche[10], et qui étoit l'Aubespine comme ma mère, mais parente éloignée[11], en voulut bien[12].

Le Chancelier, qui voyoit avec la dernière peine la fa-

Mariage de Pontchartrain avec Mlle de Verderonne, où le Chancelier me force d'assister.

---

1. *Dangeau,* tome XIV, p. 427, 428, 435 et 436 ; *Mercure* du mois, p. 130-135. Mme de Louvois était la grand'mère de la mariée.

2. Le 23 juin 1708 : tome XVI, p. 142.

3. Il y a *eu,* par inadvertance, dans le manuscrit.

4. Le sens de ces derniers mots est difficile à découvrir ; est-ce d'être sa femme ?

5. Tome XII, p. 326.

6. Voyez tout ce qui a été raconté à ce sujet dans le tome XVI, p. 138-149.

7. Non pas deux, mais trois, comme on l'a vu dans le tome XXI, p. 382.

8. Il écrit *hydeuse,* et, plus loin, *emez.*

9. Hélène-Rosalie-Angélique de l'Aubespine : tome XXI, p. 379.

10. « On donne à la demoiselle en mariage quatre cent mille francs, et on lui en assure encore deux cent mille,..... et on compte qu'il y a plus de cinquante mille livres de rente dans la maison » (*Dangeau,* p. 436 ; voyez aussi les *Lettres de Mme de Maintenon,* recueil Bossange, tome II, p. 407).

11. Déjà dit dans le tome VIII, p. 70, et note 2, à propos de la mort du chevalier de Verderonne.

12. Le mariage se fit le 12 juillet à Pontchartrain (*Dangeau,* p. 436, 441 et 442 ; *Mercure* d'août, p. 10-19). Mme de Maintenon dit que la jeune femme était « blanche, blonde et belle » (recueil Bossange, tome II, p. 410).

çon dont je me conduisois à l'égard de son fils, se mit
dans la tête un replâtrage[1] pour le public, et d'exiger que
j'allasse à la noce. Je m'écriai à la proposition ; il ne se
rebuta point. Je m'adressai à la Chancelière, qui, là-dessus
plus raisonnable que lui, essaya de le persuader : tout fut
inutile. Il pria, pressa, conjura, se fâcha, prit le ton d'autorité qu'il avoit sur moi. Finalement, nous capitulâmes.
Je lui déclarai donc que la violence qu'il exerçoit sur moi
par cette complaisance étoit une tyrannie ; que je ne
changerois pour son fils ni de disposition, ni de volonté, ni de projet ; que je les lui réitérois même ; moyennant quoi je ne voyois pas ce qu'il y avoit à gagner pour
les uns ni pour les autres à me traîner à une noce où,
par le souvenir de sa première belle-fille, je ne pourrois
être qu'affligé[2], et où, par ce qui s'étoit passé, il étoit bien
difficile que son fils ne se trouvât fort embarrassé de ma
présence, et moi au désespoir de la sienne. Je ne sais ce
que le Chancelier imagina ; mais il me passa tout, pourvu
que j'allasse à cette noce, que je visse par-ci par-là M. de
Pontchartrain, c'est-à-dire que je ne fisse plus profession
de ne point voir son fils, et de lui tourner le dos partout
où je le rencontrois. Il voulut peut-être lui ôter un dégoût public fort nouveau à sa place, détourner par là les
remarques journalières[3] du monde, et ses raisonnements
sur une conduite à laquelle le Chancelier sembloit bien
consentir, puisqu'elle n'avoit rien changé dans l'intimité[4]
ni dans la continuité de notre commerce, et par conséquent aggraver les torts de son fils ; s'il espéra[5], en ôtant

1. Ce mot, au sens de réconciliation peu sincère et peu durable,
n'était pas donné par le *Dictionnaire de l'Académie* de 1718. Nous
trouverons le verbe *replâtrer* dans la suite des *Mémoires*, tome XII de
1873, p. 353.
2. L'abréviation de *que* a été ajoutée après coup, et la première
lettre d'*affligé* surcharge un *e*.
3. Écrit *jurnalieres*, par mégarde.
4. La fin d'*intimité* surcharge les lettres *tin*.
5. Je ne sais s'il espéra.

cette rudesse extérieure, que le temps nous rapprocheroit, émousseroit ma haine, mes résolutions, mes projets. Quoi qu'il en fût, je ne pus résister au Chancelier. Il n'osa exiger de Mme de Saint-Simon la même complaisance. La mémoire de sa chère cousine étoit trop avant dans son cœur pour lui permettre de voir une cérémonie qui la lui rappelleroit d'une manière si touchante. Elle ne put même répondre à tout ce que la nouvelle femme lui prodigua d'avances : la place qu'elle tenoit lui fut insupportable ; elle le lui avoua, et ne la vit presque point. Pour moi, je fus donc à la noce comme on va à la potence. Elle fut faite à Pontchartrain avec un très petit nombre de personnes. L'évêque de Chartres[1], diocésain, les maria. Le Chancelier et la Chancelière ne cessèrent d'y pleurer leur première belle-fille ; ils ne s'en cachèrent pas même. Les amis et les proches s'en contraignirent peu. Tout le domestique ne discontinua[2] d'être en larmes. Ce qui s'y trouva du côté de Mlle de Verderonne demeura dans un sombre que les maussaderies du bel époux ne rassérénèrent pas. Jamais je ne trouvai deux jours si longs en ma vie.

De[3] si tristes noces font souvenir de la mort, et pénètrent de réflexions. Aussi apprit-on la mort d'une fille du maréchal de Villeroy, mariée à Lisbonne au comte de Prade en 1688[4], dont nous avons vu longtemps le fils logé, nourri et entretenu de tout très noblement par le maréchal de Villeroy, avec lequel il fit quelques campagnes[5], et long-

Mort de la comtesse de Prade. Extraction et fortunes* des Prados. [Add. S^tS. 1108]

1. Ch.-Fr. des Monstiers de Mérinville : tome XVIII, p. 238.
2. Ce verbe est en interligne au-dessus de *cessa*, biffé.
3. *De* est écrit en surcharge sur *un*.
4. Françoise de Neufville-Villeroy, mariée à Jean de Sousa, comte de Prado (tome VII, p. 43) ; Dangeau annonce sa mort le 22 août (p. 467).
5. Saint-Simon se trompe : ce n'est pas le fils du comte de Prado et de Mlle de Villeroy qui servit sous le maréchal, mais le comte de Prado lui-même, qui, chassé de Portugal comme il va être dit plus

* Le signe du pluriel a été ajouté après coup à *fortunes*.

temps depuis la paix, à Paris. Il[1] s'appeloit Jean de Sousa, et il étoit troisième marquis das Minas[2], sixième comte de Prado[3], huitième seigneur de Beringel[4], gentilhomme de la chambre du roi de Portugal, conseiller de guerre, mestre de camp général dans ses troupes, général de sa cavalerie, tous grands titres qui s'acquièrent promptement et ne sont pas grand chose[5]. L'entêtement du roi de Portugal[6] pour la grandeur de la dignité de patriarche de Lisbonne, qu'il avoit obtenue du Pape pour le siège de cet archevêché[7], dont il fit un colosse, causa[8] l'exil du comte de Prade et la confisque[9] du peu qu'il avoit, et le

loin, se réfugia auprès de son beau-père et servit sous lui comme volontaire, notamment pendant la campagne de 1694 (*Dangeau*, tome V, p. 8; *Gazette* de 1694, p. 478).

1. Saint-Simon emprunte tous les détails généalogiques qui vont suivre à l'*Histoire généalogique* du P. Anselme, tome I, p. 699 et 700. Il possédait aussi dans sa bibliothèque l'ouvrage d'Imhoff intitulé *Stemma regium lusitanicum sive Historia genealogica familiæ regiæ portugallicæ*, Amsterdam, 1708, in-folio ; mais il ne semble pas l'avoir utilisé.

2. Les mots *das Minas* surchargent *de Prade*, effacé du doigt.

3. Saint-Simon écrit tantôt *Prade* et tantôt *Prado*.

4. Beringel (Saint-Simon écrit *Beriguel*) est une petite ville de la province d'Alemtejo, district de Beja.

5. Notre auteur prend ces titres dans l'*Histoire généalogique* ; mais la *Gazette* les reproduisit en annonçant sa mort (année 1722, p. 533).

6. Jean V : tome VIII, p. 109.

7. Lisbonne, érigé dès le quatrième siècle en évêché suffragant de Saint-Jacques de Compostelle, fut élevé au rang d'archevêché par une bulle du 10 novembre 1394. Le roi Jean V, à la suite de longues négociations, obtint enfin l'érection du siège de Lisbonne en patriarchat, qui lui fut accordée par une bulle du 7 novembre 1716.

8. Saint-Simon avait d'abord écrit *fit exiler le* ; il a biffé *fit*, écrit *causa* en interligne, corrigé *exiler* en *exil* et surchargé *le* en *du*.

9. Il y avait d'abord *et confisquer le peu qu'il avoit* ; Saint-Simon, à la suite de la correction précédente, a ajouté *la* en interligne, corrigé *confisquer* en *confisque* par l'abréviation ordinaire de *que,* et surchargé *le* en *du*. Ce mot de *confisque*, au sens de *confiscation*, n'est donné par aucun lexique, et n'est même pas la traduction du mot espagnol ou portugais correspondant.

réduisit, de peur de pis pour sa personne, à se sauver de Portugal pour n'avoir pas voulu arrêter son carrosse devant celui du patriarche[1] dans les rues de Lisbonne. C'est ce qui le fit venir à Paris. Sa paix faite enfin avec le roi de Portugal, il retourna à Lisbonne[2], où peu après il fut assassiné sortant d'une église, en septembre 1722[3], par don Jean de la Cueva et Mendoça[4]. Il n'avoit qu'un seul fils, qu'il avoit perdu depuis quelques mois sans alliance[5], et il ne faisoit que de commencer à jouir de son bien : il n'y avoit pas un an que son père étoit mort[6]. Ce père, qui s'appeloit le marquis das Minas, et[7] avoit près de quatre-vingts ans, est celui qui a toujours commandé l'armée portugaise contre Philippe V, qui prit force places en Espagne, qu'il garda peu, entra même dans Madrid, qu'il

1. Ce patriarche s'appelait Thomas de Almeida ; il avait été évêque de Lamego en 1707, de Porto en 1709, fut transféré à Lisbonne en décembre 1716 avec le titre de patriarche, et mourut en fonctions le 27 février 1754.

2. Le comte de Prado fut en réalité exilé deux fois en France, et Saint-Simon semble avoir confondu les deux événements. La première fois, en 1694, il avait tué un officier de justice ; à la prière de l'ambassadeur français Rouillé, le roi de Portugal consentit à lui faire grâce (*Dangeau*, tomes V, p. 8, et VI, p. 436 ; *Gazette d'Amsterdam*, 1698, n° LXXXIII) ; la seconde fois, en 1717, pour la raison dont parle Saint-Simon ; il obtint sa grâce, au commencement de 1722, à la suite de la mort de son père (ci-après, note 6).

3. Il y a *1622*, par erreur, dans le manuscrit.

4. Cet assassinat eut lieu le 17 septembre (*Gazette* de 1722, p. 533). Ce Jean de la Cueva et Mendoça pouvait appartenir à la famille des ducs d'Alburquerque et des marquis de Bedmar ; il en était peut-être un bâtard. Le *Mercure* d'octobre, p. 149-153, annonça aussi la mort tragique du comte de Prado, qui depuis la mort de son père avait pris le nom de marquis das Minas. — Saint-Simon écrit *Cüéva*.

5. Antoine III de Sousa, qui avait servi sous son grand-père le marquis das Minas (ci-après) dans les troupes portugaises pendant la guerre de succession d'Espagne ; il mourut en mars 1722. Cependant la *Gazette* et le Mercure disent que l'assassiné laissait un fils.

6. Antoine-Louis de Sousa (tome XIV, p. 416). Il était mort le 25 décembre 1721 (*Mercure* de février 1722, p. 147-148 ; *Gazette*, p. 65).

7. *Et* a été ajouté en interligne.

ne put conserver[1], et qui commandoit une[2] aile de l'armée de l'Archiduc avec dix-huit bataillons portugais à la bataille d'Almanza, que le duc de Berwick[3] gagna complétement, 25 avril 1707, et[4] qui eut de si grandes suites[5]. Das Minas continua de servir en chef jusqu'à la paix[6]. Il avoit été vice-roi du Brésil[7], président du conseil des Indes à son retour, et successivement gouverneur de plusieurs provinces de Portugal[8]. Son père[9] avoit eu un gouvernement de province, la présidence du conseil des Indes, l'ambassade de Rome ; il avoit été grand écuyer et grand maître des rois Jean IV et Alphonse VI. Il étoit la sixième[10] génération directe et masculine de Roderic de Sousa[11], bâtard de Martin-Alphonse de Sousa, fils de Pierre-Alphonse de Sousa[12], dont le père Alphonse-Denis[13] étoit bâtard d'Alphonse III, roi de Portugal, mort en 1279[14].

Ce fut une chose très rare de voir encore une belle-fille de Charles IX bâtarde vivre jusqu'en cette année, dans laquelle elle mourut en ce temps-ci de vieillesse et

1. Il n'en a pas parlé lorsqu'il a raconté l'entrée des alliés à Madrid en 1710 (tome XX, p. 121-123).

2. Il y a *un aile* dans le manuscrit, faute d'inattention dont on a déjà cité plusieurs exemples.

3. *Barwick* corrigé en *Berwick*. On prononçait alors ce nom des deux manières.

4. Cet *et* a été ajouté en interligne. — 5. Tome XIV, p. 415-420.

6. Il commanda jusqu'en 1712 les troupes du Portugal.

7. En 1684, alors qu'il avait à peine quarante ans.

8. De celle de Beira, d'Alemtejo et d'Entre-Douro-et-Minho.

9. François III de Sousa, premier marquis das Minas. Saint-Simon va emprunter à l'*Histoire généalogique* (tome I, p. 700) tout ce qu'il va dire sur son compte.

10. *La 6e* corrige *la 7e*.

11. Dans l'ouvrage d'Imhoff indiqué ci-dessus (p. 52, note 1) il n'est pas question de ce Roderic.

12. On n'est pas d'accord sur la descendance de ce Pierre-Alphonse de Sousa.

13. Voyez l'*Histoire généalogique,* tome I, p. 687.

14. Alphonse III, second fils d'Alphonse II, né le 5 mai 1210, succéda à son frère Sanche II en 1248, et mourut le 16 février 1279.

de misère. Elle s'appeloit Françoise de Nargonne[1]. Elle étoit fille du baron de Mareuil[2] et avoit eu un frère page du duc d'Angoulême bâtard de Charles IX[3]. Il avoit épousé en 1591[4] la fille aînée du dernier connétable de Montmorency[5] à Pezénas, dont il ne lui resta qu'un fils[6] qui ne le survécut que de trois ans, qui a été le dernier duc d'Angoulême. Le père, veuf de la Montmorency en 1636, devint amoureux de la sœur de son page, et l'épousa en février 1644[7]. C'étoit une grande femme, parfaitement belle et bien faite encore quand je l'ai vue, qui avoit quelque chose de doux, mais de majestueux[8]. Elle représentoit la dignité et la vertu, qui fut chez elle sans tache et sans ride, en tout genre, toute sa vie[9]. M. d'Angoulême la

du bâtard de Charles IX.
[Add. S^tS. 1109]

1. Il a déjà été parlé d'elle dans le tome IV, p. 341. Elle mourut le 10 août 1713, au château de Montmort (Marne), chez son neveu par alliance (ci-après, p. 57); elle avait quatre-vingt-douze ans (*Dangeau*, tome XIV, p. 460-464; *Gazette*, p. 396; *Mercure* d'août, p. 236-239, et de septembre, p. 265-269; *Gazette d'Amsterdam*, n° LXVIII). Son épitaphe a été reproduite dans la *Revue des Sociétés savantes*, année 1875, 1er semestre, p. 163.

2. Il s'appelait Charles de Nargonne et avait le gouvernement de la Tour-de-Bouc; sa petite terre de Mareuil-en-Brie (Saint-Simon écrit *Marüeil*) fut érigée en baronnie en sa faveur en 1622; il mourut en janvier 1645 d'un accident de voiture (*Journal d'Olivier d'Ormesson*, tome I, p. 131 et 250).

3. Charles de Valois : tome III, p. 61.

4. *1691* corrigé en *1591*.

5. Charlotte de Montmorency : tome XIV, p. 192.

6. Louis-Emmanuel de Valois, d'abord comte d'Alais : tome III, p. 22.

7. Le mariage eut lieu le 5 février 1644 (voyez ci-après aux Additions et Corrections.) Il avait été question auparavant de faire épouser à la jeune fille un frère de M. de Chavagnac (ses *Mémoires*, édition de 1900, p. 16).

8. Olivier d'Ormesson disait de Mme d'Angoulême, en sortant d'une visite qu'il lui fit (*Journal*, tome I, p. 171) : « C'est une personne belle et de bonne grâce, qui paroît avoir bon esprit et qui, pour avoir été tirée du village et n'avoir jamais vu la cour, s'en démêle fort bien. Elle étoit damoiselle de bonne naissance, mais pauvre. »

9. Voyez les *Historiettes de Tallemant des Réaux*, tome I, p. 243-244, et un portrait d'elle en vers par Boursault que M. Éd. de Bar-

laissa veuve, sans enfants[1], et fort mal pourvue, en 1650. Il avoit près de soixante-dix-huit ans. Son fils ne s'en mit pas fort en peine, qui mourut à la fin de 1653, à cinquante-sept ans ; sa veuve encore moins, qui étoit la Guiche, fille du grand maître de l'artillerie, la même dont j'ai parlé au commencement de ces *Mémoires*[2], chez qui ma mère fut élevée et mariée, et qui mourut, en 1682, à quatre-vingt-quatre ans. Elle ne pouvoit supporter une belle-mère[3], et si inférieure, après laquelle il falloit passer. Cette belle-mère étoit donc fort pauvre et fort abandonnée dans un appartement d'un couvent de Sainte-Élisabeth à Paris[4], où elle vivoit d'une pension du Roi de vingt mille livres[5], et de fort peu d'autre chose[6]. Elle venoit une fois ou deux

thélemy a réimprimé dans la *Revue de Champagne et de Brie*, tome XIII, 1882, p. 218-227. Comme protectrice de Boursault, Saint-René-Taillandier a parlé d'elle dans son livre sur ce poëte, p. 36-38 et 67-73, et le comte Édouard de Barthélemy lui a consacré, dans la *Revue britannique* de mars 1879, un article, où il rectifie sur certains points les dires de notre auteur, qui avait déjà parlé d'elle dans sa notice du duché d'Angoulême (*Écrits inédits*, tome VII, p. 233-234).

1. Les mots *sans enfants* ont été ajoutés en interligne.
2. Marie-Henriette de la Guiche : tome I, p. 24.
3. *Tallemant des Réaux*, tome I, p. 244.
4. Ce couvent, occupé par des Franciscaines de l'étroite observance, était situé rue du Temple, en face du grand prieuré ; l'église, qui en existe encore, est aujourd'hui une des paroisses de Paris. Mme d'Angoulême et sa mère, Mme de Mareuil, étaient les protectrices du monastère, ainsi qu'on le voit dans un acte de 1668, par lequel Mme d'Angoulême fit don à la communauté d'une somme de trois mille livres, à l'effet d'obtenir pour son amie la présidente de Novion l'autorisation d'entrer dans la clôture lorsqu'elle-même y serait (reg. Y 213, fol. 214, acte du 17 janvier).
5. C'est en 1640 que la Reine régente lui avait fait accorder cette pension ; mais elle fut réduite plus tard à quinze mille (lettres de mai et août 1709 dans le carton G⁷ 541).
6. Son mari lui avait assuré pour douaire une pension de huit mille livres ; mais les créanciers, et aussi la duchesse de Joyeuse, petite-fille du duc d'Angoulême, lui intentèrent à ce sujet un procès qui ne se termina qu'en 1694 et dont le résultat fut de faire réduire ce douaire à quatre mille livres (Archives nationales, reg. MM 824,

de l'année à la cour, où sa vertu et sa conduite la faisoit
bien recevoir de tout le monde, et du Roi avec distinction[1], mais sans avoir jamais participé à aucun des nouveaux honneurs comme la duchesse de Verneuil, sous
prétexte que la bâtardise de son mari n'étoit pas des rois
Bourbons[2]. Les malheurs de la guerre, qui avoient porté
tout à l'extrémité, suspendirent le payement des pensions[3].
Mme d'Angoulême eut beau représenter qu'elle n'avoit au
monde de subsistance que la sienne, le Roi ne fut point
touché de la laisser mourir de faim[4], dont elle seroit très
réellement morte sans une vieille demoiselle qui lui étoit
attachée depuis longtemps, et [elle] à elle, qui avoit un
petit bien à douze ou quinze lieues de Paris[5]. Elle l'y mena

fol. 132), quoique Mme de Joyeuse eût hérité de son aïeul de plus de
cent mille livres de rente.

1. En 1661, le Roi l'avait choisie pour conduire en Toscane la fille
de Gaston mariée au Grand-Duc, et au retour elle passa par Lorette
et Rome, où elle fut reçue avec certains honneurs (*Gazette* de 1662,
p. 46, 69, 96, 98 et 170).

2. Voyez notre tome IV, p. 311. Cependant, aux noces de la Grande
Duchesse à Florence, elle avait été admise à table avec les princes
(Chéruel, *Notes sur Foucquet*, tome II, p. 154).

3. Il y a dans le carton G⁷ 541, aux Archives nationales, plusieurs
lettres où elle réclame le payement de sa pension ; on en trouvera,
aux Additions et Corrections, deux qui sont particulièrement typiques.
Mais ces retards et sa détresse ne dataient pas seulement de la dernière
guerre : M. Monmerqué a publié dans les notes des *Historiettes de
Tallemant des Réaux* (tome IX, p. 426) une supplique qu'elle adressa
à Colbert le 8 septembre 1677 ; en 1688, elle avait fait un emprunt
sur son douaire et sur sa pension (reg. Y 253, fol. 231), et, en 1700,
le Roi l'avait autorisée à faire chez elle à son profit une loterie de mille
livres (reg. O¹ 44, fol. 165 v°). Dans une supplique adressée au Roi
en 1698 (carton G⁷ 997, dossier du 14 juillet), elle dit qu'elle a reçu
sa pension « en considération des services qu'elle a rendus dans un
temps dont elle n'ose rappeler la mémoire au Roi ».

4. Par les apostilles mises sur les requêtes indiquées dans la note
précédente, on voit cependant qu'elle obtint généralement satisfaction.

5. Mme d'Angoulême dut quitter les Filles de Sainte-Élisabeth vers
1705, peut-être, comme va le dire Saint-Simon, parce qu'elle ne pouvait plus « payer son couvent et sa nourriture ». Elle se retira alors

ne pouvant plus payer son couvent ni sa nourriture, et elle a vécu plusieurs[1] années chez cette demoiselle à ses dépens, et y est morte sans que le Roi, ni ses bâtards, ni les riches héritiers des deux ducs d'Angoulême, aient pu l'ignorer, et sans qu'ils en aient eu la moindre honte.

Mort de l'évêque de Rosalie ; sa famille, sa vie.

Un autre personnage singulier mourut en ce même temps à Paris[2], dans le séminaire des Missions étrangères[3]. Il étoit troisième fils du célèbre Lionne, ministre et secrétaire d'État, et il étoit né à Rome en 1655, pendant l'ambassade de son père vers les princes d'Italie. Il n'avoit que seize ans quand il le perdit. Son frère, qui avoit la survivance du père[4], n'en put soutenir seul le poids. Il culbuta presque aussitôt, et cette famille tomba en désarroi malgré l'alliance du duc d'Estrées[5], qui ne la put soutenir. La dévotion et le désastre firent prendre à l'abbé

dans sa terre de Mareuil-en-Brie, où on la voit, en 1708 et 1709, faire diverses donations à sa suivante Geneviève Cognet et à son aumônier dom Balby, chanoine de Prémontré (Archives nationales, registres Y 281, fol. 274 v°, 275 et 407 v°, et Y 282, fol. 94 v°). Mais elle dut vendre cette terre dans le courant de 1709 (lettre d'août donnée ci-après aux Additions et Corrections), et elle alla vivre alors, non pas chez « une vieille demoiselle qui lui étoit attachée depuis longtemps », mais au château de Montmort (Marne), chez Pierre Rémond, seigneur dudit lieu, qui avait épousé Françoise-Madeleine Apoil de Romicourt, nièce et filleule de la duchesse ; ce fut là qu'elle mourut (*Armorial général de France* par d'Hozier, tome V, deuxième partie, p. 974). Ce Rémond, mathématicien distingué, fut son exécuteur testamentaire, et il y a dans le carton G7 589 une lettre du 15 août 1713 qu'il écrivit à ce sujet au contrôleur général.

1. *Plusieurs* corrigé en *plusieures*, comme notre auteur l'écrit toujours avec un substantif féminin.

2. Il s'agit d'Artus, abbé de Lionne (tome XII, p. 41 et 594), qui mourut le 2 août 1713, à cinquante-huit ans (*Gazette*, p. 372 ; *Mercure du mois*, p. 239-240 ; *Dangeau*, tome XIV, p. 456).

3. Tome II, p. 360.

4. Louis-Hugues de Lionne, marquis de Berny : tome XII, p. 40 et 593.

5. Annibal III, duc d'Estrées, avait épousé leur sœur, Madeleine de Lionne : tome V, p. 340 et 342.

de Lionne le parti des missions d'Orient. Il fut sacré
évêque *in partibus* de Rosalie[1]. Il travailla plus de vingt
ans avec un grand zèle dans ces pays éloignés[2], et il
acquit une grande connoissance des lettres et[3] des sciences
chinoises. Il revint en France avec les ambassadeurs de
Siam en 1686, et s'en retourna avec eux l'année suivante[4].
De Siam il passa à la Chine, où il se brouilla fort avec les
jésuites sur les cérémonies chinoises, ainsi que tous les
autres missionnaires[5]. Ces affaires-là le firent revenir
à Rome en 1703 pour y soutenir la cause contre les
jésuites[6]. Il y demeura plusieurs années. Il revint de
Rome à Paris, dans le séminaire des Missions étrangères,
y travailler avec eux pour la même affaire, et il y mourut
dans une vie fort retirée et fort appliquée[7], sans avoir
quitté[8] le dessein de retourner aux missions, qui lui avoit
toujours fait conserver sa grande barbe.

L'abbé Regnier[9], secrétaire perpétuel de l'Académie fran-　　Mort

1. Tome XII, p. 41, note 6.
2. C'est en 1681 qu'il partit pour la Chine avec l'évêque d'Hélio-
polis (*Mercure* d'avril, p. 53).
3. L'abréviation d'*et* surcharge un *d*.
4. *Dangeau,* tomes I, p. 378, et II, p. 7 ; *Mémoires de Sourches,*
tomes I, p. 401, 417, 422 et 437, et II, p. 9.
5. Il est parlé de ses mémoires sur les cérémonies chinoises dans
les papiers du P. Léonard (Archives nationales, K 1324, n° 123), et
une grande lettre qu'il écrivit à ce sujet fut imprimée à Rome en 1700
(Bibliothèque nationale, On² 379).
6. Il arriva de Chine en Angleterre en 1702 et vint de là à Paris ;
il fut présenté au Roi dans le courant de novembre (*Gazette d'Amsterdam,* n° xcvi), et alla ensuite à Rome.
7. Le minutier de l'étude Crémery contient différents actes émanés
de lui en 1702, 1706, 1707, 1711 et 1713, et notamment son testament
et son inventaire après décès.
8. Le commencement de *quitté* semble surcharger un *la*.
9. François-Séraphin Regnier des Marais (il signait REGNIER DESMA-
RAIS), né à Paris le 13 août 1632, était fils de Jean Regnier, sieur des
Marais et d'autres petites terres en Saintonge, et neveu, par sa mère
Marie Faure, du P. Faure, réformateur de l'abbaye de Sainte-Geneviève de Paris. Entré de bonne heure dans les ordres, il accompagna

de l'abbé
Regnier.

çoise[1], mourut aussi à plus de quatre-vingts ans[2]. Il avoit un talent particulier pour les langues et la poésie, et il avoit fait quantité de vers françois, latins, espagnols et italiens[3]. Il avoit passé presque toute sa vie dans l'hôtel de Créquy[4],

en 1654-1655 le comte de Lillebonne à l'armée, puis, en 1659, le duc de Bournonville au voyage de la cour à Saint-Jean-de-Luz. Emmené par le duc de Créquy à Rome en 1662 comme secrétaire d'ambassade, il reçut le prieuré de Grandmont près Chinon en 1668 et eut en 1679 l'abbaye de Saint-Laon de Thouars. Il entra à l'Académie française en 1670 et remplaça Mézeray comme secrétaire perpétuel en 1683. Auparavant il avait suivi Seignelay en Hollande (1672), et le duc de Créquy en Bavière, lorsqu'il alla en 1680 chercher la princesse fiancée au Dauphin. Il mourut à Paris le 6 septembre 1713. Il avait été associé dès 1667 à l'Académie de la Crusca, à Florence.

1. Il fut installé le 31 juillet 1683 ; ses lettres de provisions ont été publiées dans les *Registres de l'Académie,* tome IV, p. 107-108. Dacier, qui lui succéda comme secrétaire perpétuel, inséra alors dans les registres (*ibidem,* tome I, p. 560) une courte note sur lui. D'Alembert lui a consacré une notice dans son tome III, p. 201-299, ainsi que Nicéron dans ses *Vies des hommes illustres,* tome V, p. 355 et suivantes ; Chapelain parle de lui avec éloge (*Lettres,* tome II, p. 552 note).

2. Il avait quatre-vingt-un ans et fut inhumé à Saint-Roch (*Dangeau,* tome XIV, p. 475 ; *Gazette,* p. 432).

3. L'abbé Reguier des Marais publia de nombreux ouvrages : un poëme sur le règne de Louis XIV, un autre sur les eaux de Versailles, une description du monument de la place des Victoires, une *Histoire des démêlés de la cour de France avec celle de Rome,* un *Traité de la grammaire française* (1705), des *Poésies françaises, italiennes, espagnoles et latines* (1707, 2 vol.), des traductions italiennes d'Anacréon et de la *Relation sur le quiétisme,* des traductions françaises de l'Iliade, de divers écrits de Cicéron, et des ouvrages de piété du P. Rodriguez. En 1713, il écrivit encore un poëme héroïque en italien, et, d'après le *Nouveau siècle de Louis XIV* (tome III, p. 481-487), il composa une pièce des *J'ai vu,* analogue à celle attribuée à Voltaire.

4. L'hôtel de Créquy où habita l'abbé Reguier des Marais n'était pas celui de la rue Saint-Nicaise dont il a été parlé dans notre tome XII, p. 452 ; il se trouvait sur le quai Malaquais, contigu à l'hôtel de Transylvanie. Vers 1700, il passa aux mains du duc d'Albret (ci-dessus, p. 18, note 2), qui le céda en 1712 au duc de Lauzun. L'intimité de l'abbé dans la maison de Créquy datait, comme nous l'avons vu plus haut, du temps de l'ambassade du duc à Rome, en 1662, et c'est ainsi

et il étoit fort répandu et bien reçu dans les meilleures compagnies[1].

Souliers, chevalier d'honneur de Madame[2], mourut aussi[3]. C'étoit un Janson[4], fort bon homme, et que Mme de Maintenon envoyoit quelquefois chercher les après-dînées à Marly, pour venir jouer au trictrac[5] avec elle. Je ne sais comment cela s'étoit fait: il étoit l'unique qui eût cette privance ; mais il n'en tira aucun parti. Mortagne[6], qui étoit premier écuyer de Madame, passa à la charge de chevalier d'honneur, et il vendit celle de premier

Changement
de charges
chez Madame.

que parmi les papiers de l'abbé se retrouvait une partie de la correspondance diplomatique de M. de Créquy (Bibliothèque nationale, mss. Nouv. acq. fr. 21519, notice des manuscrits trouvés à la mort de l'abbé Regnier-Desmarais).

1. Le carton G^7 563, aux Archives nationales, contient de nombreuses lettres familières qu'il adressa au contrôleur général Desmaretz, et il y a même une pièce de vers dans le carton G^7 584, datée du 23 juillet 1712.

2. François-Auguste de Forbin, marquis de Souliers (on disait aussi Soliers ; c'est aujourd'hui Solliès, près Toulon), gouverneur de Sisteron, chevalier d'honneur de Madame en juillet 1704 à la place de la Rongère, mourut le 11 septembre 1713, âgé de quarante-cinq ans. Lorsqu'il succéda à la Rongère en 1704, la marquise d'Huxelles écrivait (lettre inédite du 4 août) : « M. le marquis de Souliers est en fonctions de sa charge de chevalier d'honneur de Madame, qu'on dit qu'il a achetée cinquante mille francs, avec l'assurance d'être chevalier de l'Ordre quand il en sera question d'être nommés pour S. A. R., M. de Mortagne ayant rendu la parole qu'il en avoit. » Voyez les *Mémoires de Sourches*, tome IX, p. 11, et le *Mercure* de juillet 1704, première partie, p. 220-221.

3. *Dangeau*, tome XIV, p. 477-478 ; *Mercure* de septembre 1713, p. 47-50.

4. Il veut dire un Forbin, les Janson n'étant qu'une branche de cette ancienne famille, distincte de celle des Souliers, qui venaient en ligne directe du célèbre Palamède de Forbin, compagnon du roi René.

5. Ce jeu, qu'on croit originaire de Perse et qui avait des analogues chez les Grecs et les Romains, se joue encore de nos jours comme on le jouait sous Louis XIV.

6. Antoine-François-Gaspard de Colins, comte de Mortagne : tome V, p. 30.

écuyer à un arrière-Simiane[1] ; mais[2] ce ne fut que quelque temps après, parce que le frère de Souliers[3], qui étoit en Provence, eut d'abord la charge de chevalier d'honneur[4].

Le Roi fut si content de la conduite de Beauvau, évêque de Tournay[5], pendant et après le siège de cette place, surtout de ce qu'il n'avoit pas voulu en demeurer évêque depuis la prise[6], qu'il lui donna l'archevêché de Toulouse[7], vacant par la mort du frère de Villacerf et de Saint-

1. Nicolas-François de Simiane, dit le comte de Simiane, de la branche de Montbivos, était fils de cette Marie-Anne de Pourroy de Vaulserre qui se remaria sur le tard au marquis de Langallerie (notre tome XIII, p. 335). Cornette, en 1686, au régiment de son beau-père, puis capitaine, et enfin mestre-de-camp en 1702, il devint brigadier en 1706 et maréchal de camp en 1718 ; il acheta la charge de premier écuyer de Madame en octobre 1715, devint chevalier d'honneur de la même en mars 1720, et mourut le 26 février 1741, à l'âge de soixante-douze ans.

2. Toute la fin du paragraphe a été ajoutée après coup dans le blanc resté libre et en interligne.

3. Louis-Palamède de Forbin, marquis de Souliers après son frère, avait une compagnie de cavalerie ; il ne garda pas longtemps la charge de chevalier d'honneur de Madame : car il la revendit dans le courant de 1715 à M. de Mortagne (*Journal de Dangeau*, tome XVI, p. 204); il mourut en mai 1743.

4. Dangeau écrivait le 12 septembre 1713 (tome XIV, p. 477-478) : « Le marquis de Souliers, chevalier d'honneur de Madame, est mort à Paris. Madame lui avoit promis, il y a déjà quelque temps, en cas qu'il vînt à mourir, de donner sa charge à un frère qu'il a en Provence, que nous ne connoissons point et qui n'a jamais paru en ce pays-ci ; il avoit écrit en mourant une lettre fort touchante à Madame pour l'en faire souvenir. Madame a tenu sa parole ; elle n'avoit même pas besoin de cette lettre-là pour la tenir. » Comparez Geffroy, *Madame de Maintenon d'après sa correspondance,* tome II, p. 334.

5. Tome XVI, p. 295.

6. Nous l'avons vu quitter Tournay dans le précédent volume, p. 385.

7. Dangeau annonce cette nouvelle le 22 juillet (tome XIV, p. 449).

* *Beauveau* par mégarde, au manuscrit.

Pouenge[1]. Il passa depuis à Narbonne[2], et fut avec le marquis de Beauvau, son frère[3], de la promotion de l'Ordre de 1724.

Les amusements étoient de plus en plus fréquents les soirs chez Mme de Maintenon, où rien ne pouvoit remplir le vuide de la pauvre Dauphine. Le duc de Noailles, qui, comme on l'a vu[4], y étoit devenu fort étranger, chercha à s'y raccrocher par une idylle dont il fit faire les paroles par Longepierre[5], sur la paix[6], et la musique par la Lande[7], maître de la musique de la chapelle. Le Roi la fit chanter

Amusements
du Roi
chez Mme
de Maintenon.

1. Jean-Baptiste-Michel Colbert de Saint-Pouenge, frère d'Édouard, marquis de Villacerf (tome III, p. 27), et de Gilbert, marquis de Saint-Pouenge (tome I, p. 113), né en 1640, avait eu d'abord une charge de conseiller-clerc au Parlement, puis une prébende dans le chapitre de Notre-Dame ; le Roi lui donna l'évêché de Montauban en 1674 et le transféra à Toulouse en 1687 ; mais il attendit six ans ses bulles pour ce dernier siège. Il était mort le 11 juillet 1710, à l'âge de soixante-dix ans ; il y avait donc plus de trois années que le siège de Toulouse était vacant. Ce Colbert fut enterré aux Minimes de la Place Royale, et Piganiol de la Force a reproduit son épitaphe (*Description de Paris*, tome IV, p. 331-332). Edelinck avait gravé son portrait en 1693. Voyez aux Additions et corrections.

2. En novembre 1719 (suite des *Mémoires*, tome XVI de 1873, p. 271).

3. Tome XVIII, p. 150 et 510.

4. Tome XXII, p. 189.

5. Nous avons vu ce poëte nommé secrétaire des commandements de la duchesse de Berry : tome XXIII, p. 295.

6. Saint-Simon prend cela dans Dangeau, au 14 juillet (tome XIV, p. 443).

7. Michel Richard de la Lande, né le 15 décembre 1657, avait eu en 1683 une des quatre charges de maître de la musique de la chapelle, et y avait joint en 1689 une des deux charges de surintendant de la musique de la chambre (reg. O¹ 33, fol. 62) ; l'autre était possédée par Lulli ; il mourut le 18 juin 1726. Sa femme était sous-gouvernante des enfants de la duchesse de Bourgogne, et ses deux filles appartenaient aussi à la musique du Roi. La Lande s'adonna surtout à la musique religieuse, et les motets qu'il composa pour la chapelle sont conservés dans les manuscrits 1003 à 1013 de la bibliothèque de Versailles.

plusieurs fois[1]. C'étoit à Marly, où le voyage fut fort long[2].

Le duc de Shrewsbury[3], pressé de retourner en Angleterre, obtint ce qui ne s'étoit point fait encore pour aucun autre ambassadeur, ni autre ministre étranger, et il le regarda comme une grâce[4]. Il vint seul, sans cortège et sans introducteur des ambassadeurs, à Marly, comme un courtisan, dîner chez Torcy, qui lui donna de la part du Roi son portrait enrichi de soixante mille livres de diamants. Il vit le Roi le matin[5], en arrivant, et, seul avec lui dans son cabinet, prit congé[6]. Sa femme[7] étoit venue le même jour dîner chez Mme la princesse de Conti, et l'après-dînée elle fut prendre aussi congé du Roi dans son cabinet, et tous deux s'en retournèrent le soir à Paris, d'où ils partirent sans avoir pris d'autre congés.

Bezons fit le siège de Landau[8], où Villars vint une fois ou deux se promener et faire le général. Il commandoit l'armée qui couvroit le siège. La tranchée y fut ouverte

1. La première audition partielle (car la pièce était très longue) eut lieu le 14 juillet, et le lendemain on la termina ; Dangeau en signale une audition complète le 19 (p. 446), puis n'en parle plus.

2. Il dura du 13 juillet au 29 août.

3. Tome XXIII, p. 160-161.

4. Tout ce qui va suivre n'est que la copie de l'article de Dangeau du 21 août (p. 466).

5. Le *t* de *matin* surcharge une autre lettre.

6. Lord Shrewsbury avait fait son entrée solennelle à Paris le 11 juin et avait eu des audiences du Roi les 13 et 16 juin (*Gazette*, p. 287 ; *Mercure* de juin, p. 79-87 ; Dépôt des affaires étrangères, vol. *Angleterre* 249, fol. 83, 106 et 186 ; registres de Desgranges, ms. Mazarine 2746, fol. 253 v° et 254). Ses lettres de rappel, datées du 23 juin (ancien style) sont dans le volume *Angleterre* (Mémoires et documents) 5, fol. 68. Desgranges a relaté son départ sans audience (ms. Mazarine 2746, fol. 277).

7. Tome XXIII, p. 282.

8. Sur le siège de cette place, voyez le *Journal de Dangeau*, tome XIV, p. 434 à 468 *passim*, le *Mercure* d'août, p. 232-236, et de septembre, p. 173-185, la *Gazette*, p. 323-432 *passim*, les *Mémoires militaires*, tome XI, p. 264-317, et les volumes 2455 et 2456 du Dépôt de la guerre

la nuit du 24 au 25 juin. Pendant ce temps-là, Dillon[1] alla attaquer Kayserslautern[2]. Six cents hommes et trente-sept[3] officiers qui le défendoient sous un colonel, se rendirent prisonniers de guerre[4]. Biron, lieutenant général, aujourd'hui duc et pair et doyen des maréchaux de France, y perdit un bras à une grande sortie[5], et n'a pas servi depuis. Villars fit cependant force détachements au long et au large, et, à son ordinaire, ne s'oublia pas pour les contributions[6]. Le 19 août, on battit la chamade à Landau. On ne put convenir que le 20. Le prince Alexandre de Würtemberg[7], gouverneur, se rendit avec sa garnison prisonnière de guerre. Il en sortit quatre mille huit cents hommes, qui furent distribués en la haute Alsace, et le prince de Würtemberg eut un congé de trois mois. Il resta douze cents blessés dans la place, où il ne se trouva plus que vingt milliers de poudre et soixante pièces de canon, la plupart hors de service[8]. Lutteaux[9], frère de la maréchale

Kayserslautern se rendent prisonnières. Biron perd un bras à Landau et en a le gouvernement.

1. Arthur, comte Dillon : tome XIV, p. 83.
2. Cette petite ville sur la Lauter, à la frontière du duché de Deux-Ponts, avait été autrefois ville libre impériale ; elle appartenait à l'électeur palatin. Saint-Simon écrit *Keyserslauteren* dans la manchette, et *Keyserslauttern* dans le texte.
3. Les chiffres *37* corrigent *30*.
4. C'est Dangeau qui dit cela (p. 434) ; voyez aussi la *Gazette*, p. 323. La prise de cette petite place eut lieu le 23 juin.
5. C'est au siège de Landau, le 2 juillet, que M. de Biron fut blessé (*Dangeau*, p. 438-439), et non pas à celui de Kayserslautern, comme on pourrait le croire d'après le récit de Saint-Simon.
6. Les gazettes étrangères l'accusèrent d'avoir levé plus de contributions sur les villes du Rhin dans cette campagne qu'il n'en entrait en une année entière dans la caisse des Allemands ; c'est ainsi par exemple que la principauté de Fürstenberg fut taxée à vingt-cinq mille écus (*Gazette d'Amsterdam*, n° LVI ; *Gazette de Leyde*, n°ˢ 84 et 87). Nous le verrons ci-après, p. 128, tirer un million de Fribourg.
7. Charles-Alexandre, prince de Würtemberg ; tome X, p. 304, note 1.
8. *Dangeau*, p. 468, 470 et 471 ; *Gazette*, p. 419-420 et 431 ; *Gazette d'Amsterdam*, n° LXXIV. D'après la *Gazette de Leyde* (n° 77), le siège et les réparations de la place coûtèrent au Roi deux millions huit cent mille livres.
9. Étienne le Ménestrel de Hauguel de Lutteaux (Saint-Simon écrit

de Bezons[1], apporta la prise au Roi[2], et Valory[3], frère de l'ingénieur qui avoit conduit les travaux du siège[4], en apporta le détail et trente-neuf drapeaux[5].

Villars eut en même temps la Toison sans qu'on ait jamais su par où, et sans avoir eu aucun rapport de guerre ni d'affaires avec l'Espagne[6]. C'étoit un homme qui vouloit tout, et le plus impudent qu'il fût possible à se

Lutteau), d'abord mousquetaire, eut une compagnie au régiment des cuirassiers en 1702, devint colonel du régiment de Beaujolais en 1704, brigadier en 1719, maréchal de camp en 1734, et parvint en 1738 au grade de lieutenant général. Il eut le gouvernement de Salces en 1743, commanda à Dunkerque en 1744, reçut le gouvernement de Verdun le 11 mai 1745, et mourut le 31 du même mois des suites d'une blessure qu'il avait reçue à la bataille de Fontenoy.

1. Tome XVIII, p. 408.

2. Il arriva à Marly le 24 août (*Dangeau*, p. 468).

3. Guy-Louis-Henri, chevalier puis marquis de Valory, était fils et non frère de l'ingénieur dont il a été parlé dans le précédent volume ; Saint-Simon lit mal Dangeau (p. 470). Né en octobre 1692, il fut d'abord enseigne au régiment de Piémont, puis capitaine en 1710, obtint un régiment d'infanterie en 1743, et le Régent lui donna la charge d'inspecteur des milices ; fait brigadier en 1738, maréchal de camp en 1745, il obtint le grade de lieutenant-général en 1748 et mourut le 9 octobre 1774. Louis XV l'envoya en ambassade auprès du roi de Prusse, de 1738 à 1750, et il y retourna en 1756. Des Mémoires sur ses négociations ont été imprimés en 1820. Il était gouverneur de la citadelle de Lille et grand croix de Saint-Louis. Le capitaine Sautai a publié en juin-juillet 1910, dans la *Revue d'histoire rédigée à l'état-major de l'armée* un fragment de ses Mémoires conservé en manuscrit aux archives départementales de Versailles et relatif aux campagnes de 1708 à 1710.

4. Charles-Guy, comte de Valory : tome XXIII p. 173.

5. *Dangeau*, p. 471 ; la *Gazette* (p. 432) dit trente-six drapeaux et deux étendards.

6. « Le roi d'Espagne a envoyé la Toison au maréchal de Villars ; on ne sait point s'il l'avoit demandée » (*Dangeau*, p. 451). C'est à ce propos que Saint-Simon a fait une Addition au *Journal de Dangeau* qui sera mieux placée en regard d'un autre passage de la suite des *Mémoires*, tome XVIII de 1873, p. 49. La lettre que Philippe V écrivit à cette occasion au maréchal est en copie au Dépôt des affaires étrangères, vol. *Espagne* 222, fol. 161.

vanter, et à demander. La surprise de cette Toison fut universelle. Il passa le Rhin le 12 septembre, partie au Fort-Louis, partie sur le pont de Strasbourg. Il prit fort aisément les retranchements que les ennemis avoient faits près de Fribourg, et, incontinent après, il investit cette place[1].

Le cardinal de Bouillon, méprisé au dernier point dans tous les Pays-Bas, depuis l'étrange mariage qu'il avoit fait de sa nièce, et le[2] procès perdu en conséquence contre la duchesse d'Arenberg[3], ne savoit plus où se tenir dans ces provinces, après avoir essayé et changé de divers séjours. Il s'étoit encore fait moquer de lui par l'air important qu'il avoit pris d'affecter de se tenir à portée d'Utrecht, comme si les affaires d'un aussi petit particulier que lui eussent pu y être traitées. Ce prétexte fini à sa confusion, il se retira chez l'évêque de Ruremonde[4], d'où, ne sachant plus que devenir, il s'achemina enfin à Rome par l'Allemagne et le Tyrol, à quatre ou cinq lieues par jour, et force séjours pour tuer le temps et allonger son voyage[5].

L'électeur de Bavière arriva de Compiègne en cette petite maison qu'il avoit empruntée à Suresnes[6], dans le

Cardinal de Bouillon s'achemine des Pays-Bas à Rome.

Électeur de Bavière

1. *Dangeau,* p. 479, 481, 484 et 485-486 ; *Gazette,* p. 467-468 et 478-480 ; *Gazette de Leyde,* nᵒˢ 77 et suivants ; *Mémoires militaires,* tome XI, p. 343 et suivantes.

2. La première lettre de ce mot surcharge un *d.*

3. Tome XXII, p. 243-248.

4. L'évêque de Ruremonde était alors Ange d'Ongnies d'Estrées de Rollencourt, qui, entré d'abord dans l'ordre des capucins, avait été ensuite un des aumôniers de la chapelle royale de Bruxelles ; Philippe V lui donna en 1701 l'évêché de Ruremonde, et il mourut dans cette ville le 9 avril 1722, à l'âge de soixante-douze ans. -- Ruremonde, ville des Pays-Bas espagnols, dans le duché de Gueldre, était située au confluent de la Roër et de la Meuse ; le pape Paul V y avait établi un évêché suffragant de Malines en 1555.

5. Saint-Simon prend ces nouvelles dans le *Journal de Dangeau,* tome XIV, p. 473. Sur la retraite du cardinal de Bouillon aux environs d'Utrecht, on peut voir le travail de M. A. de Boislisle publié dans la *Revue des Questions historiques,* avril 1909, p. 479-482.

6. Tome XXIII, p. 297 et 377-379.

voit le Roi à
Marly.

même temps que le Roi apprit la prise de Landau, qu'il lui manda par d'Antin[1]. Il vint quelques jours après, sur le soir, à Marly, ayant passé[2] la journée à voir jouer les eaux de Versailles. Il fut quelque temps seul avec le Roi dans son cabinet, soupa chez d'Antin, joua au salon, avant et après souper, avec M. et Mme la duchesse de Berry, et s'en retourna à Suresnes[3].

Voyage de
Fontainebleau
par
Petit-Bourg.
L'électeur
de Bavière y
vient passer
quinze jours
et retourne à
Compiègne.

Le mercredi 30 août, le Roi tint le conseil d'État à Marly, dîna à son petit couvert, puis alla tout droit coucher à Petit-Bourg, chez d'Antin, et le lendemain à Fontainebleau. Il avoit dans son carrosse Mme la duchesse de Berry auprès de lui, Madame la Duchesse, sa nouvelle belle-fille[4], et Mlle de Charolois au devant ; M. le duc de Berry et la nouvelle princesse de Conti aux portières. Madame, qui étoit un peu incommodée, aima mieux aller dans son carrosse[5]. L'électeur de Bavière y arriva le samedi 9 septembre, dans le logement d'un concierge du jardin de Diane[6], qu'on lui avoit meublé auprès de celui de d'Antin[7], qui lui avoit fait accommoder une petite

1. La phrase est un peu ambiguë. Voici le texte de Dangeau, qui est plus clair : « L'électeur de Bavière arriva hier au soir à Suresnes ; M. d'Antin lui a porté ce matin la nouvelle de la prise de Landau » (p. 468, 24 août).

2. *Passée* corrigé en *passé*, et, plus loin, Saint-Simon a écrit *Versailes*, par mégarde.

3. C'est la paraphrase de l'article du *Journal de Dangeau*, p. 469.

4. C'est-à-dire la nouvelle duchesse de Bourbon, dont on a vu le mariage ci-dessus, p. 40.

5. Dangeau, que Saint-Simon reproduit, est plus explicite (p. 471) : « Madame, qui, dans les voyages du Roi, est toujours dans son carrosse, n'a point voulu y venir, parce qu'elle a une petite incommodité qui l'auroit obligée d'arrêter quelquefois ; elle est venue ici dans son carrosse. »

6. Le jardin de Diane, qu'on appelle encore ainsi de nos jours, avait porté sous Henri IV et Louis XIII le nom de jardin des Buis ou de l'Orangerie ; il est bordé d'un côté par la galerie des Cerfs (notre tome XXII, p. 74), et de l'autre côté se trouvait la galerie des Chevreuils, aujourd'hui détruite, dont il va être parlé dans la note suivante.

7. « Il est logé dans un appartement qu'on a accommodé au bout de la galerie des Chevreuils, et, outre cela, le duc d'Antin lui a donné le

loge pour être incognito à la comédie, et y entrer et en sortir commodément quand il voudroit. D'Antin se chargea de lui donner à dîner et à souper, et de lui fournir force joueurs chez lui dès le matin, et toute la journée. Il fut à plusieurs chasses à cheval, et à plusieurs promenades du Roi autour du canal[1], où d'Antin le mena toujours[2] dans son carrosse. Il avoit les soirs force dames à jouer chez lui, et alloit toujours chez Mme la duchesse de Berry les jours qu'il y avoit jeu chez elle[3]. Il vit le Roi un quart d'heure seul dans son cabinet le mardi 26 septembre, après son lever, y prit congé de lui[4], et partit pour aller passer un jour dans une maison qu'il venoit d'acheter à Saint-Cloud[5], et de là retourner à Compiègne. Il ne

sien, qui touche à la galerie des Chevreuils de l'autre côté, et on a fait ouvrir cette galerie, qui fait la communication des deux appartements, si bien qu'il est magnifiquement et commodément logé » (*Dangeau*, p. 476).

1. Il a été parlé du canal de Fontainebleau dans le tome V, p. 173.

2. *Toujours* a été ajouté en interligne.

3. Mme de Maintenon écrivait le 11 septembre à la princesse des Ursins (recueil Bossange, tome II, p. 432) : « L'Électeur est ici ; il loge chez M. d'Antin dans le jardin de Diane. Il y arriva samedi et commença par y jouer jusqu'à minuit avec Madame la Duchesse ; on fit ensuite médianoche avec Mme la duchesse de Berry, les deux personnes qui se conviennent le mieux, voulant se divertir jour et nuit. Il vit hier le Roi dans son cabinet. On alla le soir faire de ces belles promenades autour du canal. Madame la Duchesse étoit sur l'eau, Mme de Berry en calèche, Madame la Duchesse la jeune en carrosse, Mme la princesse de Conti et Mlle de Charolois à cheval, le Roi seul dans sa calèche ; car il n'a point encore donné auprès de lui la place de notre dauphine. » Voyez *Dangeau*, p. 476-484.

4. *Ibidem*, p. 485. « Jamais homme ne s'est mieux diverti [que l'Électeur], écrivait Mme de Maintenon (recueil Bossange, tome II, p. 435), si on en juge par le mouvement qu'il s'est donné. Il a chassé tous les jours avec les différentes meutes qui sont ici, festins soir et matin, comédie trois fois la semaine, et grand jeu jour et nuit. On dit que rien n'est si vif que le jardin de Diane, où se passe une partie de ces plaisirs-là. Ce prince a perdu beaucoup d'argent et a grand mal aux yeux ; voilà tout ce qui lui en restera. » Comparez p. 437.

5. L'Électeur acheta, le 10 août 1713, pour cent dix mille livres,

vit le Roi dans son cabinet que cette seule fois à Fontainebleau[1].

La comtesse de Solre[2] vint avec sa fille[3] à Fontainebleau prendre congé du Roi, pour mener sa fille en Espagne épouser le prince de Robecq[4] et être dame du palais de la reine d'Espagne. Il ne sera pas inutile de s'arrêter un peu ici[5].

M. de Robecq étoit de la maison de Montmorency, d'une branche sortie du second fils de Louis de Montmorency[6], chef de la branche de Fosseux devenue depuis

Mariage du prince de Robecq et de la fille du comte de Solre. [*Add. S*^*S. 1110*]

Branche de Robecq de la maison de Montmorency.

une maison appartenant au financier Marcet et qui avait été bâtie vers 1675 par Samuel Bernard (*Gazette d'Amsterdam*, 1713, n° LXXII ; notice historique par M. P. Cornu).

1. On a vu par la lettre de Mme de Maintenon citée p. 69, note 3, que l'Électeur avait eu une audience du Roi le lendemain de son arrivée ; mais Dangeau ne l'a pas mentionnée, et c'est ce qui est cause de la remarque de Saint-Simon.

2. Anne-Marie-Françoise de Bournonville, mariée en 1672 à Philippe-Emmanuel-Ferdinand-François de Croÿ, comte de Solre (tome IV, p. 320, note 7), mourut à Madrid le 4 février 1727, à l'âge de soixante-six ans.

3. Isabelle-Alexandrine de Croÿ-Solre, que nous avons vue menée au branle de 1697 par Saint-Simon lui-même (notre tome IV, p. 320). Elle fut nommée en décembre 1714 dame du palais de la nouvelle reine d'Espagne, qui eut toujours beaucoup d'égards pour elle (*Dangeau*, tomes XV, p. 303, XVI; p. 421, et XVIII, p. 189); elle mourut à Madrid le 13 mars 1739, âgée de soixante-sept ans.

4. Charles de Montmorency, titré prince de Robecq, eut un régiment d'infanterie en 1691, à la mort de son père, devint brigadier en 1702, maréchal de camp en 1704 ; il passa en Espagne à la fin de 1709, où on lui donna un régiment, fut fait grand en avril 1713 et mourut le 5 octobre 1716. — Saint-Simon écrit *Robec* et *Robecque* ; l'*Almanach de Gotha* orthographie maintenant *Robech* et le *Dictionnaire des Postes* dit *Robecq*.

5. Saint-Simon va se servir, pour la longue digression généalogique qui va suivre, de l'*Histoire de la maison de Montmorency*, par André du Chesne (1624), dont il possédait un exemplaire dans sa bibliothèque, et, pour la maison de Croÿ, du tome V de l'*Histoire généalogique* et du *Dictionnaire de Moréri*.

6. Ce Louis de Montmorency, seigneur de Fosseux, fut chambellan du roi et mourut le 1er octobre 1490.

l'aînée de la maison de Montmorency[1], et de Marguerite de Wastines[2], qui s'établit aux Pays-Bas[3]. Ogier, ce puîné de Fosseux qui fit la branche de MM. de Robecq[4], ni son fils[5], ne figurèrent point. Son petit-fils[6] figura fort peu; Louis, fils de ce dernier[7], encore moins ; mais il eut par son mariage avec Jeanne de Saint-Omer[8], les terres de Morbecque[9] et de Robecq[10], et quelques autres, et par sa mère[11], dame d'honneur de la reine d'Hongrie, gouver-

1. La branche de Fosseux (en Artois, dans le canton actuel de Beaumetz-les-Loges) devint l'aînée de la maison de Montmorency en 1570 par l'extinction de la branche de Nivelle et de Hornes.

2. Marguerite de Wastines ou Wattines (hameau du département moderne du Nord) mourut le 28 février 1491.

3. C'est ce « second fils de Louis de Montmorency » qui s'établit aux Pays-Bas.

4. Ogier ou Oger de Montmorency, seigneur de Wastines, Bersée, etc., mourut le 14 septembre 1523; il avait épousé le 6 avril 1486 Anne de Vendegies de Ruenne, dont les biens étaient situés en Flandre.

5. Jean de Montmorency, seigneur de Wastines, né le 3 mars 1488, mourut en 1538, et fut écuyer et premier échanson de l'archiduc Philippe, plus tard Philippe II, roi d'Espagne.

6. François de Montmorency, seigneur de Bersée, colonel d'un régiment d'infanterie wallonne, mort en 1594.

7. Louis de Montmorency, titré seigneur de Beuvry, eut une compagnie dans le régiment de son père et fut tué le 30 mars 1585 à trente et un ans.

8. Jeanne de Saint-Omer, issue des anciens châtelains de cette ville qui avaient eu la principauté de Tibériade en Palestine, épousa M. de Beuvry le 31 juillet 1577 ; elle mourut le 10 août 1584.

9. Morbecque (on disait anciennement *Morlebecque*) était une ancienne seigneurie qui fut érigée en comté en faveur de Robert de Saint-Omer, neveu de Mme de Beuvry ; le 20 mars 1629, Philippe IV l'éleva au rang de marquisat en faveur de Jean de Montmorency, comte d'Estaires (ci-après, p. 72, note 6).

10. La terre de Robecq (Pas-de-Calais, canton de Lillers) était en Artois, non loin de Béthune et de Saint-Venant ; elle fut érigée en principauté, pour le même Jean de Montmorency, par lettres patentes datées de Madrid le 31 juillet 1630, comme Saint-Simon va le dire plus loin.

11. Hélène Vilain, qui épousa à Gand François de Montmorency par contrat du 30 avril 1550 on ignore la date de sa mort.

nante des Pays-Bas[1], fille d'Adrien III Vilain[2] et de Marguerite Stavele[3], dame d'Isenghien[4], la terre d'Estaires[5] et quelques autres. Estaires fut érigé en comté en 1611. Jean, son fils, servit beaucoup en Hongrie, eut la Toison d'or et le gouvernement d'Aire[6] ; il fut créé par Philippe IV prince de Robecq, ce qui ne donne que la dénomination, et nul rang ni privilège, et marquis de Morbecque[7]. Il avoit épousé Madeleine de Lens[8], et il mourut en 1631. Eugène, son fils, prince de Robecq[9],

1. Marie d'Autriche, sœur de Charles-Quint, née le 15 septembre 1505, épousa le 22 juillet 1515 Louis, fils de l'empereur Maximilien Ier, qui avait été élu roi de Hongrie en 1507 ; devenue veuve en août 1526, son frère lui donna en 1531 le gouvernement des Pays-Bas, qu'elle conserva jusqu'en 1551 ; elle se retira alors en Espagne, et y mourut le 18 octobre 1558.

2. Cet Adrien Vilain était le troisième de cette famille qui fut maire de Gand ; onze de ses descendants le furent ensuite, et c'est ce qui aurait fait attribuer à cette famille le nom de Vilain XIV (voyez sur cette question l'*Intermédiaire des Chercheurs et des curieux*, 1890, p. 590-591).

3. Il faut lire Marguerite de Stavelo.

4. Aujourd'hui Iseghem, dans la Flandre occidentale, au nord de Courtray. Cette terre fut érigée en comté le 16 mai 1582 ; puis Philippe IV ayant érigé en principauté la terre de Manimes le 1er août 1652 en faveur d'un Gand de Mérode, ceux-ci prirent abusivement le titre de princes d'Isenghien.

5. Voyez notre tome XX, p. 296, note 5.

6. Jean II de Montmorency, comte d'Estaires et de Morbecque, fut gouverneur d'Aire, reçut la Toison d'or en 1624, fut envoyé en 1630 en Espagne comme ambassadeur extraordinaire où Philippe IV lui donna le titre de prince de Robecq, et mourut à Malines le 24 octobre 1631. Il avait un frère aîné, qui entra dans les ordres et mourut jésuite.

7. Ci-dessus, p. 71, notes 9 et 10.

8. Les généalogies ne disent rien de cette comtesse d'Estaires.

9. Eugène de Montmorency, prince de Robecq, était gouverneur de Bruxelles lorsque Louis XIV vint camper devant cette place eu avril 1673 ; Charles II lui donna la Toison d'or ; il mourut en janvier 1683. Un portrait de lui a été inséré dans les *Comptes rendus de la commission royale d'histoire de Belgique*, troisième série, tome X, p. 350-351.

fut gendre du duc d'Arschot[1], Ligne-Arenberg[2], et beau-
père du comte de Brouay Spinola[3]. Ce prince de Robecq
eut la Toison d'or, et il commandoit dans Saint-Omer[4]
lorsque le Roi prit cette place en 1677. Il mourut en 1683.
Son fils, Philippe-Marie, prince de Robecq[5], passa en
1678 au service de France, et mourut de maladie à
Briançon en 1691, ayant un régiment. Il avoit épousé une
fille du comte de Solre, chevalier de la Toison d'or[6], père
du chevalier de l'ordre du Saint-Esprit[7], et d'Isabelle-Claire

1. Saint-Simon écrit *Arscot*.

2. Philippe-Charles de Ligne, prince d'Arenberg, duc d'Arschot et
de Croÿ, né le 18 octobre 1587, eut un régiment de cavalerie en 1616,
la Toison d'or en 1618, le gouvernement de Namur en 1626, les
charges de grand fauconnier et de grand veneur de Flandre en 1627,
et fut un des principaux conseillers de l'infante Isabelle-Claire-Eugénie ; venu en Espagne en 1633, il y fut accusé de trahison et emprisonné ; il y mourut le 24 septembre 1640, avant la fin de son procès.
Une des filles de son second mariage, Marguerite-Alexandrine, épousa
le prince de Robecq le 28 avril 1649, et mourut le 18 juillet 1651.

3. Philippe-Hippolyte-Charles Spinola, comte de Brouay, général de
bataille des troupes d'Espagne en Flandre, gouverneur de Lille en 1655,
défendit cette place contre les Français en 1667 et reçut en récompense la Toison d'or (décembre 1668) ; il mourut le 17 janvier 1670.
Il avait épousé Isabelle de Montmorency-Robecq, qui mourut peu
après lui, en septembre 1671. Il y a un portrait de lui dans les *Comptes rendus de la commission royale d'histoire de Belgique*, troisième
série, tome X, p. 343-344. La terre de Brouay ou Bruay, près Valenciennes, avait été érigée en comté pour un de ses ancêtres par lettres
du 17 avril 1603.

4. La seconde lettre du mot *Omer* corrige une autre lettre.

5. Philippe-Marie de Montmorency, prince de Robecq, eut en 1688
le grade de brigadier et leva un régiment wallon, avec lequel il
passa à l'armée d'Italie ; blessé à Staffarde, où il se distingua, il revenait en France, lorsqu'il mourut à Briançon le 25 octobre 1691
(*Journal de Dangeau,* tomes II, p. 195 et 197, et III, p. 203 et 426 ;
Mémoires de Catinat, tome I, p. 128).

6. Marie-Philippine de Croÿ-Solre, fille de Philippe-Emmanuel-Antoine-Ambroise de Croÿ, comte de Solre, chevalier de la Toison, grand
veneur de Hainaut, mort le 19 janvier 1670.

7. Philippe-Emmanuel-Ferdinand-François de Croÿ, comte de Solre :
tome IV, p. 320. Son portrait est dans le ms. Clairambault 1167, fol. 149.

Vilain, sœur du prince d'Isenghien[1] gendre du maréchal
d'Humières [2] et père du maréchal d'Isenghien[3]. L'autre
sœur du prince d'Isenghien gendre du maréchal d'Humières fut mariée en Espagne au duc de Montellano[4].
Elle[5] fut choisie par la princesse des Ursins, dans sa première disgrâce, pour être camarera-mayor de la reine en
sa place[6], qu'elle reprit à son retour, et l'aima et la pro-
tégea toujours depuis. Elle fut depuis camarera-mayor
de la princesse des Asturies[7], fille de M. le duc d'Orléans,
morte à Paris reine d'Espagne et veuve.

Fortune du prince de Robecq en Espagne. Sa mort et son frère.

Ce prince de Robecq mort à Briançon[8] laissa[9] une
fille religieuse[10] et deux fils. L'aîné[11], à l'occasion duquel
cette descendance est traitée, porta le nom, sans rang ni
distinction nulle part, comme ses pères, de prince de
Robecq, le cadet celui de comte d'Estaires[12]. Tous deux
servirent en France. L'aîné fut maréchal de camp. A la fin

1. Cette Isabelle-Claire était sœur de Philippe-Balthazar Vilain de
Gand, prince d'Isenghien, gentilhomme de la chambre de Philippe IV
d'Espagne, chevalier de la Toison d'or, gouverneur de Gueldre, général de la cavalerie d'Estramadure, mort en mars 1680, et non pas du
suivant ; Saint-Simon s'est trompé d'un degré.

2. Jean-Alphonse Vilain de Gand, marié à Marie-Thérèse de Crevant
d'Humières : tome II, p. 178. Il était neveu d'Isabelle-Claire, comtesse
de Solre.

3. Louis Vilain de Gand : tome III, p. 38.

4. Louise de Gand, femme de Joseph Solis Osorio, duc de Montellano : tome XII, p. 77. — Saint-Simon écrit *Monteillano* et *Mon-
teillane.*

5. La première lettre d'*elle* corrige un *a.*

6. Déjà dit dans le tome XII, p. 77.

7. En octobre 1724.

8. Philippe-Marie : ci-dessus, p. 73, note 5.

9. La première lettre de *laissa* corrige l'*a*, effacé du doigt.

10. Isabelle-Eugénie de Montmorency-Robecq, religieuse au couvent
de la Ville-l'Évêque, à Paris.

11. Charles de Montmorency : ci-dessus, p. 70, note 4.

12. Anne-Auguste de Montmorency : tome XX, p. 296. — Avant
d'Esterres, Saint-Simon a biffé *d'Estaires,* mais en laissant le premier *d'.*

de 1709 il passa, avec l'agrément du Roi, en Espagne, pour s'y attacher. La duchesse de Montellano étoit, comme on l'a vu, sœur de sa grand mère[1], et le comte de Solre, chevalier du Saint-Esprit, lieutenant général au service de France[2], étoit frère de sa mère[3]. Ce comte de Solre avoit épousé une Bournonville[4], cousine germaine de la maréchale de Noailles, filles des deux frères[5], et fort liée avec elle. Le crédit de la maréchale de Noailles et celui de la duchesse de Montellano sur Mme des Ursins, qui avoit fort connu et aimé aussi la comtesse de Solre dans les anciens temps qu'elle avoit passés à Paris[6], firent la fortune du prince de Robecq en Espagne. Il fut fait lieutenant général en arrivant, fort approché du roi d'Espagne[7], gentilhomme de la chambre bientôt après, grand d'Espagne de la première classe en avril de cette année, pour épouser Mlle de Solre, sa cousine germaine[8], car le mariage en fut réglé dès lors[9], et on le verra en 1716 colonel du régi-

1. Non pas sœur, mais nièce de sa grand'mère ; c'est la suite de l'erreur signalée ci-dessus, p. 74, notes 1 et 2.

2. Philippe-Emmanuel-Ferdinand-François : tome IV, p. 320, et ci-dessus, p. 73, note 7.

3. Marie-Philippine de Croÿ : ci-dessus, p. 73, note 6.

4. Ci-dessus, p. 70, note 2.

5. Mme de Solre était fille d'Alexandre-Hippolyte-Balthazar, prince de Bournonville, frère d'Ambroise-François, marquis de Bournonville, père de la maréchale de Noailles : notre tome VIII, p. 290, notes 2 et 3.

6. Mme de Maintenon parle à différentes reprises de la comtesse de Solre dans ses lettres à la princesse des Ursins (recueil Bossange, tomes II, p. 413, 423 et 437, et III, p. 13).

7. Il est parlé de lui dans le *Recueil des instructions aux ambassadeurs en Espagne,* tome II, p. 220.

8. *Gazette* de 1713, p. 197. Dès 1706, la comtesse de Solre avait demandé la grandesse pour lui (lettre du 27 février dans le volume 1976 du Dépôt de la guerre, n° 139).

9. Le mariage, quoique célébré seulement le 12 janvier 1714 (*Gazette d'Amsterdam,* n° xii), était décidé depuis longtemps et fut retardé pour différentes causes et notamment par la mauvaise santé de la reine d'Espagne (Geffroy, *Lettres de la princesse des Ursins,*

ment des gardes wallonnes[1]. Il eut aussi la Toison d'or ;
mais il mourut sans enfants, un mois après avoir eu les
gardes wallonnes[2]. Son frère, le comte d'Estaires, eut le
régiment de Normandie, et est devenu lieutenant général
en France avec grande distinction. Le duc de Noailles
l'envoya porter la nouvelle de la réduction de Girone, où
il s'étoit signalé, au roi d'Espagne à Saragosse, en[3] 1711,
qui lui donna la Toison d'or[4]. Il a depuis succédé aux
biens et à la grandesse de son frère[5], mais sans quitter la
France. Il n'est pas temps d'en dire davantage sur lui.
Venons maintenant aux comtes de Solre, qui est une
branche de la maison de Croÿ. On verra bientôt pourquoi
je m'arrête[6] à quelques remarques[7].

Branche
de Solre de la
maison
de Croÿ :
origine de cette
maison.

La plupart des grandes maisons ont des[8] chimères, et
ces chimères leur font plus de mal que de bien. Celle-ci a
poussé la folie jusqu'à une généalogie,[9] qui la conduit de-

p. 425). Il semble même que le contrat de mariage avait été signé bien
auparavant ; car, dans un acte du 29 mai 1713 conservé dans le minutier
de l'étude Cocteau et rédigé pendant le séjour des dames de Solre à
Paris, la jeune fille proteste contre la contrainte qu'on lui a fait subir
pour l'obliger à signer les donations de son contrat de mariage et la
renonciation à ses droits sur la succession du roi Guillaume III moyennant dix mille écus.

1. Ci-après, p. 93 et 217, et suite des *Mémoires*, tome XIII de 1873,
p. 13.

2. *Ibidem*, p. 135.

3. Avant *en*, il a biffé *qu[i]*.

4. Déjà dit dans le tome XX, p. 296.

5. Lorsque celui-ci mourut en 1716 ; il prit alors le nom de prince
de Robecq : voyez la suite des *Mémoires*, tome XIII de 1873, p. 135.

6. Le commencement de *m'arreste* surcharge une *f* ou une *y*.

7. Cette dernière phrase a été ajoutée après coup dans le blanc resté
à la fin du paragraphe.

8. Le manuscrit porte, par inadvertance : *on a de chîmeres*.

9. Les généalogies de la maison de Croÿ sont extrêmement nombreuses : outre celles qui figurent dans les recueils généalogiques imprimés, comme celui du P. Anselme (tomes V, p. 634-659, et VIII,
p. 375-381), celles qui furent publiées aux dix-septième et dix-huitième
siècles, et celle qui parut à Grenoble en 1790, in-4°, sous le titre de

puis Adam jusqu'à André II, roi de Hongrie[1] ; et cette généalogie, bien écrite et bien enluminée[2], est étalée dans le château d'Havré[3]. Les armes d'Hongrie et les leurs sont les mêmes[4] ; de cela seul vient leur prétention de sortir des rois d'Hongrie sans pouvoir en montrer d'autres titres.

Chronologie historique des ducs de Croÿ, contenant les preuves de l'origine royale... de cette maison, nous pouvons en citer quelques-unes manuscrites, notamment à la Bibliothèque nationale (ms. Fr. 6057), à celle de la Chambre des députés (ms. à miniatures du quinzième siècle), à celle de l'Institut (ms. 529, 4 volumes in-folio), à la bibliothèque de Rouen (ms. 3005) par Frère Nicolas de Séville, datée de 1635, les pièces conservées aux Archives nationales, carton M 382, etc. En 1894, M. B. Adels-Torn a fait paraître une *Étude héraldique et critique sur la maison de Croÿ.*

1. André II, fils de Béla III, roi de Hongrie, monta sur le trône en 1205, à la mort de son neveu Ladislas, prit la croix en 1217, et mourut en 1235. — Il y a bien ici *de Hongrie,* dans le manuscrit, et, plus loin, *d'Hongrie.*

2. D'après une étude publiée dans le *Bulletin de la société héraldique de France,* année 1880-81, col. 139 et suivantes, on voyait au siècle dernier dans le chœur de l'abbaye des Célestins d'Héverlé, près Louvain, dans le duché d'Arschot, la généalogie de la maison de Croÿ depuis Adam. Les documents invoqués à l'appui étaient : 1o l'Écriture sainte depuis Adam jusqu'à Japhet ; 2o une ancienne histoire d'Allemagne qui donnait la descendance de Japhet jusqu'aux rois de Hongrie de la race d'Arpad ; 3o la tradition qui rattache la maison de Croÿ à cette famille royale. Sur ce dernier point, il semble bien difficile d'admettre qu'un fils puîné d'André II, roi de Hongrie, réfugié d'abord à Venise, se soit ensuite retiré en Picardie, et que son fils Marc ait pris le nom de Croÿ par suite de son mariage avec l'héritière de cette terre, et soit devenu la tige de la maison ducale et princière. Cette légende a dû se former par suite de la similitude des armoiries de Hongrie avec celle des Croÿ, comme Saint-Simon va le dire.

3. Havré, en Hainaut, à deux lieues de Mons, avait été érigé en duché par le roi d'Espagne en 1627, et le château en avait été rebâti en 1603 par Charles-Alexandre de Croÿ. M. Ch. Rousselle a réédité en 1874 à Mons une *Description de l'assiette, maison et marquisat d'Havré, rédigée en vers françoys* en 1606. C'est dans le Moréri que Saint-Simon (qui écrit ici *Havrech,* comme cela a déjà été relevé) prend l'indication de cette généalogie du château d'Havré.

4. D'argent à trois fasces de gueules.

Le maréchal de Bezons portoit celles de Suède[1]. Les Bazins[2] sont encore trop nouveaux pour en rien conclure. S'ils s'élèvent, ils auront dans quelques siècles le même titre pour sortir des premiers rois de Suède que la maison de Croÿ pour venir de ceux d'Hongrie. Les ducs de Sully et de Montausier portoient les mêmes armes[3] ; jamais les Béthune ni les Sainte-Maure n'ont imaginé sortir de la même souche. MM. de Hénin, comtes de Bossu et depuis princes de Chimay[4], et MM. de Noailles portent aussi les mêmes armes[5] sans avoir imaginé d'être parents : les uns des Pays-Bas, les autres de Limousin ; et toutes ces mêmes armes se portent par tous en plein et sans alliance. Ces exemples ne sont pas rares, et ne sont rien moins que concluants. De l'extrémité d'Adam et des rois d'Hongrie, on a passé à celle de vouloir fixer au fameux Chièvres[6], gouverneur de Charles V, l'époque de l'élévation de la maison de Croÿ, qui est une autre absurdité, puisque son grand-père paternel[7] fut grand maître de France en 1462,

1. D'azur à trois couronnes d'or posées deux et une.
2. Nom patronymique du maréchal de Bezons : tome XVIII, p. 306.
3. D'argent à la fasce de gueules.
4. Maison qui tirait son nom de la terre de Hénin-Liétard, en Flandre, et qui, depuis la fin du dix-septième, a tenté de se rattacher à l'ancienne maison d'Alsace. La fille de Saint-Simon avait épousé le prince de Chimay, de cette maison de Hénin.
5. De gueules à la bande d'or.
6. Guillaume de Croÿ, seigneur de Chièvres, était fils cadet de Philippe Ier, sire de Croÿ. Entré d'abord au service de France, il prit part, sous Charles VIII et Louis XII, à l'expédition de Naples et au recouvrement du duché de Milan ; lors de la rupture entre la France et l'Espagne, il se retira aux Pays-Bas, auprès de l'archiduc Philippe-le-Beau, qui le nomma gouverneur des Pays-Bas, puis tuteur et gouverneur de son fils, le futur Charles-Quint. Celui-ci lui donna le titre de duc de Soria et en fit un de ses principaux conseillers ; il mourut à Worms en mai 1521, âgé de soixante-trois ans.
7. Antoine, sire de Croÿ et de Renty, fut premier chambellan de Philippe-le-Bon, duc de Bourgogne, qui lui donna la Toison d'or en 1430, lors de la création de cet ordre, et lui fit obtenir en 1463 la charge de grand maître de France ; il mourut en 1475.

chevalier de la Toison d'or en 1475 [1], et gendre d'Antoine de Lorraine, comte de Vaudémont [2], et son grand-père maternel étoit Louis de Luxembourg, comte de Saint-Pol, de Brienne et de Ligny, connétable de France [3]. En voilà assez pour montrer le ridicule de cette calomnie. Voyons maintenant quelle est la vérité sur cette maison.

La terre de Crouy ou Croÿ [4] a donné l'origine, l'être et le nom à cette maison. Cette terre, qui se trouve nommée et écrite en ces deux façons, dont la dernière a prévalu, est située sous Picquigny [5], près la rivière de Somme, et l'abbaye du Gard [6] est bâtie dans les marais de Croÿ. Eustache, seigneur de Pecquigny ou Picquigny, car ce nom s'écrit aussi en ces deux manières, avoit la terre de Croÿ en 1066, et la fondation du chapitre de Picquigny le

1. Cette date de 1475 est celle de la mort de M. de Croÿ; il fut chevalier de la Toison d'or dès 1430.

2. Il épousa en secondes noces, en 1432, Marguerite de Lorraine, dame d'Arschot, fille d'Antoine de Lorraine, comte de Vaudémont et de Guise, mort en 1447.

3. Louis de Luxembourg, comte de Saint-Pol, né en 1418, servit d'abord les ducs de Bourgogne; mais Louis XI se l'attacha en lui donnant la charge de connétable en octobre 1463; accusé de conspiration contre le Roi en 1474, il fut condamné à mort et eut la tête tranchée le 19 décembre 1475. Une de ses filles, Jacqueline, épousa en 1455 Philippe Ier de Croÿ et fut mère de M. de Chièvres. — Saint-Simon écrit S. *Paul*.

4. En Picardie, près de Picquigny et à dix-huit kilomètres d'Amiens; on orthographie aujourd'hui Crouy; mais la forme Croÿ a subsisté pour le nom de famille. Il ne faut pas confondre cette terre avec celle du Soissonnais dont il a été parlé dans notre tome XIV, p. 375. — Saint Simon écrit *Crouÿ*, *Çroÿ* et *Croy*.

5. Il a déjà été question de cette terre dans le tome III, p. 284.

6. Ce monastère de l'ordre de Cîteaux, filiation de Clairvaux, fut fondé au douzième siècle par Gérard de Picquigny; au dix-huitième siècle, il rapportait onze mille livres. Il en existe un cartulaire manuscrit rédigé vers 1709 et qui contient la copie de pièces relatives à l'abbaye depuis 1174 jusqu'en 1615. M. Delgove a donné une notice historique sur ce monastère dans les *Mémoires de la Société des antiquaires de Picardie*, troisième série, tome II, 1868, p. 117-316.

prouve[1]. Il étoit aussi vidame d'Amiens. Son petit-fils Gérard, sire de Picquigny et vidame d'Amiens[2], possédoit encore la terre de Croÿ et tous ses environs ; cela se prouve par la fondation qu'il fit de l'abbaye du Gard : il la bâtit sur le terroir de Croÿ, lui donna la moitié de ce village et des fermes voisines, et cela est de 1115[3]. Enfin Gilles, seigneur de Croÿ, qui est le premier de cette maison que l'on connoisse, est nommé homme lige d'Enguerrand, vidame d'Amiens[4], dans un titre de l'abbaye du Gard de 1215[5]. Cela fait un gentilhomme le premier connu de sa race, et dans une antiquité fort ordinaire, qui a un très médiocre fief dont il porte le nom, qui[6] devient celui de sa postérité, et qui relève en plein d'un seigneur dont la grande seigneurie rend ce fief fort petit, ainsi[7] que le gentilhomme dont il est tout l'avoir sans qu'on sache par où il lui est venu. Mais il est vrai que la postérité de ce gentilhomme ne tarda pas à s'illustrer, et qu'elle eut le bonheur de s'élever en tous genres à pas de géant. Tout y est petit et obscur jusqu'à[8] Jacques Ier, sire de Croÿ, qui vivoit sans figure en 1287, qui épousa Marguerite d'Airaines[9],

1. Saint-Simon prend ce renseignement dans l'*Histoire généalogique*, tome V, p. 634 ; il en est de même pour tous ceux qui vont suivre.

2. D'après la généalogie du *Moréri*, ce Gérard serait arrière-petit-fils d'Eustache.

3. D'après la *Gallia christiana*, tome X, col. 1330, cette abbaye fut fondée par Gérard de Picquigny en 1135 ou 1137 seulement, et non en 1115. Saint-Simon a mal lu ce qu'il trouvait dans l'*Histoire généalogique*.

4. Enguerrand de Picquigny, qui épousa en 1209 une fille du comte de Ponthieu.

5. *Histoire généalogique*, p. 635.

6. Avant *qui*, Saint-Simon a biffé *et*.

7. Cet *ainsy* a été ajouté en interligne.

8. Le mot *jusqu'à* surcharge *Jac*.

9. Saint-Simon et les généalogies écrivent *Araisnes* ; c'est Airaines, dans le département actuel de la Somme, entre Amiens et Abbeville, à quatorze kilomètres à l'Ouest de Picquigny.

dont le fils, qu'on ne voit pourtant point figurer, et qui fut Jacques II, sire de Croÿ et d'Airaines, épousa en 1313 [1] Marie de Picquigny, fille du vidame d'Amiens [2]. Cette alliance fut le premier grand pas. Guillaume Ier, seigneur de Croÿ et d'Airaines, épousa [3], en 1354, Isabeau, fille et héritière d'André, seigneur de Renty, et de Marie de Brimeux [4]. Ce fut encore une autre illustration jointe à une grande fortune de biens, qui fut estimée telle que toute la maison de Croÿ, qui en est sortie, a toujours constamment, et dans toutes ses branches jusqu'à aujourd'hui, écartelé ses armes aux deux et troisième de Renty [5]. Jean Ier, sire de Croÿ, de Renty, etc., fils de ce mariage, épousa Marguerite de Craon [6], et fut tué en 1415 à la bataille d'Azincourt. Ce fut lui qui commença la grandeur de sa maison [7]. Il fut chambellan du Roi et des deux derniers ducs [8] de Bourgogne [9], et grand bouteiller de France. Ses sœurs furent bien mariées [10]. Un de ses fils fit la branche de Chimay [11], et son fils aîné Antoine, dont il a été parlé d'avance [12], fut gendre d'Antoine de Lorraine,

1. Les mots *en 1313* ont été ajoutés en interligne.

2. Renaud de Picquigny. Saint-Simon continue de mal copier l'*Histoire généalogique* (p. 636), qui ne dit pas que ce mariage eut lieu en 1313.

3. Le mot *espousa* a été ajouté en interligne.

4. Saint-Simon écrit *Renti* et *Brimeu*. Ce Guillaume de Croÿ mourut en mars 1384. Brimeux est une commune du département du Pas-de-Calais, près Montreuil-sur-Mer.

5. Les armes de Renty étaient d'argent à trois doloires de gueules, les deux du chef adossées.

6. Veuve de Bernard de Dormans, elle épousa Jean de Croÿ en 1384.

7. La première lettre de *maison* a été corrigée en une *M*.

8. Les mots *et des deux d[rs]* sont en interligne au-dessus de *du d[r]*, biffé ; mais Saint-Simon a laissé *Duc* au singulier, et le premier *et* n'a pas été biffé.

9. Jean de Croÿ fut chambellan de Philippe le Hardi et de Jean-sans-Peur, qui ne furent pas les deux derniers ducs de Bourgogne.

10. Il eut deux sœurs : Éléonore, qui épousa Colibeaux de Bossu, et Marie, femme de Mathieu de Fontenay, chevalier.

11. Ci-après, p. 83. — 12. Ci-dessus, p. 78-79.

comte de Vaudémont. Il fut sire de Croÿ, de Renty, de Beaurain[1], de Rosay[2], de Bar-sur-Aube, comte de Beaumont[3], de Porcéan[4] et de Guines[5]. Il fut grand maître de France en 1462, puis chevalier de la Toison, fut surnommé le Grand, et mourut 1475[6]. Arschot[7] lui vint par sa femme avec d'autres terres. Son second fils[8] fit la branche de Rœulx[9]. Son aîné[10] ne fut pas si heureux que lui[11] ; il épousa la fille du connétable de Saint-Pol, comme on l'a déjà dit[12], et fut père de deux fils qui ne figurèrent point[13], et d'un troisième qui fut le célèbre seigneur de Chièvres gouverneur de Charles V[14]. En voilà assez pour montrer quelle est la maison de Croÿ[15], qui a eu

1. Nord, arrondissement de Cambray, canton de Solesmes.

2. Marne, arrondissement de Vitry-le-François, canton de Heiltz-le-Maurupt.

3. Beaumont-en-Hainaut, entre Charleroy et Chimay.

4. Cette terre, qui porte actuellement le nom de Château-Porcien, est située dans l'arrondissement actuel de Rethel ; elle appartenait en 1415 au duc Charles d'Orléans, qui la vendit à Antoine de Croÿ, pour payer sa rançon lorsqu'il eut été pris à Azincourt. Charles IX l'érigea en principauté en 1564 en faveur d'autre Antoine de Croÿ.

5. Terre de Picardie, à deux lieues de Calais, qui avait donné son nom à une ancienne famille éteinte au quatorzième siècle.

6. L'*Histoire généalogique* lui a consacré un article comme grand maître de France, tome VIII, p. 374.

7. Cette petite ville, dont le nom s'orthographie maintenant *Aerschot*, est en Brabant, sur la Demer, dans l'arrondissement de Louvain.

8. Il s'appelait aussi Jean : *Histoire généalogique*, tome V, p. 645.

9. Le Rœulx, en Hainaut, est un bourg à treize kilomètres de Mons. — Saint-Simon écrit *Rœux*.

10. Philippe Ier de Croÿ, chevalier de la Toison d'or, mort en 1511.

11. Ayant quitté en 1472 le parti de la France pour se mettre au service du duc de Bourgogne, il vit toutes ses terres de France confisquées par Louis XI.

12. Ci-dessus, p. 79.

13. Henri, sire de Croÿ, mort en 1514, et Antoine de Croÿ, évêque de Thérouanne en 1486, mort à Chypre, au retour d'un pèlerinage à Jérusalem, le 21 septembre 1495.

14. Ci-dessus, p. 78.

15. *Crouy* surcharge *Ars[chot]*, effacé du doigt.

le bonheur d'être illustre en tout genre en toutes ses branches. Il est temps de nous ramener à celle de Solre.

Jean de Croÿ, second fils de Jean de Croÿ et de Marguerite de Craon et frère du grand maître de France[1], figura fort dans les Pays-Bas, où il eut toute sa vie de grands emplois de guerre et de paix. Il fut chevalier de la Toison d'or. Charles, dernier duc de Bourgogne, érigea en sa faveur en comté la terre de Chimay[2], qu'il avoit acquise du seigneur de Moreuil[3]. Il en porta le nom qui devint celui de sa branche[4]. Il épousa une héritière de Lalaing[5] ; il eut beaucoup d'enfants[6]; il n'y eut que les trois premiers qui figurèrent et beaucoup[7]. L'aîné[8] seul de tous continua la postérité. Le second fut évêque de Cambray[9], et ce fut lui qui le premier fut évêque et duc de Cambray par lettres de l'empereur Maximilien Ier, de 1510, titre sans nul rang, et de pure décoration dès lors et toujours depuis. Philippe de Croÿ, comte de Chimay, l'aîné de tant d'en-

MM. de Solre sortis de la branche de Chimay.

Évêque de Cambray fait duc.

1. Jean de Croÿ, frère d'Antoine (ci-dessus, p. 81-82), seigneur du Thour-sur-Marne et comte de Chimay, fut grand bailli et capitaine général de Hainaut et mourut à Valenciennes en 1472.

2. Chimay est en Hainaut, à six lieues d'Avesnes.

3. C'est Jean Ier, dit de Soissons, seigneur de Moreuil, qui vendit à M. de Croÿ la terre de Chimay. Il a déjà été parlé de cette ancienne maison de Picardie dans nos tomes I, p. 98, et XVIII, p. 196. — Saint-Simon écrit *Morœil*.

4. Tout ceci est la copie de l'article de l'*Histoire généalogique*, tome V, p. 651.

5. Marie de Lalaing, dame de Quiévrain.

6. Onze enfants, dont sept fils.

7. Il va revenir sur les deux aînés; le troisième est Michel de Croÿ, dit à la Grande barbe, seigneur de Sempy, chevalier de la Toison d'or, ambassadeur en France et en Angleterre pour les empereurs Maximilien et Charles-Quint, mort le 4 juillet 1516.

8. Philippe de Croÿ, comte de Chimay, s'attacha au service de Charles le Téméraire, qui l'employa en diverses ambassades et lui donna la Toison en 1473 et, en 1475, la charge de grand bailli de Hainaut ; il mourut à Bruges en 1482.

9. Jacques de Croÿ, d'abord prévôt de l'église de Liège, fut élu évêque de Cambray en 1502 et mourut le 15 août 1516.

fants, figura grandement toute sa vie, maria de même ses filles[1] et ses fils, qu'il eut de Walpurge de Mœurs, et mourut en 1482. De ses trois fils, le second n'eut point de postérité[2] ; le troisième fit la branche de Solre, où on va revenir[3]. L'aîné[4], qui figura presque autant que son père, fit un très grand mariage[5] ; il épousa en 1495 Louise d'Albret[6], vicomtesse de Limoges, dame d'Avesnes et de Landrecies, sœur de Jean d'Albret, roi de Navarre[7], fille d'Alain dit le Grand, sire d'Albret[8], comte de Gaure[9], de Dreux, de Penthièvre et de Périgord, et de Françoise de Bretagne[10]. Il mourut en 1527, et ne laissa que deux filles, dont l'aînée[11] reporta ce grand héritage dans sa maison par son mariage avec Philippe II, sire de Croÿ,

1. L'aînée, Françoise, épousa Antoine de Luxembourg, comte de Brienne ; la seconde, Catherine, fut mariée en 1491 à Robert II de la Marck, duc de Bouillon, et la troisième, Marguerite, à Jacques, comte de Hornes.

2. Jean de Croÿ, seigneur du Thour-sur-Marne, épousa Adrienne de Stavelo, et mourut jeune.

3. Ci-après, p. 85.

4. Charles de Croÿ, titré prince de Chimay en 1486, eut la Toison d'or en 1491, fut parrain du futur Charles-Quint, et mourut le 11 septembre 1527.

5. Saint-Simon va copier textuellement l'*Histoire généalogique*, tome V, p. 654.

6. Ce mariage fut célébré le 9 décembre 1495.

7. Jean II, sire d'Albret, devint roi de Navarre en janvier 1484 par son mariage avec Catherine de Foix, fille et héritière de Gaston de Foix ; il mourut le 17 juin 1516.

8. Alain le Grand, sur lequel A. Luchaire a fait paraître en 1877 une étude documentée, naquit vers 1440, devint par lui-même et par son mariage un des plus puissants seigneurs du midi, et mourut en octobre 1522.

9. Petit pays de Gascogne, entre Auch et Lectoure, avec titre de comté. Saint-Simon écrit *Gavre*.

10. Cette Françoise de Bretagne, fille de Guillaume de Châtillon, dit de Bretagne, vicomte de Limoges, épousa Alain d'Albret en 1456.

11. Anne de Croÿ, princesse de Chimay, née le 22 février 1501, épousa Philippe II de Croÿ le 30 août 1520, et mourut le 6 août 1539.

premier duc d'Arschot[1], et l'autre[2], qui ne laissa pas d'être fort riche, épousa Charles, comte de Lalaing[3]. Leur père avoit été créé prince de Chimay en 1486, par l'empereur Maximilien Ier, titre d'honneur sans aucun rang[4].

Antoine de Croÿ, frère puîné de ce premier prince de Chimay, fit la branche de Solre[5]. Il porta le nom de seigneur de Sempy[6], servit Maximilien Ier, eut la Toison d'or et le gouvernement du Quesnoy, et fut gendre de Jacques de Luxembourg, marquis de Richebourg[7]. Jacques, son fils, ne figura point, quoique chevalier de la Toison d'or[8]. Il épousa Yolande, fille aînée de[9] Philippe de Lannoy, chevalier de la Toison d'or[10], dont il eut les terres de Molembaix[11] et de Solre[12], qui donna le nom à sa branche.

1. Philippe II de Croÿ, chevalier de la Toison d'or, sénéchal de Brabant et grand bailli de Hainaut, fut créé duc d'Arschot et marquis de Renty par lettres d'avril 1534 ; il mourut en avril 1549. Il s'était remarié le 9 juillet 1548, avec Anne de Lorraine, veuve de René de Nassau, prince d'Orange.

2. Marguerite de Croÿ, née le 6 décembre 1508, épousa Charles, comte de Lalaing (ci-dessous) et mourut le 11 juillet 1534.

3. Charles, comte de Lalaing, grand bailli de Hainaut et chevalier de la Toison d'or, mourut le 22 novembre 1558 ; il s'était remarié avec une Montmorency de la branche de Nivelle.

4. Diplôme du 9 avril 1486.

5. Voyez l'*Histoire généalogique*, t. V, p. 655, que Saint-Simon continue de copier.

6. Sempy est une seigneurie d'Artois, dans le canton actuel de Campagne-lès-Hesdin.

7. Ce Jacques de Luxembourg, mort le 20 août 1487, était un fils cadet de Pierre de Luxembourg, comte de Brienne et de Saint-Pol.

8. Il mourut le 5 février 1587, à soixante-dix-neuf ans.

9. Le manuscrit porte par erreur *et* au lieu de *de*.

10. Yolande, fille de Philippe de Lannoy, mort le 12 septembre 1543, fut la troisième femme de Jacques de Croÿ, seigneur de Sempy ; le contrat de mariage est du 18 février 1560.

11. Molembaix est maintenant en Belgique, province de Hainaut, arrondissement de Tournay. Saint-Simon écrit *Molembais*.

12. Solre-le-Château, département du Nord, arrondissement d'Avesnes ; il ne faut pas confondre cette localité avec celles de Solre-sur-Sambre et de Solre-Saint-Géry, qui appartiennent au royaume de Bel-

Philippe son fils alla en Espagne, où il fut créé comte de Solre en 1591[1] ; il fut aussi chevalier de la Toison d'or, capitaine de la garde du roi d'Espagne à Bruxelles, grand écuyer et conseiller d'État des archiducs, et grand bailli de Tournay ; il mourut au commencement de 1612[2]. Il fut marié trois fois : d'Anne de Beaufort-en-Artois[3], il eut Jean de Croÿ, comte de Solre, son fils aîné, qui continua la branche[4] ; d'Anne de Croÿ, dame de Renty[5], un fils[6] qui fut chef des finances des Pays-Bas, gouverneur de Tournay, en faveur duquel Philippe IV érigea la terre d'Havré[7] en duché, en 1627[8], dont il avoit épousé l'héritière, qui étoit aussi Croÿ[9], mourut en 1640, et ne laissa que des filles[10] ;

gique. M. Isidore Lebeau a publié en 1859 une notice historique sur le château de Solre.

1. Par lettres patentes du 3 novembre 1590.

2. Cette phrase est la copie de l'article de l'*Histoire généalogique*, p. 656.

3. Elle mourut le 26 mars 1588. Cette seigneurie de Beaufort-en-Artois (aujourd'hui Beaufort-Blavincourt) était située dans le canton actuel d'Avesnes-le-Comte.

4. Il va être parlé ci-après de ce Jean de Croÿ, qui avait eu un frère aîné, Alexandre, capitaine des gardes du roi d'Espagne, mort jeune sans postérité.

5. Elle était fille de Guillaume de Croÿ, marquis de Renty, fils lui-même de Philippe II de Croÿ, premier duc d'Arschot (ci-dessus), et veuve d'Emmanuel de Lalaing, baron de Montigny.

6. Charles-Philippe-Alexandre de Croÿ, marquis de Renty et d'Havré, puis duc d'Havré en 1627, mort le 23 novembre 1640.

7. Ci-dessus, p. 77, note 3.

8. Les mots *Duché en 1627* sont en interligne au-dessus de *Marquisat*, biffé.

9. Marie-Claire de Croÿ d'Havré, mariée le 13 octobre 1627 ; étant devenue veuve en 1640, elle épousa le frère puîné de son mari et mourut en septembre 1664 ; voyez ci-après, p. 92.

10. Marie-Ferdinande, mariée au comte d'Egmont ; Anne, qui épousa Robert de Saint-Omer, comte de Morbecque, et en secondes noces Claude d'Ongnies ; enfin Isabelle-Claire-Eugénie, mariée à un Mailly, fils du premier mariage de la troisième femme de son père (ci-après, p. 87, note 2). Il eut aussi un fils, Philippe-Eugène, qui se fit carme et mourut évêque de Gand en 1665.

de l'héritière de Coucy, veuve d'un Mailly, que[1] le premier comte de Solre épousa en troisièmes noces[2], il ne
laissa qu'un fils, qui fit la branche des ducs d'Havré[3].

Jean de Croÿ, quatrième de cette branche et second
comte de Solre, oncle paternel du premier duc d'Havré
qui n'eut point de suite[4], et frère aîné de celui qui fit la
branche des ducs d'Havré[5], fut chevalier de la Toison
d'or, capitaine[6] de la garde espagnole, du conseil de
Flandres, gentilhomme de la chambre du roi d'Espagne,
et mourut à Madrid en 1640[7]. Jeanne de Lalaing, sa femme,
lui apporta Renty, qu'elle eut de sa mère, qui étoit Croÿ[8],
et de son père la terre et ville de Condé[9], qui est devenue
une des bonnes places du Roi, mais dont la seigneurie est
demeurée aux comtes de Solre. Son fils, troisième comte
de Solre[10], fut chevalier de la Toison d'or comme son père,
son grand-père, son aïeul, et son trisaïeul chef de cette
branche, figura peu ou point, se tint aux Pays-Bas. C'est
celui dont on a parlé par avance, qui épousa la Vilain
Isenghien[11], dont il a eu le comte de Solre qui épousa la

1. L'abréviation de *que* corrige une *l*.
2. Guillemette de Coucy, fille de Jacques II de Coucy, seigneur de
Vervins, et veuve de Louis II de Mailly, seigneur de Rumesnil, épousa
le comte de Solre par contrat du 25 janvier 1609.
3. Philippe-François de Croÿ : ci-après, p. 94.
4. Ce « premier duc d'Havré qui n'eut point de suite » est Charles-
Philippe-Alexandre : ci-dessus, p. 86, note 6 ; mais Saint-Simon se
trompe en disant que Jean de Croÿ était son « oncle paternel » ; il
était son frère consanguin.
5. Philippe-François de Croÿ : ci-dessus, note 3, et ci-après, p. 91.
6. Le mot *Cap*e surcharge *fu* [*t*].
7. *Histoire généalogique*, p. 657.
8. Cette Jeanne de Lalaing était fille d'Emmanuel de Lalaing et de
cette Anne de Croÿ, dame de Renty, que nous avons vue ci-dessus
p. 86, note 5, épouser en secondes noces Philippe de Croÿ, comte de
Solre. Cette Jeanne de Lalaing épousa donc le fils du premier mariage
du second mari de sa mère.
9. Condé-sur-Escaut : tome X, p. 86.
10. Philippe-Emmanuel-Antoine-Ambroise : ci-dessus, p. 73, note 6.
11. Ci-dessus, p. 74, note 1.

Bournonville[1], prit le service de France, fut chevalier du Saint-Esprit en 1688, le cinquante-neuvième de la pro-. motion, c'est-à-dire après vingt-sept gentilshommes, et en ayant onze après lui. Il est mort à Paris[2], en 1718, lieutenant général et gouverneur de Roye, Péronne et Montdidier[3], à soixante-dix-sept ans. C'est lui dont la femme vint prendre congé à Fontainebleau avec leur fille pour la mener épouser le prince de Robecq en Espagne, comme on l'a vu d'abord[4], à l'occasion de quoi cette disgression a été faite. Mlle de Solre étoit cousine germaine du prince de Robecq, dont la mère[5] étoit sœur du comte de Solre. Outre cette fille, il eut deux[6] fils[7] : l'aîné porta le nom de comte de Croÿ[8]; le cadet, de comte de[9] Beaufort[10], qui succéda au régiment du chevalier de Solre son frère[11], tué à la bataille de Malplaquet, et qui, lassé

1. Ci-dessus, p. 70, note 2.

2. Les mots *à Paris* ont été ajoutés en interligne.

3. Il écrit ici *Mondidier*. Le gouvernement de ces trois villes, qui rapportait environ quinze mille livres, était réuni sous le même titulaire depuis le commencement du dix-septième siècle.

4. Ci-dessus, p. 70.

5. Marie-Philippine de Croÿ-Solre : ci-dessus, p. 73, note 6.

6. Avant *deux*, Saint-Simon a biffé *encore*.

7. Il veut dire trois fils : le comte de Croÿ, le chevalier de Solre, et le comte de Beaufort (ci-après).

8. Philippe-Alexandre-Emmanuel, comte de Croÿ, puis de Solre après son père, né en 1677, mousquetaire en 1690, eut un régiment d'infanterie en 1696, devint brigadier en 1704, maréchal de camp en 1709, et lieutenant général au mois de novembre 1718 ; il mourut le 31 octobre 1723. Saint-Simon reparlera de lui et de sa femme dans la suite des *Mémoires*, tome XVI de 1873, p. 161.

9. Ce mot *de* a été répété deux fois à la fin d'une ligne et au commencement de la suivante.

10. Alexandre-Jean-François de Croÿ-Solre, titré comte de Beaufort, est en réalité le troisième frère, le cadet étant le chevalier de Solre; il fut colonel du régiment de Solre en 1709, passa en Espagne sur la fin du règne de Louis XIV et y devint lieutenant général ; il servit en Afrique et à Naples et fut tué le 11 août 1744.

11. Albert-François de Croÿ, chevalier de Solre, reçu dans l'ordre

longtemps après de n'avancer pas assez dans le service de France, est passé en Espagne. Or[1], voici pourquoi la disgression.

Le comte de Croÿ, fils aîné du dernier comte de Solre chevalier du Saint-Esprit, étoit un homme fort singulier[2]. Il voulut profiter de la simplicité et du peu d'esprit de son père pour devenir le maître dans la famille. Sa mère, qui étoit une femme d'esprit, et volontiers d'intrigue, ne s'accommoda pas de ce projet ; ils luttèrent longtemps l'un contre l'autre, jusqu'à ce que le fils sut si bien gagner et gouverner son père, qu'il le brouilla avec sa mère. Les éclats domestiques percèrent ; les parents et les amis s'en mêlèrent, et y échouèrent. La comtesse de Solre, maltraitée au dernier point, voulut se séparer ; la conjoncture du mariage de sa fille se présenta. Elle n'étoit plus jeune, avoit toujours été laide ; elle avoit perdu l'espérance de s'établir. Sa mère l'avoit toujours aimée avec passion, et réciproque[3]. Elle saisit une occasion si naturelle de séparation sans éclat, et mena sa fille en Espagne, dans la résolution, qu'elle a tenue, d'y vivre avec elle, et de n'en revenir jamais. Après son départ, son fils demeura le maître absolu. Il fut lieutenant général en 1718, un mois avant la mort de son père, après laquelle il se fit appeler le prince de Croÿ[4], et il épousa une fille du comte de

Chimère du fils aîné du dernier comte de Solre. [Add. S.^tS. 1111]

de Malte en 1692, avait eu un régiment d'infanterie dès 1703 ; il fut tué à Malplaquet le 11 septembre 1709.

1. Cette dernière phrase a été ajoutée après coup à la fin du paragraphe.

2. C'est ce Philippe-Alexandre dont il a été parlé à la page précédente, note 8.

3. C'est-à-dire que cette passion était réciproque de la part de la fille.

4. Le titre de prince de Croÿ avait été donné par l'empereur Léopold (diplôme du 14 novembre 1677) à Jacques-Philippe de Croÿ, issu de la branche de Rœulx, dont le fils, Charles-Eugène, était mort sans enfants en 1702 et avait laissé ce titre vacant. C'est sans doute ce qui incita le comte de Solre à le relever.

Millendonk[1], du côté de Liège, vers l'Allemagne[2], qu'il infatua de sa nouvelle chimère. On n'est prince que par être de maison actuellement souveraine. On vient de voir l'origine de la maison de Croÿ, fort éloignée de cette extraction. Aucun de cette maison n'a prétendu l'être, et, s'il y a eu un ou deux princes de l'Empire, ce n'a pas été d'origine, ç'a été par érection des empereurs; ce n'a pas été même dans la branche de Solre, et ces princes des empereurs n'ont aucun rang en France, ni ailleurs que chez l'Empereur, et encore fort court, et[3] en Allemagne. J'ai vu sans cesse la comtesse de Solre et sa fille debout au souper, à la toilette, et dans tous les lieux où les duchesses et les princesses sont assises[4]. Le comte de Solre n'imagina pas de faire la moindre difficulté de prendre l'Ordre parmi et fort au-dessous du milieu des gentilshommes, et de se trouver toute sa vie parmi eux à toutes les cérémonies de l'ordre du Saint-Esprit. Rien de tout cela ne put balancer la fantaisie de ce premier prince de sa race. Il se retira dans ses terres; sa femme, avec ses nouvelles prétentions, n'en sortit point. Ils s'y amusèrent à épargner et

1. Il épousa le 16 juillet 1716 Marie-Marguerite-Louise, fille de Louis-Hermann-François, comte de Millendonk, et d'une Mailly; elle mourut le 23 août 1768, âgée de soixante-dix-sept ans. — La seigneurie de Millendonk (Saint-Simon écrit *Milandon*) était située en Allemagne, dans le duché de Juliers, entre Düsseldorf et Ruremonde.

2. Les mots *du costé de Liege vers l'Allemagne* semblent avoir été ajoutés après coup dans un blanc ménagé à cet effet.

3. Les mots *encore fort court* ont été ajoutés sur la marge à la fin d'une ligne, et le mot *et* au commencement de la ligne suivante.

4. Notamment pendant le séjour qu'elle avait fait à la cour en 1698 (*Dangeau*, tome VI, p. 404). Cependant dans le *Mémoire des changements arrivés à la dignité de duc et pair* (*Écrits inédits*, tome III, p. 149), il avait remarqué qu'elles évitaient de se trouver à la cour dans les endroits où les princesses et duchesses pouvaient seules s'asseoir, et il est parlé de leurs prétentions dans le mémoire que Clairambault rédigea en février 1696 pour Jérôme de Pontchartrain sur les personnes qui avaient droit à des honneurs chez le Roi (mss. Clairambault 721, fol. 516, et 1195, fol. 129 v°).

à plaider, à faire les princes dans leur maison sans y voir personne, et ce fondateur de princerie mourut chez lui, à Condé, à la fin de 1723, à quarante-sept ans, fort mal avec son frère[1], qui vouloit son bien, et point du tout être prince. La femme, avec un fils presque en nourrice[2], demeura veuve chez elle, fit appeler cet enfant le prince de Croÿ, et vint enfin avec lui à Paris quand il fut d'âge à l'établir. Elle ne mit pas en doute d'être assise ; il est vrai aussi[3] qu'on ne mit pas en doute que cela ne se devoit[4] pas. Elle jeta feu et flammes ; elle intrigua ; elle n'alla point à la cour ; mais elle fit tant de bruit que le cardinal Fleury donna d'emblée un régiment à son fils[5]. Elle l'a depuis marié à une fille du duc d'Harcourt[6], et leur tabouret est encore à venir ; mais il viendra tôt ou tard, dans un pays de confusion, et où, comme que ce soit, il n'y a qu'à prétendre, être audacieux, impudent, et ne quitter point prise[7]. Puisque j'en ai tant dit sur la maison de Croÿ, voyons la branche d'Havré, qui vient d'achever de s'établir en France.

Philippe-François de Croÿ, qui a fait la branche des ducs d'Havré[8], fut fils unique du troisième mariage du

Branche
d'Havré
de la maison

1. Le comte de Beaufort : ci-dessus, p. 88.

2. Emmanuel, prince de Croÿ et de Solre, né le 23 juin 1718, eut un régiment de cavalerie en avril 1738, et fut par la suite lieutenant général en 1759, chevalier du Saint-Esprit, commandant en Picardie et Boulonnais, devint grand d'Espagne en 1768, maréchal de France en 1783, et mourut à Paris le 30 mars 1784. Il a laissé des Mémoires très considérables dont une partie a été publiée en 1906 par MM. le vicomte de Grouchy et Paul Cottin.

3. Le mot *aussy* a été ajouté en interligne.

4. *Se devoit* surcharge *pourr[oit]* biffé.

5. En avril 1738 (*Mémoires de Luynes,* tome II, p. 106).

6. Il épousa le 18 février 1741 Angélique-Adélaïde d'Harcourt, née le 30 août 1719, morte le 7 septembre 1746, petite-fille du maréchal d'Harcourt (*Mémoires de Luynes,* tome III, p. 324, 328 et 330 ; *Mémoires du duc de Croÿ,* tome I, p. 31-32).

7. Il en reparlera : suite des *Mémoires,* tome XVI de 1873, p. 161.

8. Ce Philippe-François, outre les titres que Saint-Simon va lui

de Croÿ,
sortie de la
branche de
Solre.

premier comte de Solre avec la veuve de Louis de Mailly, seigneur de Rumesnil[1], fille aînée et héritière de Jacques II de Coucy, seigneur de Vervins[2]. Il épousa Marie-Claire de Croÿ, unique héritière de la branche des marquis d'Havré, qui étoit veuve de son frère, que Philippe IV, comme on l'a dit[3], fit duc d'Havré en 1627, et qui ne laissa que trois filles mariées, et un fils unique qui se fit carme, et mourut nommé à l'évêché de Gand[4]. Philippe-François de Croÿ devint donc duc d'Havré par ce mariage, et fut chef de la branche des ducs d'Havré. Il fut fait grand d'Espagne, chevalier de la Toison d'or, gouverneur du duché de Luxembourg et comté de Chiny, et chef des finances des Pays-Bas; il mourut à Bruxelles en 1650. Il ne laissa qu'un fils[5], qui eut la Toison, et fut fait prince et maréchal de l'Empire je ne sais par où, et mourut[6] à Bruxelles en 1694. Il avoit épousé en 1668 la fille et héritière d'Alexandre d'Halluin, seigneur de Wailly près d'Amiens et de plusieurs autres terres[7]. Elle a vécu fort vieille, et est demeurée seule et la dernière de la maison d'Halluin[8].

donner d'après l'*Histoire généalogique* (tome V, p. 660), fut grand écuyer de l'infante en 1632, gouverneur de Lille et Douay en 1634 et gentilhomme de la chambre du cardinal-infant en 1635 ; il mourut le 19 juin 1650, à Bruxelles.

1. Aujourd'hui Rumaisnil, dans l'Amiénois.

2. Tout cela a déjà été dit ci-dessus, p. 87. — 3. Ci-dessus, p. 86.

4. Il n'avait pas parlé ci-dessus du fils carme: voyez p. 86, note 10.

5. Ferdinand-François-Joseph de Croÿ, duc d'Havré : tome X, p. 388, note 4.

6. Avant *mourut,* il y a un *qui,* biffé.

7. Saint-Simon prend cela dans l'*Histoire généalogique.* Ce M. de Wailly avait été capitaine des gardes de Monsieur Gaston pendant le séjour de celui-ci à Bruxelles (*Gazette* de 1634, p. 234). — Wailly est actuellement une commune du canton de Conty dans l'arrondissement d'Amiens ; il y existe encore des restes d'un château seigneurial.

8. Cette maison, qui tirait son origine du bourg d'Halluin, en Flandre, sur la Lys, entre Comines et Menin, faisait remonter sa généalogie jusqu'à la fin du douzième siècle. La terre d'Halluin fut érigée en duché en 1578, en faveur de Charles d'Halluin, de la branche de Piennes. Saint-Simon écrit *Halluyn,*

Je l'ai vue plusieurs fois à Paris venir voir ma mère. Elle n'alloit point à la cour parce qu'elle n'avoit point de rang ; les princes de l'Empire n'en ont aucun en France, et les grands d'Espagne n'y en avoient point encore. Elle n'eut que deux fils qui vécurent, et des filles. L'aîné des fils[1] s'avança au service de Philippe V : il fut lieutenant général et colonel du régiment des gardes wallonnes, à la tête duquel[2] il fut tué en héros à la bataille de Saragosse que les ennemis gagnèrent en septembre 1710[3] ; il[4] n'étoit point marié. Son frère[5] lui succéda au titre de duc d'Havré, à la grandesse, et au régiment des gardes wallonnes. La princesse des Ursins lui fit épouser la fille de sa sœur, la duchesse Lanti, qu'elle fit venir en Espagne, et qu'elle fit dame du palais[6]. Quelque temps après la

1. Charles-Antoine-Joseph : tome X, p. 387, note 2.

2. Saint-Simon avait d'abord commencé à écrire *desquel[les]* ; il a corrigé *des* en *du*.

3. Non pas en septembre, mais le 20 août : notre tome XX, p. 113 et note 1, et les *Mémoires du marquis de Franclieu*, p. 71.

4. Avant *il*, Saint-Simon a biffé *son frere luy succeda,* qui va revenir quelques mots plus loin.

5. Jean-Baptiste-François-Joseph de Croÿ, d'abord marquis de Wailly; puis duc d'Havré en 1710, né le 30 mai 1686, colonel des gardes wallonnes, mourut le 24 mai 1727, à Paris, et fut inhumé à Saint-Sulpice.

6. Le duc d'Havré épousa à Madrid le 5 juin 1712 Marie-Anne-Césarine Lanti de la Rovère, fille de Louise-Angélique de la Trémoïlle-Noirmoutier, duchesse Lanti (tome III, p. 2) ; elle mourut le 16 avril 1753, à cinquante-huit ans, et fut inhumée aux Carmélites du faubourg Saint-Germain. Auparavant il avait pensé à épouser une fille du prince de Rohan ou une Bournonville (Lavallée, *Correspondance générale de Mme de Maintenon*, tome V, p. 400 ; Geffroy, *Lettres de Mme des Ursins*, p. 199-201). Lui et sa mère devaient être fort mal dans leurs affaires ; car on connaît d'assez nombreux arrêts de surséance qu'ils obtinrent contre leurs créanciers. Il est parlé du mariage du duc d'Havré avec Mlle Lanti dans la *Gazette* de 1712, p. 352, dans les *Lettres de Tessé*, recueil Rambuteau, p. 381-382, et dans la *Correspondance de la princesse des Ursins*, recueil la Trémoïlle, tome VI, p. 6 et suivantes.

disgrâce de Mme des Ursins, on voulut faire quelques changements considérables[1] dans les gardes wallonnes, fort désagréables à ce régiment ; le duc d'Havré s'y opposa avec tant d'opiniâtreté que le régiment lui fut ôté et donné au prince de Robecq, comme on a vu ci-devant[2]. Comme il étoit adoré dans ce régiment, le marquis de la Vère[3], frère du prince de Chimay[4], qui en étoit lieutenant-colonel, et lieutenant général dans les troupes d'Espagne, quitta avec toute la tête, et, dans le reste, tout ce qu'il y avoit de meilleur. Le duc d'Havré[5] revint en France avec sa femme, qui perdit sa place de dame du palais[6]. Ils se retirèrent dans leurs terres de Picardie, où le duc d'Havré mourut sans avoir paru à la cour[7], ni dans le monde. Sa veuve s'appliqua fort à raccommoder les affaires de cette famille, qui étoient fort délabrées. Elle est sœur du prince de[8] Lanti[9], que Mme des Ursins avoit fait grand d'Espagne

1. Il y a *considerable*, par mégarde, dans le manuscrit.
2. Ci-dessus, p. 76.
3. Alexandre-Gabriel-Joseph de Hénin d'Alsace, baptisé le 5 mai 1681, titré marquis de la Vère, fut d'abord capitaine aux gardes wallones (1703), puis lieutenant-colonel de ce régiment et lieutenant général espagnol en 1706, obtint en décembre 1709 le même grade en France, quitta le service d'Espagne en 1716 et se mit, quelques années plus tard, à celui de l'empereur Charles VI, qui le créa prince du saint-empire par lettres du 4 septembre 1736 ; il prit le titre de prince de Chimay à la mort de son frère (février 1740) et fut nommé en même temps lieutenant-feld-maréchal ; il mourut le 18 février 1745. — Saint-Simon écrit *Lavére*.
4. Charles-Louis-Antoine de Hénin d'Alsace : tome VII, p. 338. C'est celui qui devint en 1722 gendre de notre auteur.
5. Le nom *Havrech* surcharge un *A* et deux autres lettres effacées du doigt.
6. C'est elle qui avait suppléé la princesse des Ursins comme camarera-mayor, pendant le voyage de cette dernière à Bagnères en septembre 1712 (*Gazette d'Amsterdam*, n° LXXX).
7. Les mots *la cour* sont écrits en surcharge sur *Paris*, effacé du doigt.
8. Ce *de* est bien au manuscrit.
9. Alexandre Lanti, d'abord marquis de Rocca-Sinibaldi, puis prince

par un mariage à Madrid[1], et du cardinal Lanti, qui vient
d'être promu fort jeune[2], et qui vit à Rome. Elle a marié
ses deux fils, l'aîné[3] à une fille du maréchal de Montmorency[4], l'autre en Espagne, à la fille unique de son frère,

Lanti, passa en Espagne dès juillet 1711 (*Gazette,* p. 400), fut fait
exempt des gardes du corps italiens et brigadier en octobre 1727, prit
le titre de marquis de Priego en 1724 (*Gazette,* p. 234), celui de duc
de San-Gemini en mars 1742, et mourut à Grasse le 24 août de la
même année (*Gazette,* p. 482 ; *Mémoires de Luynes,* tome IV, p. 223).
Il avait d'abord été destiné à l'église, et, lorsqu'il vint en France en
1709, on lui avait donné le surnom de « Belle-Olive » comme à son
grand-père le duc de Noirmoutier (*Lettres de Tessé,* recueil Rambuteau, p. 311 et 312). En 1725, il signait ALEXANDRE DE CORDOUE
LANTI.

1. Il épousa le 28 novembre 1714, à Madrid (*Gazette,* p. 592), Marie
de Cordoue, fille du comte de Priego ; elle obtint aussitôt une place de
dame du palais de la reine d'Espagne, et mourut en juillet 1728, à
trente-trois ans (*Gazette,* p. 401). Mme des Ursins parle de ce mariage
dans diverses lettres de 1714 à Mme de Maintenon (recueil Bossange,
tome IV, p. 506, 510-511 et 532), et Saint-Simon en racontera l'histoire
avec plus de détails dans la suite des *Mémoires,* tome XVIII de 1873,
p. 102-104. On trouvera ci-après, aux Additions et Corrections, un
extrait des *Mémoires de Luynes,* qui explique la situation et la grandesse du prince Lanti.

2. Frédéric-Marcel, abbé Lanti, né le 18 avril 1695, avait rempli
diverses charges à la cour de Rome avant d'être nommé gouverneur
d'Ancône en 1728 ; il fut envoyé en France comme nonce extraordinaire en 1730, et Louis XV lui donna alors les abbayes de la Blanche
et de Grandselve ; nommé évêque de Petra *in partibus* et président
de la légation d'Urbin en 1732, il fut promu au cardinalat par Benoît
XIV en septembre 1743, à quarante-huit ans; reçut en 1763 l'évêché
suburbicaire de Porto et Sainte-Rufine, et mourut le 3 mars 1773.

3. *L'aisnée* corrigé en *l'aisné.* — Louis-Ferdinand-Joseph de Croÿ,
titré d'abord prince d'Havré, naquit le 24 juin 1713, devint grand
d'Espagne à la mort de son père en 1727 et prit alors le nom de duc
d'Havré, servit comme aide-de-camp du maréchal de Coigny en 1731
et fut nommé colonel du régiment de la Couronne en novembre 1735 ;
brigadier en 1743, maréchal de camp en 1745 et lieutenant général
en mai 1748, il eut le gouvernement de Schelestadt en 1753, et mourut
le 17 juillet 1761, des blessures qu'il avait reçues la veille au combat
de Willinghausen.

4. Marie-Louise-Cunégonde de Montmorency-Luxembourg, fille du

qui le fait grand d'Espagne, et où il s'est allé établir[1]. Le duc d'Havré a un régiment[2], jouit ici de son rang de grand d'Espagne, et n'a jamais eu, non plus que son père ni sa mère, les chimères de princeries de son cousin le prétendu prince de Croÿ.

Peu de temps après que le Roi fut à Fontainebleau, j'appris qu'il paroissoit sous le manteau un mémoire de M. de la Rochefoucauld sur sa prétention d'ancienneté contre moi, où l'avocat s'étoit, faute de meilleures raisons, laissé[3] aller à quelques impertinences[4], et j'en fus assuré par une copie qui me tomba entre les mains[5]. J'y fis sur-le-champ une réponse[6], où je ne ménageai rien de tout ce [que] jusqu'alors j'avois couvert avec tant de

Éclat près d'arriver entre les ducs de la Rochefoucauld et moi, arrêté par le duc de Noailles.

chevalier de Luxembourg dont nous avons vu le mariage avec Mlle de Harlay (tome XXII, p. 95), naquit le 30 septembre 1716, épousa le duc d'Havré le 15 janvier 1736, et mourut le 18 avril 1764.

1. Jean-Just-Ferdinand-Joseph de Croÿ, né le 27 mai 1716, obtint le régiment d'infanterie de Berry en 1731, et devint brigadier en 1744 ; il épousa le 12 février 1742 Marie-Bethléem-Ferdinande Lanti, fille d'Alexandre Lanti, comte de Priego, dont il vient d'être question ; il quitta alors le service de France pour aller s'établir en Espagne et prit le nom de comte de Priego ; il devint maréchal de camp, gentilhomme de la chambre et chevalier de la Toison d'or, puis en 1755 lieutenant général et colonel du régiment des gardes wallonnes.

2. Le régiment de la Couronne : tome XIV, p. 36.

3. Avant *laissé*, Saint-Simon a répété *s'estoit*, par mégarde.

4. Il avait annoncé par avance cette nouvelle attaque dans le tome XXI, p. 256.

5. Deux exemplaires de ce mémoire existent encore dans le volume 65 des Papiers de Saint-Simon au Dépôt des affaires étrangères (aujourd'hui *France* 220). En marge de l'un deux est écrit : « Présenté au Roi par M. le duc de la Rocheguyon à Marly le samedi 12 août 1713. — Communiqué le lendemain à M. le duc de Saint-Simon par M. le Chancelier par ordre du Roi. — Répondu par un autre de M. le duc de Saint-Simon au mois de septembre suivant. »

6. Le mémoire de notre auteur se trouve aussi dans le même volume *France* 220. A la suite de cette réponse, il y a un second mémoire de Saint-Simon sur le même sujet. Voyez ci-après, p. 204, la fin de l'affaire.

peine, et où d'ailleurs je n'épargnai pas qui m'attaquoit[1].
Le duc de Noailles, que je voyois fort familièrement alors[2],
me surprit avec cette pièce entre les mains. Il fut effrayé
de son tissu ; il me conjura de ne pas la répandre, et d'attendre qu'il eût[3] parlé au duc de la Rocheguyon. Il revint
promptement m'assurer que M. de la Rocheguyon désa-
vouoit la pièce dont j'avois lieu de me plaindre, qu'il reti-
reroit tout ce qui en avoit paru, et qu'il la supprimeroit
de façon qu'on ne la verroit jamais, pourvu que je voulusse
bien aussi supprimer ma réponse. Je dis au duc de Noailles
que je ne cherchois point querelle dans cette affaire,
comme il n'y avoit que trop paru dans toute ma conduite,
mais qu'il ne falloit pas croire aussi que ce fût par manque
de moyens, de hauteur et de courage ; qu'il paroîtroit
quelques copies de ma réponse, comme il en avoit paru
du mémoire auquel elle répondoit, et que, si le mémoire
disparoissoit comme il m'en portoit parole, je ne[4] répan-
drois pas davantage de réponses, et prendrois pour bons
tous les compliments et les protestations dont il étoit
chargé ; sinon, que je ne m'entendois point aux subter-
fuges, et que, de bouche et par écrit, je ne ménagerois
rien, et tâcherois, en procédés et en choses, de faire dure-
ment repentir qui m'attaquoit lorsque j'avois le moins
lieu de m'y attendre. En effet, je parlai, et je distribuai
quelques exemplaires de ma réponse. Tout aussitôt, le mémoire désavoué disparut à Paris[5] et à la cour, où presque

1. Dans la première réponse insérée dans les *Mémoires* en 1711
(notre tome XXI, p. 194-210), il avait supprimé en effet tout ce qui
avait trait à l'escamotage d'enregistrement des lettres d'érection de la
Rochefoucauld, et s'était contenté de l'expliquer dans le courant des
Mémoires (p. 223-229).

2. A la suite des avances que celui-ci lui avait faites en 1711 (tome
XXII, p. 192, et 199 et suivantes).

3. Le manuscrit porte *eut* et non *eust*.

4. La négation *ne* est répétée deux fois, à la fin d'une ligne et au
commencement de la suivante.

5. Avant *Paris*, il a biffé un *la* et effacé aussi en interligne *cour et
à*, pour l'écrire de nouveau à la suite.

personne ne l'avoit vu. Le duc de Noailles, et après lui le duc de Villeroy[1], et le duc de la Rocheguyon ensuite, m'accablèrent de civilités et[2] de protestations, moi de réponses un peu froides, et il ne fut plus question[3] d'écrits. Cela ne laissa pas de faire du bruit, que le Roi voulut ignorer, qui même ne songea pas alors à décider cette question de préséance jugée par l'édit de 1711[4], mais que les cris de M. de la Rochefoucauld l'avoient forcé à lui accorder de se la faire rapporter de nouveau, et à la juger comme si elle n'eût pas été décidée.

Le Roi donna trois mille livres d'augmentation de pension à Saint-Hérem, gouverneur et capitaine de Fontainebleau, qui en avoit déjà une pareille, pour qu'il eût six mille livres de pension comme avoit son père[5]. En même temps il chargea la province de Normandie de douze mille [livres] d'appointements pour le gouvernement de Coutances[6], en faveur de Blouin, un de ses premiers valets de chambre[7], à qui il avoit donné le haras de Normandie qu'avoit Monseigneur. Il est vrai que, pour un valet qui avoit d'autres pensions, et, avec elles, la pécunieuse[8] intendance de Versailles et de Marly[9], c'étoit

3 000ʰ d'augmentation de pension à Saint-Hérem ; 12 000ʰ d'appointements à Blouin, sur la Normandie, pour le gouvernement de Coutances.

1. Beau-frère du duc de la Rocheguyon.

2. L'abréviation d'*et* surcharge un *d*.

3. Il y a *questions*, au pluriel, dans le manuscrit, sans doute par inadvertance.

4. Par l'article III : tome XXI, p. 460. Le manuscrit porte *1611*.

5. *Dangeau*, tome XIV, p. 484. Le brevet, du 25 septembre 1713, est dans le registre O¹ 57, fol. 167 v°.

6. Cette petite place, qui n'était plus fortifiée, avait cependant encore un gouverneur en titre, mais sans autres appointements que quelques petits profits. Saint-Simon écrit *Coustances*.

7. *Dangeau*, p. 478, 12 septembre 1713 : « Après la mort de Monseigneur, le Roi donna à Blouin le haras qu'il avoit en Normandie ; ce haras est auprès de Coutances. Blouin vient d'acheter le gouvernement de cette petite ville, et le Roi, qui est fort content de Blouin qui le sert à merveille, vient d'y attacher douze mille francs d'appointements qui seront payés par la province de Normandie. »

8. Adjectif déjà rencontré dans le tome XV, p. 74.

9. Tome VIII, p. 40.

peu que le double d'un seigneur fort mal dans ses affaires[1].

Le comte de la Motte étoit demeuré exilé depuis sa reddition de Gand[2]. Il fit tant agir auprès du Roi, qu'il eut permission de venir le saluer à Fontainebleau, et d'entrer même dans son cabinet, où il voulut entrer en quelque justification. Le Roi lui dit assez froidement qu'il la tenoit pour faite, et qu'il étoit content de lui[3]. Avec cela, il sortit du cabinet, et son affaire fut finie. Il parut après à la cour et dans le monde en liberté, mais sans aucune marque de bienveillance tant que le Roi vécut.

Je ferai mention ici d'une bagatelle pour montrer combien le Roi, qui avoit été élevé parmi les troubles, et qui y avoit pris quelques bonnes maximes de gouvernement, s'en départoit difficilement. Le petit gouvernement d'Alais[4], en Languedoc, vaqua ; il le donna à Baudouin[5], qu'il estimoit[6], et qui avoit été lieutenant-colonel du régiment de

Comte de la Motte rappelé ; voit le Roi dans son cabinet.

Sage politique du Roi sur les emplois dans les provinces. [Add. Ste S. 1112]

1. Saint-Simon fait allusion aux six mille livres de pension données à M. de Saint-Hérem, tandis que Blouin en recevait douze mille.

2. En 1709 : tome XVII, p. 2-4.

3. C'est le mercredi 20 septembre que M. de la Motte eut cette audience. Le récit de Dangeau est plus simple (p. 482) : « Le Roi fit entrer le comte de la Motte dans son cabinet ; il avoit toujours été fort mal avec lui depuis le siège de Lille, et son malheur avoit encore augmenté après la prise de Gand. Le Roi lui dit qu'il s'étoit informé plus particulièrement des reproches qu'on lui faisoit dans ces deux occasions-là, qu'il n'avoit pas tant de tort qu'il l'avoit cru d'abord, et qu'il lui feroit plaisir quand l'occasion s'en présenteroit. »

4. D'après les *Mémoires de Luynes* (tomes II, p. 85, et XI, p. 316), il rapportait de quinze à dix-sept mille livres.

5. Pierre Baudouin, d'abord soldat au régiment de Vendôme en 1673, y devint sous-lieutenant dès 1674 et capitaine en 1683, passa major en 1697, puis lieutenant-colonel en 1699, obtint le grade de brigadier en 1708 et quitta le service en 1713, ayant fait toute sa carrière dans le régiment de Vendôme, devenu alors Berry ; il ne mourut que le 16 novembre 1744. — Saint-Simon écrit *Baudoin*.

6. Il lui donna ce gouvernement en août 1713, en récompense de la soumission qu'il avoit montrée quand on avait nommé un colonel au régiment qu'il avait longtemps commandé comme lieutenant-colonel (*Dangeau,* tome XIV, p. 459).

Vendôme[1]. On peut juger que M. du Maine, gouverneur de Languedoc, y avoit influé, et pour un officier qui avoit été attaché à M. de Vendôme[2]. Peu de temps après, je ne sais comment il arriva que le Roi sut que Baudouin étoit de Languedoc ; aussitôt il lui fit dire de rendre le brevet de ce petit gouvernement, avec promesse d'avoir soin de lui en donner un autre[3], et donna le gouvernement d'Alais à d'Iverny, brigadier d'infanterie[4], qui n'étoit point de ce pays-là.

Naissance de l'infant don Ferdinand. [*Add. S*S. 1113*]

La reine d'Espagne accoucha pour la dernière fois d'un quatrième prince[5]. Il eut pour parrain et marraine[6] le roi et la reine de Sicile, ses aïeuls maternels[7], et fut nommé Ferdinand. Il est devenu prince des Asturies par la mort de tous les princes ses aînés ; il a épousé la fille du roi de Portugal et de la sœur des empereurs[8] Joseph et Charles[9],

1. Le régiment de Berry, qui était possédé par le duc de Vendôme et que le Roi avait donné après sa mort au duc de Berry.

2. Ceci est une supposition gratuite de Saint-Simon.

3. *Dangeau*, tome XV, p. 5.

4. François d'Iverny, d'abord lieutenant dans le régiment de Picardie, y eut une compagnie en 1677, passa au régiment de Flandre en 1684 et en devint lieutenant-colonel en 1693 ; il eut en 1707 le grade de brigadier, reçut le gouvernement d'Alais à la fin de 1713 et fut nommé commandant général dans les Cévennes en 1721 ; il passa maréchal de camp en 1722, lieutenant général en 1734, et mourut le 13 janvier 1740, sans avoir quitté le service.

5. Ferdinand, né le 23 septembre 1713, fut déclaré grand prieur de Castille et de Léon en 1716, devint prince des Asturies en 1724 par la mort de son frère aîné, succéda à son père comme roi d'Espagne sous le nom de Ferdinand VI le 9 juillet 1746, et mourut le 10 août 1759.

6. Il écrit *mareine*.

7. C'est-à-dire Victor-Amédée II, duc de Savoie, et sa femme Anne-Marie d'Orléans, fille de Monsieur et de Henriette d'Angleterre, née en 1669, mariée le 10 avril 1684, et qui mourut le 26 août 1728. Par le traité d'Utrecht, ils étaient devenus roi et reine de Sicile.

8. *Des* corrige *de l'*, et le signe du pluriel a été ajouté à *Empr*.

9. Ferdinand épousa le 20 janvier 1729, Marie-Madeleine-Joséphe-Thérèse-Barbe, infante de Portugal, fille du roi Jean V (tome VIII, p. 109) et de Marie-Anne-Josèphe d'Autriche (tome XIII, p. 34, note 2) elle mourut en 1758.

derniers de la maison d'Autriche, dont il n'a point d'enfants[1]. Il naquit à Madrid le 23 septembre de cette année[2], et y fut proclamé et juré, aux cortès de 1724, successeur de la monarchie des Espagnes[3].

Aubenton[4] et Fabroni[5] étoient cependant venus à bout de leur ténébreux ouvrage sans qu'aucun tiers eût su ce qui se faisoit par eux, sinon en gros qu'on travailloit à une constitution pour l'affaire de France. La pièce fut mise avec le même secret dans l'état de perfection que le P. Tellier l'avoit commandée[6]. Tout y brilloit, excepté la vérité ; l'art et l'audace y étoient sur le trône, et toutes les vues qu'on s'y étoit proposées s'y trouvèrent plus que parfaitement remplies. L'art s'y étoit épuisé ; l'audace y surpassoit celle de tous les siècles, puisqu'elle alla jusqu'à condamner en propres termes des textes exprès de saint Paul que tous les siècles depuis Jésus-Christ avoient respectés comme les oracles du Saint-Esprit même, sans en excepter aucun hérétique, qui se sont au moins contentés de détourner les passages de l'Écriture à des sens étrangers et forcés, mais qui n'ont jamais osé aller jusqu'à les rejeter, ni à les condamner[7]. C'est ce que cette

Constitution *Unigenitus* fabriquée et subitement publiée à Rome. Soulèvement général difficilement arrêté. [*Add. S^tS. 1114*]

1. Leur mariage fut en effet stérile.

2. On apprit la naissance à Versailles le 3 octobre (*Dangeau*, tome XV, p. 2. Mme de Maintenon écrivait le 8 à la princesse des Ursins (recueil Bossange, tome II, p. 441) : « Nous avons appris avec beaucoup de joie l'heureux accouchement de la reine ; mais j'ai un peu entré dans la peine que M. le prince des Asturies sentira de ne pouvoir accomplir son projet ; il y a lieu d'espérer que la reine voudra bien donner quelque fille. »

3. Son frère étant mort le 31 août 1724, les Cortès réunis le proclamèrent héritier de la couronne le 25 novembre suivant.

4. Pour tout ce qui va suivre relativement à la constitution *Unigenitus*, le manuscrit autographe de Saint-Simon ne porte que très peu de corrections, ce qui semble indiquer la copie d'une rédaction antérieure.

5. Tome XIII, p. 248, note 1.

6. Tels sont bien le texte et l'orthographe du manuscrit.

7. Il a déjà été expliqué dans le précédent volume p. 392, note 5,

constitution eut au-dessus d'eux, et ce qu'elle y eut de commun, fut le mépris et la condamnation expresse de saint Augustin et des autres Pères, dont la doctrine a toujours été adoptée par les Papes, par les conciles généraux, par toute l'Église comme la sienne propre. L'inconvénient étoit un peu fort, mais tout à fait indispensable pour le but auquel on tendoit. Les deux auteurs de la pièce le sentirent : ils[1] n'espérèrent pas de la faire passer aux cardinaux, qu'une nouveauté si étonnante révolteroit, ni en particulier au cardinal de la Trémoïlle sur les maximes ultramontaines, absolument nécessaires pour gagner Rome par un intérêt si cher. Aubenton avoit fourni l'adresse ; ce fut à Fabroni à se charger de l'impudence. Ils enfermèrent des imprimeurs, tirèrent ce qu'ils voulurent d'exemplaires, gardèrent les planches et les imprimeurs tant que le secret leur fut important; puis, ils allèrent trouver le Pape, auquel ils en firent une rapide lecture. Elle ne put l'être assez pour que Clément ne fût pas frappé de la condamnation des textes[2] formels de saint Paul, de saint Augustin, des autres Pères. Il se récria. Fabroni insista pour achever la lecture qu'Aubenton en faisoit modestement. Le Pape voulut garder la pièce pour la relire à son aise, et y faire ses corrections. Fabroni le traita comme autrefois[3] : il étourdit le Pape et le malmena. Clément crut au

qu'il était impossible d'entrer dans le commentaire approfondi et la discussion des affirmations de Saint-Simon à propos des affaires de la constitution *Unigenitus*,. On a renvoyé alors aux principaux ouvrages à consulter à ce sujet, auxquels on peut ajouter le *Journal de l'abbé Dorsanne,* grand vicaire du cardinal de Noailles, publié à Rome en 1753, un intéressant *Journal de Guillaume de Lamoignon, avocat général au Parlement,* que M. H. Courteault a inséré dans l'*Annuaire-Bulletin de la Société de l'histoire de France,* année 1910, et divers documents provenant de Dongois, greffier en chef du Parlement, dans le registre U 355, aux Archives nationales.

1. Il y a *il,* par mégarde, dans le manuscrit.
2. La première lettre de ce mot surcharge une autre lettre.
3. Tome XXIII, p. 395.

moins s'en tirer de biais en représentant à Fabroni le
danger d'exposer à l'examen des cardinaux une censure
expresse des termes formels de saint Paul, dont il n'y
avoit point d'exemple dans l'Église, et même de saint
Augustin dans une matière où elle avoit adopté sa doctrine pour sienne ; mais cela n'arrêta point Fabroni, qui
lui répondit qu'il seroit plaisant de donner son ouvrage à
des reviseurs et qu'il ne se laisseroit point mettre sur la
sellette¹, ni le Pape, sous le nom duquel l'ouvrage étoit
fait, et qui le prononçoit y parlant et y décidant lui-même.
Clément dit qu'il étoit engagé de parole au cardinal de la
Trémoïlle en particulier, de ne rien donner là-dessus que
de concert avec lui, et qu'il avoit solennellement promis
au sacré collège que la pièce ne verroit pas le jour qu'ils
ne l'eussent examinée par petites congrégations les uns
avec les autres, et que conformément à l'avis du plus
grand nombre d'entre eux. Fabroni s'emporta de colère,
traita le Pape de foible et qu'il se rendoit un petit garçon²,
lui soutint la Constitution belle et bonne, toute telle qu'il
la falloit, et que, si il avoit fait la sottise de donner cette
parole, il ne falloit pas la combler en la tenant ; laisse le
Pape éperdu, sort, et, de ce pas, l'envoie afficher par tous
les lieux publics où on a coutume d'afficher et de publier
les bulles et les constitutions nouvellement faites à Rome³.
Ce coup fit un grand bruit parmi les cardinaux, qui se
virent joués et moqués par un manquement de parole⁴ si
complet et si peu attendu. Ils s'assemblèrent⁵ par troupes

1. « On dit figurément d'un homme à qui l'on a fait plusieurs questions pour l'obliger à déclarer quelque chose de secret, *qu'on l'a tenu
longtemps sur la sellette* » (*Académie*, 1718).— Saint-Simon écrit *sélétte*.
2. Locution déjà rencontrée dans le tome XXI, p. 379.
3. La bulle, datée du 8 septembre, fut affichée dès le 10 dans Rome
(*Journal de Barbier*, édition Charpentier, tome VIII, p. 368). La *Gazette d'Amsterdam* en donna une traduction française dans l'Extraordinaire XIX de 1714.
4. *Parole* corrige *fo*[*y*], effacé du doigt.
5. Le *b* de ce mot corrige un *p*.

les uns chez les autres, et leurs plaintes les plus fortes y
furent promptement résolues. Les chefs d'ordres[1], et les
plus considérables d'entre les autres allèrent par huit,
par dix, par six, trouver le Pape, à qui ils témoignèrent
l'étonnement d'un manquement de parole aussi éclatant,
et d'une parole si solennellement sortie de sa bouche, et
leur scandale de voir émaner une constitution doctrinale
et de jugement en première instance dans Rome, sans
avoir été consultés, comme l'exige[2] leur droit, leur pourpre, leur qualité d'assesseurs et de conseillers nécessaires,
sur des matières de cette importance et de cette qualité. Le
Pape confus ne sut que leur répondre. Il protesta que la publication s'étoit faite à son insu et les paya de compliments,
d'excuses, et de larmes qu'il avoit fort à commandement.
Cela n'apaisa point le bruit. Les cardinaux prétendirent
revenir à l'examen, et à soutenir leur dignité violée.
Casoni[3], Davia[4], quelques autres de la première considération pour leur savoir, ou pour les affaires qu'ils avoient
maniées, trouvèrent la substance de la chose plus intolé-
rable encore que le procédé. Ils[5] allèrent représenter au
Pape que sa constitution renversoit la doctrine de l'Église
reçue de tous les siècles, celle de saint Augustin et d'autres Pères adoptée pour telle par les conciles généraux et
par tous les Papes jusqu'à lui ; que jamais les hérétiques
même n'avoient osé attenter à condamner expressément
des textes formels de l'Écriture, et qu'il étoit le premier
qui, depuis Jésus-Christ, eût ébranlé les fondements les
plus incontestables de la religion, en condamnant des
propositions mot pour mot de saint Paul. Que fût devenue la Constitution en France, et les projets si avancés du

1. C'est-à-dire le plus ancien de chacun des trois ordres cardina-
lices : évêques, prêtres, diacres.
2. La seconde lettre du mot *exige* surcharge un *g*.
3. Laurent Casoni : tome XIII, p. 247.
4. Jean-Antoine Davia : tome IV, p. 180.
5. Encore *il*, au singulier, dans le manuscrit.

P. Tellier, si elle eût avorté dans Rome presque avant que de naître ? Aussi fut-ce le chef-d'œuvre de l'art, de l'argent, des souplesses des jésuites et des leurs, de parer un coup si funeste. Le cardinal Albane[1] et les créatures du Pape les plus attachées à lui s'employèrent par[2] degrés pour des tempéraments qu'en effet ils ne vouloient pas admettre, mais en leurrer, pour émousser le premier feu ; et, pour ne nous pas trop arrêter à Rome, le grand intérêt des cardinaux de ne pas se désunir du Pape, celui de son infaillibilité qui rejaillit si utilement sur eux, celui des maximes ultramontaines les plus fortes, et les plus habilement insérées dans la Constitution, apaisèrent enfin les ignorants et les politiques, qui eux-mêmes devinrent un frein à ceux qui, dans le sacré collège, dans la prélature, et dans les emplois réguliers, saisis par leur lumière et guidés par leur conscience, voulurent s'opposer à la Constitution, et demeurèrent enfin réduits à la détester presque en silence.

Le même jour qu'elle fut affichée dans Rome, elle fut envoyée au P. Tellier par un courrier secret qui prévint de peu de jours celui qui l'apporta au Nonce, qui la reçut à Fontainebleau le lundi 2 octobre[3], et la présenta au Roi le lendemain matin dans son cabinet, en audience particulière. Il fit au Roi un beau discours en italien, auquel le Roi, qui l'entendoit, et que le P. Tellier avoit eu le temps de préparer, répondit en françois le plus favorablement du monde[4]. On remarqua qu'il y avoit une grande promenade ordonnée autour du canal pour[5] l'après-dînée, et qu'il n'y en eut point, parce que le Roi travailla sur

---

1. Annibal, cardinal Albani : tome XVII, p. 215, note 1.
2. Après *par*, il y a un *de* inutile dans le manuscrit.
3. *Dangeau,* tome XV, p. 2, lundi 2 octobre : « M. le Nonce reçut le soir la bulle du Pape : il la portera demain matin au Roi. On en avoit eu la copie par un courrier qu'avoit envoyé le cardinal de la Trémoïlle. »
4. *Ibidem,* mardi 3 octobre.
5. L'abréviation *pr* surcharge une *l*.

cette affaire, seul avec Voysin, jusqu'à six heures du soir[1]. Le P. Tellier, pour sonder les esprits, avoit lâché quelques exemplaires de la Constitution avant que le Nonce la portât au Roi. Il avoit mandé le premier président et le parquet, qui, dès le 1er octobre, alarmés des maximes ultramontaines dont la Constitution étoit remplie, vinrent présenter un mémoire au Roi[2]. Elle eut en France le même sort qu'elle avoit essuyé à Rome : le cri fut universel. Le cardinal de Rohan déclara qu'elle ne pouvoit être reçue, et Bissy même protesta contre elle; les uns, indignés de sa naissance des plus épaisses ténèbres, les autres de la proposition touchant l'excommunication qui rendoit le Pape maître obliquement de toutes les couronnes; les uns, choqués de la condamnation de la doctrine et des passages de saint Augustin et des autres Pères; tous effrayés de celle[3] des paroles même de saint Paul ; il n'y eut pas deux avis dans les premiers huit jours. Le cardinal de la Trémoïlle, à qui le Pape avoit en particulier manqué de parole comme il en avoit manqué à tout le sacré collége, et sur lequel ses plaintes avoient eu aussi peu d'effet[4], envoya un courrier exprès pour se justifier d'avoir laissé publier une constitution si directement contraire aux maximes du Royaume, qu'elle attaquoit de

1. Dangeau dit bien que la promenade fut contremandée et que le Roi travailla avec Voysin toute l'après-midi, mais il ne dit pas que ce fût au sujet de la Constitution. Cette affaire regardait soit le chancelier de Pontchartrain, soit Torcy, secrétaire d'État des affaires étrangères, et non pas Voysin, qui n'était chargé que de la guerre. Il est plus probable que Louis XIV s'occupa avec lui des opérations militaires. Saint-Simon a cru sans doute que Voysin était déjà chancelier ; nous ne verrons que ci-après, p. 305, la retraite du chancelier de Pontchartrain, dans le courant de juillet 1714.

2. D'après Dangeau (tome XV, p. 1), ce furent seulement les gens du Roi qui présentèrent le mémoire : il n'est pas question du premier président. Ce mémoire n'a pas été inséré dans les *Œuvres* de Daguesseau.

3. Il y a *celles,* au pluriel, par inadvertance, dans le manuscrit.

4. Tout ce qui précède depuis *et sur lequel,* a été ajouté en interligne.

front[1], et souleva tous les ministres, excepté le duc de Beauvillier. La cour, la ville et les provinces, à mesure que la Constitution y fut connue, se soulevèrent également. Le P. Tellier tint ferme[2], fronça le sourcil sur Bissy, comme sur un homme dans sa dépendance qui ne tenoit pas encore son chapeau, et à qui, en disant un mot, et ici et à Rome, il pouvoit le faire manquer ; il parla ferme à Rohan, et lui fit entendre le péril qu'il couroit à ne pas tenir les promesses qui lui avoient valu la charge de grand aumônier[3], et il n'oublia rien pour se rendre maître de tout ce qu'il put d'évêques, et pour intimider ceux qui étoient déjà siens, qu'aucun[4] ne lui pût échapper.

Il falloit recevoir la Constitution, et la manière de le faire étoit embarrassante par la contradiction qu'elle rencontroit dès son premier abord. Le Tellier, qui me cultivoit toujours, m'avoit parlé souvent de cette affaire avant et depuis qu'elle fût[5] portée à Rome, et moi, qui évitois ces conversations, mais qui ne pouvois lui fermer ma porte, surtout à Fontainebleau, où il étoit toujours à demeure, je lui répondois si franchement et si fort selon la vérité et ma pensée, que Mme de Saint-Simon m'en reprenoit souvent, et me disoit que je me ferois chasser et peut-être mettre à la Bastille. La Constitution venue, le P. Tellier me demanda un rendez-vous pour raisonner avec moi. Je crus que c'étoit pour me la montrer, car

1. On trouvera ci-après aux Additions et Corrections, divers extraits de la correspondance du cardinal de la Trémoïlle relative à la promulgation de la constitution *Unigenitus,* et on verra qu'il ne s'y trouve rien qui puisse justifier les assertions de Saint-Simon.

2. Sur tout le rôle du P. le Tellier en ces circonstances, il faut voir le livre souvent cité du P. Bliard, *le P. Letellier et les Mémoires de Saint-Simon.* Un couplet très gaulois de Madame la Duchesse, que Fr. Ravaisson a inséré dans le tome XII, des *Archives de la Bastille,* p. 5, note, peut donner une idée de ce qu'en pensait la cour en général.

3. Tome XXIII, p. 396 et suivantes. — 4. De telle façon qu'aucun.

5. Il y a bien *fûst,* au subjonctif, dans le manuscrit.

presque personne encore ne l'avoit vue, et le Nonce ne l'avoit pas encore portée au Roi[1]. Quand nous fûmes tête à tête, je lui demandai à la voir. Il me dit qu'il n'en avoit qu'un exemplaire sur lequel on travailloit, mais qu'il me la donneroit au premier jour, et qu'il pouvoit m'assurer qu'elle étoit bien et bonne, et telle que j'en serois content ; que ce qui[2] l'avoit engagé à me demander cette conversation, c'étoit pour me consulter sur la manière de la faire recevoir. Je me mis à rire de ce qu'il vouloit me demander ce qu'il savoit bien mieux que moi, et peut-être ce que déjà il avoit résolu. Il se répandit en discours, partie de[3] compliments, partie de la difficulté de la chose, sur un premier effarouchement qui commençoit à bour-donner. Il me pressa tellement, que je lui dis qu'il me paroissoit qu'il avoit sa leçon toute tracée dans la manière dont le Roi avoit fait recevoir la condamnation de Mon-sieur de Cambray[4], qui étoit parfaitement juridique, sans embarras, et selon toutes les formes les plus ecclésias-tiques. Je n'eus pas lâché la parole, que, d'un air de confiance et d'ingénuité dont je ne reviens pas encore, il me dit en propres termes qu'il ne se joueroit pas à cela, et que cette forme étoit trop dangereuse ; qu'il se garderoit bien de livrer la Constitution[5] aux assemblées provin-ciales de chaque métropolitain, au génie de chaque évêque du Royaume, et à des gens qui ne seroient pas dans Paris sous ses yeux. Je sentis incontinent la violence qu'il vou-loit exercer, qui m'anima à disputer contre, et à lui représenter l'irrégularité d'une réception faite par des évêques qui, au hasard, se trouveroient à Paris. « Au hasard ! reprit le confesseur, je ne veux point me fier

1. La conversation qui va être racontée se passa donc peu avant le 3 octobre.
2. Ce *qui* corrige l'abréviation de *que*.
3. Le mot *de* a été ajouté en interligne.
4. En 1699 : tome VI, p. 155-157.
5. Écrit *constution*, par inadvertance.

au hasard ; je prétends mander des provinces les évêques qui me conviendront, empêcher de venir ceux que je croirai difficiles à conduire, et, comme je ne puis pas empêcher ceux qui sont à Paris d'être de l'assemblée qu'il y faut faire pour recevoir, et qu'il peut y en avoir de dyscoles[1], j'y fourrerai les évêques *in partibus*, et ceux mêmes qui sont nommés et qui n'ont pas encore leurs[2] bulles, pour être par eux plus fort en voix, et les opposer à quiconque voudra raisonner. » Je frémis à ce langage, et je lui répondis que cela s'appeloit jardiner[3] et choisir. « Vraiment, répliqua-t-il avec feu, c'est bien aussi ce que je veux faire, et ne m'abandonner pas aux députations. — Mais, lui dis-je, quel pouvoir auront des évêques fortuitement à Paris, ou qui y seront mandés, d'accepter pour leurs comprovinciaux, destitués de procurations d'eux ? — J'en conviens, me répondit le confesseur ; mais, de deux inconvénients, il faut éviter le pire ; or, le pire est de se livrer au hasard et de ne pas se bien assurer. Pourvu qu'ils acceptent dans l'assemblée, je ne m'embarrasse pas du reste, et, avec ce chausse-pied, nous verrons qui osera résister au Pape et au Roi. Les défauts[4] se suppléeront par l'autorité, et la bulle sera reçue, comme que ce soit ; voilà ce qu'il faut. » Nous disputâmes et discourûmes encore quelque temps sur ces évêques *in partibus*, et ces autres nommés et encore sans bulles, moins de ma part pour le persuader que pour le faire parler, et j'admirois

1. Au sens de dissident ; mot déjà relevé dans le tome XX, p. 281.

2. *Leur* au singulier dans le manuscrit.

3. Terme de la langue forestière, qui signifie faire un choix et un triage parmi les arbres qu'on veut abattre. Saint-Simon a bien indiqué ce sens dans le court récit de la présente entrevue qu'il avait inséré dans la notice du P. le Tellier (*Écrits inédits*, tome II, p. 478) ; voyez aussi la suite des *Mémoires*, tome XVII de 1873, p. 19.

4. « *Défaut* signifie, en termes de pratique, manquement à l'assignation donnée » (*Académie*, 1718). Ici c'est peut-être plutôt le sens de « les absents », ou celui de « ce qui sera défectueux dans l'acceptation ».

en moi-même également ce fonds de supercherie, d'adresse, de violence, de renversement de toute règle, et cette incroyable facilité de me le montrer à découvert. C'est une franchise que je n'ai jamais pu comprendre d'un homme si faux, si artificieux, si profond, encore moins à quoi il la pouvoit croire utile. Je le quittai épouvanté de lui, et des suites que je prévoyois.

Nous prîmes un autre rendez-vous pour parler de la bulle même après qu'il m'en auroit donné un exemplaire. Nous nous revîmes très-peu de jours avant le départ de Fontainebleau[1]. Je le trouvai radieux. Il avoit rangé Bissy et le cardinal de Rohan à ses volontés, et reçu apparemment de bonnes nouvelles de ses batteries de Paris. Je ne cherchois pas à gagner à la raison et à la vérité un homme que je voyois faire si peu de cas de l'une et de l'autre, et engagé si avant à les opprimer; mais je n'osois rompre avec un homme si dangereux, qui me ménageoit jusqu'à une folle confiance. Je lui dis donc qu'encore que j'eusse fort ouï parler sur la doctrine de la Constitution, que je fusse choqué comme tout le monde de cette foule de propositions condamnées, et avec une généralité d'injures atroces et sans nombre qui, en tombant sur toutes, ne tomboient pourtant en particulier sur aucune, encore que je fusse effrayé de censures directes sur des textes formels de saint Paul, et peu édifié d'une constitution de doctrine qui s'enveloppoit dans l'obscurité au lieu de porter dans l'esprit une clarté, une netteté, une précision instructive, j'étois trop ignorant pour me jeter avec lui dans des disputes théologiques, mais que, pour ce qui regardoit les prétentions romaines, et en particulier la proposition touchant[2] l'excommunication, j'avois la présomption de me croire bastant[3] pour lui dire que ces

1. La cour quitta Fontainebleau le 11 octobre, comme Saint-Simon va le dire, ci-après, p. 111.
2. La première lettre de *touchant* corrige un *d*.
3. Suffisant : tome II, p. 158.

endroits de la Constitution étoient insoutenables, et ne se pouvoient jamais recevoir. Il me dit que nous reviendrions là-dessus, et, tout de suite, il enfila assez longuement ce qui lui plut sur la doctrine : sur quoi je le contredis peu, parce que j'en sentois la plus qu'inutilité. Cette matière consomma presque tout le temps de notre conférence. Revenus à l'excommunication, il se mit à battre la campagne, convint que ses réponses n'étoient pas bien solides, mais ajouta qu'il me demandoit une audience chez moi à Versailles le vendredi après le premier vendredi que le Roi y seroit arrivé, parce que lui n'iroit pas sortant de Fontainebleau[1], et qu'il se promettoit dans cette conversation me[2] convaincre que la censure dont je me plaignois n'attaquoit en rien les droits du Roi ni de sa couronne. Il me conta, toujours avec cette naïveté dont à peine je pus croire mes oreilles, le nombre d'évêques qu'il avoit mandés des provinces, à quoi sans doute il s'étoit pris avant de m'en avoir parlé pour la première fois, pour les[3] avoir à temps, et d'autres mesures générales, avec un épanouissement singulier. Nous nous séparâmes de la sorte pour nous revoir chez moi au jour dont [nous] venions de convenir.

Le mercredi 11 octobre, le Roi tint conseil d'État à l'ordinaire et dîna ensuite, puis alla coucher à Petit-Bourg chez d'Antin, et le lendemain à Versailles[4].

L'intelligence de ce qui suit et de ce qui m'arriva demande celle de mon logement à Versailles[5]. Il donnoit d'un côté et de plain pied dans la galerie de l'aile neuve qui

Retour
par
Petit-Bourg
de
Fontainebleau
à Versailles.

1. C'est-à-dire, que, au retour de Fontainebleau, où il voyait le Roi constamment, lui P. le Tellier n'irait pas à Versailles le premier vendredi après le retour du Roi, pour le conseil de conscience hebdomadaire qui se tenait ce jour-là.

2. Il n'y a pas *de* avant *me* dans le manuscrit.

3. Les mots *p*r *les* surchargent *avec* ou *avoir.*

4. *Dangeau,* tome XV, p. 6 et 7.

5. Voyez ci-après, Appendice, n° I, où l'on trouvera une notice détaillée sur cet appartement.

est de plain pied à la tribune de la chapelle[1], appuyé de l'autre côté à un degré, et tenoit la moitié du large corridor qui est vis-à-vis du grand escalier qui communique la galerie basse[2] avec la haute[3] ; un demi-double[4] d'abord sur ce corridor, qui en tiroit le jour pour des commodités et des sorties ; une antichambre à deux croisées qui distribuoit à droit et à gauche, où, de chaque côté, il y avoit une chambre à deux croisées, et un cabinet après, à une croisée, et toutes ces cinq pièces à cheminée[5] ainsi que la première antichambre obscure. Tout ce demi-double obscur étoit coupé d'entre-sols, sous lesquels chaque cabinet avoit un arrière-cabinet. Cet arrière-cabinet, moins haut que le cabinet, n'avoit de jour que par le cabinet même. Tout étoit boisé, et ces arrière-cabinets avoient une porte et des fenêtres qui, étant fermées, ne paroissoient point du tout, et laissoient croire qu'il n'y avoit rien derrière. J'avois dans mon arrière-cabinet un bureau, des sièges, des livres et tout ce qu'il me falloit ; les gens fort familiers qui connoissoient cela l'appeloient ma boutique, et en effet cela n'y ressembloit pas mal.

Le P. Tellier ne manqua pas au rendez-vous qu'il m'avoit demandé. Je lui dis qu'il avoit mal pris son temps, parce que M. le duc et Mme la duchesse de Berry avoient demandé une collation à Mme de Saint-Simon, qu'ils

1. Cette aile neuve, appelée maintenant aile du Nord et donnant sur les jardins, s'étend entre le vestibule de la chapelle et la salle de théâtre.

2. Cet emploi de *communiquer* au sens actif n'était pas donné par le *Dictionnaire de l'Académie* de 1718.

3. Cet escalier aboutissait au milieu de cette galerie et était établi dans le corps de bâtiment qui sépare les deux cours intérieures.

4. On appelle le double d'un corps de logis les pièces qui, étant situées sur le côté opposé à la façade, sont disposées symétriquement à celles du devant ; un demi-double veut donc dire une série de pièces symétriques à celles du devant, mais n'occupant que la moitié de l'espace resté libre dans la partie de derrière du corps de logis, l'autre moitié, le long des fenêtres, étant utilisée pour un corridor.

5. Le commencement de *cheminée* surcharge *fe[u]*, effacé du doigt.

alloient arriver, qu'ils étoient tout propres à se promener dans tout l'appartement, et que je ne pouvois être le maître de ma chambre ni de mon cabinet. Le P. Tellier parut fort peiné du contre temps, et il insista si fort à trouver quelque réduit inaccessible à la compagnie pour ne pas[1] remettre notre conférence à son retour à la huitaine, que, pressé par lui à l'excès, je lui dis que je ne savois qu'un seul expédient, qui étoit qu'il renvoyât son Frère Vatbled[2], pour que ce qui alloit arriver ne le trouvât pas dans l'antichambre ; que lui et moi nous enfermassions dans ma boutique, que je lui montrai ; que nous y eussions des bougies, pour ne point dépendre du jour du cabinet, et qu'alors nous serions en sûreté contre les promenades, quittes pour nous taire, si nous entendions venir dans mon cabinet, jusqu'à ce qu'on en fût sorti. Il trouva l'expédient admirable, renvoya son compagnon, et nous nous enfermâmes vis-à-vis l'un de l'autre, mon bureau entre deux, avec deux bougies allumées dessus. Là il se mit à me paraphraser les excellences de la constitution *Unigenitus*, dont il avoit apporté un exemplaire qu'il mit sur la table. Je l'interrompis pour venir à la proposition de l'excommunication. Nous la discutâmes avec beaucoup de politesse, mais avec fort peu d'accord. Tout le monde sait que la proposition censurée est ; *qu'une excommunication injuste ne doit point empêcher de faire*[3]

en un marge : qui me jette en un *sproposito* * énorme.

1. Le manuscrit porte, *pa*, par mégarde, et plus loin *exéz*.

2. Le Frère Louis Vatbled ou Vatbleq (Saint-Simon écrit *Vatblé*) fut le compagnon ou *socius* (obligatoire d'après les règles de l'ordre des jésuites) des divers confesseurs du Roi pendant quarante-cinq ans ; on pourrait dire leur surveillant. On l'avait adjoint au P. de la Chaise ; il continua avec le P. le Tellier, et, sous Louis XV, on le conserva auprès du P. de Linières. Il mourut le 12 avril 1735, et fut enterré dans l'église Saint-Paul-Saint-Louis (Guilhermy, *Incriptions du diocèse de Paris,* tome I, p. 518 et 526).

3. Les mots *de faire,* oubliés, ont été ajoutés en interligne.

* Nous avons déjà rencontré ce terme italien dans le tome XVI, p. 219.

son devoir[1] ; par conséquent qu'il résulte de sa censure *qu'une excommunication injuste doit empêcher de faire son devoir*. L'énormité de cette dernière frappe encore plus fortement que ne fait la simple vérité de la proposition censurée. C'en est une ombre qui la fait mieux sortir. Les suites et les conséquences affreuses de la censure sautent aux yeux. Je ne prétends pas rapporter notre dispute. Elle fut vive et longue. Pour l'abréger, je lui fis remarquer que, dans la situation présente des choses, où, quand on raisonne, on doit tout prévoir, surtout les cas les plus naturels, conséquemment les plus possibles, le Roi pouvoit mourir et le Dauphin aussi, qui, tous les deux, se trouvoient aux deux extrémités opposées de l'âge ; que, si ce double malheur arrivoit, la couronne, par droit de naissance, appartiendroit au roi d'Espagne et à sa branche ; que, par le droit que les renonciations venoient d'établir, elle appartiendroit à M. le duc de Berry et à sa branche, et, à son défaut, à M. le duc d'Orléans et à la sienne ; que, si les deux frères se la vouloient disputer, ils auroient chacun des forces, des alliés, et en France des partisans ; qu'alors le Pape auroit beau jeu, si sa Constitution étoit crue et reçue sans restriction, de donner la couronne à celui des deux contendants[2] qu'il lui plairoit, en excommuniant l'autre, puisque, moyennant sa censure reçue et crue, quelque juste que pût être le droit de l'excommunié, quelque devoir qu'il y eût à soutenir son parti, il faudroit l'abandonner et passer de l'autre côté, puisqu'il seroit établi, et qu'on seroit persuadé, qu'une excommunication injuste doit empêcher de faire son devoir ; et dès là, d'une façon ou d'une autre, voilà le Pape maître de toutes les couronnes de sa communion,

1. C'est la quatre-vingt-onzième des propositions censurées. Le texte complet est : *Excommunicationis injustæ metus nunquam debet nos impedire ab implendo debito nostro.*

2. « *Contendant*, concurrent, compétiteur, qui dispute quelque chose à un autre » (*Académie*, 1718).

de les ôter à qui doit les porter, à qui les porte même,
et de les donner à quiconque il lui plaira, comme tant de
papes depuis Grégoire VII ont osé le prétendre, et, tant
qu'ils se[1] sont crus en force, de l'attenter. L'argument étoit
également simple, présent, naturel et pressant; il s'offroit
de soi-même. Aussi le confesseur en fut-il étourdi ; le
rouge lui monta; il battit la campagne; moi, de le presser.
Il reprit ses esprits peu à peu, et avec un sourire de satisfaction de la solution péremptoire qu'il m'alloit donner :
« Vous n'y êtes pas, me dit-il. Tenez, d'un seul mot je
vais faire tomber tout votre raisonnement ; écoutez-moi.
Si, dans le cas que vous proposez, et qui malheureusement n'est que trop susceptible d'arriver, le Pape s'avisoit
de prendre parti pour l'un des deux contendants, et
d'excommunier l'autre et ceux qui l'assisteroient, alors
cette excommunication ne seroit pas dans le cas de la censure que le Pape fait dans sa bulle ; elle ne seroit pas
injuste seulement; mais elle seroit fausse[2]. Voyez bien,
Monsieur[3], cette différence, et sentez-la ; car le Pape ne
peut avoir aucune raison d'excommunier aucun des deux
partis, ni des deux contendants. Or, cela étant comme
cela est vrai, son excommunication seroit fausse. Jamais
il n'a été décidé qu'une[4] excommunication fausse puisse
ni doive empêcher de faire son devoir ; par conséquent
cette excommunication porteroit à faux, et ne porteroit
aucun avantage à l'un ni aucun préjudice à l'autre, qui
agiroit tout comme s'il n'y avoit point d'excommunication. »
— « Voilà, mon Père, qui est admirable, lui répondis-je.
La distinction est subtile et habile, j'en conviens, et
j'avoue encore que je ne m'y attendois pas ; mais quelques

1. Le pronom *se* a été ajouté en interligne, et il y a bien une virgule après *force* dans le manuscrit.
2. Au sens de porter à faux, comme il va le dire quelques lignes
plus loin.
3. M^r corrige m^r.
4. L'abréviation de *que* est répétée deux fois, à la fin d'une ligne et
au commencement de la suivante.

petites objections encore, je vous supplie. Les ultramontains conviendroient-ils de la nullité de l'excommunication ? N'est-elle pas nulle dès qu'elle est injuste ? car qui peut enjoindre de commettre l'injustice, et l'enjoindre sous peine d'excommunication ? Si le Pape a le pouvoir d'excommunier injustement, et de faire obéir à son excommunication, qui est-ce qui a limité un pouvoir aussi illimité, et pourquoi son excommunication nulle ne sera-t-elle pas respectée et obéie autant que son excommunication injuste ? Enfin, quand, par la réception des évêques, des parlements, de tout le Royaume, et qu'en conséquence, par la chaire, les confessions et les instructions, il sera bien établi et inculqué à toutes sortes de personnes que l'excommunication injuste doit empêcher de faire son devoir, qu'ensuite le cas proposé arrivera en France, et qu'en conséquence le Pape excommuniera l'un des contendants et ceux qui soutiendront son parti, pensez-vous qu'alors il fût facile de faire comprendre votre subtile distinction entre l'excommunication injuste et l'excommunication fausse aux peuples, aux soldats, aux officiers, aux bourgeois, aux seigneurs, aux femmes, au gros du monde, de leur en prouver la différence, d'appliquer cette différence à l'excommunication fulminée, de les en bien convaincre, et tout cela dans le moment qu'il seroit question d'agir et de prendre les armes ? Voilà, mon Père, de grands inconvénients, et je n'en vois[1] aucun à ne pas recevoir la censure dont il s'agit, entre nous, dans la bulle, que[2] celui de ne pas laisser prendre au Pape ce nouveau titre qu'il se donne à lui-même de pouvoir déposer les rois, dispenser leurs sujets du serment de fidélité, et de disposer de leurs couronnes, contre les paroles formelles de Jésus-Christ et de toute l'Écriture. »

Cette courte exposition transporta le jésuite, parce qu'elle

1. Écrit *voy*, dans le manuscrit.
2. Aucun inconvénient autre que celui.

mettoit le doigt sur la lettre malgré ses cavillations[1] et ses adresses. Il évita toujours de me rien dire de personnel ; mais il rageoit, et plus il se contenoit à mon égard, moins il le put sur la matière, et, comme pour se dédommager de sa modération à mon égard, plus il s'emporta et se lâcha sur la manière de forcer tout le royaume à recevoir la bulle sans en modifier la moindre chose. Dans cette fougue, où, n'étant plus maître de soi, il s'échappa à bien des choses dont je suis certain qu'il auroit après racheté très chèrement le silence, il me dit tant de choses sur le fond, et sur la violence pour faire recevoir, si énormes, si atroces, si effroyables, et avec une passion si extrême, que j'en tombai en véritable syncope[2]. Je le voyois bec à bec[3] entre deux bougies, n'y ayant du tout que la largeur de la table entre deux. J'ai décrit ailleurs son horrible physionomie[4]. Éperdu tout à coup par l'ouïe et par la vue, je fus saisi, tandis qu'il parloit, de ce que c'étoit qu'un jésuite, qui, par son néant personnel et avoué, ne pouvoit rien espérer pour sa famille, ni, par son état et par ses vœux, pour soi-même, pas même une pomme ni un coup de vin plus que tous les autres ; qui par son âge touchoit au moment de rendre compte à Dieu, et qui, de propos délibéré et amené avec grand artifice, alloit mettre l'État et la religion dans la plus terrible combustion, et ouvrir la persécution la plus affreuse pour des questions qui ne lui faisoient rien, et qui ne touchoient que l'honneur de leur école de Molina. Ses profondeurs, les violences qu'il me montra, tout cela ensemble me jeta en un tel extase[5], que tout à coup je me pris à lui dire en l'interrompant : « Mon Père, quel âge avez-vous ? » Son extrême surprise,

1. Mot déjà rencontré dans le tome XXIII, p. 292.
2. Il écrit *sincope*.
3. « On dit *causer bec à bec* pour dire causer tête à tête » (*Académie*, 1718). Ici c'est plutôt notre expression moderne *nez à nez*.
4 Tome XVII, p. 60.
5. Saint-Simon fait *extase* du masculin, contrairement à *l'Académie* et aux autres lexiques contemporains.

car je le regardois de tous mes yeux, qui la virent se peindre sur son visage, rappela mes sens, et sa réponse acheva de me faire revenir à moi-même. « Hé ! pourquoi, me dit-il en souriant, me demandez-vous cela ? » L'effort que je me fis pour sortir d'un *sproposito*[1] si unique, et dont je sentis toute l'effrayante valeur, me fournit une issue : « C'est, lui dis-je, que je ne vous avois jamais tant regardé de suite qu'en ce vis-à-vis et entre ces deux bougies, et que vous avez le visage si bon et si sain, avec tout votre travail, que j'en suis surpris. » Il goba la repartie, ou en fit si bien le semblant qu'il n'y a jamais paru ni lors ni depuis, et qu'il ne cessa point de me parler très souvent et presque en tous ses voyages de Versailles, comme il faisoit auparavant, et avec la même ouverture, quoique je ne recherchasse rien moins. Il me répliqua qu'il avoit soixante-quatorze ans, qu'en effet il se portoit très-bien, qu'il étoit accoutumé de toute sa vie à une vie dure et de travail, et, de là, reprit où je l'avois interrompu. Nous le fûmes peu après, et réduits au silence, et à n'oser même remuer, par la compagnie que nous entendîmes entrer dans mon cabinet. Heureusement elle ne s'y arrêta guères, et Mme de Saint-Simon, qui n'ignoroit pas mon tête-à-tête, contribua à nous délivrer. Plus de deux heures se passèrent de la sorte : lui, à payer de subtilités puériles pour le fond, d'autorité et d'impudence pour l'acceptation et pour la forme d'accepter ; moi, à ne plus remuer que des superficies[2], dans la parfaite conviction où il venoit de me mettre que les partis les plus désespérés et les plus enragés étoient pris et bien arrêtés. Nous nous séparâmes sans nous être persuadés : lui, me disant sur ce force gentillesses sur mon esprit, que je n'y étois pas, que je n'entendois pas la matière, que je ne m'arrètois qu'à du spécieux futile, qu'il en étoit surpris, et qu'il me prioit d'y

1. Ci-dessus, p. 113, manchette.
2. C'est-à-dire, des questions et des points de surface, sans entrer dans le fond de la question.

faire bien mes réflexions ; moi de répondre rondement qu'elles étoient toutes faites, et que ma capacité ne pouvoit aller plus loin. Malgré cette franchise, il parut lors et depuis fort content de moi, quoiqu'il n'en pût jamais tirer autre chose, et je n'avois garde aussi de ne me pas montrer fort content de lui. Je le fis sortir par la petite porte de derrière mon cabinet[1], en sorte que personne ne l'aperçut, et, dès que je l'eus refermée, je me jetai dans une chaise comme un homme hors d'haleine, et j'y demeurai longtemps, seul dans mon cabinet, à réfléchir sur le prodige de mon extase et sur les horreurs qui me l'avoient causé[2]. Les suites en commencèrent incontinent après par l'assemblée des évêques à Paris[3], et c'est ce qui appartient à l'histoire particulière de la Constitution, à laquelle je les laisserai pour n'y revenir que lorsque j'aurai à y parler nécessairement de ce qui en aura passé par mes mains, ou, d'une manière également curieuse, sous mes yeux ou par mes oreilles.

1. Il a dit ci-dessus, p. 112, que le « demi-double » de son appartement avait des sorties directes sur le corridor.

2. Encore ici *extase* du masculin, puisque Saint-Simon met le participe au masculin.

3. Saint-Simon ne parlera pas de cette assemblée des évêques qui se tint dans le courant d'octobre à l'archevêché de Paris, et qui commença par nommer une commission présidée par le cardinal de Rohan pour l'examen de la bulle. Les travaux de cette commission durèrent jusqu'en janvier suivant. Le rapport du cardinal de Rohan provoqua une scission dans l'assemblée, et finalement la bulle fut admise par quarante évêques sur quarante-huit présents. En conséquence le Roi fit rédiger des lettres patentes pour la réception de la bulle et son enregistrement au Parlement, ce qui fut fait, avec quelques réserves, le 15 février 1714 (*Dangeau*, tome XV, p. 4, 9, 10, 12, 18, 28, 40, 56, 68, 70, 72, 76-80 et 83). Le procès-verbal de la séance du Parlement est dans le registre X[1A] 8430, fol. 106-110, et le texte latin de la bulle dans le registre X[1A] 8714, fol. 225 v° et suivants. Une liste des prélats adhérents, de la main de Saint-Simon, est au Dépôt des affaires étrangères, vol. *France* 78, fol. 141, avec beaucoup d'autres pièces sur la matière. Voyez la suite dans le prochain volume, et une note aux Additions et Corrections.

M. de Savoie prend le titre de roi de Sicile ; il imite le Roi sur ses bâtards.
[Add. S⁴S. 1115 et 1116]

M. de Savoie, en vertu de la paix d'Utrecht, prit le 22 septembre le titre de roi de Sicile[1], et trancha tout aussitôt non[2] seulement du grand roi, mais il imita leurs tours d'autorité les plus nouveaux[3]. Il avoit un fils et une fille de Mme de Verue[4] ; il les avoit légitimés[5] ; ils étoient demeurés jusqu'alors dans cet état simple ; il voulut que toute sa cour leur donnât[6] de l'Altesse. Le fils fut tué sans alliance ; la fille étoit fort aimée de son père ; il voulut imiter le Roi : il la maria au prince de Carignan[7], fils

1. *Dangeau,* tome XV, p. 3. ; *Gazette,* p. 490. Philippe V avait cédé la Sicile par le traité du 10 juin 1713 (*Corps diplomatique* de Du Mont, tome VIII, p. 389-392).

2. La première lettre de *non* surcharge un *d.*

3. On verra bientôt Victor-Amédée soulever des difficultés de cérémonial à Turin avec le nouvel ambassadeur de France lui-même (ci-après, p. 122, note 4) et le 5 décembre 1713, le comte de Gergy mandera de Florence à Louis XIV (Dépôt des affaires étrangères, vol. *Toscane* 53, fol. 298) : « .... L'on m'a assuré que l'envoyé du Grand-Duc à Vienne avoit écrit à son maître qu'une des choses qui donnoit à cette cour-là le plus d'ombrage du roi de Sicile étoit la qualité qu'il prenoit de *Rex utriusque Siciliae,* telle que prenoient anciennement les rois de Naples, et l'on dit que le Pape, de son côté, n'en est pas sans quelque inquiétude...» Mais il y a surtout, au même dépôt, dans le fonds de la correspondance de *Turin* (vol. 117, fol. 299) un mémoire où Victor-Amédée s'enquiert de la manière dont le roi de France écrit aux grands d'Espagne, aux marquis ou aux comtes étrangers, et de celle dont la Dauphine écrivait à leurs femmes, pour prendre modèle là-dessus. Enfin un mémoire remis le 7 juillet 1714, au marquis de Prye, par le marquis d'Angrogne, maître des cérémonies de la cour de Victor-Amédée, précise les prétentions de ce prince (vol. *Turin* 121, fol. 152-154 et 338-340).

4. Jeanne-Baptiste d'Albert de Luynes, comtesse de Verue : tome VII, p. 216.

5. Victor-François-Philippe-Amédée de Savoie, marquis de Suse (1691-1750), et sa sœur, Victoire-Françoise de Savoie, dite Mlle de Suse (1690-1766), avaient été reconnus par leur père en 1701 : *ibidem,* p. 228.

6. Le manuscrit porte *donassent.*

7. C'est le 7 novembre 1714, que Mlle de Suse épousera Victor-Amédée de Savoie, prince de Carignan (1670-1741), fils d'Emmanuel-Philibert-Amédée, mort en 1709.

unique du fameux[1] muet, et l'héritier présomptif[2] de ses États après ses deux fils. Il fit appeler l'aîné duc de Savoie, l'autre prince de Piémont[3]. Le Roi nomma le marquis de Prye[4] ambassadeur à Turin[5], et lui donna quatre mille livres d'augmentation de pension, mille écus par mois, et dix mille pour son équipage[6]. Il épousa avant

Prye nommé
ambassadeur
à Turin,
épouse la fille
de Pléneuf,
qui devient

1. Les premières lettres de *fameux* surchargent *ce[lèbre]*.

2. Le manuscrit porte *presomptifs*. Nous avons déjà vu (tome VII, p. 228) que c'est en effet la descendance de ce prince de Carignan qui devait recueillir la couronne en 1831.

3. Victor-Amédée-Joseph-Philippe de Savoie, prince de Piémont, né le 6 mai 1699, mort le 22 mars 1715, et Charles-Emmanuel-Victor de Savoie, duc d'Aoste, prince de Piémont après la mort de son frère, enfin roi de Sardaigne et de Chypre en 1730, par l'abdication de son père, né le 27 avril 1701, mort le 20 février 1773. On remarquera que Saint-Simon se trompe, à la suite de Dangeau, en disant que l'aîné fut appelé duc de Savoie et le cadet prince de Piémont; on continua à les nommer prince de Piémont et duc d'Aoste. Le titre de prince de Piémont est encore aujourd'hui porté par le fils aîné du roi d'Italie.

4. Louis, marquis de Prye : tome XXII, p. 350.

5. Une note du 19 septembre 1713 (Affaires étrangères, vol. *Turin* 117, fol. 203), nous montre qu'à cette date l'envoyé de Savoie aurait fait « supplier le Roi, de la part du duc de Savoie, de vouloir bien envoyer un ambassadeur auprès de ce prince. » En même temps, le 22 septembre, Victor-Amédée, à peine déclaré roi, nommait le baron Perron, gentilhomme de sa chambre, son ambassadeur ordinaire en France, où il avait alors une mission extraordinaire (*ibidem*, fol. 208-209). Cédant à cette avance, Louis XIV désigna peu après, pour aller en Piémont, le marquis de Prye. Nous avons une lettre datée du camp de Fribourg, du 10 octobre 1713 (vol. *Turin* 117, fol. 216), où le nouveau titulaire remercie Torcy d'avoir contribué à sa nomination, qui ne fut officielle à Versailles que le 21 octobre (*Dangeau*, tome XV, p. 12). M. de Prye ne partit qu'en décembre suivant pour la cour de Victor-Amédée (*ibidem*, p. 41). Il eut des lettres d'état le 30 octobre (vol. *Turin* supplément 6, fol. 97.)

6. Ce qui précède depuis *mil escus*, est en interligne.— Déjà dans sa lettre du 10 octobre à Torcy, Prye avait avoué au ministre son peu de bien. Il existe cependant (vol. *Turin* 117, fol. 205), en date du 1er octobre, l'expédition d'un ordre du Roi de lui payer une pension de six mille livres, avec la mention suivante en marge :

son départ la fille de Pléneuf[1], qui s'étoit enrichi aux dépens des vivres et des hôpitaux des armées, et qui étoit devenu depuis, pour se mettre à couvert, commis de Voysin[2]. Mme de Prye étoit extraordinairement jolie et bien faite[3], avec beaucoup d'esprit et une lecture surprenante. Elle fut à Turin avec son mari[4]; à son retour, elle devint

« Il avoit ci-devant une pension de 2 000# dont l'ordonnance s'expédioit par le secrétaire d'État de la guerre, laquelle ayant été augmentée de 4 000#, il a été convenu qu'il ne s'expédieroit plus d'ordonnance par M. Voysin et que M. de Torcy réuniroit les deux pensions dans une seule et même ordonnance de 6 000#. »

1. Agnès Berthelot de Pléneuf (notre tome XV, p. 198), fille de Jean-Étienne, premier commis de la guerre (tome XIII, p. 426) qui, d'abord, avait songé à la marier, en 1711, au marquis de Fénelon (*Correspondance de Fénelon,* tome I, p. 518), épousa le marquis de Prye le 27-28 décembre 1713 (*Mercure,* p. 169-181); son contrat passé par devant le notaire du Tartre lui assurait une dot de près de cent mille livres (Archives nationales, reg. Y 302, fol. 155). L'édition de 1840 des *Mémoires de Saint-Simon* contient au tome XXIII une gravure représentant la marquise, dont le baron de Baye possède un beau portrait, signé par P. Gobert. — Notre auteur écrit *Plenœuf* en marge et *Plenœuf* dans le texte.

2. Pléneuf avait été chargé par Chamillart, puis par Voysin, d'une partie des services de ses commis Tourmont et Alexandre de Neuvermeil : vivres, artillerie, viandes, habillement, armes, drapeaux, déserteurs (Dépôt de la guerre, vol. 1181, n° 52).

3. Mathieu Marais dit en 1720, de Mme de Prye (*Mémoires,* tome I, p. 297): « Elle a beaucoup d'agrément dans le visage, dans l'esprit et dans toutes ses manières, parle italien à merveille et le chante de même. » Le président Hénault de son côté (*Mémoires,* éd. Rousseau, p. 78-79) : « Elle était d'une taille déliée et au-dessus de la commune; une figure, un air de nymphe, le visage délicat, de jolies joues, le nez bien fait, des cheveux cendrés, des yeux un peu chinois, mais vifs et gais, et en tout une physionomie fine et distinguée.... » Quant à d'Argenson, il ne croit pas qu'il ait jamais existé créature plus séduisante (*Mémoires,* tome I, p. 56-63). En 1905, M. H. Thirion a publié une étude sur Mme de Prye, dans laquelle l'auteur a omis d'indiquer les sources dont il s'est servi.

4. L'instruction du marquis de Prye, qui se trouve au Dépôt des affaires étrangères, vol. *Turin* 121, fol. 26-52, a été publiée, par le comte Horric de Beaucaire, dans le *Recueil des instructions aux am-*

maîtresse publique de Monsieur le Duc, et la Médée de la France pendant le ministère de ce prince[1].

Le Roi donna le gouvernement d'Alsace et celui de Brisach[2], vacants par la mort du duc Mazarin, au maréchal d'Huxelles, qui fut un présent de près de cent mille livres de rente[3] ; cent mille écus à Torcy sur les postes[4], et quatre cent mille livres à Pontchartrain, pour lui aider à acheter les terres que la maréchale de Clérembault lui vendit[5] pour après sa mort[6] ; et autres quatre cent mille livres [à] M. de la Rochefoucauld, qui, sous prétexte de pleurer pour avoir de quoi payer ses dettes, voulut gorger ses valets[7].

Gouvernement
d'Alsace
et de Brisach
au maréchal
d'Huxelles.
300 000ᵗ
à Torcy,
400 000 à
Pontchartrain,
400 000
au duc de la
Rochefoucauld.

bassadeurs de France en Savoie, p. 284-300, et porte la date du 28 mars 1714. M. de Prye quitta Paris le 12 mai suivant, s'embarqua le 18 juin sur le vaisseau le *Diamant* et arriva à Messine le 14 juillet. Victor-Amédée était en Sicile depuis le mois de novembre 1713, occupé à prendre possession de son nouveau royaume ; il vit arriver avec plaisir l'ambassadeur de France, qui n'eut cependant que des audiences privées. Quand il s'en retourna en Piémont, Prye l'y suivit, laissant à Palerme un chargé d'affaires, M. Leblond. Il arriva à Turin, le 4 octobre. Le 8, Madame Royale et les princes ses enfants lui donnèrent audience. Le cérémonial retarda non seulement l'entrée publique de l'ambassadeur, mais l'arrivée de sa femme, qui ne put rejoindre son époux que quelques mois plus tard (vol. *Turin* 118, fol. 38-67, 82-110; vol. 119, fol. 23-35, 250-255, 272-274, 294-292, 297-300 ; vol. 120, lettres du 3 novembre 1714, de Prye à Torcy, et du 19 novembre, de Torcy à Prye ; etc.).

1. Nos tomes VII, p. 594, et XV, p. 198 et 201.

2. Notre tome XXIII, p. 204.

3. *Dangeau*, tome XV, p. 26. — 4. *Ibidem*, p. 29.

5. Saint-Simon avait d'abord écrit *vend*, en copiant le *Journal* de Dangeau ; puis il a ajouté les lettres *it* en interligne.

6. *Dangeau*, tome XV, p. 29. Louise-Françoise Bouthillier, maréchale de Clérembault (notre tome V, p. 95) ne mourut qu'en 1722. Il s'agit surtout ici de la terre de Palluau, en Poitou, érigée en comté en faveur de Philippe de Clérambault en avril 1622, et dont Jérôme de Pontchartrain ajouta le titre au sien, à la suite de cette acquisition.

7. *Dangeau*, tome XV, p. 33. Voyez ce qu'il va dire ci-après p. 165-167, des dettes perpétuelles de M. de la Rochefoucauld et de sa manière d'être avec ses valets.

Lamoignon greffier, Chauvelin grand trésorier de l'Ordre. Voysin et Desmaretz en ont le râpé. Chauvelin, quel, et son beau-père.
[Add. S*.S. 1118]

La Vrillière vendit sa charge de greffier de l'Ordre à Lamoignon, président à mortier, avec permission de conserver le cordon bleu[1] ; Voysin eut le râpé[2] de cette charge. Chamillart vendit aussi la sienne de grand trésorier de l'Ordre en conservant le cordon ; Desmaretz en eut le râpé, et Chauvelin la charge[3]. Il étoit fort jeune, et seulement avocat général. Ce fut une chute nouvelle pour ces[4] charges, qui mortifia fort les ministres, bien que décorés de les avoir eues, et les premiers magistrats. Celui-ci, qui étoit frère aîné de celui qui, longtemps après, fut garde des sceaux[5], en savoit encore plus que lui ; il avoit su gagner la confiance du Roi, qui s'en servoit pour beaucoup de manèges des jésuites ; il avoit des audiences longues et fréquentes par les derrières ; à peine encore cela s'apercevoit-il, et il auroit été à tout pour peu que le Roi et lui eussent vécu davantage. Il étoit gendre de Grouchy[6], qui avoit été

1. *Dangeau,* p. 31-32.

2. Notre auteur a déjà expliqué le sens de ce mot dans le tome XI, p. 194.

3. Louis IV Chauvelin (notre tome XI, p. 207) fut fait grand trésorier des ordres du Roi le 4 décembre 1713. Nous avons indiqué déjà les couplets insérés dans le Chansonnier (ms. Fr. 12695, p. 393 et 463) sur ce cordon bleu. Dangeau (tomes XV, p. 31 et 33, et XVI, p. 2) dit qu'il avait acheté quatre cent vingt mille [livres cette charge à Chamillart et qu'il avait un brevet de retenue de cent mille écus, la charge valant plus de vingt mille livres de rente.

4. *Ces* corrige *ses.*

5. Germain-Louis Chauvelin : notre tome VI, p. 321.

6. Jean-Baptiste-René de Grouchy, sieur de Méneuil et de Champigny, d'une bonne famille bourgeoise de Paris, d'abord avocat au Parlement, reçu secrétaire du Roi le 19 juin 1695, secrétaire honoraire en 1727, mort le 6 août 1743, à l'âge de quatre-vingt-seize ans, était intendant du duc Claude de Saint-Simon bien avant 1679 ; l'abbé le Vasseur lui succéda dans la gestion des affaires du duc en 1686. De son mariage avec Suzanne Héron, il avait eu une fille, Madeleine, qui, ayant épousé, le 4 avril 1705, Louis Chauvelin, mourut le 5 octobre 1715. En 1886, feu le vicomte de Grouchy a publié, dans le *Bulletin de la Société de l'Histoire de Paris* (p. 100-107), une petite étude sur la famille de cet intendant du duc Claude, qui n'a aucun rapport de parenté avec celle du maréchal du même nom. Notre

longtemps intendant de mon père, qui ne l'a jamais oublié, qui l'a bien et fidèlement servi, qui s'étoit enrichi dans les partis sous Pontchartrain contrôleur général, et qui a vécu près de cent ans dans une santé parfaite de corps et d'esprit[1].

Dalon[2], qui avoit succédé à son père, un des meilleurs et des plus honnêtes magistrats du royaume[3], et ami de mon père, à la place de premier président de Pau, et qui étoit homme de beaucoup d'esprit et de capacité, avoit passé à celle de premier président de Bordeaux[4]. Il[5] y fit tant de folies et de friponneries insignes, qu'il eut ordre d'en donner la démission[6]. Cette punition parut un pro-

Dalon, quel ; chassé de sa place de premier président du parlement de Bordeaux.

auteur écrit *Gruchy* ; mais Jean-Baptiste-René signait DE GROUCHY DE MÉNEUIL (Bibl. nat. Pièces originales, dossier GROUCHY.)

1. Jean-Baptiste de Grouchy fut inhumé à Saint-Paul, en août 1743 (Chastellux, *Notes prises aux archives de l'état civil de Paris*, p. 317).

2. Romain Dalon (notre tome XXIII, p. 298, note 2).

3. Raymond Dalon, successivement conseiller au parlement de Bordeaux (3 janvier 1661), avocat général (8 juin 1664), puis premier président au parlement de Pau (décembre 1684), s'était particulièrement distingué dans les troubles de 1675, ainsi que son père Barthélemy Dalon, avocat au parlement, qui avait conservé une grande autorité sur la population bordelaise, ayant été jurat en 1653. Il mourut à Pau, le 23 avril 1701, d'une pleurésie.

4. Pourvu le 21 juin 1701 de la première présidence du parlement de Pau, en remplacement de son père, Romain Dalon avait épousé, au mois de juillet suivant, Jeanne-Madeleine Choart, parente de Chamillart (*Mercure*, juillet 1701, p. 346-347; *Gazette d'Amsterdam* de 1701, nº LVI). Il passa, deux ans plus tard, en juin 1703, à la première présidence de Bordeaux, et dut payer cinquante mille écus aux héritiers de son prédécesseur (*Dangeau*, tome IX, p. 221 ; *Sourches,* tome VIII, p. 108 ; *Mercure* de juillet 1703, p. 364-365).

5. *Il* a été ajouté après coup, dans le manuscrit.

6. Dangeau l'annonce le 17 novembre (p. 27-28). Déjà, lorsque Romain Dalon était premier président à Pau, le parlement de cette ville avait, en 1702, porté des plaintes au secrétaire d'État sur ses actes (Dépôt des affaires étrangères, vol. *France* 366). Passé à Bordeaux, il ne mena pas une conduite meilleure, s'endettant de tous côtés et faisant flèche de tout bois : on le voit en 1708 proposer la création de courtiers-interprètes (Archives nationales, G⁷ 742). Pour

dige dans l'impunité que la magistrature avoit acquise avec tant d'autres usurpations de ce règne. Dalon se cacha de honte les premières années après sa chute. Il reprit après courage, et demanda longtemps avec impudence une autre place pareille, ou une de conseiller d'État[1]. Il ne se lassa point de frapper à toutes les portes. On ne se lassa point non plus de le laisser aboyer. Enfin, après bien des années, il s'en alla s'enterrer chez lui, où il a vécu fort abandonné, et encore plus méprisé, jusqu'à sa mort, arrivée il n'y a pas bien longtemps[2].

Prise de Fribourg par Villars,

Le maréchal de Villars fit attaquer, le 14 octobre, la contrescarpe de Fribourg, à cinq heures du soir[3]. Vivans

bien disposer les ministres en sa faveur, il leur envoyait des présents continuels (G⁷ 556, lettre du 3 mars 1705, et G⁷ 558, lettre du 13 mars 1706), et le chancelier de Pontchartrain lui adressa à ce sujet en 1707 une verte semonce (Bibliothèque nationale, ms. Fr. 21126, fol. 332 v°). Néanmoins il réussit à obtenir en décembre 1709 le rétablissement d'une pension supprimée de quinze cents livres. Le 7 février 1711, nouvelle mercuriale du chancelier (ms. Fr. 21133, fol. 427 v°) ; enfin, le 26 juillet 1713, Pontchartrain lui envoya de la part du Roi l'ordre de régler ce qu'il pourrait de ses dettes et de se défaire de sa charge (Depping, *Correspondance administrative*, tome II, p. 415-416). Comme il traînait l'affaire en longueur, l'ordre lui fut réitéré le 7 novembre (*ibidem*, p. 417-418), et ses fonctions confiées au président de Montesquieu comme le plus ancien. Cet intérim dura peu : en mai 1714, un religionnaire converti, protégé par Mme de Maintenon, M. Joseph Gillet de la Caze fut nommé premier président (Archives nationales, E 1973, fol. 199, 203, 224 et 258). M. A. Communay (*le Parlement de Bordeaux*, p. 124-132) a raconté les épisodes de la présidence de Romain Dalon, et les pièces relatives à la liquidation de son passif se trouvent dans le carton V⁷ 167, aux Archives nationales.

1. En 1723, Dalon osa se présenter au Régent pour obtenir la première présidence du parlement de Paris. Le duc d'Orléans lui répondit qu'il avait déjà promis la place à Talhouët, le fripon récemment condamné par l'Arsenal (*Mémoires de Mathieu Marais*, tome III, p. 58).

2. En mars 1738.

3. Sur l'action du 14 octobre en particulier et sur le siège de Fribourg en général, on peut consulter le volume 2458 du Dépôt de la guerre (nᵒˢ 142, 146, 150, etc., lettres de Villars, du comte de Broglie, du marquis de Silly, etc.), les *Mémoires de Villars*, tome III, p.

étoit lieutenant général de jour, et s'y distingua fort[1]. L'action fut longue et fort disputée. Il y eut vingt-cinq capitaines de grenadiers tués, et douze cents hommes plus tués que blessés[2] ; on s'établit enfin sur[3] la contrescarpe et sur la lunette. Le maréchal de Villars demeura dans la tranchée jusqu'à onze heures du soir, que le logement fut tout à fait fini[4]. La demi-lune fut attaquée le dernier octobre; on y trouva peu de résistance; tout ce qu'il s'y trouva fut tué ou pris[5]. On se préparoit à donner le lendemain l'assaut au corps de la place, lorsqu'on aperçut sur le rempart deux drapeaux blancs. Le baron d'Harsch[6], qui com-

qui envoie Contades à la cour.

221-231, les *Mémoires militaires,* par le général Pelet, tome XI, p. 352-401 et 622-647, ceux *du chevalier de Quincy,* témoin oculaire, tome III, p. 239-278, etc.

1. *Dangeau,* p. 12. Jean de Vivans (tome XI, p. 266) commandait la droite, comme lieutenant général de tranchée, à l'attaque de la lunette de Fribourg, et y mena les drapeaux et les bataillons de Poitou et Royal-Roussillon, avec beaucoup de courage, d'ordre et de valeur (Lettres de Villars au Roi, du 15 octobre, de Contades à Voysin, du même jour : Dépôt de la guerre, vol. 2458, nos 142 et 152 ; lettre de Vivans à Voysin, du 16 octobre, vol. 2459, no 7).

2. La liste des officiers, grenadiers et soldats tués et blessés le 14 octobre, fut apportée par M. de Contades (*Mémoires de Villars,* tome III, p. 351-353). Dans sa dépêche à Voysin du 15 octobre, Villars estimait que l'affaire avait coûté six à sept cents hommes.

3. Avant *on,* Saint-Simon a biffé *et,* et, avant *sur,* il a aussi biffé *dans,* qu'il avait commencé à surcharger en *sur.*

4. Le maréchal raconte (lettre du 16 octobre à Voysin) qu'il fut lui-même « gratifié d'un fort grand coup de pierre », dans les reins, et Dangeau (p. 10 et 11), que Saint-Simon copie pour le reste, parle de cette blessure; mais notre auteur se garde bien de reproduire ce détail honorable pour Villars.

5. Lettres de Villars, de la Houssaye et de Contades, du 30 octobre (Dépôt de la guerre, vol. 2459, nos 122 et 129-132).

6. Ferdinand-Amédée, baron, puis plus tard comte Harsch, feld maréchal lieutenant des armées impériales (1664-1722), tint un journal du siège de Fribourg qui a été publié en 1898 (*Mémoires de Quincy,* tome III, p. 245, note 2). Le marquis de Vogüé a donné en appendice, au tome III des *Mémoires de Villars,* p. 354-360, outre la copie de la lettre du baron au maréchal, du 1er novembre 1713, extraite du Dépôt

mandoit dans la place, avoit abandonné la ville, et s'étoit retiré au château et dans les forts avec tout ce qu'il avoit pu y mettre de troupes. Il avoit laissé dans la ville plus de deux mille blessés ou malades, huit cents soldats sains, pour qui il n'avoit pu trouver place dans le château et dans les forts, et toutes les femmes, les enfants, et force valets de la garnison. Villars fit entrer le régiment des gardes dans la ville, ne permit point à ces bouches inutiles de sortir quelques cris qu'ils fissent, fit demander un million aux bourgeois pour se racheter du pillage[1], accorda cinq jours de trêve au gouverneur pour envoyer au prince Eugène lui demander ses ordres[2], et dépêcha Contades[3] au Roi, qui arriva à Marly le lundi matin 6 novembre[4]. Villars donna encore jusqu'au 15 au baron d'Harsch, sans tirer de part ni d'autre, mais le maréchal faisant travailler à ses batteries, et le gouverneur envoyant la nourriture à ce qu'il avoit laissé dans la ville[5]. Le mardi 21 novembre, le duc de Fronsac arriva à Marly portant au Roi la nouvelle de la capitulation du château et des forts de Fri-

Duc
de Fronsac
apporte la prise

de la guerre, la supplique de Messieurs de Fribourg à Villars et les lettres échangées entre le baron et le maréchal, qui proviennent des archives de Vogüé. — Saint-Simon écrit *Arche*.

1. La *Gazette de Leyde*, 1713, n° 94, parle d'une contribution de cent mille florins.

2. *Dangeau*, tome XV, p. 20.

3. Georges-Gaspard de Contades (tome XIII, p. 413), nommé maréchal de camp, le 27 mai 1713, était major général de l'armée de Villars. Le 14 octobre, il avait été frappé de plusieurs pierres et blessé au visage, mais sans gravité, tandis que son frère, le chevalier André-Guillaume de Contades, enseigne aux gardes françaises, depuis le mois de mars 1710, devait mourir, le 25 octobre, des blessures reçues à l'attaque du chemin couvert, où un coup de mousquet lui avait percé la cuisse et entamé l'os.

4. Dangeau (tome XV, p. 20-21) dit que Contades, arrivé dans la nuit du 5 au 6 novembre à Marly, en repartit le 9 pour l'armée. La lettre de Villars qu'il apportait au Roi, datée du 1er novembre, se trouve en original au Dépôt de la guerre (vol. 2460, n° 7) et a été publiée dans les *Mémoires de Villars* (tome III, p. 353-354).

5. *Dangeau*, p. 25-26.

bourg[1]. Il y avoit sept mille hommes fort entassés, qui sortirent le 17 avec tous les honneurs de la guerre, qui finit par cet exploit. Asfeld, longtemps depuis maréchal de France[2], fut laissé à Fribourg pour y commander, et dans le Brisgau[3], sous les ordres de du Bourg, commandant en Alsace. Villars revint à Strasbourg, et le duc de Fronsac eut douze mille livres pour sa course, et un logement à Marly pour le reste du voyage, et ne plus retourner, parce que l'armée s'alloit séparer[4]. Bezons, en séparant la sienne, fit sommer Kirn[5], qui se rendit[6], et lui s'en revint à Paris, et saluer le Roi.

Il y avoit eu des propositions secrètes[7], pendant les derniers temps[8] du siège, de la part du prince Eugène au maréchal de Villars, qui disparut même une fois du siège, fort peu accompagné, pendant une journée[9]. Contades, en apportant la nouvelle de la contrescarpe, avoit été chargé d'autres choses sur ces propositions, et de rapporter des ordres du Roi. Il y eut encore depuis force courriers que n'exigeoit pas la situation du siège presque fini. En effet,

de Fribourg *.
Le Roi lui donne 12 000ᵗ et un logement à Marly.

Kirn rendu à Bezons, qui sépare son armée et revient à Paris.

Conférences à Rastadt entre Villars et le prince Eugène, qui traite et y conclut la paix entre la France, l'Empereur

1. *Dangeau*, p. 30 et 33. Le jeune duc avait eu lui-même une légère contusion à la tête dans l'action du 14 octobre.

2. Claude-François Bidal, chevalier d'Asfeld (tome X, p. 288).

3. Le Brisgau était le pays de la rive droite du Rhin faisant vis-à-vis à l'Alsace et s'étendant entre le fleuve et les montagnes de la Forêt noire ; Fribourg en était la capitale. — Saint-Simon écrit *Brisgaw*.

4. Tout ceci est encore pris au *Journal de Dangeau*, p. 30 et 31.

5. Kirn, ville de la Prusse rhénane, dans le district de Coblenz, sur la Nahe. Sur le projet que Louis XIV avait formé de faire assiéger cette place, il faut voir une lettre de Villars à Voysin, du 23 octobre 1713 (Dépôt de la guerre, vol. 2459, p. 62). Le commandant pour l'Empereur était M. de Kleinholz.

6. *Dangeau*, tome XV, p. 44.

7. A propos de la paix à intervenir avec l'Empereur, on trouvera à l'appendice II, une lettre de Fénelon au duc de Beauvillier, accompagnée d'un mémoire dans lequel le prélat résume les conversations qu'il avait eues à ce sujet avec le hollandais Pesters.

8. Le mot *temps* est en interligne.

9. *Dangeau*, p. 15 et 16 ; *Mémoires de Quincy*, tome III, p. 277.

* Saint-Simon a écrit *Brisach* par erreur dans la manchette, au lieu de *Fribourg*.

et l'Empire.
Voir les Pièces.

le maréchal de Villars partit le 27 novembre de Strasbourg[1], accompagné du prince de Rohan, de Châtillon, Broglio et Contades[2], pour arriver le même jour et en même temps que le prince Eugène au château de Rastadt[3], bâti magnifiquement par le feu prince Louis de Baden, et que sa veuve[4] prêta pour y tenir entre ces deux généraux les conférences de la paix entre la France, l'Empereur et l'Empire. Ils conservèrent tous deux la plus entière égalité en tout, et la plus parfaite politesse[5]. Ils eurent chacun une garde de cent hommes[6]. Les conférences entre eux deux seuls commencèrent incontinent après ; le prince de Rohan n'y demeura que deux ou trois jours, et s'en revint à Paris[7]. On trouvera dans les Pièces tout ce qui regarde ces conférences, le traité qui en résulta, que[8] les deux généraux y signèrent, et ce qui se passa depuis en conséquence à Baden, où le traité définitif[9] fut signé ; ce qui me dispensera de m'étendre ici sur ces matières[10].

1. La *Gazette* (p. 595) fixe ce départ au 25 novembre.
2. Les *Mémoires de Villars* (tome IV, p. 2-3) rapportent que le maréchal avait donné la permission de l'accompagner au prince de Rohan, au comte du Bourg, à MM. de Châtillon, de Contades, de Belle-Isle et de Saint-Frémont, et, qu'arrivé à Rastadt le 26 novembre une demi-heure avant le prince Eugène, il alla au-devant de lui, et le reçut au haut du degré du château avec force démonstrations d'amitié.
3. Nos tomes IV, p. 160, et XII, p. 205.
4. Françoise-Sibylle-Auguste de Saxe-Lauenbourg (notre tome XIII, p. 352). C'est à la prière de Villars qu'elle avait consenti à ce que les conférences se tinssent dans son château : la lettre du maréchal, du 23 novembre, se trouve dans la *Gazette de Leyde*, Extr. 99.
5. Le chevalier de Quincy raconte (*Mémoires*, tome III, p. 281-282) que le prince et le maréchal occupaient chacun une moitié du château, s'y recevant très courtoisement l'un et l'autre, travaillant tous les matins ensemble, dînant et jouant tous les soirs tantôt chez l'un, tantôt chez l'autre, alternativement ; *Mémoires de Villars*, tome IV, p. 3-4.
6. *Mémoires de Villars*, tome IV, p. 2.
7. Il y arriva le 3 décembre (*Dangeau*, p. 40).
8. Avant *que*, Saint-Simon a biffé *et*.
9. Le manuscrit porte par erreur *diffinif*.
10. Sur ces conférences de Rastadt, il faut consulter, au Dépôt des

Pendant ces conférences, le Roi réforma soixante batail- Réforme
de troupes.
lons, et dix-huit hommes par compagnies du régiment des
gardes, et cent six escadrons, dont vingt-sept de dragons[1].
Outre que la paix paroissoit sûre avec l'Allemagne, le Roi,
en paix avec le reste de l'Europe, n'avoit plus besoin de
tant de troupes, quand la guerre eût continué contre
l'Empereur et l'Empire.

L'année se termina par plusieurs morts. Le Grand-Duc[2] Mort du
grand prince
de Toscane
perdit son fils aîné le 30 octobre, à cinquante ans, qui
étoit un prince de grande espérance, mais dont la santé
étoit perdue il y avoit longtemps[3]. Il avoit épousé en 1688
la sœur de Madame la Dauphine de Bavière[4] et des
électeurs de Cologne et de Bavière, dont il n'eut jamais
d'enfants. Madame la Grande-Duchesse, sa mère[5], qui
étoit revenue en France depuis longues années, sentit
moins cette perte que toute la Toscane et que le Grand-
Duc, à qui il ne restoit plus d'héritier, son second fils
séparé de sa femme depuis plusieurs années[6], dont il

affaires étrangères, les volumes *Autriche* 92-94 et le supplément 7 ;
plusieurs lettres de Villars à Desmaretz qui se trouvent aux Archives
nationales (G⁷ 543) ; les *Mémoires du maréchal*, tome IV, p. 2 et
suivantes, et aussi les *Mémoires du prince Eugène*, édit. 1810, p. 117-
124, sans compter les très nombreux ouvrages, gazettes, relations, etc.
qui en ont parlé.

1. *Dangeau*, tome XV, p. 41, 48-49, 51 ; Dépôt de la guerre, vol. 2540.

2. Côme III de Médicis : notre tome III, p. 60.

3. Ferdinand de Médicis, grand-prince héritier de Toscane, mourut
en effet, à Florence, le 30 octobre 1713, à trois heures et demie de
l'après-midi, et non pas le 20 novembre, comme il a été imprimé par
erreur dans une note de notre tome X, p. 164. Une lettre du bailli
Lorenzi, chargé des affaires de France en l'absence momentanée du
comte de Gergy, adressée à Torcy en date du 31 octobre, donna un
récit détaillé de l'événement (Dépôt des affaires étrangères, vol.
Toscane 53, fol. 191-192). Le prince traînait une vie pitoyable et lan-
guissante depuis plus de quatre ans, et on le savait à l'extrémité
(*Dangeau*, p. 18).

4. Yolande-Béatrix de Bavière : tome X, p. 170.

5. Marguerite-Louise d'Orléans : tome III, p. 59.

6. Jean-Gaston de Médicis (notre tome V, p. 73), dernier grand-duc

n'avoit point d'enfants, et qui s'en étoit retournée vivre chez elle en Allemagne. Elle n'avoit point eu d'enfants[1]. Elle et sa sœur, la veuve du célèbre prince Louis de Baden[2], étoient les derniers de cette ancienne et grande maison de Saxe-Lauenbourg[3]. Le deuil du Roi fut en noir et de trois semaines[4].

Herleville mourut assez vieux[5]. Son nom étoit Brouilly[6], comme la duchesse d'Aumont et la marquise de Châtillon,

de sa maison, avant celle de Lorraine-Autriche, mourut, en effet, sans laisser d'enfants d'Anne-Marie-Françoise de Saxe-Lauenbourg. Notre auteur a déjà parlé du désaccord de ce ménage (notre tome V, p. 74). En raison de cette situation, le Grand-Duc fit reconnaître, le 27 novembre, par le sénat de Florence, comme son héritière éventuelle, en cas de mort du prince Jean-Gaston, l'électrice Palatine, sa fille (lettre du comte de Gergy à Louis XIV, Florence, 12 décembre 1713 : (vol. *Toscane* 53, fol. 305-306).

1. Cette répétition semble indiquer une rédaction de premier jet.

2. Ci-dessus, p. 130, note 4.

3. Saint-Simon a déjà vanté (notre tome XIV, p. 254) l'antiquité des ducs de Saxe-Lauenbourg, dans des termes semblables.

4. *Dangeau*, tome XV, p. 27 et 34. — Cette dernière phrase a été ajoutée en interligne dans le manuscrit.

5. Antoine de Brouilly, marquis d'Herleville, baptisé le 3 mai 1639, d'abord lieutenant aux gardes (1658), puis capitaine (1668), avait pris possession, en septembre 1674, du gouvernement de Pignerol qu'il venait d'acheter de son cousin le marquis de Piennes (notre tome XIV, p. 118). Privé de cette charge, lors de l'abandon par la France de la forteresse de Pignerol, en 1690, Herleville continua de toucher du Roi les appointements de douze mille écus qu'il avait comme gouverneur, et, en outre, les quatre mille cinq cents francs que le domaine de la Pérouse rapportait. Il mourut, à Paris, le 24 novembre 1713, à soixante-quatorze ans, et fut inhumé le 23 à Saint-Roch (Bibl. nationale, Cabinet des titres, Dossier bleu BROUILLY, vol. 139; Nouv. acq. fr. 3645, fol. 1429-1430; A. Vitu, *la Maison mortuaire de Molière*, p. 222-224). — Saint-Simon écrit *Harleville*, comme l'on prononçait probablement, mais les signatures sont HERLE-VILLE. La terre de ce nom est en Picardie, dans l'arrondissement de Péronne et le canton actuel de Chaulnes.

6. M. G. Chaix-d'Est-Ange, dans son *Dictionnaire des familles françaises*, tome VII, p. 223, dit que la branche d'Herleville n'était qu'une branche bâtarde de la maison de Brouilly, légitimée en 1583.

ses issues[1] de germaines, du père desquelles[2] il avoit acheté le gouvernement de Pignerol. Il avoit bien servi, et il étoit fort honnête homme et considéré. Le Roi avoit continué à lui en payer trente-cinq mille livres de rente d'appointements[3], dont huit demeurèrent sur la tête de sa femme[4].

Le comte d'Adhémar[5] mourut à Marseille[6], sans enfants de Mlle d'Oraison, que sa famille lui avoit fait épouser pour en avoir[7]. Il avoit été fort connu sous le nom de chevalier de Grignan. Il avoit été des premiers menins de Monseigneur[8], homme de beaucoup d'esprit, de sens, de courage et de lecture, fort dans le grand monde et recherché de la meilleure compagnie. La goutte, qui

1. Le manuscrit porte *issu*, sans accord.

2. Il y a *duquel*, par erreur dans le manuscrit. — Ce père est Antoine de Brouilly, marquis de Piennes : notre tome XIV, p. 118, note 10.

3. Ci-dessus, p. 132, note 5.

4. Andrée Solle, marquise d'Herleville, avait reçu, dès 1703, une pension de quatre mille livres que le Roi augmenta, en effet, d'autant en janvier 1708 (*Dangeau*, tomes IX, p. 294, et XV, p. 29; *Sourches*, tome XI, p. 15).

5. Joseph de Castellane, chevalier de Grignan, puis comte d'Adhémar : tome XII, p. 429. Le texte porte *Adhemar* et la manchette *Adheimar*.

6. Le 15 novembre 1713, à l'âge de soixante-trois ans (*Mercure* de décembre, p. 49); voir aux Additions et Corrections les lettres de faire part que le marquis de Grignan adressa au Chancelier et à son fils.

7. Déjà dit au tome XII, p. 428-429. A propos de ce mariage la marquise d'Huxelles écrivait au marquis de la Garde le 2 mai 1705 (lettre inédite) : « Il ne se peut rien ajouter à votre sagesse sur le mariage de M. le comte d'Adhémar, qui est trouvé bien dangereux par rapport à sa santé. Il s'en parle ici comme vous en parlez. Si la nouvelle comtesse est aussi bonne femme que la duchesse de Lesdiguières, le ménage se tournera du côté de la consolation. M. le cardinal de Coislin a dit à M. de Canaples qu'à l'égard des enfants il la prenoit trop sage. Monsieur de Carcassonne consulté promet la bénédiction de Dieu en cette affaire. On sait bien que Mme de Grignan l'a menée avec sa vivacité ordinaire, et Mme de Simiane a eu peur pour ses intérêts. »

8. *Lettres de Mme de Sévigné*, tome XI, p. LXXI.

l'affligea à l'excès et de fort bonne heure, le fit retirer en Provence. Il étoit frère du comte de Grignan, chevalier de l'Ordre[1], lieutenant général et commandant dans cette province. Mme[2] de Sévigné en parle beaucoup dans ses lettres.

Gassion[3], fort ancien lieutenant général très distingué, gouverneur de Dax[4] et de Mézières, mourut à Paris, d'une longue maladie, à soixante-treize ans[5]. Il avoit été longtemps lieutenant des gardes du corps, et en avoit quitté le corps pour servir plus librement de lieutenant général, dans l'espérance de devenir maréchal de France. On en avoit fait plus d'un qui ne le valoient pas[6] ; mais

Mort de Gassion ; quel il étoit, et sa famille.

1. François de Castellane, comte de Grignan : tome XII, p. 287.

2. *M* surcharge *la* et une autre lettre effacée du doigt.

3. Jean, comte de Gassion, dit le petit Gassion : tome XIII, p. 373. Il y a un éloge biographique de lui dans les Dossiers bleus GASSION, vol. 306, fol. 19-22.

4. Le manuscrit porte *d'Acqs,* pour *Dax,* conformément à l'orthographe du temps.

5. *Dangeau,* tome XV, p. 28 et 33 ; *Mercure* de novembre, p. 246-250. — Premier enseigne des gardes du corps par retenue du 7 octobre 1677, puis troisième lieutenant le 20 janvier 1687, brigadier le 24 août 1688, gouverneur de Dax, de Saint-Sever et du Cap de Gascogne en février 1689, deuxième lieutenant de sa compagnie, le 25 octobre 1691, maréchal de camp par brevet du 17 avril 1692, gouverneur de Mézières par provisions du 3 novembre suivant et premier lieutenant des gardes du corps le 16 du même mois, Jean de Gassion avait été nommé lieutenant général des armées le 3 janvier 1696. Il commanda en 1710 la maison du Roi sous les ordres de Villars, et suivit encore en 1712 l'armée du maréchal. Mais, étant tombé malade, il ne put assister aux sièges de Douay et du Quesnoy et revint mourir à Paris, le 26 novembre 1713, âgé de soixante-six ans, et non de soixante-treize ou soixante-dix-sept ans, comme l'ont écrit, par erreur, Saint-Simon, Pinard et la Chenaye-Desbois, car il était né à Pau le 23 avril 1647 (Dufau de Maluquer, *Notice sur la maison de Gassion,* p. 103).

6. Dans une de ses lettres à Mme de Mérigniac, du mois de juillet 1710, Mathieu Marais conte l'anecdote suivante (*Mémoires,* tome I, p. 127) : « ...Le maréchal de Villars a fait une gasconnade à M. de Gassion en l'appelant *maréchal,* et l'autre lui a répondu qu'il méritoit mieux de l'être que bien d'autres... » Les *Mémoires de Sourches*

on n'en avoit jamais tiré des gardes du corps, et c'est ce qui le pressa d'en sortir[1]. Le Roi en fut secrètement piqué par jalousie pour ses compagnies des gardes, le traita extérieurement honnêtement, l'employa ; mais ce fut tout. C'étoit un petit Gascon vif, ambitieux, ardent[2], qui se sentoit encore plus qu'il ne valoit, et qui peu à peu en mourut de chagrin. Il étoit propre neveu du célèbre maréchal de Gassion[3], et cela lui avoit tourné la tête. Gassion, son neveu[4], a été plus heureux que lui, et à meilleur marché. Le grand-père du maréchal, qui est le premier de ces Gassions qu'on connoisse distinctement, fut procureur général au conseil de Navarre[5], que Jeanne

(tome XII, p. 192) disent qu'il attendait le bâton comme doyen des lieutenants généraux. — Il y a bien *valoient,* au manuscrit.

1. En 1705 (*Sourches,* tome IX, p. 194-195).

2. *Ardent* est en interligne.

3. Jean, comte de Gassion : notre tome XV, p. 439. Le capitaine Choppin a publié en 1907 une *Histoire du maréchal de Gassion.*

4. Notre auteur veut ici parler d'un autre Jean, marquis de Gassion (qui a été appelé par erreur Pierre-Armand dans notre tome XV, p. 438). Il vient d'avoir le cordon bleu en 1743.

5. La filiation des Gassion est prouvée depuis Guilhaumot de Gassion, natif d'Oloron, marié vers 1480 à Johanine d'Abbadie, abbesse laïque de Goès, grand-père de Jean Ier, dont il s'agit ici. Né à Oloron vers 1528-1529, Jean Ier de Gassion s'établit à Pau comme avocat au conseil du roi de Navarre (1557), fut jurat de la ville (1563), puis député syndic des États généraux de la province (1566). — Créé procureur général de la reine Jeanne d'Albret en son conseil souverain de Navarre (1567), député de la ville de Pau (1568), il fut pourvu en 1570 d'un office de conseiller au conseil souverain. Il était conseiller et maître des requêtes du roi de Navarre lorsque la princesse Catherine, régente, le nomma, le 23 mai 1582, troisième président au conseil souverain, dont il devint enfin, en octobre 1584, président criminel. Jean Ier de Gassion obtint, le 3 avril 1581, de Henri IV, l'anoblissement de la maison de Bergeré et de la borde de Pondoly, situés à Jurançon. Admis aux États de Béarn, le 19 juin 1604, comme seigneur de Bergeré, il fit son testament, le 10 mars 1605, résigna son office de président en faveur de son fils, Jacques, qui en fut pourvu le 26 octobre 1609, et mourut le 29 janvier 1612. Toutes ces précisions sont empruntées à l'ouvrage de M. de Dufau de Maluquer.

d'Albret, reine de Navarre, avoit fait élever. Il se jeta dans Navarreins[1] assiégé par les Espagnols ; le gouverneur y fut tué ; il y commanda en sa place, contraignit les Espagnols de se retirer à Orthez[2], jusqu'où il les poursuivit, les y assiégea, et les força de se rendre. Cette action lui valut la présidence du conseil souverain de Navarre, et fut depuis chef du conseil secret du roi de Navarre. Le fils de celui-là[3] fut procureur général, puis président du conseil souverain de Navarre, et mourut, avec[4] un brevet de conseiller d'État, en 1598. Il fut père du maréchal de Gassion, d'un évêque d'Oloron[5], et de leur aîné, qui fut président à mortier après avoir été procureur général au parlement de Navarre[6]. Il fut aussi intendant de la géné-

1. Navarrenx, en Béarn (notre tome XVIII, p. 207), dont le siège commencé le 27 avril 1569, fut levé le 9 août. Les lettres d'anoblissement de Jean de Gassion, d'avril 1581, portent témoignage des services qu'il rendit, auprès de M. d'Arros, lieutenant général, dans la ville de Navarrenx et pendant le siège mis par Terride.

2. Le manuscrit porte *Ortéz*.

3. Jacques de Gassion, avocat au conseil du roi de Navarre et maître des requêtes de son hôtel dès 1594, fut pourvu, le 8 juin 1596, de la charge de procureur général auprès dudit conseil et installé dans ses fonctions le 7 novembre suivant. Il obtint, en novembre 1609, l'anoblissement de sa maison de Béterette ou Hontaas, à Gelos, et fut reçu pour ce fief aux États de Béarn, le 10 avril 1611. Nommé président criminel au conseil souverain de Pau, le 26 octobre 1609, en remplacement de son père, il fut admis au conseil le 3 juin 1610. Président au parlement de Navarre, en 1620, Jacques de Gassion mourut le 13 avril 1631, s'étant converti au catholicisme.

4. *Avec* est en interligne, au-dessus d'un mot surchargé et illisible.

5. Pierre de Gassion, né à Pau au mois d'avril 1616, embrassa d'abord le métier des armes, puis s'étant converti au catholicisme, entra dans les ordres. Docteur de Sorbonne, prieur de Saint-Loup (1643), enfin abbé de Lucq, en Béarn, et curé de la paroisse de Saint-Vincent de Salies, il fut nommé, en 1647, évêque d'Oloron, et reçu, en cette qualité, aux États de Béarn. Il mourut à Pau, le 24 avril 1652, à peine âgé de trente-six ans. — L'évêché d'Oloron comprenait deux cent quatre-vingts paroisses et rapportait treize mille livres. — Saint-Simon écrit *Oleron*, comme c'était l'usage presque général de son temps.

6. Jean II de Gassion, né à Pau le 12 mai 1596, obtint, le 13 octo-

ralité de Pau, eut en 1636 de ces brevets de conseiller d'État comme avoit eu son père, et obtint en 1660 l'érection de sa terre de Camou[1] en marquisat sous le nom de Gassion. Celui-ci est le père de Gassion des gardes du corps qui a donné lieu à cette petite disgression, et de plusieurs enfants[2], dont l'aîné[3] fut président à mortier au parlement de Pau, et eut en 1664 un de ces brevets de

bre 1622, les provisions de président au parlement de Navarre, en remplacement de son père, et, le 24 février 1626, la charge d'avocat général près la même cour. Conseiller d'État en 1636, intendant de justice, police et finances en Béarn et Navarre par commission du 22 avril 1640, il mourut le 9 novembre 1663, dans son château d'Arbus, et fut enterré dans la chapelle de Gassion, en l'église Saint-Martin de Pau. Il avait épousé en 1635, Marie de Bésiade, et en eut neuf enfants : ci-après, note 2.

1. Apportée aux Gassion par le mariage de Jean Ier (ci-dessus, p. 135, note 5) avec Jacqueline de Camou, dont le contrat est du 30 janvier 1527, cette terre, située au pays de Mixe, à cinq kilomètres de Saint-Palais, fut érigée d'abord en baronnie, par arrêt du Conseil du 6 mai 1648, puis en marquisat sous le nom de Gassion, au mois de février 1660, en faveur de Jean II. Les lettres d'érection ont été publiées par M. de Dufau de Maluquer dans sa *Notice sur la maison de Gassion,* p. 94-101.

2. Neuf enfants : Pierre, dont il va être parlé ci-après ; Théophile (1642-1669), lieutenant aux gardes en 1663, puis capitaine des chevau-légers en 1665 ; Henri, tué à Nerwinde (notre tome I, p. 255) ; Jean, dont il est ici question ; puis deux garçons morts en bas âge, et cinq filles dont quatre se marièrent, l'une au marquis d'Amou, lieutenant du Roi en Guyenne, une autre à Gaston-Jean-Baptiste de Montlezun, marquis de Saint-Lary, une autre à Antonin du Pont, premier président de la chambre des comptes de Pau, la quatrième au marquis de Poudenx, brigadier des armées du Roi. Leur père, Jean II, était l'aîné de Jacques, seigneur de Bergeré, maréchal de camp, du maréchal de Gassion, de l'évêque d'Oloron, d'Isaac de Gassion, de Marie de Gassion, mariée à Antoine d'Espalungue, et de Jeanne, femme d'Henri de Montesquiou et mère du maréchal de Montesquiou.

3. Pierre, marquis de Gassion, né le 14 août 1641, président au parlement de Navarre par provisions du 20 décembre 1663 en remplacement de son père, eut un brevet de conseiller d'État le 30 janvier 1664, et mourut à Mourenx le 31 août 1707. Il avait épousé Madeleine Colbert de Terron.

conseiller d'État. Entre plusieurs enfants il a eu le marquis de Gassion [1], gendre d'Armenonville garde des sceaux, qui est devenu lieutenant général distingué, gouverneur de Dax et de [Saint-Sever [2]], chevalier du Saint-Esprit à la Pentecôte 1743.

Le prince de Courtenay perdit sa femme [3], qui, par son bien, le faisoit subsister, et qui lui laissa un fils, et une fille [4]

Mort de la princesse de Courtenay,

1. Jean, marquis de Gassion, et non Pierre-Armand (ci-dessus, p. 135, note 4).

2. Ce nom est resté en blanc dans le manuscrit. Le marquis obtint ces deux gouvernements dès le 27 novembre 1713, à la mort de son oncle ; mais il s'en démit en 1717, et y fut nommé de nouveau en 1725. Ces deux gouvernements étaient toujours réunis sous le même titulaire et rapportaient à peine deux mille quatre cents livres.

3. Louis-Charles, prince de Courtenay (notre tome I, p. 294) avait épousé en premières noces, le 9 janvier 1669, Marie de Lameth, fille d'Antoine-François, marquis de Bussy. Elle était morte le 18 juin 1676, lui laissant deux fils : Louis-Gaston, né le 9 octobre 1669, tué au siège de Mons, étant mousquetaire du Roi, en 1691, et Charles-Roger, seigneur du Plessis-Saint-Just, né le 21 juillet 1671, mort le 7 mai 1730, sans postérité, bien qu'il ait été marié, par contrat du 15 novembre 1704, à Marie-Claire-Geneviève de Bretagne, fille de Claude, comte de Vertus, marquis d'Avaugour, et veuve de Gonzalès-Joseph Carvalho Patalin, seigneur d'Azambugeira. Le 14 juillet 1688, le prince Louis-Charles s'était remarié à Hélène de Besançon, fille de Bernard, seigneur du Plessis, lieutenant général (1653) et gouverneur d'Auxonne (ci-après, p. 140, note 4) et veuve depuis 1676 de Jean le Brun, seigneur du Breuil, président au Grand Conseil. Rigaud fit le portrait des nouveaux époux en 1689. C'est elle qui vint à mourir le 1er décembre 1713 ; le *Journal de Dangeau*, p. 34, l'annonce dès le 29 novembre. Il y a aux Archives Nationales (G7 541) sept lettres autographes de cette princesse de Courtenay, datées de 1710-1713.

4. Hélène de Courtenay, née le 9 avril 1689, avait épousé, le 5 mars 1712, Louis-Bénigne de Bauffremont, marquis de Listenois (tome XV, p. 280). Elle passait pour « une des plus belles personnes de Paris » (*Mercure* de septembre 1708, p. 90). Elle mourut, le 29 juin 1768, et fut inhumée, le 1er juillet suivant, à Saint-Sulpice, dans la chapelle Sainte-Marguerite, la dernière de cette branche « issue par mâles, en légitime mariage, du roi Louis VI dit le Gros, roi de France » (Cabinet des titres, Pièces originales, dossier BAUFFREMONT, vol. 223, fol. 199).

qui épousa le marquis de Bauffremont[1], chevalier de la Toison d'or, et depuis lieutenant général. Le fils[2] avoit épousé la sœur de M. de Vertus[3], des bâtards de Bretagne, veuve de don Gonzalès Carvalho Patalin[4], grand maître des bâtiments du roi de Portugal, d'où elle étoit revenue. Il avoit peu servi, et avoit eu un frère aîné tué dans les mousquetaires au siège de Mons[5], où son père étoit à la suite de la cour. Le Roi l'alla voir sur cette perte, ce qui parut très extraordinaire, et un honneur qu'il voulut faire lorsqu'il ne le faisoit plus à personne depuis bien des années, qui montra qu'il ne le[6] pouvoit ignorer être bien réellement prince de son sang, mais que les Rois ses prédécesseurs ni lui n'avoient jamais voulu reconnoître[7]. Ce

sa famille, que le Roi montre sentir être de son sang.

1. Les membres de cette maison, gratifiés en 1757 des titres de prince de l'Empire et de cousin de l'Empereur, comme héritiers des Gorrevod (notre tome XXI, p. 140 et 504), ont reçu, en France, par brevet du 13 décembre 1759, le titre de cousin du Roi, et leur descendance a relevé de nos jours celui de prince de Courtenay.

2. Saint-Simon fait erreur. Le prince de Courtenay n'eut qu'une fille de son union avec Mlle du Plessis-Besançon, (p. 138, note 4). Le fils qui lui restait, Charles-Roger, était issu de son premier mariage; il en sera reparlé dans la suite des *Mémoires,* tome XII de 1873, p. 265-266.

3. Armand-François de Bretagne-Avaugour, comte de Vertus, né en 1682, enseigne des gendarmes de la garde, brigadier en 1709 et maréchal de camp en 1719.

4. Les *Mémoires de Sourches* (tome IX, p. 98) parlent de ce premier mariage, qui fut célébré le 15 août 1694. On voit, dans une lettre du prince de Courtenay à Desmaretz, du 8 novembre suivant (Archives nationales, G⁷ 555) que la comtesse de Carvalho avait rapporté un douaire de deux cent mille livres du Portugal. Ce Carvalho était parent de don Antonio Cœlho de Carvalho, ambassadeur de Portugal en France en 1644 (Fr. Michel, *Les Portugais en France,* p. 71). — Notre auteur écrit *D. Goncaléz Carvaillo.*

5. Louis-Gaston (ci-dessus, p. 138, note 3; *Dangeau,* tome III, p. 314; *Sourches,* tome III, p. 389; *Gazette* de 1691, p. 179).

6. Les deux mots *qui monstra* ont été ajoutés en marge en fin de ligne, et *le* est aussi en interligne.

7. La Chambre des comptes de Paris leur contestait le droit de prendre le titre *d'illustre seigneur du sang royal* (A. de Boislisle,

prince de Courtenay étoit fils d'une Harlay[1], n'eut point
d'enfants d'une Lameth ,sa première femme[2], et eut ceux-
ci de la seconde, qui étoit veuve de le Brun, président au
Grand Conseil[3], et fille de du Plessis-Besançon, gouverneur d'Auxonne et lieutenant général[4]. J'aurai lieu de

Pièces justificatives pour l'histoire des premiers présidents, p. xxix);
mais ils s'en parèrent néanmoins dans tous les actes publics, renou-
velèrent en 1715 leur protestation de 1666 (*Gazette d'Amsterdam,*
Extraord. lxxxix), et quand vint à mourir, en 1768, cette marquise
de Bauffremont, dernière des Courtenay, les lettres d'enterrement
proclamèrent une fois encore son origine royale (Cabinet des titres,
Pièces originales BAUFFREMONT, vol. 223, fol. 199). Voir aussi les
Mémoires du duc de Luynes, tomes IX, p. 209, et XIV, p. 205.

1. Louis, prince de Courtenay avait épousé, en 1638, Lucrèce-
Chrétienne de Harlay. Une ratification du contrat de ce mariage est
aux Archives nationales (reg. Y 184, fol. 184 v°).

2. Marie de Lameth-Bussy : ci-dessus, p. 138, note 3. L'erreur de
Saint-Simon continue.

3. Ci-dessus, *ibidem*. — Jean le Brun, seigneur du Breuil, trésorier général et alternatif du marc d'or en 1656, puis reçu conseiller au Parlement le 29 avril 1662 (Archives nationales X¹ᴬ 8393, fol.
74 v°), maître des requêtes de l'hôtel du Roi par lettres du 4 janvier
1672, président au Grand Conseil en 1674, mort le 5 juin 1676 et
inhumé le 6 à Saint-Germain-l'Auxerrois, s'était marié avec Hélène de
Besançon, par contrat du 9 septembre 1673; il en eut un fils, Guillaume
le Brun, marquis d'Inteville, sous-lieutenant au régiment des gardes,
puis capitaine dans le régiment Royal, et mestre-de-camp du régiment
Colonel-général-de-la-cavalerie-légère en octobre 1702, marié le 7
février 1706 à Élisabeth Quentin de la Vienne, fille du premier valet
de chambre du Roi et d'Élisabeth Orceau.

4. Bernard du Plessis-Besançon, né en 1600, d'abord aide-major au
régiment des gardes françaises (1631), servit en 1637 sous le maréchal de Vitry, et en 1639 sous le prince de Condé. Sergent de bataille
en Catalogne, c'est lui qui rédigea, en décembre 1640, les articles de
la soumission de cette province au Roi et signa, le 28 janvier 1641,
le traité que Louis XIII accepta à Péronne le 19 septembre suivant.
Employé, sous le marquis Villa, en Italie (1646), puis chargé de
plusieurs missions auprès du duc de Savoie, des princes d'Italie et de
la république de Venise (1652), il avait été nommé lieutenant général
des armées du Roi par pouvoir du 29 mai 1653, et avait obtenu le gouvernement d'Auxonne sur la démission du duc d'Épernon par provisions du 9 décembre 1660. Il conserva ce commandement jusqu'à sa

parler encore de ce prince de Courtenay et du fils qui lui resta, et qui a été le dernier de cette branche infortunée de la maison royale[1].

Xaintrailles mourut[2], qui étoit vieux, et à Monsieur le Duc, dont j'ai eu occasion de parler lors de la mort de Monsieur le Duc gendre du Roi[3]. C'étoit un homme d'honneur et de valeur, le meilleur joueur de trictrac[4] de son temps, et qui possédoit aussi tous les autres[5] sans en faire métier. Il avoit l'air important, le propos moral et sentencieux, avare, et avoit accoutumé à des manières impertinentes tous les princes du sang et leurs amis particuliers, qui étoient devenus les siens[6]. Il n'étoit ni Poton ni Xaintrailles, mais un très petit gentilhomme[7], et point marié. Il n'avoit qu'une nièce, fort jolie et sage, fille d'honneur de Madame la Duchesse[8]. Lorsqu'elle n'en eut

Xaintrailles, quel; sa mort. [*Add. S^tS. 1119*]

mort survenue en mars 1670. Il avait épousé Louise d'Amphoux de Vachières. Il a laissé des Mémoires, qui ont été publiés par le comte Horric de Beaucaire pour la Société de l'histoire de France.

1. Dans la suite des *Mémoires,* tomes XII de 1873, p. 265-266, et XIX, p. 104-105.

2. Joseph de Xaintrailles (notre tome III, p. 206) mourut au château de Marcoussis, le 15 décembre 1713, comme le dit *Dangeau,* p. 45-46, et comme en témoigne encore le registre des baptêmes, mariages et sépultures de la paroisse de Marcoussis, dont nous avons pu nous procurer l'extrait que voici : « Le dix-septième jour de décembre mille sept cent treize, a été inhumé, dans la chapelle seigneuriale de la paroisse, Mre Joseph de Xaintrailles, chevalier, premier écuyer de Son Altesse Sérénissime Mgr le duc d'Enghien, colonel du régiment de Bourbon, âgé de soixante-huit ans, décédé au château de Marcoussis, le quinzième dudit mois, en présence de Mre Alexandre d'Illiers d'Entragues, seigneur dudit lieu, et de Mre Jean-Sévère, chevalier, comte de Rieux, soussignés. Signé : JEAN-SÉVÈRE DE RIEUX, ENTRAGUES, et BOURGUIGNON, curé. — Saint-Simon écrit ici *Sainctrailles* en marge, et *Saintrailles* dans le texte.

3. Tome XIX, p. 57. — 4. Il a été parlé de ce jeu ci-dessus, p. 61.

5. Tous les autres jeux.

6. « Homme important jusqu'à l'impertinence », avait-il dit en 1710.

7. Sur l'origine de ce Xaintrailles, voyez notre tome XV, p. 134 et 603-605.

8. Louise-Philiberte, fille de François de Xaintrailles, comte de la

plus[1], elle demeura auprès de Madame la Princesse ; le marquis de Lanques, de la maison de Choiseul[2], en devint si amoureux, qu'il la voulut épouser. Il étoit capitaine dans Bourbon[3], fut blessé pendant la campagne, revint mourant à Paris, se fit porter à Saint-Sulpice, où il l'épousa, et mourut deux jours après[4]. Xaintrailles lui donna tout son bien[5], avec lequel elle épousa M. d'Illiers[6].

Mort et caractère de Phélypeaux.

On apprit par les lettres de la Martinique[7] que Phélypeaux y étoit mort[8]. C'étoit un homme très extraordinaire, avec infiniment d'esprit, de lecture, d'éloquence et de

Chapelle, et de Constance Perret, épousa le 2 mai 1693, Clériadus de Choiseul, marquis de Lanques, capitaine dans le régiment de Bourbon-cavalerie (*Dangeau,* tome IV, p. 275) ; elle se remaria le 25 mai 1707 avec Alexandre d'Illiers (ci-après).

1. C'est-à-dire lorsque Madame la Duchesse n'eut plus de filles d'honneur.

2. Ci-dessus, p. 141, note 8.

3. Le régiment de Bourbon-cavalerie, levé en 1649 par le grand Condé sous le nom d'Enghien, ne prit le nom de Bourbon qu'en 1686, et fut tranformé en 1776 en régiment de dragons.

4. Le contrat de mariage, du 30 avril, est dans les registres des Insinuations du Châtelet (Archives nationales, Y 261, fol. 356). L'oncle Xaintrailles grossit de soixante mille livres la maigre dot de douze mille livres de sa nièce, et lui assura soixante-quinze mille livres sur sa succession. Le mariage eut lieu le 2 mai, et il semble, d'après Dangeau (tome IV, p. 275) que ce fut à la Paroisse de Versailles et non pas à Saint-Sulpice. Le duc de Bourbon avait nommé à cette occasion M. de Lanques mestre-de-camp de son régiment (*Dangeau,* p. 280). Le marié mourut, non pas deux jours, mais six jours après, le 8 mai, et fut inhumé à Saint-Paul.

5. Voyez la note précédente.

6. Alexandre d'Illiers, seigneur puis marquis d'Entragues, seigneur de Malesherbes et de Marcoussis, brigadier des armées du Roi en 1719, mort en 1742, épousa Mme de Lanques le 25 mai 1707. Rigaud fit leurs deux portraits en 1711, pour trois cents livres.

7. La principale des Antilles françaises, découverte par Christophe Colomb en 1502, la Martinique, donnée, en 1635, à la Compagnie des Iles d'Amérique, avait été achetée, en 1650, par Du Parquet et revendue, en 1665, à la Compagnie des Indes occidentales.

8. Raymond-Balthazard Phélypeaux du Verger (notre tome IV, p. 277). Voyez ci-après aux Additions et Corrections.

grâce naturelle, fort bien fait, point marié, qui n'avoit
rien, avare quand il pouvoit, mais honorable et ambitieux, qui n'ignoroit pas qui il étoit, mais qui s'échafau-
doit sur son mérite et sur le ministère ; poli, fort l'air du
monde et d'excellente compagnie, mais particulier avec
beaucoup d'humeur, et un goût exquis en bonne chère,
en meubles et en tout. Il étoit lieutenant général fort
paresseux, et plus propre aux emplois du cabinet[1] qu'à la
guerre[2]. Il avoit été auprès de l'électeur de Cologne, puis
ambassadeur à Turin, et fort mal traité à la rupture,
dont il donna une relation à son retour, également exacte,
piquante et bien écrite, à l'occasion de quoi j'ai eu lieu[3] de
parler de lui[4]. Il fut conseiller d'État d'épée à son retour ;
mais, après cet écrit où M. de Savoie étoit cruellement
traité, et les[5] propos que Phélypeaux ne ménagea pas
davantage, Mme la duchesse de Bourgogne lui devint un
fâcheux inconvénient, et M. de Savoie même, après la
paix. Il n'avoit rien, et il n'avoit qu'un frère, évêque de
Lodève[6], qui n'avoit pas moins d'esprit ni plus de mœurs
que lui, chez lequel il alla vivre en Languedoc. Ils étoient
cousins germains de Châteauneuf, secrétaire d'État[7], père
de la Vrillière, qui, avec le Chancelier et son fils, trouva
moyen de l'envoyer à la Martinique général des Îles[8], qui

1. Les mots *du cabinet* sont en interligne.
2. On peut comparer ce portrait à ceux que notre auteur a déjà
tracés du même personnage aux tomes XI, p. 277-278, et XII, p. 128-
130.
3. Le mot *lieu* a été ajouté en interligne sur *occasion* biffé.
4. Tome XI, p. 278.
5. Saint-Simon avait d'abord mis *des propos*, puis il a corrigé *des*
en *les*, en biffant le *d*.
6. Jacques-Antoine Phélypeaux : tome XII, p. 130. On voit, à la
lecture de plusieurs lettres de l'évêque écrites au sujet de la succession de son frère, quelle tendre amitié les liait (Bibl. nat., ms. Fr.
12100, fol. 28-29, 31-33, 37-38, 41-42, 46, 48 et 52, janvier-mai 1714).
7. Balthazar Phélypeaux, marquis de Châteauneuf : tome I, p. 52.
8. Les provisions de gouverneur des îles d'Amérique pour Phélypeaux, du 1er janvier 1709, se trouvent au Cabinet des titres, dans le

est un emploi indépendant de plus de quarante mille livres de rente[1], sans le tour du bâton[2], qu'il savoit faire valoir.

La mort du duc de Medina-Sidonia[3] termina l'année. Elle arriva subitement à Madrid comme il étoit prêt à monter dans le carrosse du roi d'Espagne[4], dont il étoit grand écuyer, et chevalier du Saint-Esprit. C'étoit un des plus grands[5] seigneurs d'Espagne, et des plus accomplis, fort vieux et fort attaché au roi d'Espagne. J'ai eu occasion d'en parler sur le testament de Charles II et l'avènement de Philippe V à la couronne[6]. Il laissa un fils, qui a eu aussi postérité[7]. Il étoit l'aîné de cette grande et ancienne

dossier PHÉLYPEAUX du Nouveau d'Hozier, vol. 264, fol. 22. Son premier mouvement fut de refuser l'emploi ; il fallut que Pontchartrain le persuadât de se rendre aux Antilles (lettre inédite de la marquise d'Huxelles, du 12 avril 1709). Il n'y arriva qu'au début de 1711 (*Mercure* d'avril 1711, 2e partie, p. 51-55). Saint-Simon a bien écrit *G*¹, et non pas gouverneur général.

1. Dangeau (tome XV, p. 49) parle de quarante-deux mille livres ; mais les appointements de Phélypeaux ne lui furent pas régulièrement servis, si bien qu'il laissa plus de quarante mille écus de dettes. Le ms. Fr. 12100 de la Bibliothèque Nationale garde encore les pièces de sa succession.

2. « On dit figurément *le tour du bâton* pour dire le profit secret et illicite qu'un homme tire de l'emploi, du poste où il est : *sa charge lui vaut tant par an sans le tour du bâton* » (*Académie*, 1718).

3. Jean-Claros-Alphonse Perez de Guzman, duc de Medina-Sidonia (notre tome VII, p. 255), mourut en effet subitement le 17 décembre, à Madrid (lettres du marquis de Brancas à Louis XIV, Affaires étrangères, vol. *Espagne* 224, fol. 124, et de la princesse des Ursins à Torcy, 18 décembre, recueil la Trémoïlle, tome VI, p. 161).

4. Ces détails sont empruntés au *Journal de Dangeau*, p. 53.

5. Le manuscrit porte *grd* par mégarde.

6. Dans nos tomes VII et VIII.

7. Manuel-Alphonse-Claros Perez de Guzman-el-Bueno, d'abord comte de Niebla, puis duc de Medina-Sidonia (1674-1721), qui était, depuis le mois d'octobre 1706, gentilhomme de la chambre du roi d'Espagne, eut en effet un fils Manuel-Dominique-Joseph-Claros-Alphonse Perez de Guzman, marquis de Cazaza, puis duc de Medina-Sidonia (1692-1739) ; il en a été déjà parlé au tome IX, p. 137-139.

maison de Guzman[1], et le plus ancien duc d'Espagne. Mais c'est la grandesse qui y fait tout, et, quoique la sienne soit des premières, j'ai déjà remarqué que l'ancienneté ne s'y observe point parmi les grands. J'aurai lieu d'en parler encore à l'occasion de mon ambassade extraordinaire en Espagne. J'y parlerai aussi de la grande charge de président du conseil de Castille, et, à son défaut, de la place de gouverneur de ce conseil. Ronquillo l'avoit, qui, en cette qualité, ne donnoit pas, chez lui, la main à M. de Vendôme, malgré l'étrange Altesse et le rang que Mme des Ursins lui[2] avoit fait donner pour en prendre le semblable[3]. Il fut remercié avec une pension de dix mille écus[4].

Le duc d'Aumont arriva de son ambassade d'Angleterre[5], et eut une longue audience du Roi dans son cabi-

Ronquillo destitué de la place de gouverneur du conseil de Castille ; on lui donne une pension de dix mille écus.*

Retour du duc d'Aumont.

1. Tome VII, p. 253. — 2. La première lettre de *luy* corrige un *a*.
3. Notre tome XXIII, p. 24 et suivantes.
4. Dangeau écrivait le 30 novembre 1713 (p. 35) : « Le roi d'Espagne supprime la charge de président de Castille, qui est encore plus considérable en ce pays-là que celle de chancelier en France. Il ne rend jamais de visites, ne donne la porte à aucun grand, ne la veut pas même donner aux ambassadeurs des têtes couronnées, et, quoique M. de Vendôme, sur la fin, fût traité en Espagne comme prince du sang d'Espagne, il ne la lui vouloit point donner non plus. C'étoit Ronquillo qui avoit cette charge, qui lui donnoit trop d'autorité ; on la lui ôte, et on lui donne dix mille écus de pension. » C'est à ce propos que notre auteur fit l'Addition sur cette charge qui a été placée dans notre tome VIII, p. 389, n° 362.
5. Les lettres de rappel du duc d'Aumont sont du 16 août ; mais il ne partit que le 18 novembre de Londres, laissant l'abbé Gaultier chargé des affaires de France, jusqu'à l'arrivée de M. d'Iberville, le nouvel envoyé extraordinaire du Roi (Affaires étrangères, volumes *Angleterre* 247, fol. 74v°, 73v° et 83-84, et 250, fol. 5 et 9). Il trouva à Douvres, le yacht de la reine qui l'attendait, pour le passer en France avec le comte de Peterborough. Ils débarquèrent à Calais le 20 novembre. Cependant, le voyage ayant éprouvé M. d'Aumont, il dut se reposer à son arrivée à Paris (*ibidem*, fol. 101-102). Ce ne fut que le 8 décembre qu'il eut cette longue audience du Roi (*Dangeau*, p. 29, 38 et 42.)

* *On* surcharge *et*.

net. On remarqua qu'il affecta toutes les manières angloises jusqu'à nouer sa croix à son cordon bleu comme
les chevaliers de la Jarretière portent leurs médailles
attachées à leur cordon. Son arrivée ne reçut pas de
grands applaudissements. L'argent qu'il en sut rapporter
sut aussi l'en consoler[1].

Le roi de Sicile passe avec la reine en Sicile, et laisse le prince de Piémont régent avec un conseil.

Le nouveau roi de Sicile ne tarda pas à aller reconnoître cette île par lui-même, et ce qu'il en pourroit tirer[2].
Il y mena la reine sa femme, fit un conseil pour gouverner à Turin en son absence, et offrit à Madame sa mère
la qualité de régente. Au peu de part qu'il lui avoit donné
toute sa vie aux affaires depuis qu'il en eût[3] pris l'administration de ses mains, elle sentit bien le vuide d'un
titre offert par la seule bienséance, et s'excusa de l'accepter[4]. Sur son refus, il le donna au prince de Piémont, son
fils, jeune prince de la plus grande espérance[5], et partit

1. Dans une lettre à Torcy, du 22 décembre, le duc d'Aumont lui écrit
en confidence (Aff. étr., vol. *Angleterre* 247, fol. 154) : « Je suis sorti
d'Angleterre avec honneur ; mais je me retrouve ici au milieu d'une
troupe de créanciers, dont je ne puis me débarrasser qu'ayant à la
main l'ordonnance du don du Roi, au moyen de laquelle je puis trouver toutes les facilités et tous les arrangements nécessaires... » Et il
s'en rapporte à l'obligeante amitié du ministre.

2. Parti, le 23 septembre, de Turin avec tous les princes, Victor-
Amédée se rendit à Racconigi, puis de là à Nice. L'amiral Jennings
attendait, avec son escadre, dans la baie de Villefranche, pour faire
voile, si le temps le permettait, dès les premiers jours d'octobre (*Gazette d'Amsterdam*, nº LXXXIV, nouvelles de Gênes du 30 septembre).
Il a déjà été parlé ci-dessus (p. 120) du voyage de Victor-Amédée,
à propos de l'ambassade du marquis de Prye.

3. Ce verbe est bien au subjonctif.

4. *Dangeau*, tome XV, p. 3 et 32.

5. Victor-Amédée-Joseph-Philippe de Savoie : ci-dessus, p. 121, note
3. Dans une lettre à Torcy, du 10 octobre 1714, le marquis de Prye
nous donne ce portrait physique du jeune prince et de son frère cadet
(Aff. étr., vol. *Turin* 119, fol. 300) : « .. Le prince de Piémont est bien
fait dans une taille médiocre, une physionomie spirituelle et agréable
et les yeux vifs et pénétrants comme le roi de Sicile ; il ressemble cependant beaucoup à la reine..... Le duc d'Aoste, beaucoup plus jeune

sur les vaisseaux de l'amiral Jennings[1], qui le portèrent à Palerme[2]. Il y fut couronné[3], et les Siciliens n'oublièrent rien par leurs empressements, leurs hommages, leurs fêtes, pour se mettre bien avec un prince aussi jaloux et aussi clairvoyant. Il donna cinquante mille livres, avec son portrait enrichi de diamants, à Jennings pour son passage, et la reine de Sicile une fort belle bague. Jennings vint après mouiller aux côtes de Provence[4], et reçut force honneurs à Toulon ; il vint ensuite à Paris[5]. Le comte de Peterborough[6], qui avoit tant de fois couru l'Europe, et servi l'Archiduc en Espagne avec tant de fureur, étoit aussi venu se promener à Paris[7]. C'étoit un homme

Peterborough et Jennings saluent le Roi.

et pas si formé, ne paroît pas si vif. On dit cependant qu'il l'est fort, quand il est en liberté. Il ressemble aussi beaucoup à la reine, mais différemment du prince de Piémont...» L'aîné des deux avait alors quinze ans, l'autre treize. On remarquera que Saint-Simon l'appelle prince de Piémont, quoiqu'il ait dit plus haut (p. 124) que son père lui avait donné le nom de duc de Savoie ; nous avons vu alors qu'il avait été induit en erreur par Dangeau.

1. Jean Jennings : tome XXIII, p. 348. — *Jennig* a été corrigé en *Jennings*.

2. Parti de Villefranche le 2 octobre 1713, le roi de Sicile débarqua à Palerme le 11 (*Dangeau*, p. 8; *Gazette d'Amsterdam*, Extr. xcii). Il demeura plusieurs mois dans ses nouveaux États.

3. Le couronnement eut lieu le 21-24 décembre 1713 (*Gazette*, p. 42-44, et 54-56; *Mercure* de janvier 1714, p. 137-144).

4. Il y a, sur la venue en France de l'escadre, une lettre de M. de Grignan, du 3 septembre 1713, dans le carton G⁷ 479, aux Archives nationales, et d'autres correspondances dans les registres B³ 214 et 215 des archives de la Marine.

5. *Dangeau*, p. 34.

6. Charles Mordaunt, comte de Peterborough (notre tome XIV, p. 145), désigné par la reine Anne comme son ambassadeur extraordinaire auprès du roi de Sicile et des autres princes et États d'Italie, avait reçu de sa maîtresse l'ordre de s'arrêter à la cour de France et d'y réitérer les assurances de son amitié et de son estime singulière (vol. *Angleterre* 250, fol. 6).

7. Débarqué à Calais, le 18 novembre, Peterborough, qui voyageait incognito, passa près d'un mois à Paris (*ibidem*, fol. 97 et 145).

qui, dans un âge fort avancé, et chevalier de la Jarretière, ne pouvoit durer en place[1]. Torcy le présenta au Roi à Versailles le lundi 4 décembre, et tout de suite Peterborough présenta Jennings au Roi[2]. Ces amiraux d'escadres[3] ne sont, sous ces grands noms, que ce que sont parmi nous des chefs d'escadre. Celui-là disoit qu'il avoit gagné cinq cent mille écus depuis qu'il servoit. Il s'en faut tout que les nôtres gagnent autant. Il s'en alla incontinent en Angleterre[4].

Électeur
de Bavière
à Paris ;
voit le Roi.

L'électeur de Bavière arriva le lundi 18 décembre de Compiègne à Paris, et vint descendre chez Monasterol[5], son envoyé en cette ville[6]. Il alla le mercredi 20 à Versailles. Il vit le Roi l'après-dînée par les derrières, à l'ordinaire ; il[7] fut seul avec lui une demi-heure dans son cabinet, et retourna après à Paris chez Monasterol, où il vit peu de monde, fort triste de n'espérer plus le titre de roi de Sardaigne[8].

1. Le 15 décembre, l'abbé Gaultier écrivait de Londres à Torcy (vol. *Angleterre* 247, fol. 138) : « Prenez garde, je vous supplie, Monseigneur, au Peterborough, qui, sous l'ombre de vous faire des confidences, tâchera de pénétrer vos véritables sentiments. Je sais qu'il vous dira qu'il hait le roi de Sicile ; mais ne le croyez pas ; car il vous mentira, et je suis sûr qu'il est dans les intérêts du dernier fils de ce prince. » M. de Peterborough était en effet continuellement en route : il revint de Turin au mois d'août suivant (ci-après, p. 373) et passa par Paris, puis il repassa en décembre, retournant à Turin, d'où il revint encore une fois en mars 1715.

2. *Dangeau*, p. 40.

3. Il y a bien ici *escadres* au pluriel, et, plus bas, *escadre* au singulier, ce qui s'explique par le sens particulier de chaque locution.

4. Toute cette fin de paragraphe est encore empruntée au *Journal*, p. 40. L'amiral Jennings partit de Paris au commencement de décembre, passa par Douvres en Angleterre, et, le 15 décembre, l'abbé Gaultier écrivait de Londres à Torcy : « .... M. l'amiral Jennings est charmé de la bonne réception que le Roi lui a faite... » (vol. *Angleterre* 247, fol. 129 et 137 vᵒ).

5. Ferdinand-Auguste Solaro, comte de Monasterol : tome XI, p. 88.

6. *Dangeau*, tome XV, p. 47.

7. Cet *il* corrige un *et*. — 8. *Dangeau*, p. 48.

Le premier jour de cette année 1714, il ne se trouva ni grand ni premier aumônier à la grand messe de l'Ordre, célébrée par l'abbé d'Estrées. Il y eut difficulté à qui présenteroit au Roi l'Évangile à baiser entre l'aumônier de jour en quartier et le cardinal de Polignac, qui n'avoit point l'Ordre, mais qui se trouva au prié-Dieu, et en faveur duquel le Roi décida[1]. Il ne donna aucunes étrennes cette année[2]. Elles ne regardoient que Mme la duchesse de Berry, dont il n'étoit guères content, et Madame, à qui il venoit d'augmenter très considérablement ses pensions[3]. Pour M. le duc de Berry, il ne s'en embarrassa pas ; il n'y avoit guères[4] qu'un an qu'il lui avoit augmenté ses pensions de quatre cent mille livres[5]. Peu de jours après, il le fit entrer au conseil de finance[6], où il fut quelques conseils sans opiner comme il avoit été quelques-uns de même en ceux de dépêches, lorsqu'il avoit commencé à y entrer[7]. C'étoit le chemin d'être bientôt admis en celui d'État. Le Roi avoit usé des mêmes gradations envers Monseigneur et Mgr le duc de Bourgogne.

1. *Dangeau,* tome XV, p. 55.

2. *Ibidem* : « Le Roi avoit accoutumé de donner des étrennes à la famille royale ; mais il n'en a point donné cette année. »

3. Notre tome XXIII, p. 354.

4. Le mot *gueres* semble avoir été ajouté à la fin d'une ligne.

5. Tome XXIII, p. 177.

6. Il y a bien *finance* au singulier dans le manuscrit.

7. Dangeau en donne la nouvelle le 31 janvier, et le jeune prince assista au conseil du 3 février (*Dangeau,* p. 75 et 76). Saint-Simon va encore en parler de nouveau, ci-après, p. 177. Quelques mois auparavant, en septembre 1713, notre auteur avait rédigé, sur la nécessité de faire entrer le duc de Berry dans tous les conseils, un très curieux mémoire dont l'original autographe est dans le volume *France* 1195, fol. 98-101, et qui a été publié par P. Faugère (*Écrits inédits,* tome II, p. 435-460) sous le titre de *Vues sur l'avenir de la France.*

* Cette date est, comme les précédentes, en caractères notablement plus forts que ceux des manchettes.

Duc d'Uceda peu compté à Vienne, et son fils emprisonné au château de Milan.

Le duc d'Uceda[1], peu considéré de l'Empereur, depuis qu'il avoit si vilainement quitté le parti de Philippe V pour s'attacher au sien[2], eut, tout au commencement de cette année, le déplaisir de voir mettre son fils[3] prisonnier au château de Milan[4].

Duc de Nevers dépouillé par le Roi de la nomination à l'évêché de Bethléem.

Il y a un fantôme d'évêché sous le titre de Bethléem[5] dans le duché de Nevers, sans territoire, dont la résidence est à Clamecy, qui ne vaut que cinq cents écus de rente, que les ducs de Nevers avoient toujours nommé[6]. M. de Nevers[7] l'avoit donné au P. Sanlecque, religieux de Sainte-Geneviève[8], qui excelloit à régenter l'éloquence et les

1. Jean-François Acuña y Pacheco : tome VIII, p. 187. Il y a ici *Uceda* dans le texte, et *Uzeda* dans la manchette.

2. Cette défection a été racontée en 1711 dans le tome XXII, p. 172-176.

3. Emmanuel-Gaspard Pacheco, duc d'Uceda après son père : tome XXII, p. 176.

4. Dangeau, en annonçant la nouvelle le 3 janvier (p. 56), dit qu'on ne connaît pas la raison de cet emprisonnement.

5. Saint-Simon écrit *Bethleem* dans le texte et *Béthléhem* dans la manchette.

6. Guillaume, comte de Nevers, ayant donné en 1147 aux évêques de Bethléem en Palestine, l'hôtel-Dieu de Pantenor ou Pantenère, près Clamecy, c'est dans cette demeure que se réfugia à la fin du xiiie siècle l'évêque de Bethléem chassé de Terre-Sainte, et le pape y transporta le siège de l'évêché, mais sans lui attribuer aucune juridiction. Depuis lors ce furent toujours les comtes puis ducs de Nevers qui nommèrent les titulaires. Le revenu de cette maison était très minime; c'est Dangeau (tome XV, p. 56) qui dit cinq cents écus ; en 1644, d'après la *Gazette* (p. 244), il ne valait que quatre cents livres ; le clergé de France faisait en outre une pension au titulaire. L'histoire de l'évêché de Bethléem a été écrite en 1872 par M. Chevalier-Lagénissière. Au dix-neuvième siècle, le titre d'évêque de Bethléem fut concédé aux abbés de Saint-Maurice d'Agaune en Valais.

7. Philippe-Julien-François Mazzarini-Mancini : tome IX, p. 282.

8. Louis de Sanlecque, né le 12 avril 1650 (*Dictionnairecritique* de Jal, p. 1322), chanoine régulier de la congrégation de France, fut nommé évêque de Bethléem par le duc de Nevers en juin 1701, mais ne put obtenir de bulles, et mourut le 14 juillet 1714, dans son prieuré de Garnay près Dreux.

humanités en leur collège de Nanterre[1], et qui étoit aussi bon poète latin[2], aux mœurs duquel il n'y avoit rien à reprendre[3] ; mais les jésuites, jaloux de tous collèges, et qui n'aimoient pas les chanoines réguliers, ne s'accommodèrent pas que cette figure d'évêché leur échappât, dont ils pouvoient défroquer quelque moine, et s'en attacher beaucoup par cet appât. Le P. Tellier, tirant sur le temps et sur le peu de considération du collateur[4], fit entendre au Roi qu'il ne convenoit pas qu'un particulier fît sans lui un évêque dans son royaume[5], acheva ce que les jésuites avoient commencé avant lui ; car il y avoit douze ans que Sanlecque étoit nommé sans avoir pu obtenir de bulles ; il les fit accorder au P. le Bel, récollet[6], nommé dès lors

1. Ce collège, fondé en 1637 dans le prieuré que les Génovéfains possédaient à Nanterre, fut d'abord installé dans la maison du curé, puis, en 1652, on commença des bâtiments nouveaux capables de contenir cent pensionnaires. Comme on y enseignait les humanités, l'Université s'y opposa, et cela donna lieu à un procès qui fut jugé en faveur des Génovéfains. Les lettres patentes autorisant la fondation sont du mois d'avril 1644 (reg. X1A 8654, fol. 245 v°).

2. Le P. de Sanlecque faisait des vers latins et français, et ses œuvres ont été publiées deux fois, en 1696 et en 1726. Il était entré dans la querelle du duc de Nevers contre Boileau à propos de la *Phèdre* de Racine et de celle de Pradon, et fit des vers contre le satirique; on prétendit que c'était pour l'en récompenser que le duc l'avait nommé à l'évêché de Bethléem en juin 1701 (*Œuvres de Racine*, tome III, p. 259).

3 Il ne semble pas en effet qu'il y eût rien à lui reprocher au point de vue des mœurs ; mais ses deux satires contre les faux directeurs et contre les évêques lui firent donner l'exclusion par Louis XIV.

4. « *Collateur*, celui qui a droit de conférer un bénéfice » (*Académie*, 1718).

5. Ce ne fut pas cette raison qui décida le Roi. On a vu ci-dessus qu'il avait été mal disposé par certaines poésies du P. de Sanlecque ; il refusa son agrément à cause de cela et demanda au duc de Nevers de lui présenter un autre candidat. Celui-ci désigna quelques mois plus tard, en novembre, le P. le Bel (ci-après) : mais ces deux présentations firent des difficultés à Rome, et c'est ce qui retarda les bulles jusqu'à la fin de 1713.

6. Louis le Bel, connu chez les Récollets sous le nom de P. Chéru-

par le Roi, qui n'y pensoit plus. Le Bel fut sacré[1], et Sanlecque n'eut aucune récompense. Depuis cela cette idée d'évêché est demeuré[2] à la nomination du Roi[3].

Le duc de Richelieu, remarié depuis assez longtemps pour la troisième fois[4], et logé chez sa femme au faubourg Saint-Germain[5], se brouilla avec elle et voulut retourner à l'hôtel de Richelieu, à la place Royale[6], qu'il

bin, avait été définiteur général de son ordre ; il eut ses bulles en décembre 1713, fut sacré le 4 février 1714 et mourut à Paris le 8 octobre 1738, à soixante-dix-sept ans.

1. *Gazette* de 1714, p. 72.

2. *Demeuré* est au masculin, se rapportant à *évêché*.

3. C'est une erreur ; jusqu'à la Révolution, les évêques de Bethléem furent présentés par les ducs de Nevers à la nomination du Roi.

4. Nous l'avons vu épouser en troisièmes noces en 1702, Marguerite-Thérèse Rouillé, veuve du marquis de Noailles : tome X, p. 112.

5. Avant son mariage avec le duc de Richelieu, la marquise de Noailles avait acquis entre la rue de l'Université et la rue Saint-Dominique un grand jardin clos de murs, dans lequel elle fit élever une demeure qui prit le nom d'hôtel de Richelieu ; en 1743, elle en avait agrandi considérablement le jardin en achetant de l'architecte Germain Boffrand un grand terrain tenant d'une part au couvent des Filles de Saint-Joseph, établi par Mme de Montespan, et de l'autre au duc de Saint-Simon et à M. d'Hautefort (Archives nationales, carton S 2860).

6. Cet hôtel situé dans la partie septentrionale de la place Royale, avec une sortie sur la rue du Foin, appartenait au duc de Richelieu depuis 1660 environ (Germain Brice, *Description de Paris*, édition 1752, tome II, p. 215 ; Archives nationales, reg. Q 1 1099 10D). Mme Scarron, très liée avec la duchesse de Richelieu d'alors, Anne Poussart de Fors, y avait beaucoup fréquenté pendant les temps de son veuvage. Lorsque le duc s'était remarié en 1702, comme il allait habiter chez sa femme au faubourg Saint-Germain, il avait mis en vente l'hôtel de la place Royale (*Lettres de Mme de Sévigné*, tome X, p. 473) ; mais, n'ayant pas trouvé d'acquéreur, il l'avait loué d'abord au maréchal de Chamilly, qui n'y resta que quelques mois, puis au cardinal d'Estrées (Éd. de Barthélemy, *la Marquise d'Huxelles*, p. 95 et 197), et enfin à M. de Mailly, lorsqu'il devint archevêque de Reims. En décembre 1719, il fut vendu à vie pour quatre-vingt mille livres à la grande-duchesse de Toscane (*Dangeau*, tome XVIII, p. 170 ; *Mercure*, du mois, p. 176) ; mais celle-ci étant morte en 1721, il revint à son propriétaire (*les Correspondants de la marquise de Balleroy*,

avoit loué à l'archevêque de Reims, qui, faute de savoir où se mettre, vouloit soutenir son bail. Cavoye et sa femme[1], amis de tout temps de M. de Richelieu[2], et qui ne venoient presque jamais à Paris, prêtèrent leur maison[3] à l'archevêque jusqu'à ce qu'il[4] en eût trouvé une à louer, et se mirent à prendre soin de M. de Richelieu, qui avoit quatre-vingt-six ans, et qui, en sa vie, n'avoit su prendre. soin de lui-même. Ce leur fut un mérite auprès de Mme de Maintenon, et par conséquent auprès du Roi.

Cet hiver fut fertile en bals à la cour. Il y en eut plusieurs parés et masqués chez M. le duc de Berry, chez Mme la duchesse de Berry, chez Monsieur le Duc, et ailleurs[5]. Il y en eut aussi à Paris et à Sceaux, où Mme du Maine donna force fêtes et nuits blanches[6], et joua

Force bals à la cour et à Paris. Bals, jeux, comédies et nuits blanches à Sceaux.

tome II, p. 356). Enfin, par acte du 6 février 1756, il fut définitivement acquis par le traitant Gabriel Morin, dont la fille Jeanne, se disant veuve de Claude-Nicolas de Waldeck, le donna à bail, le 10 septembre 1757, au prince Louis-Eugène de Würtemberg et de Teck.

1. Louis d'Oger, marquis de Cavoye (tome II, p. 60) et sa femme Louise-Philippe de Coëtlogon (tome III, p. 52).

2. Mme de Cavoye avait été avant son mariage fille d'honneur de la Reine, pendant que la duchesse de Richelieu était dame d'honneur.

3. L'hôtel de Cavoye était situé rue des Saints-Pères, entre la rue de Grenelle et la rue Saint-Dominique, et devint plus tard l'hôtel de Pons (Germain Brice, *Description de Paris*, édition 1752, tome IV, p. 58 ; *Topographie historique du vieux Paris*, tome III, p. 223). En 1703, lorsque Mme des Ursins songeait à quitter définitivement l'Espagne, elle avait demandé à y loger (Geffroy, *Madame de Maintenon d'après sa correspondance*, tome II, p. 137).

4. Il y a *ils*, par erreur, dans le manuscrit.

5. Le *Journal de Dangeau* (p. 68, 69, 71, 72, 74, 75 et 81) mentionne plusieurs bals en masques chez Monsieur le Duc, chez le duc et la duchesse de Berry, et chez le prince de Conti dans son hôtel de Paris, le 17 janvier.

6. Dangeau ne parle que d'un grand bal masqué à Sceaux le 13 février (p. 82). Nous avons déjà expliqué ce qu'était les Nuits blanches dans le tome XIII, p. 2, et notre auteur a, à diverses reprises et notamment dans le tome XIV, p. 298-299, parlé du goût de Mme du Maine pour les divertissements et du rôle qu'elle y faisait jouer à son mari.

beaucoup de comédies, où tout le monde alloit de Paris et de la cour, et dont M. du Maine faisoit les honneurs. Mme la duchesse de Berry étoit grosse, et n'alloit guères aux bals hors de chez elle. Le Roi lui permit, à cause de sa grossesse, de souper avec lui en robe de chambre[1], comme, en même cas, il l'avoit permis aux deux Dauphines seulement.

L'abbé Servien, dont j'ai parlé ailleurs[2], étant à l'Opéra, ne put tenir aux louanges du Roi du prologue. Il lâcha tout à coup au parterre un mot sanglant, mais fort juste et fort plaisant en parodie, qui le saisit, et qui fut trouvé tel, répété et applaudi. Deux jours après, il fut arrêté et conduit à Vincennes, avec défenses de parler à personne et sans aucun domestique pour le servir[3]. On mit pour la forme le scellé sur ses papiers : il n'étoit pas homme à en avoir de plus importants que pour allumer du feu. Il est vrai qu'à plus de soixante-cinq ans qu'il avoit alors, il étoit étrangement débauché[4].

1. « Le Roi a permis à Mme la duchesse de Berry de venir souper en robe de chambre, parce que les grands habits l'incommodent fort dans sa grossesse » (*Dangeau*, p. 58, 7 janvier). Mme de Maintenon écrivait à ce propos à la princesse des Ursins (recueil Bossange, tome III, p. 22-23) : « La grossesse de Mme la duchesse de Berry se confirme... Elle est extraordinairement grosse et débraillée, en personne qui est à la tête des débraillées et qui, par conséquent, le doit être plus que les autres. Vous ne reconnoîtrez pas le goût des François ; les hommes sont pires que les femmes ; ce sont eux qui laissent ruiner leurs maisons, qui veulent que leurs femmes prennent du tabac, boivent, jouent, ne s'habillent plus, et cela a passé aux plus raisonnables. Quand leurs amis leur en parlent, ils répondent qu'il faut avoir la paix... »

2. Augustin Servien : tomes X, p. 8, et XXIII, p. 121.

3. Dans le tome XXIII, p. 121-122, en mentionnant l'exil qui frappa l'abbé Servien en 1712, il en avait donné le même motif. Sur son incarcération à Vincennes, d'où il ne sortit qu'en septembre 1715, après la mort de Louis XIV, on peut voir le *Journal de Dangeau*, p. 59, les *Mémoires de Mathieu Marais*, tome I, p. 184, le *Journal de Buvat*, tome I, p. 94, et les *Rapports de police de René d'Argenson*, p. 336-337.

4. Déjà dit dans le tome XIX, p. 393.

Le duc de la Rochefoucauld mourut le jeudi 11 janvier, à soixante-dix-neuf ans, aveugle, à Versailles[1], dans sa belle maison du Chenil[2], où il s'étoit retiré depuis quelques années. Quoique j'aie[3] eu lieu de parler diverses fois de lui, il a été personnage si singulier et si distingué toute sa vie, qu'il est à propos de s'y arrêter un peu. Il étoit fils aîné du second duc de la Rochefoucauld[4] et de la fille unique d'André de Vivonne, seigneur de la Châtaigneraie, grand fauconnier de France, capitaine des gardes de la reine Marie de Médicis, et de Marie-Antoinette de Loménie[5]. Cet André de Vivonne étoit petit-fils du frère aîné[6] de François de Vivonne, seigneur d'Ardelay, favori d'Henri II, qui fut tué en sa présence en combat public et singulier par Guy Chabot, fils du seigneur de Jarnac[7], d'où est venu le proverbe du coup de Jarnac[8], 10 juillet 1547[9]. Marie-Antoinette de Loménie étoit fille du sieur de la Ville-aux-Clercs, secrétaire d'État[10]. M. de la Rochefoucauld porta

Mort, fortune, famille et caractère du duc de la Rochefoucauld.
[Add. S^tS. 1120]

1. *Dangeau,* p. 59; *Gazette,* p. 36; *Mercure* du mois, p. 41-53; *Correspondance de Madame,* recueil Jæglé, tome II, p. 205. On le transporta à Verteuil dès le lendemain.

2. Tome XII, p. 104.

3. Il y a *j'ay,* à l'indicatif dans le manuscrit.

4. François VI : tome I, p. 219.

5. Andrée de Vivonne, mariée le 20 janvier 1628 et morte en 1670, était fille d'André de Vivonne, dernier mâle de la branche de la Châtaigneraie; il eut en 1612 la charge de grand fauconnier et mourut prématurément le 24 septembre 1616. Sa femme Marie-Antoinette de Loménie se remaria en 1622 à Jacques Chabot, marquis de Mirebeau, et mourut le 4 juin 1638.

6. Ce frère aîné s'appelait Charles Ier de Vivonne de la Châtaigneraie et était mort avant 1536.

7. Il a déja été parlé de ce fameux duel dans le tome XIV, p. 136-137. Guy Chabot était fils de Charles Chabot, seigneur de Jarnac, gouverneur de la Rochelle, vice-amiral de Guyenne en 1544.

8. François de Vivonne ne fut pas tué immédiatement; mais il reçut au jarret un coup d'épée si dangereux qu'il en mourut peu après.

9. Les mots *10 juill. 1547* ont été ajoutés en interligne.

10. Antoine de Loménie, seigneur de la Ville-aux-Clercs, fut d'abord secrétaire des commandements du roi de Navarre, qui le fit secrétaire

le vain titre de prince de Marcillac[1] sans rang ni distinction quelconque pendant la vie de son père, auquel il fut toujours très attaché, quoique parfaitement dissemblable. Il le suivit dans le parti de Monsieur le Prince, et ne rentra qu'avec lui dans l'obéissance. Il épousa en 1659, en novembre, Jeanne-Charlotte[2], fille et unique héritière d'Henri-Roger du Plessis, comte de la Rocheguyon, premier gentilhomme de la chambre du Roi en survivance de son père[3], qui fut depuis duc et pair de Liancourt, et d'Anne-Élisabeth de Lannoy, remariée un an auparavant au duc d'Elbeuf père de celui d'aujourd'hui[4], dont elle fut la première femme, et dont elle eut M. d'Elbeuf, dit le Trembleur, et Mme de Vaudémont[5]. M. et Mme de Marcillac étoient issus de germains. Le premier duc de la Rochefoucauld[6], grand-père de M. de Marcillac, avoit épousé Gabrielle du Plessis[7], fille de M. de Liancourt[8], premier écuyer, en faveur duquel cette charge fut sous-

de son cabinet lorsqu'il eut succédé à Henri III. M. de la Ville-aux-Clercs contribua activement à la paix de 1592 avec les Ligueurs; en 1595, Henri IV l'envoya comme ambassadeur en Angleterre et lui donna la charge de secrétaire d'État en 1606; il mourut le 17 janvier 1638 à soixante-dix-huit ans.

1. Tome XVII, p. 329.

2. Tome IV, p. 339.

3. Henri-Roger du Plessis, comte de la Rocheguyon (tome XVII, p. 70), était fils de Roger du Plessis, duc de la Rocheguyon et de Liancourt (tome III, p. 215).

4. Anne-Élisabeth de Lannoy (tome IV, p. 339), mariée à Charles III de Lorraine, duc d'Elbeuf (tome II, p. 101), qui eut, de son second mariage avec une Bouillon, Henri, duc d'Elbeuf (tome I, p. 46).

5. Anne-Élisabeth de Lorraine (tome IV, p. 339) et Charles de Lorraine, chevalier d'Elbeuf (tome XV, p. 31).

6. François V : tome XXI, p. 225.

7. Gabrielle du Plessis-Liancourt, mariée en mars 1611 à François V de la Rochefoucauld.

8. Charles du Plessis, seigneur de Liancourt, chevalier des ordres en 1588, premier écuyer de Henri III, gouverneur de Metz et du pays Messin, puis de Paris, devint chevalier d'honneur de la reine Marie de Médicis en 1620, et mourut le 20 octobre de la même année.

traite à celle de grand écuyer[1], et de la célèbre Antoinette de Pons, marquise de Guercheville[2], père et mère du duc de Liancourt, ce qui faisoit que le grand père et la grand mère des mariés étoient frère et sœur. L'union étoit parfaite entre les deux familles, et ils logeoient tous ensemble à Paris, rue de Seine, dans ce bel hôtel de Liancourt qui est devenu l'hôtel de la Rochefoucauld[3]. Il y auroit bien des choses curieuses à dire de ces deux Liancourt père et fils, et de leurs femmes, mais qui sont trop éloignées de notre temps. M. de Marcillac n'eut que deux fils de sa femme[4] ; il la perdit le 14 août 1674[5]. La duchesse de Liancourt, sa grand mère[6], étoit morte le 14 juin précédent, à soixante-treize ans, et le duc de Liancourt le 1er août de la même année[7], à soixante-quinze ans. Grand Dieu ! quel bonheur de ne survivre que six semaines[8] !

Jamais peut-être l'aveuglement qu'on reproche à la fortune ne parut dans un plus grand jour que dans ce prince de Marcillac, qui rassembloit en lui toutes les causes de disgrâces, et qui, sans secours d'aucune part, brilla tout à coup de la plus surprenante faveur, et qui[9] a été pleinement constante toute sa vie, c'est-à-dire près de cin-

1. Saint-Simon a raconté en détail dans sa notice du duché de Liancourt (*Écrits inédits*, tome VI, p. 204-211) comment la charge de premier écuyer devint indépendante.

2. Tome III, p. 214. — 3. Notre tome V, p. 86.

4. Le duc de la Rocheguyon et le marquis de Liancourt (tome II, p. 212).

5. Saint-Simon se trompe : Jeanne-Charlotte du Plessis-Liancourt mourut le 30 septembre 1669.

6. Jeanne de Schönberg : tome V, p. 22.

7. C'est bien les 14 juin et 1er août 1674 que moururent le duc et la duchesse de Liancourt.

8. Saint-Simon, en écrivant cette touchante exclamation, pense évidemment à lui-même et à sa femme, qu'il avait perdue le 21 janvier 1743, dix-huit mois environ avant l'époque où il écrivait ce passage, et à laquelle il devait survivre douze ans.

9. *Qui* a été ajouté en interligne.

quante ans sans la plus légère interruption. Il étoit fils
d'un père à qui le Roi n'a jamais pu pardonner, le seul
peut-être de tous les seigneurs du parti de Monsieur le
Prince, et M. de la Rochefoucauld le sentoit si bien, qu'il
ne se présentoit presque jamais devant le Roi. M. et
Mme de Liancourt[1] étoient noircis d'un autre crime : le
mari ne faisoit point sa charge de premier gentilhomme
de la chambre longtemps avant de ne l'avoir plus ; la
femme avoit refusé d'être dame d'honneur de la Reine.
Ils passoient presque toute leur vie à Liancourt dans les
exercices de piété les plus édifiants et les plus continuels,
ne paroissoient plus à la cour, et, comme ils y avoient
vécu dans la plus excellente et la plus brillante compagnie,
ils avoient la meilleure à Liancourt, mais la moins à la
mode. Ce lieu étoit le réduit de tout ce qui tenoit à Port-
Royal, et la retraite des persécutés de ce genre[2]. D'autres
proches, M. de Marcillac n'en avoit point, et ceux-là
n'étoient pas pour le produire, ni l'étayer. Les figures,
qui préviennent souvent, et le Roi presque toujours,
n'étoit[3] pas un don qu'il eût en partage ; j'ai ouï dire aux
gens de la cour de son temps que la sienne étoit tout à
fait désagréable : un homme entre deux tailles, maigre avec
de gros os, un air niais quoique rude, des manières
embarrassées, une chevelure de filasse, et rien qui sortît de
là. Fait de la sorte et seul de sa bande, il arriva dans
la plus brillante et la plus galante cour, où le comte de
Guiche[4], Vardes[5], le comte du Lude[6], M. de Lauzun, et

1. C'est le grand-père et la grand'mère de Mme de Marcillac.
2. On les a vus (tome V, p. 22) donner asile à Liancourt au P. de
Chéviguy exilé pour jansénisme.
3. Il y a bien *n'estoit* au singulier, dans le manuscrit, s'accordant
avec l'idée de l'auteur.
4. Armand de Gramont : tome III, p. 21.
5. François-René du Bec-Crespin, marquis de Vardes : tome I, p.
215.
6. Henri de Daillon, comte puis duc du Lude : tome II, p. 176 et
502.

tant d'autres se disputoient la faveur du Roi et le haut du pavé chez la comtesse de Soissons, de chez[1] qui le Roi ne bougeoit alors. Ce centre de la cour d'où tout émanoit étoit encore un lieu où Marcillac, fils de M. de la Rochefoucauld, devoit être de contrebande[2] pour la nièce du cardinal Mazarin : aussi fut-il fort mal reçu d'abord, et n'y fut accueilli de personne ; mais bientôt toute la troupe choisie qui s'en moquoit, fut bien étonnée de voir le Roi le mettre de ses parties, sans autre chose de sa part que de se présenter devant le Roi, et sans que le Roi lui eût montré auparavant aucune bienveillance[3]. Cela dura ainsi quelque temps, et commença à exciter l'envie, lorsque la faveur se déclara et ne fit plus que croître[4]. M. de Lauzun fut arrêté en décembre 1671, à Saint-Germain, dans sa chambre, un soir qu'il revenoit de Paris rapporter des pierreries à Mme de Montespan, qui l'en avoit chargé[5]. Il étoit capitaine des gardes, et fut arrêté par le marquis[6] de Rochefort[7], depuis maréchal de France, qui l'étoit aussi, car un capitaine des gardes ne peut être arrêté que

1. Les deux premières lettres de *chez* surchargent un *q*.

2. Expression déjà rencontrée dans le tome XIII, p. 219.

3. Mme de Motteville (*Mémoires,* tome IV, p. 92) dit qu'il avait des amis communs avec le marquis de Vardes et que c'est ainsi qu'il fut introduit chez la comtesse de Soissons.

4. Cette faveur se marqua surtout par la permission de porter un justaucorps bleu, que le Roi lui accorda dès le mois de novembre 1661 ; puis, en 1664, il eut le régiment Royal-infanterie. Au début, la cour croyait que ce ne serait de la part du Roi qu'un engouement passager, et le comte de Gramont ne craignait pas de dire dans le voisinage du Roi : « Il aura honte l'un de ces jours de son la Feuillade et de son Marcillac, comme il en a eu de son Noailles et de son Saint-Aignan » *(Correspondance de Bussy-Rabutin,* tome III, p. 416). Voyez ci-après aux Additions et Corrections.

5. Saint-Simon reviendra avec plus de détails sur la disgrâce de Lauzun dans la longue notice qu'il lui a consacrée à la fin de ses *Mémoires* ; nous réservons pour ce moment le commentaire nécessaire.

6. *M* (maréchal) corrigé en *M.* (marquis). M. de Rochefort ne fut en effet maréchal de France que plus tard, comme Saint-Simon va le dire.

7. Tome I, p. 84.

par un autre capitaine des gardes[1], et dès le lendemain, mis en route de Pignerol. Il étoit gouverneur de Berry[2] ; Marcillac en fut pourvu tout aussitôt[3], et M. de Luxembourg de sa charge. Guitry[4], favori pour qui le Roi avoit fait la charge de grand maître de la garde-robe[5], fut tué au passage du Rhin en 1672 : M. de Marcillac, qui y avoit été fort blessé à l'épaule, eut sa charge[6] et, à la mort de Soyecourt[7] en 1679, qui étoit grand veneur, le Roi écrivit à M. de Marcillac, qui étoit venu voir son père, ce billet[8] qu'on a rendu si célèbre, par lequel il lui manda qu'il se réjouissoit avec lui comme son ami de la charge de grand veneur, qu'il lui donnoit comme son maître[9]. Avec toute cette faveur, le père, de concert avec lui, eut beau s'opiniâtrer à ne lui point céder son duché : jamais M. de Marcillac ne put avoir le rang de prince[10], ni aucune autre distinction[11], et ses instances furent aussi vaines depuis la mort de son père, qu'il perdit au com-

1. Tout ce qui précède, depuis *car*, a été ajouté en interligne.

2. Depuis peu de mois ; car c'est seulement le 30 mars 1671 qu'il en avait été pourvu par la mort du maréchal de Schulenberg.

3. *Lettres de Mme de Sévigné*, tome II, p. 438-439. Il eut ce gouvernement pour rien et le revendit cent mille écus en 1681. Dans le courant de 1671, le Roi lui avait déjà donné une pension de dix-huit mille livres.

4. Guy de Chaumont, marquis de Guitry : tome III, p. 81.

5. Les renseignements relatifs à cette création ont été donnés au même endroit, note 2.

6. Par brevet du 21 octobre 1672.

7. Maximilien-Antoine de Belleforière, marquis de Soyecourt : tome V, p. 298.

8. Le *b* de *billet* surcharge le commencement de *ce[lebre]*.

9. Ce n'est pas à propos de la charge de grand veneur que ce billet bien connu fut adressé par le Roi à Marcillac mais à propos de celle de grand maître de la garde-robe ; voyez les *Lettres de Mme de Sévigné*, tome III, p. 169. L'authenticité de ce billet a été contestée, mais sans preuves : voir notre tome XVII, p. 332, note 7.

10. On a vu dans le tome XXIII, p. 231, combien cette impossibilité avait chagriné toute sa vie M. de la Rochefoucauld.

11. Les quatre derniers mots ont été ajoutés en interligne.

mencement de 1680. Sur la fin de sa vie, la faveur et les efforts de son fils lui avoient attiré quelques paroles du Roi ; on en voit des traces dans les lettres de Mme de Sévigné[1], mais toujours rares, et peu naturelles. M. de Marcillac, que je nommerai désormais duc de la Roche-foucauld, étoit le seul confident des amours du Roi, et le seul, qui, le manteau sur le nez comme lui, le suivoit à distance lorsqu'il alloit à ses premiers rendez-vous. Il fut ainsi dans l'intimité de Mme de la Vallière, de Mme de Montespan, de Mme de Fontanges[2], de tous leurs particuliers avec le Roi, et de tout ce qui se passoit dans le secret de cet intérieur. Il demeura toute sa vie intimement avec Mme de Montespan, même depuis son éloignement, avec Mme de Thiange[3], avec ses filles. Il eût aimé d'Antin sans sa faveur. Aussi ne put-il jamais souffrir Mme de Mainte-non, quoi qu'elle et le Roi pussent faire. Jamais aussi[4] elle n'osa l'entamer : il se tenoit dans un respectueux silence, n'en approcha jamais ; force révérences, s'il la rencontroit par quelque hasard, et payoit toujours de monosyllabes et de révérences redoublées tout ce qu'en ces occasions elle lui disoit d'obligeant[5].

M. de la Rochefoucauld avoit beaucoup d'honneur, de valeur, de probité. Il étoit noble, bon, libéral[6], magnifique ; il étoit obligeant et touché du malheur. Il savoit et osoit plus que personne rompre des glaces, et souvent forcer le

1. *Lettres de Mme de Sévigné,* tome III, p. 283 et 316.
2. Tome XVII, p. 334. On prétendit qu'il avait servi d'intermé-diaire entre celle-ci et le Roi, et l'on dit alors à la cour que Louis XIV lui avait donné la charge de grand veneur « pour avoir mis la bête dans les toiles ». Voyez notre tome XVII, p. 333-334 et 622, et les *Mémoires de Primi Visconti,* p. 207, 208 et 210.
3. Déjà dit dans le tome XV, p. 356.
4. Le mot *aussy* a été ajouté après coup dans la marge.
5. Il est cependant question dans les *Lettres de Mme de Sévigné* tome X, p. 288) d'un souper qu'il lui offrit en même temps qu'au Roi en 1695.
6. Les premières lettres de *liberal* surchargent *ma[gnifique]*.

Roi ; mais, à force de prodiguer ses services avec peu de choix et de discernement, il fatigua et lassa enfin le Roi ; mais ce ne fut que sur les derniers temps ; d'ailleurs, sans aucun esprit, sans discernement, glorieux au dernier point, rude et rustre en toutes ses manières, très volontiers brutal, désagréable en toutes ses façons, embarrassé avec tout ce qui n'étoit point ses complaisants[1], mais comme un homme qui ne sait pas recevoir une visite, ni entrer ou sortir d'une chambre ; surtout désespéré, si une femme lui parloit en le rencontrant. Hors[2] M. de Bouillon et les maréchaux de Duras et de Lorge[3], il n'alloit chez lui qui que ce fût, excepté un instant pour des compliments indispensables de morts, de mariages, etc., et encore tout le moins qu'il pouvoit. Il vivoit chez lui avec un tel empire, qu'il n'y voyoit personne aussi qu'à ces mêmes occasions ; il n'y avoit que des gens désœuvrés qui n'étoient guères, et la plupart point, reçus ailleurs, qu'on appeloit les Ennuyeux de M. de la Rochefoucauld, et ses valets, qui étoient ses maîtres[4], qui s'y mêloient de la conversation, et pour lesquels il falloit avoir toutes sortes d'égards et de complaisances, si on avoit envie de fréquenter la maison. Il avoit plusieurs gentilshommes tant à lui que de la vénerie ; mais, en cela, très homogène à son maître, ils étoient peu comptés, et ses valets l'étoient pour tout, jusque-là que ses enfants étoient réduits à leur faire leur cour, et n'obtenoient rien de lui que par Bachelier, qui, de son laquais, étoit, par sa protection, devenu premier valet de garde-robe[5], et qui, contre l'ordinaire de ces

Bachelier ; sa fortune, son mérite*.

1. Bien des traits de ce portrait se retrouvent épars dans la partie des *Mémoires* déjà éditée : voyez notamment nos tomes II, p. 58 et 71, V, p. 22, X, p. 28 et 183, etc.

2. *Hors* est en interligne au-dessus d'*excepté*, biffé.

3. Il a déjà été question de sa liaison avec le maréchal de Lorge dans nos tomes II, p. 368, et X, p. 337.

4. Tome VI, p. 193-194. — 5. Gabriel Bachelier : tome XI, p. 75.

* Cette manchette, écrite d'abord par erreur sur la marge intérieure du manuscrit, a été biffée et reportée sur la marge extérieure.

gens-là, ne s'étoit[1] jamais méconnu avec personne, quoique M. de la Rochefoucauld n'eût rien oublié pour le gâter. C'étoit un des[2] meilleurs et des plus honnêtes hommes que j'aie vus[3] dans ces étages-là, et le plus digne de sa fortune ; toujours faisant du bien tant qu'il pouvoit, jamais de mal, infiniment respectueux avec tout le monde, nullement intéressé ; qui vivoit avec les valets de M. de la Rochefoucauld comme avec ses camarades, avec ses enfants comme avec ses maîtres, toujours occupé de leur plaire et de leur être utile, honteux du besoin qu'ils avoient de lui, faisant sans eux mille choses pour eux, et, avec l'ascendant sans mesure qu'il avoit naturellement et sans aucun soin de sa part sur M. de la Rochefoucauld, toujours attentif à ne s'en servir que pour le bien, la paix, l'union, l'avantage de sa famille, et pour l'honneur et la gloire de son maître, sans jamais montrer au dehors tout ce qu'il pouvoit sur lui[4]. Du reste, M. de la Rochefoucauld ne regarda jamais sa belle-fille que comme la fille de l'homme du monde qu'il haïssoit le plus, ni son fils que comme le gendre de Louvois[5]. Il en[6] avoit si bien pris l'habitude, que la mort de ce ministre n'y changea rien. M. de Liancourt[7] n'étoit pas mieux traité de lui ; sa disgrâce du Roi lui tourna toute sa vie à crime auprès de son père[8]. Ses sœurs[9], il ne faisoit cas que de l'aînée, qui en effet avoit beaucoup d'esprit et de

1. Il y a *ne n'estoit* par mégarde, dans le manuscrit.
2. Les mots *un des* ont été répétés deux fois.
3. Il y a *veu* sans accord, dans le manuscrit.
4. Tout cela a déjà été dit, avec moins de détails, dans les tomes XI, p. 75, et XVII, p. 339.
5. Voyez *ibidem*, p. 337. — 6. *En*, oublié, a été remis en interligne.
7. Son fils cadet, le marquis de Liancourt : tome IV, p. 155.
8. Sa participation aux affaires des princes de Conti, en 1685, lui avait en effet valu une longue disgrâce.
9. Mlles de la Rochefoucauld, d'Anville et de Marcillac, que nous avons vu mourir « sibylles » dans un coin de l'hôtel de la Rochefoucauld (tome XXIII, p. 228).

mérite ; mais ce cas n'alloit à rien. Des autres, ni de son frère l'abbé de Verteuil[1], il n'en faisoit aucun, et le leur montroit sans cesse aussi bien qu'à ses fils. L'abbé de Marcillac et le chevalier[2], morts depuis[3] longtemps, il ne les aimoit pas davantage ; mais il les comptoit plus parce que le monde les comptoit, et qu'ils se faisoient compter. Ils ressembloient assez en esprit à leur père. Il n'y avoit donc que l'abbé de la Rochefoucauld[4] que M. de la Rochefoucauld aimât. Quoique son oncle paternel, ils étoient de même âge, et il en avoit tiré secours en jeunesse en ses besoins. En tout temps, il fut panier percé, incapable de tout soin domestique et de toute affaire, et toute sa vie livré à des valets, qui, en vrais valets, en abusèrent sans cesse et s'enrichirent tous à ses dépens[5], et quelques-uns de son crédit. Je n'oublierai jamais ce qui nous arriva à la mort du fils unique du prince de Vaudémont[6], par la mort duquel tous les biens de la première femme du duc d'Elbeuf[7], père de celui-[ci], revinrent aux enfants de M. de la Rochefoucauld, fils de sa fille du premier lit[8]. On étoit à Marly, et le Roi avoit couru le cerf. M. de Chevreuse, que je trouvai au débotté[9] du Roi, me proposa

Surprise étrange du duc de Chevreuse et de moi chez le duc de la Rochefoucauld.

1. Les mots *l'abbé de Verteuil* ont été ajoutés en interligne. C'est Alexandre de la Rochefoucauld : tome XIX, p. 287.

2. Saint-Simon avait d'abord écrit *l'abbé* à la fin d'une ligne et *le Ch.* au commencement de la suivante, il a ajouté *de Marcillac* sur la marge, lorsqu'il a écrit en interligne *l'abbé de Verteuil* à la ligne précédente du manuscrit. — C'est Henri-Achille (tome V, 129) et Charles, chevalier de la Rochefoucauld (*ibidem*, p. 130).

3. *Depuis* a été ajouté en interligne.

4. Henri, abbé de la Rochefoucauld : tome V, p. 130.

5. Voyez ce qui a été dit ci-dessus, p. 123, à propos d'un don de quatre cent mille livres que lui fit le Roi en 1713.

6. Charles-Thomas de Lorraine-Vaudémont, que nous avons vu mourir en Italie en 1704 (tome XII, p. 124).

7. Cette Anne-Élisabeth de Lannoy dont il a été parlé ci-dessus, p. 156.

8. Jeanne-Charlotte du Plessis-Liancourt (*ibidem*).

9. C'est-à-dire, lorsque le Roi, revenant de la chasse ou de la

d'aller avec lui chez M. de la Rochefoucauld sur ce compliment à lui faire, et nous nous amusâmes dans le salon pour le laisser retourner et être quelque temps chez lui. En y entrant, quelle fut notre surprise, j'ajouterai notre honte, de trouver M. de la Rochefoucauld seul dans sa chambre jouant aux échecs[1] avec un de ses laquais en livrée assis vis-à-vis de lui ! La parole en manqua à M. de Chevreuse et à moi, qui le suivois. M. de la Rochefoucauld s'en aperçut et demeura confondu lui-même. Il ne lui en falloit pas tant[2] pour recevoir la visite de M. de Chevreuse, qu'il ne voyoit jamais qu'aux occasions[3] ; il balbutia, il s'empêtra, il essaya des excuses de ce que nous voyions ; il dit que ce laquais jouoit très bien, et qu'aux échecs on jouoit avec tout le monde. M. de Chevreuse n'étoit pas venu pour le contredire, moi encore moins ; on glissa, on s'assit, on se releva bientôt pour ne pas troubler la partie, et nous nous en allâmes au plus tôt. Dès que nous fûmes dehors, nous nous dîmes, M. de Chevreuse et moi, ce que nous pensions d'une rencontre si rare ; mais nous ne voulûmes point la publier. M. de la Rochefoucauld ne fut donc regretté que[4] de ses valets, qui le déshonorèrent par l'empire qu'ils exercèrent dans tous les temps sur lui, et par cette ridicule et sèche retraite du Chenil, où ils le tenoient écarté de sa famille et des honnêtes gens, mais à portée d'aller importuner le Roi pour

promenade, se faisait enlever ses bottes pour prendre des chaussures d'appartement ; on disait plutôt *le débotter*.

1. Saint-Simon écrit *échets*. Dangeau a mentionné (tome VII, p. 433) que le jeune duc d'Anjou y jouait volontiers avec le duc de la Rochefoucauld.

2. Il ne lui fallait pas tant de confusion ; c'est-à-dire que la visite seule de M. de Chevreuse, qu'il ne voyait qu'aux occasions, n'aurait pas dû le couvrir de tant de confusion ; elle était l'effet de la honte de la compagnie dans laquelle on le trouvait.

3. Dans le tome X, p. 28, il avait dit que M. de la Rochefoucauld haïssait MM. de Chevreuse et de Beauvillier.

4. Le *que* a été ajouté après coup.

eux. Ses Ennuyeux[1] le regrettèrent aussi, mais beaucoup moins depuis sa retraite. Jamais la cour ne l'avoit aimé, parce qu'il n'avoit jamais vécu avec elle. Son goût et son assiduité prodigieuse à toutes les heures de son service et des promenades du Roi[2] l'en avoit toujours entièrement séquestré, et cette assiduité introduisit celle de tous les grands officiers, qui se piquèrent à qui mieux mieux[3] de l'imiter. Le Roi, qui ne s'en pouvoit passer, mais à qui, sur les fins, il étoit devenu à charge, qui se trouvoit soulagé de sa retraite, mais qui étoit fort importuné de sorties fréquentes qu'il en faisoit sur lui pour ses valets, et en dernier lieu pour sa famille[4], se trouva fort soulagé de sa mort. Tels ont été ses sentiments à la mort de presque tous ceux qu'il a aimés et comblés de faveurs et de grâces. On a toujours cru que le peu d'esprit de M. de la Rochefoucauld avoit fait sa fortune. Le Roi commençoit lors à sentir la supériorité d'esprit de la plupart de cet élixir de cour qui vivoit sans cesse avec lui chez la comtesse de Soissons[5]. Le rogue, le dur, le désagréable de M. de la Rochefoucauld n'étoit[6] pas pour le Roi ; son court lui plut, et le mit à l'aise. Avec ce défaut, il avoit celui d'envier tout jusqu'à un prieuré de cinq cents livres[7], et, avec tant de charges et de grâces de toutes les sortes pour lui et pour les siens, avec ses dettes payées

1. Ci-dessus, p. 162.
2. Voyez tome XVII, p. 340.
3. «On dit adverbialement *à qui mieux mieux*, pour dire à l'envi l'un de l'autre ; il est bas et ne se dit plus » (*Académie*, 1718).
4. Nous en avons vu le dernier exemple dans le tome XXIII, p. 233 et 236.
5. Il a déjà parlé de cette « splendeur de la comtesse de Soissons » dans nos tomes XIV, p. 218, et XVI, p. 427-428, et ci-dessus, p. 159.
6. Il y a bien *n'estoit* au singulier, dans le manuscrit, quoique ce verbe ait plusieurs sujets ; nous avons déjà rencontré de nombreux exemples de cette façon de ne faire accorder le verbe qu'avec le dernier sujet, et encore quelques lignes plus haut.
7. Il était « envieux-né jusque d'une cure de village », avait-il dit dans le tome XV, p. 388.

trois ou quatre fois par le Roi, avec des présents d'argent gros et fréquents[1], il trouvoit tout le monde bien traité, hors lui. Il ne s'étoit point consolé que le mariage de la fille de Louvois avec son fils, que le Roi avoit exigé de lui pour raccommoder ces deux hommes fort ennemis et qu'il voyoit sans cesse, ne lui eût pu faire obtenir le rang de prince étranger, à quoi son père et lui, comme on l'a vu ailleurs, p. 1295[2], tendirent toute leur vie, et que tout se fût borné à cet égard au duché vérifié de la Rocheguyon pour son fils, comme M. de Luynes avoit eu celui de Chevreuse pour le sien en épousant la fille de Colbert. Cette envie générale étoit bien plus forte à l'égard de ceux de sa sorte qui paroissoient en faveur. M. de Chevreuse, M. de Beauvillier, Monsieur le Grand surtout étoient ses bêtes[3]. Il haïssoit les ministres, et eux le craignoient, et le ménageoient. Quoiqu'il n'eût presque point de commerce avec la maison de Condé et de Conti, il s'étoit conservé une tradition d'estime et d'amitié qui se marquoit en toute occasion, et qui étoit fort entretenue par ses enfants, trop[4] intimes du prince de Conti, comme on l'a vu[5], et qui le sont demeurés jusqu'à sa mort. Pour achever ce qui regarde un favori si singulier, il faut à son honneur se souvenir du trait rapporté p. [140[6]] qu'il fit à Portland, que, jusqu'à Monsieur le Prince, tout ce qu'il y avoit de plus considérable s'empressoit à festoyer et à courtiser.

J'ai été témoin d'un autre bien plus fort pour un cour-

Hardie
générosité

1. Voyez notre tome V, p. 129 ; *Dangeau*, tomes IV, p. 223, VI, p. 332, IX, p. 240, et XV, p. 33 ; *Sourches*, tome IV, p. 155.

2. Cette page du manuscrit correspond aux pages 230 et 231 de notre tome XXIII. Saint-Simon semble l'avoir ajoutée après coup.

3. Expression déjà rencontrée dans le tome XVII, p. 342.

4. *Trop* surcharge *co[mme]*.

5. Le cadet les avait accompagnés en Hongrie en 1685 et avait participé à leur disgrâce (ci-dessus, p. 163).

6. Ce chiffre a été laissé en blanc par Saint-Simon ; il correspond aux pages 69 et 70 de notre tome V, où a été racontée la réponse faite par M. de la Rochefoucauld au comte de Portland.

du duc
de la Roche-
foucauld ;
vieux levain
de Liancourt.
[*Add. S^tS. 1121*]

tisan tel qu'il l'étoit. Ce fut pendant un voyage de Marly, dans les jardins, où le Roi s'amusoit à une fontaine qu'il faisoit faire. Je ne me souviens plus sur quoi le Roi se mit en propos, lui qui fut toujours si réservé ; mais, ce jour-là, il parla de Montgaillard, évêque de Saint-Pons[1], avec chaleur, qui étoit lors en disgrâce profonde, et dans laquelle il est mort, à l'occasion des affaires de Port-Royal et de celles de la régale[2]. M. de la Rochefoucauld laissa dire le Roi ; mais, dès qu'il eut cessé de parler, il se mit sur les louanges de l'évêque. Le silence peu approbatif du Roi l'échauffa ; il poussa sa pointe, et il raconta que, visitant son diocèse, il enfila un chemin qui alla toujours en étrécissant[3], et qui aboutit à la fin à un précipice. Nul moyen d'en sortir qu'en retournant, et aucun espace pour tourner ni pour pouvoir mettre pied à terre. Le saint évêque, car ce fut son terme, que je remarquai bien, leva les yeux au ciel, rendit toute la bride, et s'abandonna à la Providence. Aussitôt sa mule se dressa sur ses pieds de derrière, et, ainsi dressée, se tourna doucement, lui toujours dessus, et ne remit les pieds de devant à terre que lorsqu'elle se trouva la tête où elle avoit la queue. Tout aussitôt elle se remit à marcher par où elle étoit venue, jusqu'à ce qu'elle eût trouvé à rentrer dans le bon chemin. Tout ce qui étoit autour du Roi imita son silence, qui excita encore le duc à commenter ce qu'il venoit de raconter. Cette générosité me charma, et surprit tous ceux qui en furent témoins. Il avoit toujours conservé de cet ancien levain de Liancourt un penchant pour tout ce qu'il

1. Pierre-Jean-François de Percin de Montgaillard, dont on a vu la mort dans le tome **XXIII**, p. 359.

2. Le *Dictionnaire de Moréri* lui a consacré un long article où sont énumérés et analysés les ouvrages de polémique religieuse sortis de sa plume.

3. Le *Dictionnaire de l'Académie* de 1718 donnait cet exemple : « Le chemin va en étrécissant » ; celui de 1878 donne le même exemple, mais en le corrigeant suivant l'usage moderne : « Le chemin va en s'étrécissant. »

y avoit vu et entendu, et du commerce et de la liaison avec plusieurs de ceux qui avoient survécu à M. et à Mme de Liancourt, jusque-là que quelques-uns de ces saints persécutés passèrent de longues années dans Liancourt de de son temps, et y sont morts[1]. Il avoit un tel respect pour M. et pour Mme de Liancourt, qui fit ce beau lieu pour amuser Mme de Liancourt dans cette retraite, qu'il ne voulut jamais souffrir qu'on y changeât rien de ce qu'ils avoient fait, quoique bien des choses eussent vieilli et eussent été bien mieux autrement, et c'étoit un plaisir que de l'entendre parler d'eux avec l'affection et la vénération qu'il conserva toujours pour eux.

Ses[2] deux fils, malvoulus du Roi, prirent différentes routes ; aussi, nonobstant leur intime et inaltérable union, chose également rare et respectable entre deux frères, rien en tout de plus différent l'un de l'autre : l'aîné[3], rogue, avare à l'excès, sans esprit que silence, ricanerie[4], malignité[5], qui lui avoit fait donner le nom de Monseigneur le Diable, force gloire et bassesse tout à la fois, et un long usage du monde en supplément d'esprit, fit sa charge de grand maître de la garde-robe servilement, sans nul agrément, en valet assidu, et enragé de l'être. Son nom sonore à trois syllabes, car il prit celui de son père, qui, après avoir retenti dans les partis, s'étoit fait craindre dans les cabinets, lui donna un reste de considération qui ne passa guères un certain étage, et qui ne trouva en soi nul appui. Sans table, sans équipage, mais de grands biens, une

Ses deux fils

1. Notamment le P. de Chévigny : tome V, p. 21-23.
2. Ce qui va suivre est la reproduction textuelle de la fin de l'Addition n° 1121, indiquée ci-dessus. Ici, dans le manuscrit, la pagination *1360* corrige *1560* et cette erreur se poursuit jusqu'à la page *1503* du manuscrit ; elle a été corrigée par l'auteur sur tous les feuillets.
3. C'est le duc de la Rocheguyon.
4. Ce mot n'était donné par aucun lexique, et le *Littré* n'en cite pas d'autre exemple que celui-ci. — Saint-Simon écrit *ricannerie*.
5. Écrit *maligité*, par mégarde.

cour de caillettes[1] de Paris les soirs chez sa femme[2], avec un souper et des tables de jeu, et grande bassesse avec la robe, qui leur fit gagner force procès. Son frère[3], doux, liant, poli, orné de beaucoup de simplicité, de lecture et d'esprit, plein d'honneur, de courage, de sentiment de bonne gloire, étoit, à force de disgrâce, devenu solitaire et sauvage, et fut, ce qui est fort rare, également estimé, honoré et peu compté.

Comte de Toulouse grand veneur. 12 000ᵗ de pension au nouveau duc de la Rochefoucauld.

Pour achever cette matière, le nouveau duc de la Rochefoucauld, qui avoit la goutte, se fit porter, peu de jours après la mort de son père, dans le cabinet du Roi, qui lui dit merveilles sur son père, et pas un mot des cinquante mille livres que le Roi lui donnoit tous les ans de sa cassette pour augmentation à sa charge de grand veneur, et que l'équipage fût plus magnifique[4]. Ce silence, soutenu pendant près de deux mois parmi les divers comptes que M. de la Rochefoucauld cherchoit à rendre au Roi des chasses et de l'équipage, et la situation personnelle en laquelle il se sentoit auprès de lui, le persuadèrent qu'il n'avoit point de continuation à espérer, et par conséquent

1. « *Caillette* se dit figurément dans le style familier et badin d'une femme frivole et babillarde » (*Dictionnaire de Trévoux*). C'est le diminutif de *caille*. On en trouve des exemples chez Mme de Maintenon (*Correspondance générale*, tome II, p. 17), Jean-Baptiste Rousseau, Diderot, Montesquieu, etc.

2. Dans une chanson de 1711 (ms. Fr. 12695, p. 129), il est fait allusion à la société qui se réunissait chez la duchesse de la Rocheguyon.

3. Le marquis de Liancourt : ci-dessus, p. 163.

4. Saint-Simon copie l'article du *Journal de Dangeau* du 15 janvier (tome XV, p. 68) : « M. le duc de la Rocheguyon, présentement duc de la Rochefoucauld, qui a la goutte qui l'empêche de marcher, se fit porter dans le cabinet du Roi par les derrières. Le Roi lui parla avec beaucoup de bonté et lui témoigna regretter beaucoup M. de la Rochefoucauld, qu'il avoit toujours regardé comme un ami particulier; mais ils ne parlèrent point de l'augmentation des cinquante mille francs que le Roi donnoit de sa cassette pour augmentation à la charge de grand veneur, afin que l'équipage fût plus magnifique que sous les autres grands veneurs qui avoient été avant lui. »

de se défaire d'une charge fatigante, qu'il trouvoit trop pesante sans ce supplément, et qui ne le privoit de rien avec l'autre[1] qu'il conservoit. Il en fit donner envie par Madame la Duchesse à M. le comte de Toulouse, qui l'acheta cinq cent mille [livres] comptants[2], dont il y en avoit deux cent trente mille livres en brevet de retenue pour les créanciers[3]. Comme survivancier, M. de la Rochefoucauld avoit neuf mille livres de pension qui s'éteignoit par le titre de la charge ; le Roi, en faveur du marché, lui donna douze mille livres de pension personnelle[4], et M. le comte de Toulouse joignit sa meute à celle du Roi et augmenta fort l'équipage[5].

Le lendemain de la mort de M. de la Rochefoucauld, le Chancelier essuya une scène bien tragique[6]. Un vice-bailli d'Alençon venoit de perdre un procès, apparemment fort intéressant pour son honneur et pour son bien. Il vint à Pontchartrain, où étoit le Chancelier, et l'attendit dans sa cour, qui alloit monter en carrosse. Là, il lui demanda la revision de son procès, et un rapporteur. Le Chancelier, avec douceur et bonté, lui représenta que les voies de cassation étoient ouvertes de droit quand il y avoit lieu, mais que, de revision, on n'en connoissoit point l'usage,

Le Chancelier voit un homme se tuer.

1. Celle de grand maître de la garde-robe.

2. Il y a *comptants* dans le manuscrit.

3. Dangeau annonce cette nouvelle le 5 mars (p. 94-95) ; voyez aussi les *Mémoires du duc de Luynes*, tome XI, p. 31. Les lettres de provisions du 5 mars sont dans le registre O¹ 58, fol. 45, et le prince prêta le 23 avril le serment, dont la formule et le procès-verbal sont dans le même registre, fol. 46. Mme de Maintenon écrivit à Mme des Ursins qu'il faisait merveille comme grand veneur (recueil Bossange, tome III, p. 42).

4. Brevet du 7 mars : reg. O¹ 58, fol. 49 ; *Dangeau*, p. 95.

5. « M. le comte de Toulouse.... a déjà fait quelques changements parmi les gentilshommes de la vénerie et a prié le Roi de continuer les pensions et les appointements à ceux qu'on ôte », dit Dangeau ; il y a un certain nombre de brevets dans O¹ 58, fol. 48 et suivants.

6. Saint-Simon prend ce récit dans le *Journal de Dangeau*, tome XV, p. 66-67, et le reproduit presque textuellement.

et se mit à monter dans son carrosse. Pendant qu'il y montoit, ce malheureux dit qu'il y avoit un moyen plus court pour sortir d'embarras, et se donna en même temps deux coups de poignard. Aux cris des domestiques, le Chancelier descendit de carrosse, le fit porter dans une chambre, et envoya chercher un chirurgien qu'il avoit, et un confesseur. Cet homme se confessa assez tranquillement, et mourut une heure après.

Commencement de la persécution en faveur de la constitution *Unigenitus*.

Nous voici parvenus à l'époque des premiers[1] coups d'éclat en faveur de la Constitution, et de la persécution qui a fait tant de milliers de confesseurs et quelques martyrs, dépeuplé les écoles et les places[2], introduit l'ignorance, le fanatisme et le dérèglement, couronné les vices, mis toutes les communautés dans la dernière confusion, le désordre partout, établi la plus arbitraire et la plus barbare inquisition, et toutes ces horreurs n'ont fait que redoubler sans cesse depuis trente ans[3]. Je me contente de ce mot, et je n'en noircirai pas ces *Mémoires*. Outre ce qu'on en voit tous les jours, bien des plumes s'en sont occupées et s'en occuperont. Ce n'est pas là l'apostolat de Jésus-Christ ; mais c'est celui des Révérends Pères[4] et de leurs ambitieux clients.

Mariage du prince de Pons et de Mlle de Roquelaure.

Roquelaure arriva de Languedoc, où on l'avoit envoyé commander après son aventure des lignes[5], et d'où[6] il n'étoit pas sorti depuis huit ans. Sa femme, qui lui avoit valu cet emploi, avoit fait le mariage de sa seconde fille[7] avec le prince de Pons[8], fils aîné du feu comte de Marsan,

1. L'abréviation *prs* surcharge *co[ups]*.
2. Par suite de la révocation, de la disgrâce ou de l'exil des docteurs et des fonctionnaires hostiles à la Constitution.
3. Saint-Simon écrit en 1744.
4. Il veut dire les jésuites. Le manuscrit porte *R. P.*
5. Les lignes d'Heylissem, où il avait été surpris et battu par Marlborough en 1705 ; tome XIII, p. 79 et 301.
6. *D'ou* surchage un mot illisible.
7. Élisabeth de Roquelaure : tome XVI, p. 95.
8. Charles-Louis de Lorraine-Marsan, prince de Pons, né le 19 no-

à qui, en haine de l'aînée[1], ils donnèrent tout ce qu'ils purent, et qui alla à un million, dont la moitié après eux[2], et sans renoncer[3]. Roquelaure étoit très mal dans ses affaires, et son père[4] aussi, quand il se maria, sans quoi que ce soit en dot que son brevet de duc. De ce rien, Mme de Roquelaure trouva moyen, à force de procès, de crédit, d'affaires et d'industrie, de parvenir à faire une des plus riches maisons du royaume[5]. La noce se fit à Paris, chez Roquelaure[6], avec fort peu d'apparat[7].

Médavy[8], n'ayant qu'une fille[9], la voulut marier à son frère[10], et obtint, pour cela, de faire passer sur sa tête son gouvernement de Dunkerque[11], en s'en réservant les appoin-

Gouvernement de Dunkerque à Grancey en épousant la

vembre 1696, chevalier des ordres en 1724, devint maréchal de camp en 1738, lieutenant général en 1744, commanda en cette qualité une division à la bataille de Fontenoy, et mourut le 1er novembre 1755.

1. Françoise de Roquelaure, que nous avons vue enlevée par le prince de Léon en 1708 : tome XVI, p. 94.

2. *Dangeau*, p. 70 et 74.

3. Dangeau dit plus explicitement : « sans renoncer à la succession ».

4. Gaston-Jean-Baptiste, duc de Roquelaure : tome II, p. 254.

5. Déjà dit dans le tome XIII, p. 183.

6. M. de Roquelaure habitait depuis 1697 une belle maison construite par Mansart dans la rue Neuve-des-Petits-Champs près des Capucines ; ce ne fut que sous la régence qu'il s'installa dans un nouvel hôtel rue Saint-Dominique.

7. *Dangeau*, p. 86 et 91 ; la célébration du mariage eut lieu le 28 février.

8. Jacques-Léonor Rouxel de Grancey, comte de Médavy : tome I, p. 478.

9. Victoire Rouxel, née en 1688, mariée en 1744 à son oncle le marquis de Grancey, mourut en couches le 23 janvier 1746.

10. François Rouxel, marquis de Grancey : tome XV, p. 154. Ce mariage était projeté depuis longtemps, puisque, dès le mois d'avril 1706, le Roi s'était entremis par la voie diplomatique pour obtenir du Pape la dispense nécessaire (Dépôt des affaires étrangères, vol. *Rome* 464, fol. 134 et 356). Dangeau prétend qu'elle coûta dix mille écus (tome XV, p. 84).

11. Tome XIV, p. 453. Comme la place était rasée et le port comblé par suite des stipulations du traité d'Utrecht, les profits du gouverneur se trouvaient notablement réduits.

fille de Médavy
son frère.

tements[1]. C'est ainsi qu'on escobardoit[2] les survivances depuis que le Roi n'en vouloit plus donner que des charges de secrétaire d'État.

25 000ᵗᵗ
de rente fort
bizarres
au premier
président.
[*Add. SᵗS. 1122*]

Le Roi fit, en ce même temps, une grâce au premier président sans exemple, et qui ne se pouvoit imaginer à demander que par un panier percé de la dernière impudence, et aussi fortement appuyé qu'il l'étoit. Il avoit un brevet de retenue de cinq cent mille[3] livres. Il osa proposer que le Roi lui en payât les intérêts, et il l'obtint tout de suite. C'étoit une vraie pension de vingt-cinq mille livres[4], qu'il eût été moins énorme de lui donner à crû[5]. M. du Maine avoit ses raisons de le prendre par son foible, quoique déjà tout à lui, et le Roi et Mme de Maintenon les leurs de lui en donner tous les moyens[6]. Le scandale ne laissa pas d'être grand.

Mort de
Bragelongne.

Bragelongne[7], qui avoit été capitaine au[8] régiment des

1. *Dangeau,* p. 84 et 86.
2. Au sens d'obtenir quelque chose par des moyens détournés. Le *Littré* n'a relevé que le présent exemple de notre auteur et un autre de Mirabeau. L'origine de ce verbe est le nom du jésuite espagnol Escobar, que Pascal a mis en cause dans ses *Provinciales.*
3. Il y a *50 000,* par mégarde, dans le manuscrit.
4. C'est exactement ce que dit Dangeau, p. 73, 26 janvier.
5. Sans subterfuge. Nous avons rencontré le sens propre de cette locution dans notre tome XIII, p. 527.
6. C'est ce qu'il avait déjà dit dans l'Addition indiquée ci-contre.
7. Étienne de Bragelongne de Versigny, reçu d'abord chevalier de Malte de minorité, était déjà cornette de cavalerie lorsqu'il fut fait prisonnier à Seneffe en 1674. Passé comme enseigne aux gardes françaises en 1675, il arriva par les degrés à avoir une compagnie (1679) ; major général de l'armée de Boufflers en 1695, il fut fait brigadier d'infanterie en octobre de la même année, et inspecteur en novembre 1698 ; mais, étant tombé gravement malade en 1703, il dut vendre sa compagnie et reçut en récompense une pension de six mille livres ; il avait eu le ruban de Saint-Louis en 1700. Il mourut subitement le 1ᵉʳ février 1714 et fut inhumé à Saint-Paul. Il avait épousé en 1690 sa cousine germaine, Jeanne-Marie Hector de Marle. — Saint-Simon écrit *Bragelogne.*
8. Les mots *capᵉ au* sont en interligne au-dessus de *Major du,* biffé.

gardes et major général de l'armée d'Allemagne, mais qui ne servoit plus par mauvaise santé, tomba mort chez le Rebours[1], à Paris, le jour de la Chandeleur, jouant à l'hombre[2].

Buys[3] et Goslinga[4], ambassadeurs d'Hollande, arrivèrent à Paris, le premier pour y demeurer comme ambassadeur ordinaire, l'autre pour s'en retourner au bout de quelques mois de la commission d'ambassadeurs extraordinaires. Ils saluèrent le Roi quelques jours après dans son cabinet en particulier[5]. Buys, qui portoit la parole, fit un beau discours. On a pu voir dans les Pièces quel étoit son caractère, son animosité contre la France, et tout ce qu'il fit pour empêcher la paix[6]. Son ambassade le changea entièrement, et le séjour qu'il fit en France le

1. Alexandre le Rebours, intendant des finances : tome VI, p. 305.

2. *Dangeau*, p. 76 ; *Mercure* de février, p. 212-216.

3. Guillaume Buys, conseiller pensionnaire de la ville d'Amsterdam, avait eu une mission en Angleterre en décembre 1705 et fut plénipotentiaire des États-Généraux aux conférences de Gertruydenberg et de la Haye, puis à celles d'Utrecht. Nommé en France comme ambassadeur en titre en septembre 1713, il y resta jusqu'en novembre 1715 ; dans la suite il fut commissaire général du collège de l'Amirauté à Amsterdam (1717), eut une mission en Danemark, puis en Angleterre (1724), fut secrétaire des États de Hollande et de Westfrise en 1726, et mourut dans ces fonctions à la Haye le 10 février 1749, à quatre-vingt-sept ans.

4. Sicco van Goslinga, issu d'une bonne famille de Frise, né en 1664, avait été en 1688 curateur d'une université hollandaise, puis député de la province de Frise aux États-Généraux ; il avait pris part aux négociations d'Utrecht, et c'est à ce titre qu'il fut envoyé en France en 1713 comme ambassadeur extraordinaire pour aider Buys. En 1727, les Provinces-Unies l'envoyèrent siéger au congrès de Soissons ; il mourut quatre ans plus tard, en 1731, laissant des Mémoires sur la guerre de la succession d'Espagne de 1706 à 1711, qui ont été publiés à Leuwarden en 1857.

5. Arrivés à Paris le 1er février, ils eurent audience du Roi dès le 6 (*Dangeau*, tome XV, p. 76 et 78). Voyez aux Additions et Corrections.

6. Voyez les *Mémoires de Torcy*, édition Michaud et Poujoulat, p. 610, 616, 640, etc.

rendit tout françois[1]. Cette singularité m'a paru mériter d'être remarquée.

La reine d'Angleterre tomba fort malade à Saint-Germain[2], et reçut tous les sacrements. Les médecins la condamnoient, et elle en étoit contente : la vie n'avoit rien qui pût l'attacher depuis bien des années[3], et elle faisoit le plus saint usage de ses malheurs. Le Roi lui rendit de grands soins pendant cette maladie, et Mme de Maintenon aussi[4].

Le duc de Melfort mourut à Saint-Germain[5]. Il avoit la Jarretière, avoit été secrétaire d'État d'Écosse, et étoit frère du duc de Perth[6], aussi chevalier de la Jarretière[7]. Il avoit essuyé des soupçons et des exils[8]. On a vu que le feu[9] roi Jacques avoit cru, en mourant, qu'ils avoient été mal fondés, et qu'en réparation il l'avoit fait duc[10]. Tout le monde à Saint-Germain et à Versailles n'en fut pas aussi persuadé que ce prince.

En marge : Grande maladie de la reine d'Angleterre à Saint-Germain.

En marge : Mort du duc de Melfort à Saint-Germain.

1. Les deux ambassadeurs ne firent leur entrée solennelle à Paris que le 27 mai et eurent une audience du Roi à Versailles le 29 (*Dangeau*, p. 153-155 ; *Gazette d'Amsterdam*, 1714, n° XLVI ; leur harangue est dans les Extraordinaires XLVIII et XLIX). La même *Gazette* (n° LXX) relate une visite faite par Mme Buys à la duchesse de Berry, qui étoit assistée de la duchesse de Saint-Simon, sa dame d'honneur.

2. *Dangeau*, p. 79.

3. Voyez ce que disait à ce propos Mme de Maintenon dans la lettre qu'elle écrivit à Mme des Ursins à l'occasion de la mort de la princesse d'Angleterre, sa fille (notre tome XXIII, p. 545).

4. Elle reçut les derniers sacrements le 10 février dans la matinée, et Mme de Maintenon alla lui rendre visite l'après-midi (*Dangeau*, p. 80-81). Elle se rétablit bientôt.

5. Jean Drummond, duc de Melfort (notre tome VIII, p. 98), mourut à Paris, et non pas à Saint-Germain, le 25 janvier après une longue maladie (*Dangeau*, p. 73 ; *Gazette*, p. 60 ; *Gazette d'Amsterdam*, n° XII). Sa veuve, née Euphémie Wallace, qui avait été une des beautés de son temps, resta à Saint-Germain jusqu'à sa mort, mars 1733.

6. Jacques Drummond, duc de Perth : tome VIII, p. 98.

7. Ici *Jarretière* et plus haut *Jartière*, sans doute par mégarde.

8. Il a été parlé de cela dans le tome VIII, p. 98-100.

9. Avant *feu*, Saint-Simon a biffé un second *le*.

10. Tome XII, p. 448-451.

Mahony, Irlandois, lieutenant général[1], qui avoit beaucoup d'esprit, d'honneur et de talents, et qui s'étoit fort distingué à la guerre, surtout à la journée de Crémone, dont il apporta la nouvelle au Roi[2], mourut en Espagne[3], où il s'étoit attaché, et où il avoit acquis des biens. Il avoit épousé la sœur de la duchesse de Berwick, veuve et mère des comtes de Clare[4], et le duc de Berwick vivoit avec lui avec beaucoup d'estime et d'amitié. Il laissa des enfants, qui sont aussi devenus officiers généraux avec distinction[5].

Le 3 février, M. le duc de Berry entra pour la première fois au conseil des finances[6]. Le Roi voulut qu'il assistât à plusieurs avant que d'y opiner, comme il avoit fait lorsqu'il fut admis en celui de dépêches, et il se pressoit pour le faire entrer au conseil d'État.

La reine d'Espagne, depuis longtemps violemment attaquée d'écrouelles autour du visage et de la gorge[7], se

Mort
de Mahony.

M. le duc
de Berry entre
au conseil des
finances.

Helvétius
en Espagne
pour la reine à

1. Daniel Mahony : tome X, p. 66.
2. C'est à ce propos qu'il a parlé de lui la première fois.
3. Il mourut à Ocaña dans le courant de janvier (*Dangeau*, p. 75).
4. Mahony, veuf en 1708, s'était remarié en juin 1712 à Charlotte Bulkeley, sœur d'Anne Bulkeley duchesse de Berwick (tome VII, p. 115), et veuve de Charles O'Brien, comte de Clare, blessé mortellement à Ramillies en 1706 (notre tome XIII, p. 379); elle avait conservé le nom de son premier mari suivant l'usage anglais dont notre auteur a déjà relevé un exemple pour la duchesse de Grafton (notre tome XXIII, p. 178). De son premier mariage, elle avait une fille, Laure O'Brien de Clare, qui épousa un Breteuil, et un fils, Charles O'Brien, comte de Thomond et vicomte de Clare, né à Saint-Germain le 27 mars 1699, qui eut un régiment d'infanterie irlandaise en 1748, devint brigadier en 1734, maréchal de camp en 1738, lieutenant général en 1744, reçut le collier du Saint-Esprit en 1747, fut nommé maréchal de France en 1757 et mourut le 9 septembre 1761.
5. Mahony eut de son mariage deux fils, dont l'aîné parvint au grade de lieutenant-général au service du roi des Deux-Siciles, et l'autre eut un régiment de dragons espagnols.
6. Saint-Simon a déjà parlé de cette admission du jeune prince, ci-dessus, p. 149.
7. Voyez nos tomes XXI, p. 322, et XXII, p. 184. Dès 1705, la

l'extrémité.
[Add. St S. 1123]

Orry
et son fils.

trouvoit à l'extrémité[1]. Ne tirant aucun secours des médecins, elle voulut avoir Helvétius[2], et pria le Roi, par un courrier exprès, de le lui envoyer[3]. Helvétius, fort incommodé, et sachant d'ailleurs l'état de la princesse, n'y vouloit point aller ; mais le Roi le lui commanda absolument. Il partit aussitôt dans une chaise de poste, suivi d'une autre en cas que la sienne vînt à rompre[4], et dans cette autre étoit[5] le fils d'Orry[6]. Il eût fallu être bon prophète alors pour dire que nous le verrions contrôleur général ici, très absolu, très longtemps, et ministre d'État[7], dont

princesse des Ursins en entretenait Mme de Maintenon (recueil Bossange, tome III, p. 241).

1. Dangeau écrivait le 18 janvier 1744 (tome XV, p. 69) : « Les dernières lettres de Madrid parlent mal de la santé de la reine. Elle maigrit tous les jours ; on croit qu'elle peut languir encore quelques mois ; mais on ne croit pas qu'elle puisse guérir. » À la fin, suivant une médication assez en usage alors, on la soutint avec du lait de femme, qu'on remplaça après par du quinquina (*Gazette,* p. 65-66 et 76 ; *Gazette d'Amsterdam,* n° XIII). En décembre 1713, le marquis de Brancas, récemment arrivé à Madrid, aperçut la reine lors d'une audience qu'il eut du roi d'Espagne, et il en parla dans une lettre qu'il écrivit à Torcy le 13 (Dépôt des affaires étrangères, vol. *Espagne* 224, fol. 104) et dans laquelle il décrit la surveillance extrême que la princesse des Ursins exerçait sur l'appartement des souverains espagnols. Voir les correspondances insérées par le feu duc de la Trémoïlle dans *Madame des Ursins et la succession d'Espagne,* tome VI, p. 164-170, et celles qu'on trouvera ci-après, Appendice, n° V.

2. Jean-Adrien Helvétius : tome VIII, p. 91.

3. Tout ceci, et ce qui va suivre, est pris à Dangeau (p. 72-73), qui ajoute : « Par le détail qu'on fait de la maladie de la reine, et que MM. Fagon et Chirac ont vu, on croit que cette princesse sera morte avant qu'Helvétius soit arrivé à Madrid. »

4. Sur la diligence qu'il fit, voir une lettre du volume *Espagne* 228, fol. 134, et l'appendice V, p. 433.

5. Après cet *estoit,* il y a un second *estoit,* répété par mégarde et dont le commencement surcharge un *le.*

6. Philibert Orry, comte de Vignory : tome XIII, p. 444.

7. À l'époque où Saint-Simon écrit (1744), Orry est contrôleur général des finances depuis quatorze ans et ministre d'État depuis huit ans.

la France se seroit aussi utilement passée que l'Espagne de son père[1], qui eut, en ce même temps, un bel appartement dans le palais, et dont la faveur et l'administration mécontentoit de plus en plus les Espagnols[2]. Helvétius arriva à Madrid le 11 février. Dès qu'il eut vu la reine, il dit qu'il n'y avoit qu'un miracle qui pût la sauver[3]. Elle avoit un confesseur jésuite[4] ; elle fit comme Madame la Dauphine, sa sœur : lorsqu'il fut question des derniers sacrements et de penser tout de bon à la mort, elle le remercia et prit un dominicain[5]. Le roi d'Espagne ne cessa que le 9 de coucher dans le lit de la reine[6]. Elle

La reine d'Espagne, pour ses derniers sacrements, congédie son confesseur jésuite et prend

1. Voyez ce qu'il a dit, en dernier lieu, du père dans le tome XXIII, p. 348.

2. Notre auteur prend la mention du don de l'appartement et du mécontentement des Espagnols dans le *Journal de Dangeau*, au 12 février (p. 81-82). On trouvera des lettres de M. de Brancas à ce sujet (16 janvier et 12 mars) ci-après à l'appendice V, p. 432 et 441.

3. Dangeau disait (p. 87) : « Helvétius étoit arrivé le 11, et, dès qu'il eut vu la reine, il dit qu'il n'y avoit qu'un miracle qui pût la sauver. » Saint-Simon copie le *Journal*. La première lettre écrite par Helvétius dès le 12 février pour donner au Roi son opinion sur la maladie de la reine a été publiée par le marquis de Courcy, *l'Espagne après la paix d'Utrecht*, p. 54-56.

4. Il s'appelait le P. Rubio, avait été provincial de son ordre en Espagne et mourut en mai 1714 (*Gazette*, p. 267).

5. *Dangeau*, p. 84. Ce dominicain (Saint-Simon écrit *dominiquain*) se nommait le P. Francisco Blanco et était prédicateur du roi ; il mourut aussi en mai 1714 (*Gazette*, p. 267). La reine fit le 3 février son testament, qu'elle dicta au président du conseil de Castille (*Gazette*, p. 88-89 ; *Gazette d'Amsterdam*, nº xviii) ; elle donna à la princesse des Ursins la toilette d'argent qu'elle avait reçue de Louis XIV, et celle-ci la légua à la reine d'Angleterre, veuve de Jacques II (Emm. de Broglie, *Bernard de Montfaucon*, tome II, p. 123).

6. Saint-Simon ne prend pas ce détail dans Dangeau. M. de Brancas écrivait à Torcy le 25 janvier (vol. *Espagne* 228, fol. 84 vº): « S. M. C. veut toujours coucher dans la chambre de la reine, demeure toute la journée auprés d'elle, et il est fort à craindre que cela ne nuise infiniment à sa santé ». Et le 5 février (fol 123 vº): « Le roi ne sort point d'auprès de la reine ; il couche toujours dans sa chambre et y demeure presque toute la journée... Mme la prin-

un dominicain.
Sa mort.
[*Add. S^tS. 1124*]
Retraite du
roi d'Espagne
chez le duc de
Medina-Celi.

mourut le mercredi[1] 14, avec beaucoup de courage, de connoissance et de piété[2].

Le roi sortit aussitôt après du palais, et alla se mettre à l'autre bout de la ville de Madrid, dans une des plus belles maisons, où logeoit le duc de Medina-Celi, assez près du Buen-Retiro[3], où les princes d'Espagne furent conduits bientôt après[4]. Ce choix, au lieu du Retiro, parut bizarre ; il n'est pas encore temps d'en parler. La désolation fut générale en Espagne, où cette reine étoit universellement adorée. Point de famille dans tous les états où elle ne fut pleurée, et personne en Espagne qui s'en soit consolé depuis[5]. J'aurai lieu d'en parler à l'occasion de mon ambassade[6]. Le roi d'Espagne en fut extrêmement

cesse des Ursins a dit tout ce qu'on peut dire au roi d'Espagne là-dessus. »

1. *Mercredi* a été ajouté en interligne.

2. *Dangeau*, p. 87 ; *Gazette*, p. 96, 101 et 112-113 ; *Gazette d'Amsterdam*, nᵒˢ xxi et xxii ; *Lettres de Mme de Maintenon*, recueil Bossange, tome III, p. 33 ; *Mémoires de Noailles*, p. 252 ; *Correspondance de Madame*, recueil Jæglé, tome II, p. 210-211 ; marquis de Courcy, *l'Espagne après la paix d'Utrecht*, p. 49-59 ; etc. Un beau portrait d'elle, par Mignard, est conservé à Rome au palais du Quirinal. Dans son *Histoire des campagnes de Vendôme* (p. 29-36), le chevalier de Bellerive a tracé de cette jeune reine un portrait physique et moral qui ne manque pas d'intérêt. Quant à celui que La Beaumelle a inséré dans son tome VIII, p. 205, des *Lettres à Mme de Maintenon*, édition 1758, et qu'il prétend écrit par la duchesse de Saint-Simon, il est superflu de dire que l'attribution en est fausse ; les traits en sont empruntés sans doute à diverses lettres dont le faussaire a condensé et réuni les éléments. Sa correspondance avec son père (trois cents lettres environ), conservée aux archives de Turin, a été publiée en 1864 par la comtesse della Rocca, sous le titre : *Correspondance inédite de la duchesse de Bourgogne et de la reine d'Espagne.*

3. Il a été parlé de ce palais dans notre tome VIII, p. 101.

4. *Dangeau*, p. 87 ; *Gazette*, p. 112. La *Gazette d'Amsterdam* (nᵒ xxi) dit que Philippe V quitta le palais un peu avant la mort de la reine ; voyez ci-après, appendice V.

5. Cependant M. de Brancas, dans une lettre du 17 février (ci-après, p. 438), s'étonnait de l'indifférence générale.

6. Dans la suite des *Mémoires*, tome XVIII de 1873, p. 334-335, il

touché, mais un peu à la royale. On l'obligea à chasser et à aller tirer pour prendre l'air. Il se trouva, en une de ces promenades, lors du transport du corps de la reine à l'Escurial[1], et à portée du convoi ; il le regarda, le suivit des yeux, et continua sa chasse[2]. Ces princes sont-ils faits comme les autres humains ?

Le Roi regretta fort la reine d'Espagne. Il en prit le deuil en violet pour six semaines[3]. M. le duc de Berry drapa. Mme de Saint-Simon ne vouloit point draper[4] : elle disoit avec raison que, n'étant point séparée comme les duchesses de Ventadour et de Brancas l'étoient de leurs maris, les équipages étoient à moi, qui ne drapois point. Cela fut contesté quelques jours ; mais M. et Mme la duchesse de Berry le prirent à l'honneur, et en prièrent Mme de Saint-Simon si instamment, qu'il fallut céder à la complaisance : tellement que nous fûmes mi-partis dans notre maison avec des carrosses et une livrée moitié noir et moitié ordinaire.

Les conférences continuoient à Rastadt[5]. Villars s'y embarbouilla[6] si mal à propos, qu'il fallut le désavouer, c'est-

ne reparlera pas de la désolation des Espagnols ; mais il racontera le service anniversaire de la mort de la reine, auquel il assista.

1. C'est le dimanche 18 que ce transport eut lieu (*Gazette*, p. 113).

2. Ceci avait déjà été raconté par notre auteur dans l'Addition indiquée ci-contre ; on ne le trouve pas dans d'autres écrits contemporains ; voyez ci-après aux Additions et Corrections.

3. *Dangeau*, p. 91. Les jeux et les divertissements cessèrent à la cour ; mais ils reprirent dès le 2 mars (*ibidem*, p. 92).

4. Tout ceci n'est que la répétition de la même histoire de « draperie » qu'il a déjà racontée à propos de la mort du duc et de la duchesse de Bourgogne : tome XXII, p. 355. Saint-Simon n'a-t-il pas confondu les deux occasions ? car, s'ils avaient cédé la première fois, il n'y avait point de motif de faire de nouvelles difficultés à la seconde.

5. Ci-dessus, p. 129.

6. Ce verbe, au sens de « se perdre dans ce qu'on dit », n'est donné par aucun lexique du dix-huitième siècle, et l'Académie ne l'a pas encore admis dans sa dernière édition, quoiqu'on le trouve dans les *Dictionnaires* de Littré et d'Hatzfeld.

Contades
à la cour.
Renouées.
Malhabileté de
Villars.

à-dire lui ordonner de courir[1] après ce qu'il avoit lâché, et, comme que ce fût, de raccommoder la sottise qu'il avoit faite[2]. Le Chancelier, que j'en vis en grand dépit, me le conta sur-le-champ, et trouvoit Villars un bien malhabile homme dans toutes ses conférences, et, long-temps depuis que je fus en commerce intime avec Torcy, il ne m'en parla pas mieux, non seulement sur Rastadt, mais sur toutes les négociations dont Villars s'est mêlé, et c'est ce qui est bien visible par les Pièces ici jointes[3]. Ce retour de Villars à ce qu'il avoit lâché, et que je n'explique point, non plus que toute cette négociation de paix avec l'Empereur et l'Empire, parce qu'elle se trouve dans les Pièces, ce retour, dis-je, surprit fort le prince Eugène, qui avoit compté sur ce que Villars avoit lâché. Cela forma entre eux une contestation toujours polie, mais au fond si forte, que le prince Eugène fit semblant de rompre pour forcer la main au maréchal, qui, à la fin, ne put éviter de convenir d'envoyer au Roi, et de se séparer en attendant ses ordres[4]. Il se retira à Strasbourg le même jour que le prince Eugène à Stuttgart[5], et que Contades[6] fut dépêché au Roi. Torcy, chez qui il descendit, le mena au Roi chez Mme de Maintenon, où Contades demeura plus d'une heure. C'étoit le samedi 10 février[7]. Contades repartit le

1. Le *c* de *courir* surcharge une *r*.
2. M. le marquis de Vogüé (*Villars d'après sa correspondance*, tome II, p. 65 et suivantes) a très clairement raconté toutes les péripéties de ces négociations ; il n'a pas dissimulé les fautes commises par Villars, qui, diplomate d'occasion, manquait des qualités d'habileté et de finesse requises en pareilles circonstances, et, qui, de plus, infatué de sa valeur personnelle, se fit jouer par le prince Eugène, beaucoup plus habile que lui.
3. C'est-à-dire, la copie des Mémoires de Torcy que Saint-Simon possédait dans ses papiers et à laquelle il a déjà bien des fois renvoyé.
4. *Villars d'après sa correspondance*, tome II, p. 98-99.
5. Écrit ici : *Stougard*.
6. Georges-Gaspard de Contades : tome XIII, p. 443.
7. *Dangeau*, tome XV, p. 80 ; *Villars d'après sa correspondance*, tome II, p. 102 et suivantes.

jeudi suivant 15[1]. A son retour, les deux généraux se rassemblèrent à Rastadt, et y continuèrent leurs conférences[2]. Elles finirent le mardi matin 6 mars, par la signature de la paix[3]. Les deux généraux convinrent de se rassembler à Baden, en Suisse[4], promptement après l'échange des ratifications, pour y ajuster plusieurs détails, et quelques intérêts de princes de l'Empire, qui n'avoient pas

La paix signée à Rastadt. Contades en apporte la nouvelle.

1. *Dangeau*, p. 81-83.

2. Un changement de rédaction demandé par le prince Eugène dans le texte définitif nécessita encore l'envoi d'un courrier. Louis XIV ayant consenti, il regarda la paix comme conclue et fit passer immédiatement ce billet à Mme de Maintenon (*Œuvres de Louis XIV*, tome VI, p. 220) : « La paix n'est pas encore faite ; mais elle sera bientôt signée. Le prince Eugène est revenu à Rastadt, et Villars y alloit retourner. On est d'accord de tout, et j'ordonne au maréchal de Villars de signer. J'ai cru que vous ne seriez pas fâchée de savoir cette bonne nouvelle quelques heures plus tôt. Il ne faut rien dire, si ce n'est que le prince Eugène est revenu à Rastadt, que les conférences se recommencent. Je ne doute pas de la paix ; je m'en réjouis avec vous ; remercions bien Dieu. »

3. Saint-Simon prend cette date du 6 mars dans Dangeau (p. 97), et le traité la porte en effet, quoiqu'il n'ait été signé que le 7 au matin (*Villars d'après sa correspondance*, tome II, p. 114-115). Le texte du traité fut publié dans la *Gazette d'Amsterdam* du 10 avril (n° xxix) ; la *Gazette* du 28 en donna un résumé (p. 189-192) ; Du Mont l'a inséré dans son *Corps diplomatique*, tome VIII, première partie, p. 415-422, et de nos jours M. Henri Vast en a donné un texte très précis dans son tome III des *Grands traités du règne de Louis XIV*, p. 162 et suivantes. Villars avait fait venir le recteur des Jésuites de Strasbourg pour surveiller la rédaction du traité, dans le cas où le prince Eugène exigerait que, conformément aux usages impériaux, il fût rédigé en latin ; mais il n'eut pas lieu de s'en servir, Eugène ayant consenti à une rédaction en français. Le peintre J.-R. Huber fit pour le Roi un tableau du congrès de Rastadt, qui est actuellement au musée de Versailles, n° 168.

4. Et non pas Bade, dans le grand-duché de ce nom. Baden, où se tinrent les conférences complémentaires du traité de Rastadt, est une ville du canton d'Argovie, sur la Limmat, à une vingtaine de kilomètres au N.-E. d'Aarau et dans laquelle se réunirent jusqu'en 1712 les diètes fédérales des cantons suisses. L'Empereur avait proposé une des trois villes suisses de Schaffouse, Baden ou Frauenfeld.

paru assez importants pour arrêter la paix[1]. Contades en apporta la nouvelle[2].

Mort, caractère, maison, famille du duc de Foix.
[Add. St S. 1125]

Le duc de Foix[3] mourut à Paris à soixante-treize ans, sans enfants, sans charge, sans gouvernement[4]. Il étoit chevalier de l'Ordre, et le dernier de sa maison. Avec lui son duché-pairie fut éteint[5]. C'étoit un fort petit homme[6], de fort petite mine, qui, avec de la noblesse dans ses manières, de l'honneur dans sa conduite, de la valeur dans le peu qu'il avoit servi[7], et un esprit médiocre, n'avoit jamais été de rien, ni figuré nulle part ; mais il s'étoit fait aimer partout par l'agrément et la douceur de sa société. Il ne s'étoit jamais soucié que de s'amuser et de se divertir. Il avoit trouvé la duchesse de Foix[8] de même humeur[9], et on disoit d'eux avec raison qu'ils n'a-

1. *Voyez* ci-après, p. 202 et 271 et la suite des *Mémoires*, tome X de 1873, p. 313, qui se trouvera comprise dans notre prochain volume. Mme des Ursins écrivait à Torcy le 29 avril (vol. *Espagne* 229, fol. 141) : « La paix de Rastadt fait un grand bruit ici et afflige les bons sujets de S. M. Cath. Vous n'en serez pas sans doute surpris, puisqu'elle donne tant de joie à l'Archiduc et à ses partisans. » Philippe V fut très mécontent qu'on eût laissé l'Empereur prendre dans le traité la qualité de roi d'Espagne (*ibidem*, fol. 95).

2. Il arriva à Versailles le dimanche 11 mars (*Dangeau*, p. 97).

3. Henri-François de Fleix : tome I, p. 191, note 4.

4. Il mourut le 22 février (*Dangeau,* p. 87 ; *Gazette,* p. 96 ; *Mercure* du mois, p. 263).

5. Saint-Simon a expliqué dans ses *Écrits inédits,* tome VI, p. 193 et suivantes, les causes de l'érection de la terre de Randan en duché de Foix en 1661 en faveur de la marquise de Senecey et de sa fille la comtesse de Fleix, et comment il passa par la suite au fils de cette dernière, le duc de Foix dont nous voyons actuellement la mort.

6. *Voyez* ce qui a déjà été dit du duc de Foix dans nos tomes III, p. 155-156, et XIX, p. 116.

7. Avant *servi,* Saint-Simon a biffé un premier *servi* qui surchargeait *d'esprit,* effacé du doigt.

8. Marie-Charlotte de Roquelaure, que nous avons vu mourir en 1710 : tome XIX, p. 40.

9. Aussi la fortune des deux époux était-elle assez obérée ; en 1707, ils s'étaient constitué une pension viagère de dix mille livres en versant au Trésor royal une somme de cent mille livres (reg. O¹ 51, fol. 216).

voient jamais eu que dix-huit ans, et étoient demeurés à cet âge, mais toujours dans la meilleure compagnie [1], et [2] peu à la cour, où il étoit peu considéré. Il finit la plus heureuse maison du monde, mais en qui le bonheur ne se fixa pas. Elle étoit de Bresse, du nom de Greilly, et par corruption Grailly [3]. Le hasard d'une alliance redoublée de la maison des comtes de Foix [4] lui porta, contre toute apparence, le comté de Foix et tous les autres États de cette puissante maison. Un autre hasard, aussi peu apparent, la rendit héritière du royaume de Navarre [5]. Un troisième hasard, aussi bizarre, lui enleva le tout presque aussitôt pour le faire passer dans la maison d'Albret [6], et, de là, bientôt après, dans la maison de Bourbon par la mère d'Henri IV. Celle d'Anne, duchesse héritière de Bretagne et deux fois reine de France, étoit Greilly-Foix [7], et le fameux Gaston de Foix, duc de Nemours [8], qui gagna la bataille de Ravenne, où il fut tué, et sa sœur Germaine, seconde femme du roi d'Aragon Ferdinand le Catholique [9],

1. C'est pour lui que Chaulieu improvisa chez Mme de la Sablière la chanson qui commençait ainsi :

Qu'il est doux d'être la maîtresse
De ce jeune voluptueux.

Le duc de Foix avait une écriture et une orthographe mauvaises. On en peut juger par deux lettres au contrôleur général qui existent aux Archives nationales, carton G⁷ 543.

2. La conjonction *et* surcharge un *p*.

3. Il en a déjà été parlé dans le tome V, p. 202, et note 8.

4. Le mariage de Blanche, fille de Gaston, comte de Foix, en 1328, avec Jean II de Grailly, captal de Buch, et celui de son frère et héritier, Archambaud de Grailly, avec Isabelle de Foix (notre tome V, p. 202, note 9).

5. Ceci a déjà été expliqué dans le tome V, p. 202 et 203.

6. Par la mort prématurée du prince de Viane et l'empoisonnement de son fils unique : *ibidem*, p. 203-204.

7. La mère d'Anne de Bretagne était Marguerite de Grailly, fille de Gaston IV, comte de Foix ; elle épousa le 27 juin 1471 François II, dernier duc de Bretagne, et mourut le 15 mai 1487.

8. Tome IX, p. 120.

9. Germaine de Foix épousa : 1o le 18 mars 1505, Ferdinand, roi

étoient aussi Greilly-Foix, et enfants d'une sœur de notre
roi Louis XII[1]. Si c'en étoit le lieu, j'en pourrois rapporter d'autres grandeurs. M. de Foix avoit aussi les siennes
dans sa branche, quoiqu'il ne vînt pas de celles-là. Cependant, avec toute la faveur constante de la marquise
de Senecey et de la comtesse de Fleix, sa fille[2], mère du
duc de Foix, il ne fut pas mention de rang de prince pour
une maison si distinguée, dans un temps où la Reine mère
étoit régente, où elle pouvoit tout, où elle se piquoit de
reconnoissance, d'amitié, et de toute sorte de considération pour Mme de Senecey, qui avoit été chassée pour
elle étant sa dame d'honneur, qu'elle rappela et remit dans
sa charge dès qu'elle fut la maîtresse, et en donna la survivance à sa fille ; dans un temps où les Bouillons y par-
vinrent à force de félonies et d'épouvanter le cardinal
Mazarin ; dans un temps où les menées et la faveur de la
duchesse de Chevreuse et de Mmes de Montbazon et de
Guémené en eurent quelques prémices[3], et s'en frayèrent
le chemin pour les Rohans. Qu'auroient fait ces gentilshommes princisés, s'ils avoient eu, comme les Greilly,
des États étendus et des royaumes dans leur maison, et,
surtout les Bouillons, des alliances pareilles ? Mme de Senecey n'avoit d'enfants que la comtesse de Fleix, veuve comme
elle, et celle-ci, que deux garçons[4]. Ces dames cependant

d'Aragon, veuf d'Isabelle la Catholique ; 2o en 1519, Jean, marquis de
Brandebourg-Anspach ; 3o Ferdinand d'Aragon, duc de Calabre ; elle
mourut le 18 octobre 1538.

1. Marie d'Orléans, fille du duc Charles et de Marie de Clèves, avait
épousé Jean de Foix, vicomte de Narbonne ; elle mourut en 1493.

2. Les mots *sa fille* ont été ajoutés en interligne. — Voyez nos tomes I, p. 190-191, et V, p. 248-249, pour ces deux dames et pour tout
ce qui va suivre.

3. Il a été parlé de ces trois dames et de leurs intrigues dans le
tome V, p. 240 et suivantes. La duchesse de Chevreuse est Marie de
Rohan-Montbazon, Mme de Montbazon est Marie de Bretagne-Avaugour, et la princesse de Guémené était Anne de Rohan.

4. Gaston-Jean-Baptiste (tome I, p. 191) et Henri-François, qui
vient de mourir.

n'eurent qu'un tabouret de grâce avec la pointe[1] de celui des Rohans[2]. Le bruit qu'en fit la noblesse, plus sage et plus instruite de ses intérêts dans la minorité de Louis XIV qu'elle ne se l'est montrée en celle de Louis XV, les fit ôter. Les troubles passés, ils furent rendus, c'est-à-dire à la seule princesse de Guémené pour les Rohans, qui seule l'avoit attrapé ; je dis attrapé comme on l'a vu p. 151, 152, 153, 154[3], et aux deux dames d'honneur mère et fille, lesquelles enfin furent comprises dans cette étrange fournée de ducs et pairs de la fin de 1663. Randan fut érigé en leur faveur à toutes deux, et en celle du fils aîné de la comtesse de Fleix, et le cadet, qui est celui dont il s'agit ici, fut appelé dans les lettres[4]. L'aîné parut à peine dans le monde, et mourut très promptement, sans enfants de la fille unique du duc de Chaulnes, frère aîné de l'ambassadeur, et de la fille aînée du premier maréchal de Villeroy[5], qui se remaria si étrangement à ce marquis d'Hauterive dont on a parlé[6], et qui fut toujours connue depuis sous le nom de Mme d'Hauterive de Chaulnes. M. de Foix, de la mort duquel on vient de parler, devint ainsi duc et pair de fort bonne heure. Il ne prétendit jamais à princerie[7]; mais il étoit[8] bon à entendre et à voir

1. *Pointe* est employé ici comme substantif du verbe *pointer*, qui a été défini dans notre tome VII, p. 290.

2. Tome V, p. 248-249.

3. Les chiffres *152, 153 et 154* ont été ajoutés en interligne, et *151* avait été mis après coup dans le blanc laissé à cette intention. — Ces pages du manuscrit correspondent aux pages 224-260 de notre tome V.

4. Ces lettres d'érection sont données dans l'*Histoire généalogique,* tome IV, p. 735-737.

5. Il a été parlé de ce duc de Chaulnes, de sa femme Villeroy et de sa fille Mme de Foix dans notre tome XXI, p. 165.

6. Jean-Abel Vignier, marquis d'Hauterive : tome VII, p. 44 et 45.

7. Cependant il existe dans les manuscrits appartenant à M. le duc de la Trémoïlle, tome VI, un mémoire rédigé pour le compte de la maison de Grailly-Foix et par lequel elle réclamait le rang de prince; il est probable que ce travail ne fut que théorique et ne vit jamais le jour.

8. *Estoien[t]* corrigé en *estoit.*

sur ces rangs étrangers, quoique[1] d'ailleurs simple et modeste. Il fut généralement et beaucoup regretté, et il mérita de l'être.

Mort de Mme de Miossens ; son caractère. Bâtards d'Albret expliqués.

Mme de Miossens[2] mourut en même temps, à soixante-dix-huit ans[3], dans un beau logement complet des basses cours de Luxembourg[4], que le Roi lui avoit donné, et que Mme de Caylus eut après elle[5]. Mme de Miossens étoit aussi bonne femme que sa sœur cadette, Mme d'Heudicourt, étoit méchante[6]. Elle avoit fort peu de bien et paroissoit très rarement à la cour. C'étoit une femme très maigre, d'une taille qui effrayoit par sa hauteur extraordinaire[7], avec des yeux vifs, un visage allumé[8], de longues dents blanches, qui paroissoient fort ; elle ressembloit à une sorcière. Elle vivoit très retirée et dans la piété[9]. Elle n'avait point eu d'enfants de son mari[10], tué en duel en 1672

1. L'abréviation de *que* a été ajoutée après coup à la suite de *quoi*.
2. Élisabeth de Pons, comtesse de Miossens : tome III, p. 246.
3. Le 23 février : *Dangeau*, p. 89 ; *Mercure* du mois, p. 277.
4. C'est-à-dire du palais du Luxembourg, à Paris.
5. Dangeau annonce cela le 8 mars (tome XV, p. 96).
6. Voyez le portrait qu'il a fait de Mme d'Heudicourt lors de sa mort en 1709 (notre tome XVII, p. 64-69).
7. « Elle faisoit peur par la longueur de sa personne », avait-il dit dans le tome III, p. 216.
8. Ce mot, au sens figuré de rouge, coloré, en parlant du teint ou du visage, n'était donné par aucun lexique du dix-huitième siècle ; Littré en cite des exemples de la Bruyère, de Mme de Sévigné et de Vauvenargues.
9. Protestante convaincue, elle ne s'était convertie qu'en 1686 et avait fait abjuration entre les mains de Bossuet le 30 janvier ; elle avait eu peu après quatre mille livres de pension, dont elle avait grand besoin (*Dangeau,* tome I, p. 288 et 314). Depuis lors, elle devint une ardente convertisseuse, ainsi que le laisse à entendre une lettre au secrétaire d'État Pontchartrain qu'on trouvera aux Additions et Corrections. En 1678, Mme de Maintenon l'avait chargée de guider dans le monde sa jeune belle-sœur la comtesse d'Aubigné (Lavallée, *Correspondance générale de Mme de Maintenon,* tome II, p. 32 ; Geffroy, *Madame de Maintenon d'après sa correspondance,* tome I, p. 92).
10. François-Amanieu d'Albret : tome III, p. 246.

par Saint-Léger Corbon[1], et ce mari étoit frère cadet du maréchal d'Albret, dont le frère aîné[2] fut premier mari de la duchesse de Richelieu, dame d'honneur de la Reine[3], puis, par confiance, de la Dauphine de Bavière à son mariage. L'occasion est trop naturelle d'expliquer une fois pour toutes ces bâtards d'Albret, pour la manquer[4], d'autant que la fortune si étrangement prodigieuse dont Mme de Maintenon trouva la source chez le maréchal d'Albret, et celles que les connoissances qu'elle fit dans cette maison ont faites, doivent exciter la curiosité sur le maréchal d'Albret.

Gilles d'Albret[5] étoit cinquième fils de Charles II, sire d'Albret, comte de Dreux, vicomte de Tartas[6], fils aîné du connétable d'Albret, Charles I[er][7], tué à la bataille d'Azincourt, 25 octobre 1415, gagnée par les Anglois, si funeste à la France. Les frères de Gilles d'Albret étoient : Jean d'Albret, vicomte de Tartas[8], grand-père de Jean, sire d'Albret, qui devint roi de Navarre[9], comte de Foix, etc., par son mariage avec Catherine de Greilly, dite de Foix,

1. Léonard de Courbon, seigneur de Saint-Léger, appartenait à la famille saintongeaise de Courbon ou Corbon et était frère du marquis de Saint-Sauveur et du comte de Longueval. Saint-Simon prend dans l'*Histoire généalogique* la mention de ce duel. C'est M. de Miossens qui avait tué en duel en 1652 le mari de Mme de Sévigné ; Conrart en parle dans ses *Mémoires,* p. 592.

2. François-Alexandre d'Albret, comte de Marennes : tome III, p. 218.

3. Anne Poussart de Fors : tome III, p. 53.

4. Saint-Simon va emprunter tous les détails qui vont suivre à la généalogie de la maison d'Albret insérée au tome VI de l'*Histoire généalogique,* p. 212 et 219-221. Dans notre tome III, appendice XX, nous avons déjà donné une première rédaction de ce morceau.

5. Gilles d'Albret, seigneur de Castelmoron, marié à Anne d'Aguillon en 1463, testa le 8 août 1479.

6. Charles II d'Albret mourut en 1471.

7. Charles Ier, connétable de France en février 1402, après la mort du connétable de Sancerre.

8. Ce Jean d'Albret mourut avant son père, probablement en 1467.

9. Tome V, p. 204.

héritière de tous ces États, et dont la petite-fille Jeanne d'Albret fut héritière, et les porta dans la maison de Bourbon en épousant Antoine de Bourbon, duc de Vendôme, dont elle eut notre roi Henri IV. Les autres frères de Gilles furent le cardinal d'Albret[1], le seigneur d'Orval[2], dont la branche finit à son fils[3], qui n'eut que des filles[4], et le seigneur de Sainte-Bazeille[5], qui ne laissa point d'enfants, et eut la tête coupée à Poitiers, 7 avril 1473, pour avoir trahi Pierre de Bourbon, sire de Beaujeu[6], et l'avoir livré au comte d'Armagnac[7]. Mais, si de bons auteurs mettent notre Gilles pour le dernier fils de Charles II d'Albret, avec le titre de seigneur de Castelmoron, d'autres, aussi bons, lui contestent cette naissance[8], et le font bâtard de Jean d'Albret[9], grand-père de celui qui, par son mariage, fut roi de Navarre, comte de Foix, etc.

Quoi qu'il en soit, ce Gilles d'Albret, bâtard ou légitime, ne fut point marié, et, de Jeannette le Sellier, eut un bâtard nommé Étienne, qui est la souche des Miossens dont il s'agit ici. Cet Étienne fut sénéchal de Foix, premier

1. Louis d'Albret, né en 1422, abbé de la Grasse en 1448, évêque d'Aire en 1453, et de Cahors en 1460, fut créé cardinal le 15 janvier 1461 et mourut à Rome le 4 septembre 1465.

2. Arnaud-Amanieu d'Albret, seigneur d'Orval, mourut en 1463 en Roussillon, dont il était lieutenant général pour le Roi.

3. Jean d'Albret, sire d'Orval, comte de Nevers et de Rethel par sa femme Charlotte de Bourgogne, fut gouverneur de Champagne et de Brie et mourut le 10 mai 1524.

4. Il eut trois filles : l'aînée, Marie, épousa Charles de Clèves, comte de Nevers et d'Auxerre ; la seconde, Hélène, mourut à vingt-quatre ans sans alliance ; la troisième, Charlotte, épousa Odet de Foix, comte de Cominges et vicomte de Lautrec.

5. Charles d'Albret, seigneur de Sainte-Bazeille. Saint-Simon copie textuellement l'*Histoire généalogique*.

6. Pierre de Bourbon, sire de Beaujeu, né en 1439, devint duc de Bourbon en 1488, à la mort de son frère aîné, et mourut en 1503.

7. Jean V, comte d'Armagnac, tué à Lectoure le 5 mars 1473 : voyez l'*Histoire généalogique*, tome III, p. 423.

8. Tout cela vient de l'*Histoire généalogique*, tome VI, p. 212.

9. Jean, sire d'Albret, mort avant 1470.

chambellan de Jean d'Albret, roi de Navarre et comte de Foix par son mariage avec Catherine susdite, et obtint quelques terres de ce prince. Il fut aussi le premier des ambassadeurs de cette reine Catherine pour son traité de confédération avec Louis XII, en 1512, et il eut de ce prince, en 1527, des lettres de légitimation, où il est traité de cousin, et son père nommé fils puîné de Charles II d'Albret[1]. Étienne porta le nom de seigneur de Miossens depuis son mariage avec Françoise, fille et héritière de Pierre, baron de Miossens, qu'il épousa en 1510[2], dont il eut un fils unique, qui fut Jean, dit d'Albret, baron de Miossens et de Coarraze[3]. Il fut lieutenant général d'Henri d'Albret, roi de Navarre[4], comte de Foix, etc., en ses pays et États, et il épousa Suzanne, dite de Bourbon, fille du seigneur de Busset, bâtard de Liège[5], laquelle fut gouvernante de notre roi Henri IV. Ils eurent un fils, et une fille, qui épousa un Cochefillet[6]. Le fils fut Henri, dit d'Albret, baron de Miossens, etc., qui fut en 1595 chevalier du Saint-Esprit, gouverneur et sénéchal de Navarre et Béarn[7]. Il épousa Antoinette de Pons[8], sœur d'autre Antoinette de Pons, qui fut la célèbre marquise de Guercheville, dame d'honneur de la reine Marie de Médicis,

1. Tout ce qui précède est la copie de l'article de cet Étienne dans l'*Histoire généalogique*, tome VI, p. 219.

2. *Ibidem.*

3. Miossens et Coarraze (Saint-Simon écrit *Coaraze*) sont deux localités de l'arrondissement moderne de Pau.

4. Notre tome V, p. 204.

5. Cette Suzanne était fille de Pierre de Bourbon, seigneur de Busset, fils naturel de Louis de Bourbon, évêque de Liège, et de Catherine de Gueldres, qui mourut en 1529 et qui avait eu la terre de Busset par sa femme Marguerite d'Alègre (*Histoire généalogique*, tome I, p. 375).

6. Anne d'Albret, mariée à Joseph de Cochefillet, seigneur de Saint-Martin et de Villanglose.

7. *Histoire généalogique*, tome VI, p. 219-220.

8. Il a été parlé de cette Antoinette et de son mari dans notre tome III, p. 214.

femme de M. de Liancourt, et mère du duc de Liancourt[1].
De ce mariage une fille, qui épousa en 1609 Jean de Grossolles, baron de Flamarens[2], et deux fils, dont le cadet fut
d'Église, et peu connu[3].

L'aîné, Henri, dit d'Albret, baron de Miossens et, par sa
mère, comte de Marennes, épousa Anne de Pardaillan,
sœur du père de Montespan mari de la trop célèbre
Mme de Montespan[4].

De ce mariage trois fils, en qui finit cette bâtardise, et
six filles, dont l'aînée épousa, en 1637, René Gruel, sieur
de la Frette[5], comte de Lonzac en Saintonge[6], frère du
père[7] de MM. de la Frette si connus par leur célèbre
duel[8] ; deux autres mariées[9] et trois abbesses[10].

Les trois fils furent François-Alexandre, dit d'Albret,
comte de Marennes, mort, en 1648, premier mari d'Anne
Poussart, depuis remariée au duc de Richelieu et dame
d'honneur de la Reine, etc.[11]. Il[12] mourut de bonne heure,
ne figura point, et laissa un fils qui porta hardiment le

1. Voyez au tome III, p. 214, où il a été question de Mme de Guercheville, de son mari et de son fils, et aussi ci-dessus, p. 157.

2. Françoise d'Albret-Miossens, mariée par contrat du 19 décembre
1609 à Jean de Grossolles, baron de Flamarens, mestre-de-camp d'un
régiment d'infanterie, qui mourut avant 1648.

3. Ce cadet s'appelait Apollon d'Albret-Miossens et fut protonotaire
apostolique.

4. Voyez tome III, p. 218, notes 6, 7 et 8, où ont déjà été faites les
notices de tous ces personnages.

5. Cette aînée s'appelait Antoinette, et son contrat de mariage avec
René Gruel est du 6 avril 1637.

6. Lonzac est aujourd'hui une commune du canton d'Archiac, dans
le département de la Charente inférieure. Saint-Simon écrit *Lonsac*.

7. Pierre Gruel : tome XVI, p. 57, note 6.

8. Gaston-Jean-Baptiste et Nicolas Gruel : tome V, p. 101.

9. Jeanne, mariée à Claude, marquis de Rebé, et Françoise, qui
épousa Henri-Bernard de Miossens, comte de Saussons.

10. Diane, abbesse de Sainte-Croix de Poitiers, Antoinette, prieure
de Prouille, et Paule, prieure de Pacy.

11. Ci-dessus, p. 189.

12. Avant *il*, Saint-Simon a biffé *du mariage*.

nom de marquis d'Albret[1] et les armes pleines sans nulle brisure[2], moins encore de marques de bâtardise, comme avoient fait ses pères depuis l'extinction de la maison d'Albret. Mme de Richelieu, sa mère, le maria fort jeune à la fille unique du maréchal d'Albret, son beau-frère et oncle paternel de son fils[3]. Elle étoit franche héritière, c'est-à-dire riche, laide et maussade. Le marquis d'Albret, jeune, galant, bien fait, étourdi, et qui se croyoit du sang des rois de Navarre, n'en fit pas grand cas, et se fit tuer malheureusement, pour une galanterie, à la première fleur de son âge[4]. Sa veuve demeura sans enfants avec sa belle-mère, qui la fit faire dame du palais de la Reine aux premières que le Roi lui donna. Le comte de Marsan, jeune, avide et gueux, qui avoit accoutumé de vivre d'industrie, et qui avoit ruiné la maréchale d'Aumont[5], fit si bien sa cour à la marquise d'Albret, qui n'avoit pas accoutumé d'être courtisée, qu'elle l'épousa en lui donnant tout son bien par le contrat de mariage, sans que la duchesse de Richelieu en sût rien que lorsqu'il fallut s'épouser. Elle en fut la dupe. M. de Marsan la laissa dans un coin de sa

1. Charles-Amanieu : tome III, p. 248, note 4. Le manuscrit porte l'abréviation *mᵃ*, qui n'est pas fréquente chez Saint-Simon.

2. Les armes anciennes d'Albret étaient un écu de gueules plein, sans aucune pièce ; les Miossens portaient un écu compliqué où se trouvaient réunies les armes de France, celles d'Albret, de Bourbon, de Foix, de Béarn et de Roussillon.

3. Marie d'Albret : tome III, p. 248, note 5.

4. Amoureux de Mme de Bussy-Lameth, il en accepta un rendez-vous au château de Pinon en Picardie, et fut tué par le mari dans la nuit du 5 au 6 août 1678 ; pour dissimuler l'assassinat, on fit courir le bruit que les domestiques de M. de Bussy l'avaient pris pour un voleur (*Lettres de Mme de Sévigné*, tome V, p. 468 et 470). Il y a dans le carton G⁷ 540 des lettres sur cet événement écrites à Colbert par l'intendant Machault ; on les trouvera à l'Appendice, n° III. Voyez aussi les *Archives de la Bastille*, tome VI, p. 6.

5. Voyez notre tome XVI, p. 394-397, où ont déjà été racontées les relations de M. de Marsan avec la maréchale et aussi son mariage avec la marquise d'Albret.

maison avec le dernier mépris et dans la dernière indigence, tandis qu'il se réjouissoit de son bien. Elle mourut dans ce malheur sans enfants,

Maréchal d'Albret; sa fortune.

Le maréchal d'Albret fut le second des trois frères ; il porta le nom de Miossens[1]. C'étoit un homme d'esprit, de main, de tête, et plus encore d'intrigue et d'industrie, qui se dévoua au cardinal Mazarin, mais qui sut s'en faire compter, et monter rapidement à la tête des gendarmes de la garde, que le comte de Coligny[2] commandoit, mais qui paroissoit peu. Lorsque le cardinal eut tout arrangé pour arrêter Monsieur le Prince, M. le prince de Conti et M. de Longueville, dans l'appartement de la Reine-mère, l'après-midi du 18 janvier 1650, au Palais-Royal à Paris[3], il confia leur conduite du Palais-Royal à Vincennes à Miossens, et à un détachement qu'il choisit des gendarmes de la garde. Le carrosse où étoient les illustres prisonniers rompit hors de Paris. Il fallut le raccommoder, et ce fut là où Monsieur le Prince s'écria : « Ah ! Miossens, si tu voulois ! » en offrant monts et merveilles ; mais Miossens en savoit trop pour prendre le change[4] : il avoit fait son marché, et, à force d'exagérer[5] la délicatesse et le danger de cette conduite, il avoit tiré parole d'un bâton de maréchal de France. Moins d'une année après, il succéda à Coligny. Le cardinal crut l'amuser en lui donnant la compagnie des gendarmes, et se délivrer de la sommation

1. Voyez notre tome III, p. 213, note 6, et 215 et suivantes, avec le commentaire, où a déjà été raconté, mais avec moins de détails, tout ce qui va suivre.

2. Gaspard IV de Coligny, marquis de Saligny, avait été fait capitaine-lieutenant des gendarmes de la garde en février 1647 (registre O¹ 12, fol. 83), et se retira en 1651 ; il mourut sans alliance.

3. Déjà dit au tome III, p. 215.

4. Sur ces événements, voyez Chéruel, *Histoire de la minorité de Louis XIV*, tome III, p. 355-387, l'*Histoire des princes de Condé*, par le duc d'Aumale, tome V, p. 372-377, et le *Journal d'Olivier d'Ormesson*, tome I, p. 804.

5. Saint-Simon écrit *exaggcrer*.

fréquente qu'il lui faisoit de sa parole[1]. Miossens prit toujours la charge ; mais, au bout de fort peu de temps, il se remit aux trousses du cardinal, et, avec la force qu'il tiroit de plus de cette compagnie dont il étoit alors capitaine, il lui fit si grand peur qu'il en arracha le bâton à la promotion qu'on fit le[2] 15 février 1653[3]. Ainsi, il ne l'attendit pas longtemps. Il avoit lors trente-neuf ans, et avoit très peu servi, jamais nulle part en chef, et depuis ne vit plus de guerre ; mais il sut se donner et se continuer toute sa vie une grande considération, et obtenir le gouvernement de Guyenne. Il avoit épousé en 1645 la fille cadette[4] de Guénegaud, trésorier de l'Épargne[5], sœur du secrétaire d'État[6], dont il fut veuf d'assez bonne heure[7],

1. Loret, *Muse historique*, tome I, p. 83, semble faire allusion à ses réclamations, mais cependant sans prononcer son nom.

2. *Le surcharge en.*

3. *Mémoires de Monglat*, p. 287 ; *Muse historique* de Loret, tome I, p. 363. La promotion ayant été décidée dès le 1er janvier, le nouveau maréchal adressa le 4 au cardinal Mazarin une lettre de remerciements dont on trouvera le texte ci-après, aux Additions et Corrections.

4. Madeleine de Guénegaud, mariée en 1645, mourut au commencement d'octobre 1677. Tallemant des Réaux (*Historiettes*, tome III, p. 432-433) a raconté la fureur de Mme de Rohan, qui était la maîtresse de Miossens, lorsqu'elle apprit ce mariage. La maréchale d'Albret était une femme honorable, mais peu intelligente ; quoique dévote, on l'accusait d'aimer trop le vin, qui lui avait fait rougir le nez (*Souvenirs de Mme de Caylus*, p. 16 ; Chansonnier, ms. Franç. 12619, p. 69 ; *Muse historique* de Loret, tome III, p. 168). Elle et son mari s'étaient fait, le 23 avril 1669, une donation mutuelle de leurs biens (reg. Y 216, fol. 102 v°).

5. Gabriel de Guénegaud, qui exerça longtemps la charge de trésorier de l'Épargne et mourut en février 1638; la maréchale d'Albret était la dernière de ses quatre fillles.

6. Henri de Guénegaud : tome X, p. 108.

7. C'est une erreur : le maréchal était mort avant sa femme le 3 septembre 1676, comme il va être dit plus loin, et elle seulement un an après. Mme de Maintenon écrivait à ce propos à l'abbé Gobelin (Geffroy, *Madame de Maintenon d'après sa correspondance*, tome I, p. 89) : « J'ai bien du déplaisir de la mort de cette femme-là. Vous

et n'en eut qu'une fille, dont on vient d'expliquer la vie[1]. L'hôtel d'Albret[2] fut toujours à Paris le rendez-vous de la meilleure et de la plus illustre compagnie, et devint le berceau de la fortune de Mme de Maintenon, et par elle des amis qu'elle y avoit faits[3]. Mme d'Heudicourt[4] s'en sentit des premières ; sa sœur aînée, Mme de Miossens, n'en ramassa que peu de miettes. Son mari fut le troisième frère et le dernier, dont on a déjà vu la fin[5]. Le maréchal d'Albret alla mourir à Bordeaux le 3 septembre 1676, à soixante-huit ans, et fut fort regretté. Mme de Miossens et Mme d'Heudicourt étoient Pons, ainsi que la grand mère du maréchal d'Albret[6], qui, avec raison, se faisoit grand honneur de cette alliance. Mlles de Pons, par là ses parentes, ne bougeoient de chez lui. Elles n'avoient pas de chausses[7] ; il les aidoit, et trouvoit la cadette fort à son gré par sa beauté et par son esprit, et la maria pour rien à Heudicourt, qu'il en embâta[8] pour l'honneur de l'alliance, et il décrassa ce Sublet par la charge de graud louvetier, que Saint-Hérem lui vendit lorsqu'il eut le gouvernement et la capitainerie de Fontainebleau[9]. L'agrément que le maréchal d'Albret en obtint à Heudicourt fut en faveur de ce mariage.

Montpeyroux[10], lieutenant général et mestre de camp

savez qu'elle avoit pour moi ce qu'elle étoit capable d'avoir de meilleur. » Elle avait fait son testament le 5 octobre 1677, à Pons en Saintonge, peu avant sa mort, en faveur de sa fille, avec substitution à son gendre (reg. Y 233, fol. 445 v°).

1. La marquise d'Albret, puis comtesse de Marsan : ci-dessus, p. 193.

2. A la place Royale : tome III, p. 217.

3. Tout cela a déjà été dit au tome III, p. 216 et suivantes.

4. Bonne de Pons : *Ibidem*, p. 213. — 5. Ci-dessus, p. 188-189.

6. Antoinette de Pons, baronne de Miossens : tome III, p. 214, et ci-dessus, p. 191.

7. Expression curieuse en parlant d'une femme.

8. Verbe déjà rencontré dans le tome XXII, p. 153.

9. Tout ceci est une répétition de ce qu'il avait déjà raconté au tome III, p. 219-220.

10. François-Gaspard-Léonor de Dyo-Palatin, marquis de Montpey-

général de la cavalerie, mourut assez jeune[1]. Il dormoit partout depuis longtemps, et debout, et en mangeant. C'étoit un brave homme, assez officier, sans aucun esprit. Il ne laissa point d'enfants[2]. La Vallière[3], commissaire général, monta à sa charge[4], et vendit la sienne au comte de Châtillon gendre de Voysin[5].

On a vu en son temps[6] l'exil du Charmel et ses causes, dont son opiniâtreté à ne vouloir point voir le Roi, et le dépit du Roi contre les gens retirés qui ne le voyoient point, fut, comme je l'ai raconté alors, la cause foncière de sa disgrâce[7]. Cette pique du Roi à son égard ne se passa point, et dégénéra en une dureté étrange, pour en parler sobrement. Le Charmel, attaqué de la pierre, fit demander la permission de venir se faire tailler à Paris. La permission fut impitoyablement refusée. Le mal pressoit ; il fallut faire l'opération au Charmel. Elle fut si rude, et peut-être si mal faite, qu'il en mourut trois jours après[8].

Mort
du Charmel ;
dureté du Roi.
[Add. S¹S. 1126]

roux : tome XI, p. 34. — Saint-Simon écrit *Montperoux* et *Montpéroux*.

1. Le 25 février : *Dangeau*, p. 90 ; *Mercure* du mois, p. 268-270.

2. Il avait eu plusieurs fils, dont un en janvier 1706 ; mais le dernier était mort en 1710 (*Mémoires de Sourches*, tomes X, p. 13, et XII, p. 237).

3. Charles-François de la Baume-le-Blanc, marquis de la Vallière : tome V, p. 299.

4. *Dangeau*, p. 90.

5. Alexis-Madeleine-Rosalie, dont nous avons vu le mariage avec Mlle Voysin dans le tome XX, p. 238.

6. Tome XIII, p. 263 et suivantes.

7. Phrase incorrecte.

8. Saint-Simon est seul à raconter cette dureté du Roi. Dangeau s'était contenté de dire (tome XV, p. 87, 21 février) : « Le pauvre Charmel, qui est relégué depuis plusieurs années à son château du Charmel, parce qu'on l'accusoit, dans la grande dévotion où il est depuis longtemps, d'avoir trop de liaison avec les jansénistes, vient d'être taillé d'une fort grosse pierre ; l'opération a été si rude qu'on ne croit pas qu'il en puisse réchapper. » En 1708, Mme de Maintenon écrivait que sa conduite était bonne et que le Roi n'avait pas d'aigreur contre lui (Geffroy, *Madame de Maintenon d'après sa correspondance,*

dans les plus grands sentiments de piété et de pénitence[1]. Il est bien rare de la pousser aussi loin et de la soutenir aussi longtemps avec la même ferveur et la même exactitude qu'il fit la sienne, parmi une infinité de bonnes œuvres, et toutes celles qu'il put pratiquer. Il n'avoit presque point d'étude, et il n'avoit d'esprit que ce que lui en avoit donné l'usage du grand monde. La piété avoit suppléé à tout. Je n'en dirai pas davantage, en ayant assez parlé ailleurs[2]. Il avoit soixante-huit ans, et il avoit passé autant d'années dans la retraite qu'il en avoit vécu dans le grand monde. Il avoit toujours été persuadé que cela lui arriveroit, et il me l'avoit dit plusieurs fois. M. de Beauvau-Craon, mari de la[3] dame d'honneur de Mme la duchesse de Lorraine, à qui M. de Lorraine a fait et procuré une si incroyable fortune, est fils de la sœur du Charmel[4].

Mort et caractère de la maréchale de la Ferté, et de sa sœur

La maréchale de la Ferté[5] mourut à Paris en ce même temps[6], à plus de quatre-vingts ans[7]. Elle étoit mère du feu duc de la Ferté[8] et du P. de la Ferté jésuite[9], et sœur

tome II, p. 163). En 1706, l'évêque de Soissons avait eu ordre de s'informer de ses fréquentations (Depping, *Correspondance administrative,* tome IV, p. 252).

1. Il mourut le 22 février : *Dangeau,* p. 90 ; *Gazette d'Amsterdam,* n° XIX.

2. Tomes V, p. 380-386, et XIII, p. 263 et suivantes.

3. M^r corrige M^o ; les mots *mari de la* ont été ajoutés en interligne ; plus loin, *à qui* est en interligne au-dessus de *au mari duquel,* biffé, et enfin *fils* est en interligne au-dessus de *fille,* aussi biffé.

4. Marc de Beauvau, marquis de Beauvau-Craon, marié à Anne-Marguerite de Lignéville, était fils d'Anne de Ligny du Charmel : tome V, p. 384-385.

5. Madeleine d'Angennes, baptisée à la Loupe le 8 mai 1635, épousa Henri II, duc et maréchal de la Ferté-Senneterre (tome XI, p. 147) le 25 avril 1655 ; elle mourut le 16 mars 1714, à quatre-vingt-cinq ans.

6. Après *temps,* il a biffé un second *à Paris.*

7. *Dangeau,* tome XV, p. 100 ; *Gazette,* p. 144.

8. Henri-François : tome III, p. 93.

9. Louis-Joseph, dit le P. de la Ferté : tome XI, p. 149.

de la comtesse d'Olonne[1], qui étoit son aînée, et fort riche sans enfants[2], et elle fort pauvre[3]. Mme d'Olonne étoit veuve d'un cadet de la maison de la Trémoïlle[4], qui tint toute sa vie chez lui tripot de jeu et de débauche[5]. Les deux sœurs étoient d'Angennes, d'une branche cadette éteinte en elles[6]. Leur beauté[7] et le débordement de leur vie fit grand

la comtesse
d'Olonne.
[Add. Sts S. 1127,
1128 et 1129]

1. Catherine-Henriette d'Angennes, baptisée à la Loupe le 16 juin 1634, mariée en 1652 au comte d'Olonne, mourut peu après sa sœur, le 13 juin 1714. Dangeau (tome XIV, p. 205) avait annoncé sa mort par erreur en août 1712.

2. A la mort de son mari (1686), elle avait eu huit mille livres de douaire (*Dangeau*, tome I, p. 290).

3. Sur la détresse pécuniaire de la maréchale, on peut voir une lettre d'elle à Mme de Maintenon, donnée par La Beaumelle (tome VIII, p. 174-175), un arrêt du Conseil du 24 mars 1698 (reg. E 1904), et deux lettres adressées au contrôleur général, que l'on trouvera ci-après, aux Additions et Corrections.

4. Louis de la Trémoïlle, comte d'Olonne, de la branche de Royan, né en 1626, eut en 1651 une place de cornette dans les chevau-légers, et mourut le 3 février 1686, à soixante ans. C'est à propos de sa mort que Saint-Simon avait fait l'Addition nº 1127 indiquée ci-contre.

5. La Bruyère (*Caractères*, tome II, p. 310 et 427) prétendait qu'il n'eut jamais que deux affaires : dîner et souper. Notre auteur, dans ses *Écrits inédits* (tome VIII, p. 289), a dit qu'il tenait « académie de plus d'une chose » ; voyez encore la *Muse historique* de Loret, tome II, p. 39, et les *Archives de la Bastille*, tome VII, p. 405.

6. La branche des seigneurs de la Loupe issus de l'ancienne maison d'Angennes, qui était originaire de la province du Perche et dont la filiation remonte au milieu du quatorzième siècle.

7. On ne connaît pas de tableau ou de gravure représentant la maréchale de la Ferté ; mais il y en a un portrait dans la *Galerie des portraits de Mademoiselle*, par Édouard de Barthélemy, p. 86-87, sous le nom de *Climène*. Pour Mme d'Olonne, qui figure aussi dans le même recueil (p. 145 et 461) et dans le *Dictionnaire des précieuses* (tome II, p. 313), sous le nom de *Doriménide*, on en connaît un émail par Petitot, qui est aujourd'hui au château de Kensington en Angleterre, et une gravure dans le recueil de modes de Trouvain en 1694 (Archives nationales, carton M 815). L'intendant Foucault (*Mémoires*, p. 354) et Dangeau dans son *Journal* (tome XIV, p. 205) disent qu'elle fut la plus belle femme de son temps, et cependant elle avoit eu la petite vérole (Loret, *Muse historique*, tome II, p. 262).

bruit[1]. Aucune femme, même des plus décriées pour la galanterie, n'osoit les voir ni paroître nulle part avec elles[2]. On en étoit là alors ; la mode a bien changé depuis. Quand elles furent vieilles et que personne n'en voulut plus, elles tâchèrent de devenir dévotes. Elles logeoient ensemble, et, un mercredi des Cendres, elles s'en allèrent au sermon. Ce sermon, qui fut sur le jeûne et sur la nécessité de faire pénitence, les effraya. « Ma sœur, se dirent-elles au retour ; mais c'est tout de bon, il n'y a point de raillerie : il faut faire pénitence, ou nous sommes perdues. Mais, ma sœur, que ferons-nous ? » Après y avoir bien pensé : « Ma sœur, dit Mme d'Olonne, voici ce qu'il faut faire : faisons jeûner nos gens. » Elle étoit fort avare, et, avec tout son esprit, car elle en avoit beaucoup, elle crut avoir très bien rencontré. A la fin pourtant, elle se mit tout de bon dans la piété et la pénitence, et mourut trois mois après sa sœur la maréchale de la Ferté[3]. Quel-

1. Les contemporains ne tarissent pas sur le dévergondage des deux sœurs ; voyez notamment les *Caractères de la Bruyère*, tome I, p. 453, 456 et 457-458, les *Lettres de Mme de Sévigné*, tomes II, p. 24, et VI, p. 245. les *Mémoires sur Mme de Sévigné*, par Walckenaer, tomes I, p. 354-359, et III, p. 233-234 et 468, le *Nouveau Siècle de Louis XIV*, par Brunet, p. 70, la *Muse historique* de Loret, tome II, p. 39 et 321, les *Mémoires du cardinal de Retz*, tome IV, p. 150, les *Écrits inédits de Saint-Simon*, tome VI, p. 291, la *Correspondance de Madame*, recueil Brunet, tome I, p. 444. Bussy-Rabutin a parlé de la maréchale de la Ferté avec beaucoup de détails dans son *Histoire amoureuse des Gaules*, tome II, p. 403-421, et surtout tome III, p.209 et suivantes et 279 et suivantes, et elle figure en bonne place dans le pamphlet *la France galante* paru en 1695. Elle avait été compromise dans l'affaire des Poisons en 1680 (*Archives de la Bastille*, tome VI, p. 149). Quant à Mme d'Olonne, elle aurait été, selon Spanheim (*Relation*, édition Schefer, p. 87), la maîtresse peu heureuse du prince de Condé, Henri-Jules.

2. Dans l'Addition nº 479 (notre tome XI, p. 394), Saint-Simon avait dit que la maréchale de la Ferté était la première femme de cette qualité qui se fût publiquement déshonorée.

3. Le 13 juin 1714. C'est à ce propos que Saint-Simon a fait l'Addition nº 1129 indiquée ci-dessus.

que impétueux que fût le maréchal son mari, il fut sa
dupe toute sa vie, ou le voulut bien paroître[1]. On n'oubliera
jamais que ce fut d'elle que se fit la planche de légitimer
un bâtard sans nommer la mère, comme je l'ai raconté
ailleurs[2], pour, sur cet exemple, légitimer ceux du Roi
sans nommer Mme de Montespan.

Le Roi donna douze mille livres de rente, en fonds d'un
droit de péage en Normandie, au prince Charles[3], fils et
survivancier de Monsieur le Grand[4], et il vit une demi-
heure, seul dans son cabinet, l'électeur de Bavière, qui y
étoit monté par les derrières. Il demeuroit en une maison
de Saint-Cloud, où il étoit venu de Compiègne[5].

Le maréchal de Villars, arrivant de Rastadt, le salua le
15 mars, dans son cabinet à Versailles, au retour de courre
le cerf à Marly[6]. Le Roi l'embrassa, le loua fort, lui donna
pour son fils[7] la survivance de son gouvernement de Provence, et à lui les entrées des premiers gentilshommes de
la chambre[8], dont il prit possession le soir même au cou-

1. Ce serait plutôt cette dernière hypothèse qui serait la vraie, si
l'on en croit l'anecdote suivante (Bibliothèque nationale, ms. Nouv.
acq. fr. 4529, fol. 73) : « Le comte de Gramont avoit laissé sa perruque chez la maréchale de la Ferté. Son mari, étant arrivé inopinément,
dit : « Ôtez cette perruque. » — « Elle n'est pas à vous, dit un sot de
valet de chambre. » — « Ôtez-la, vous dis-je ; elle est à moi. »

2. Dans notre tome II, p. 56. Bussy-Rabutin a conté longuement
les relations de Mme de la Ferté avec le comte de Saint-Pol dans son
Histoire amoureuse des Gaules, tome II, p. 403 et suivantes.

3. Il a été parlé dans notre tome XVII, p. 267, de ce septième fils
du comte d'Armagnac. Dangeau annonce le 13 mars (tome XV, p. 99)
le don dont parle Saint-Simon, et ajoute quelques détails.

4. Nous avons vu le prince Charles obtenir la survivance de la charge
de grand écuyer dans le tome XXIII, p. 21.

5. *Dangeau*, p. 99, 14 mars.

6. Ceci et ce qui va suivre est la reproduction de l'article de Dangeau du 15 mars (p. 99).

7. Armand-Honoré de Villars : tome XIX, p. 3.

8. C'est-à-dire qu'il donna au maréchal un brevet d'affaires dont le
texte se trouve dans le registre O¹ 58, fol. 54 v° ; voyez les *Mémoires
de Villars*, tome VI, p. 183.

cher. Ces grâces si singulièrement grandes surprirent fort la cour, et, envie à part, ne l'édifièrent pas[1].

En même temps[2], le Roi le nomma son premier ambassadeur plénipotentiaire pour aller à Baden, le comte du Luc pour le second, qui se trouvoit tout porté, étant ambassadeur en Suisse, et, pour troisième, la Houssaye[3], conseiller d'État et intendant d'Alsace, qui se trouvoit aussi tout porté à Strasbourg[4]. La surprise fut extrême du refus de la Houssaye, qui ne pouvoit, disoit-il, céder au comte du Luc, qui n'étoit pas conseiller d'État, et le scandale plus grand encore de ce que le Roi ne fit qu'en rire et s'en moquer tout haut[5], et nomma Saint-Contest[6], maître des requêtes, intendant à Metz, qui en eut six mille livres de pension[7]. Outre que le comte du Luc étoit par sa naissance

1. Le maréchal n'était pas content de la cour, comme on le voit par une lettre à Desmaretz écrite de Rastadt le 1ᵉʳ février et qui est insérée dans le *Musée des Archives nationales,* nᵒ 942. Ces grâces du Roi l'apaisèrent.

2. *En mesme temps* est en interligne au-dessus de *Peu de jours apres,* biffé.

3. Félix le Pelletier de la Houssaye : tome XXI, p. 373.

4. Voici ce que disait Dangeau le 13 mars (p. 98-99), « M. le comte du Luc, ambassadeur de France en Suisse, et M. de la Houssaye, intendant d'Alsace, seront chargés, de la part du Roi, des négociations qui se feront à Baden, où l'assemblée ne doit durer au plus que trois mois, et, quand on y sera convenu de tout, le prince Eugène et le maréchal de Villars s'y rendront pour signer. »

5. Sur ce refus de M. de la Houssaye, voyez le *Journal de Dangeau,* p. 107 et 109, les *Mémoires secrets de Duclos,* tome III, p. 101, et le recueil intitulé *Pièces intéressantes et peu connues,* tome I, p. 121. Saint-Simon parlera encore de cet incident dans la suite des *Mémoires,* tome XII de 1873, p. 255-256.

6. Dominique-Claude Barberie de Saint-Contest : tome XXI, p. 370.

7. Les mots *qui en eut 6 000# de pension* ont été ajoutés en interligne, parce que Saint-Simon n'en a pas trouvé l'indication dans Dangeau.

*La première partie de cette manchette, ayant été ajoutée après coup, se trouve, dans le manuscrit, en regard des dernières lignes du paragraphe précédent; les deux manchettes suivantes ont été également placées trop haut.

un seigneur, et qu'il étoit actuellement ambassadeur, on n'avoit jamais ouï parler encore qu'un magistrat eût[1] osé prétendre aucune compétence avec un homme de qualité, ou passant pour tel. C'est donc ici l'époque où cela fut imaginé pour la première fois, et passé tout de suite[2]. On cria; les gens de robe eux-mêmes en furent honteux; mais il n'en fut autre chose. Ainsi, la robe ose tout, usurpe tout et domine tout. Les premiers magistrats prétendent ne plus céder qu'aux ducs et aux officiers de la couronne; c'est encore une grande modestie, dont il leur faut être très[3] obligé.

Peu de jours après, le maréchal de Villars, qui vouloit tout atteindre, et qui, sans jamais avoir servi l'Espagne, en avoit obtenu la Toison[4], reçut le collier de cet ordre à Versailles, dans l'appartement de M. le duc de Berry, des mains de ce prince, en présence de tous ceux qui avoient cet ordre en France, et qui s'y trouvèrent en collier[5]. Le maréchal fit presque en même temps donner mille écus de pension au comte de Choiseul, son beau-frère[6].

L'abbé de Gamaches[7] fut nommé auditeur de rote en la place du cardinal de Polignac. C'étoit un garçon d'esprit,

Villars chevalier de la Toison d'or; fait donner 3 000ᵗ de pension au comte de Choiseul, son beau-frère.

Abbé de Gamaches auditeur de

1. Saint-Simon avait d'abord écrit *se fust*; il a biffé *se,* et corrigé *fust* en *eust.*

2. Voyez l'Addition indiquée ci-dessus.

3. Le *t* de *tres* surcharge un *o*. — 4. Ci-dessus, p. 66.

5. Le mercredi saint, 28 mars. Dangeau a inséré dans son *Journal* (tome XV, p. 110-116) une « Relation de ce qui s'est passé lorsque M. le maréchal de Villars a reçu le collier de la Toison d'or par les mains de Mgr le duc de Berry ».

6. François-Éléonor, marié à Marie-Louise de Villars : tome X, p. 302. Cette pension fut accordée au comte comme dédommagement pour la réforme de son régiment de cavalerie : *Dangeau*, p. 134.

7. Louis-Aloph Rouault, abbé de Gamaches, prieur d'Arbois en 1706, puis abbé de Montmajour-lès-Arles, auditeur de rote en mars 1714, fut rappelé en France en 1720, et eut sous Monsieur le Duc une place de conseiller d'État d'église; il retourna par la suite à Rome, où il mourut le 28 avril 1738 à quarante-sept ans. La princesse des Ursins l'avait chargé d'être son exécuteur testamentaire lorsqu'elle mourut en 1722.

rote; son caractère.

de savoir, encore plus d'ambition, et qui compta[1] bien se faire cardinal ; mais, pour le devenir, quand on est François, il faut d'autres degrés que celui de la rote, et force ressorts, dont cet abbé se flattoit bien aussi de ne pas manquer. Il y fit bien tout[2] ce qu'il put ; mais il mourut en la peine, après avoir frisé la corde[3] plus d'une fois d'être rappelé et disgracié[4].

Maréchal de Chamilly fait donner à son neveu son commandement de la Rochelle, etc.

Le maréchal de Chamilly, qui, à soixante-dix-huit ans, étoit sans enfants[5], et à qui le commandement de la Rochelle et des pays voisins[6] ne pouvoit plus être bon à rien, obtint du Roi de le faire passer au comte de Chamilly[7], ancien lieutenant général, et fils de son frère[8], qui avoit été ambassadeur en Danemark[9].

Le Roi, tête à tête avec le Chancelier, qui lui rapporte le procès d'entre M. de la Rochefoucauld et moi, m'adjuge toute préséance.

J'ai eu trop souvent occasion de parler ici de la question de préséance qui étoit entre M. de la Rochefoucauld et moi, et des diverses choses qui s'y sont passées, principalement lors de ma réception au Parlement, et à l'occasion de l'édit de 1711[10]. Il suffira donc de se rappeler ici que, M. de la Rochefoucauld ayant obtenu à force de cris que la question seroit revue et jugée de nouveau comme si elle ne se le trouvoit pas dans cet édit de 1711, et enregistré, le Roi s'en étoit réservé à lui seul le jugement[11], sans qui que ce

1. *Compte* corrigé en *compta*.

2. Avant *tout*, Saint-Simon a biffé *aussy*.

3. « Au jeu de paume, on dit que *la balle frise la corde*, quand elle la touche légèrement en passant par-dessus, et, en matières d'affaires, on dit d'un homme qui a été bien près de perdre un procès, de manquer une affaire qu'il vouloit faire, *qu'il a frisé la corde* » (*Académie*, 1718).

4. Nous verrons dans la suite des *Mémoires* (tome XVII de 1873, p. 55-56) ses discussions avec Dubois en 1720 et son rappel en France.

5. Il n'en avait jamais eu. — 6. Tome IX, p. 7.

7. François Bouton : tome II, p. 216.

8. Érard II Bouton, comte de Chamilly : tome X, p. 398.

9. Les provisions, du 8 avril, sont dans le registre O¹ 58, fol. 71 ; voyez *Dangeau*, p. 130.

10. Tome XXI, p. 223 et suivantes. — 11. Déjà dit ci-dessus, p. 98.

soit avec lui que le Chancelier seul[1] pour rapporter
l'affaire, à qui les parties, sans autre formalité, donneroient
leurs mémoires signés d'eux-mêmes, et en recevroient la
communication par lui. On a vu aussi ce qui s'étoit passé
entre eux en conséquence. L'adresse de l'un étoit de piquer
le Roi de jalousie sur son autorité à l'égard du Parlement,
et celle de l'autre, de bien expliquer que ce qui regardoit
le Parlement dans l'enregistrement des lettres et dans la
réception des impétrants, étoit une forme nécessaire, mais
émanée du Roi même, et qui, par conséquent, n'intéressoit en rien son autorité. Je fis seul mes mémoires. Je les
rendis les plus courts qu'il me fut possible[2]. Je tâchai de
n'y rien omettre de ce qui servoit à une instruction parfaite, et de guérir le Roi sur les soupçons qu'on essayoit
de lui jeter, et qui m'avoient, comme on l'a vu, mis une
fois au moment de perdre ma cause. Enfin, tous les mémoires étant remis de part et d'autre au Chancelier, et n'y
ayant plus rien de part et d'autre à répondre ni à ajouter,
le Chancelier prit l'ordre du Roi pour le jugement. Le
dimanche de la Passion, 18 mars, le Roi tint conseil d'État
après sa messe, dîna au petit couvert[3], entendit le sermon,
remonta chez lui, où il trouva le Chancelier comme il le
lui avoit ordonné, pour lui rapporter l'affaire. Elle dura
bien deux heures. Je m'étois présenté devant[4] le Roi au
retour du sermon, sans lui rien dire. Le hasard fit que,
passant au bas du grand escalier pour monter par le petit
qui donnoit dans la première antichambre, je vis le
Chancelier qui descendoit. Je m'arrêtai pour l'attendre et
lui demander à quoi j'en étois. Il eut la malice de faire
avec moi le Chancelier pour la première fois de sa vie ; il

1. Le mot *seul* a été ajouté en interligne.
2. Les mémoires rédigés à cette occasion ont été conservés par Saint-
Simon dans ses Papiers, vol. 51 et 66 (aujourd'hui *France* 206 et 221);
on en trouvera la liste ci-après à l'Appendice, n° IV.
3. Ce détail du dîner au petit couvert n'est pas donné par Dangeau
(p. 105).
4. Le manuscrit porte ici *davant.*

me dit avec une gravité austère : « Monsieur, je ne puis
parler. » Je fus assez simple pour en demeurer interdit.
Je le laissai passer, et, quelques instants après, je le suivis.
J'entrai dans son cabinet comme il changeoit de robe.
« Eh bien ! Monsieur, lui dis-je, au moins sommes-nous
jugés ? » La malignité le possédoit encore. De ce même ton
du bas du degré[1] : « Oh ! pour cela, oui, Monsieur, me
répondit-il ; pour jugés vous l'êtes, et vous l'êtes entièrement sur tout ; » et, fixant des yeux tristes et sévères sur
moi, « et jugés sans retour. » L'air, le ton, les paroles si
différentes pour moi de ce qu'il avoit accoutumé, me
glacèrent. Je savois qu'il étoit pour moi ; il eut l'art de
me persuader qu'il avoit été tondu[2], que le Roi avoit
prononcé contre moi malgré lui, et que c'étoit le chagrin
d'être tondu qui le rendoit tel que je le trouvois. Je me
tus dans la plus mortelle angoisse, tandis que les valets de
chambre achevoient de sortir. Dès que la porte fut fermée : « De grâce, Monsieur, lui dis-je, suis-je mort ?
apprenez-moi mon sort. » Il se prit à rire, m'embrassa,
et me dit que j'avois gagné en plein, en tout et partout[3].
Il est difficile d'ôter en un instant à quelqu'un une meule
plus pesante. Je l'embrassai encore, et le baisai comme on
baise une maîtresse, en lui reprochant sa méchanceté, qui
m'avoit pensé faire mourir. Il m'avoua qu'il avoit voulu
se divertir un moment, et se payer par là de toute la peine
que je lui avois donnée. On peut juger que je lui pardon-
nai. A mon tour, j'avouerai que je sentis une grande joie
et un grand soulagement. J'allai aussitôt tirer Mme de
Saint-Simon de peine, et, de là, attendre le Roi à la sortie
de son cabinet comme il alloit passer chez Mme de Main-

1. C'est-à-dire du même ton qu'il avait pris lorsqu'il lui avait parlé
au bas de l'escalier.
2. Locution déjà relevée dans le tome XXI, p. 113.
3. Dangeau mentionna l'affaire dans son *Journal* (p. 100-101 et
105), et Saint-Simon fit à ce propos la longue Addition qui a été placée dans notre tome XXI, p. 402, nº 1005.

tenon. Dès qu'on m'y vit, chacun comprit que j'avois gagné ; mais on étoit curieux si j'avois emporté la cour avec le Parlement[1], dont on n'avoit pas douté, et M. de la Rochefoucauld si peu lui-même, qu'il n'est rien qu'il n'eût tenté pour m'engager, jusque dans les fins, de nous accommoder de la sorte, ce que j'avois toujours constamment refusé. J'essuyai donc presque autant de questions que de compliments ; mais je fus froid et modeste, et je me contentai de répondre court que j'étois content, et, quand on l'est autant que je l'étois, cela est aisé à faire. Comme le Roi sortit, je lui fis ma révérence et mon remerciement. « Monsieur, me dit le Roi, vous avez tout gagné, et je suis bien aise de vous avoir fait plaisir en faisant justice. » Comme je ne m'étois ni expliqué ni ouvert à pas une des questions qu'on m'avoit faites, les oreilles avoient été très attentives à la réponse du Roi, qui courut aussitôt de bouche en bouche ; et nouveaux compliments. Je ne cachai plus que j'avois pleinement gagné ; mais j'eus grand soin de continuer à être modeste, et de me dérober au monde qui se réjouissoit avec moi, peut-être avec chagrin, sûrement, au moins pour la plupart, sans y prendre la moindre part que celle de la curiosité de m'examiner. M. de la Rochefoucauld[2] fut outré, et tout ce qui tenoit à lui. Quoiqu'il ne pût ignorer sa situation personnelle avec le Roi[3], la faveur de son père l'avoit accoutumé à ne douter de rien de ce qui étoit affaire. Il n'avoit rien oublié sur celle-ci, jusqu'aux artifices les plus propres à entraîner le Roi par l'intérêt d'une autorité qui étoit son idole, et il s'en étoit tout promis, au moins qu'à la cour la préséance

1. C'est-à-dire, s'il avait gagné la préséance à la cour et au Parlement ou seulement en ce dernier endroit.

2. Le duc François VIII, ci-devant duc de la Rocheguyon, qui avait pris le nom de duc de la Rochefoucauld depuis la mort de son père (ci-dessus, p. 170).

3. Le Roi lui conservait toujours rancune des fameuses lettres de Hongrie qui avaient causé la disgrâce des princes de Conti en 1685 (notre tome XXI, p. 279-280, et ci-dessus, p. 167).

lui demeureroit. Il alla donc chez le Chancelier fort peu
après que j'en fus sorti, qui me conta le lendemain qu'il
en avoit essuyé d'étranges lamentations. Deux jours après,
j'eus mon arrêt[1]. Plus j'étois content, plus je voulus outrer
les procédés honnêtes. J'allai à Paris, et je pris mon temps
d'aller à l'hôtel de la Rochefoucauld[2], que je m'étois assuré
de n'y trouver personne. Je leur fis dire que j'y étois allé
pour les prier de ne pas trouver mauvais que je leur fisse
signifier l'arrêt. Mme de la Rochefoucauld[3] surtout étoit
enragée ; ils auroient voulu au moins pouvoir crier sur
les procédés. L'arrêt fut signifié[4], puis enregistré au
Parlement[5], et la contestation finie. Le commerce très
fréquent et très libre l'étoit devenu beaucoup moins entre
les deux beaux-frères et moi depuis la mort de la duchesse
de Villeroy[6] ; la reprise de cette dispute le rendit encore
plus froid et plus rare, et cette fin l'éteignit tout à fait ; on
en demeura aux simples bienséances des rares occasions.
J'avois mon compte ; je m'en consolai. On verra dans la
suite que cette aigreur secrète les conduisit fort mal[7].

Mort de Saint-Chamant.

Saint-Chamant[8] mourut à la campagne, où il s'étoit re-

1. La minute originale de cet arrêt est conservée dans le registre
E 1974, fol. 234 ; Saint-Simon en avait une copie dans ses Papiers
(volume 66, aujourd'hui *France* 221) ; on en trouvera le texte à l'Appendice, nº IV.

2. Tome V, p. 86.

3. Marie-Charlotte le Tellier de Louvois, appelée jusqu'à présent la
duchesse de la Rocheguyon : tome II, p. 131.

4. Il y a dans les Papiers de Saint-Simon (vol. *France* 221) une copie de l'exploit de signification.

5. L'arrêt d'enregistrement est dans le registre X^{1A} 8430, fol. 300,
au 9 juillet, et le texte des lettres patentes du 21 mars dans le registre
X^{1A} 8712, fol. 101 ; une copie de la requête adressée par Saint-Simon
au Parlement pour demander l'enregistrement est dans le registre
U 355, au 23 mars.

6. Déjà dit au tome XXI, p. 256.

7. Lors de l'affaire du bonnet avec les présidents à mortier (suite
des *Mémoires*, tome XII de 1873, p. 334 et suivantes).

8. François de Saint-Chamant, marquis de Méry-sur-Oise, était fils

tiré depuis longtemps. Il avoit été lieutenant des gardes du corps. Il commanda le détachement de la maison du Roi qui conduisit la reine d'Espagne fille de Monsieur[1] à la frontière. La reine allongea ce voyage tant qu'elle put. Saint-Chamant étoit fort bien fait ; il avoit de l'esprit, encore plus d'audace ; la reine peu d'expérience, de ménagement, de contrainte ; tout cela fit un grand bruit à la cour et retentit fort en Espagne, qui y fit grand tort à la reine, et qui perdit Saint-Chamant ici[2].

M. de Berwick fut nommé pour aller faire au roi d'Espagne[3] les compliments de condoléances[4]. Il s'agissoit du siège de Barcelone, et de soumettre les Catalans, qui tenoient bon malgré la paix, et qui sous main étoient se-

Tessé demandé par l'Espagne pour le siège de Barcelone ; Berwick

d'Antoine de Saint-Chamant qui avait servi sous le Grand Condé (*Mercure* de juin 1706, p. 337 et suivantes). Reçu page du Roi le 1er janvier 1672, puis exempt des gardes du corps en 1688, il avait, le 28 février 1687, passé contrat de mariage avec Bonne de Chastellux, et cette union avait été célébrée le 20 juillet suivant au château de Chastellux : c'est également là qu'il mourut le 10 mars 1714 (*Histoire généalogique de la maison de Chastellux,* p. 179). De ce mariage il n'eut qu'un fils, César-Arnaud, mort sans alliance en 1727, et trois filles, dont l'aînée épousa un fils de Samuel Bernard, et dont la seconde, Bonne, devint, en 1720, la femme de ce célèbre financier lui-même, alors âgé de plus de soixante-dix ans (*Dangeau,* tome XVIII, p. 335, et *Mercure* d'août 1720, p. 189).

1. Marie-Louise d'Orléans, mariée en 1679 à Charles II : tome III, p. 88.

2. Saint-Chamant paraît avoir en effet conçu une violente passion pour la reine d'Espagne. Deux ans après qu'il l'eut conduite à la frontière, il tomba gravement malade, et Madame s'exprime ainsi à son sujet : « Ceux qui le connaissent disent qu'il meurt d'amour pour elle » (recueil Brunet, tome I, p. 8). On prétendit que cette passion était partagée, et Mathieu Marais racontait plus tard que, dans ce voyage, « tout se passa très amoureusement, comme avec la fiancée du roi de Garbe » (tome I, p. 375) ; mais le marquis de Vogüé a publié, dans l'introduction au *Mémoire de la cour d'Espagne du marquis de Villars* (p. LXVI-LXVIII), une lettre de la reine, où elle proteste avec indignation contre les insinuations malveillantes répandues de divers côtés.

3. Les mots *d'Esp.* sont en interligne.

4. Pour la mort de la reine (*Dangeau,* tome XV, p. 96).

courus[1]. Mme des Ursins s'étoit trop bien trouvée du flexible et courtisan Tessé[2] pour vouloir un autre général, et le faisoit demander par le roi d'Espagne[3]. Tessé, qui n'avoit plus rien à gagner dans ce pays-là, ne se soucioit point d'être chargé d'une si forte expédition[4] ; le Roi et Mme de Maintenon, par des raisons qu'il sera bientôt temps de développer, préférèrent le duc de Berwick à tout autre, qui, outre sa capacité, sa bonne volonté et son expérience d'Espagne[5], étoit depuis longtemps fort mal avec Orry[6] pour l'avoir traité souvent comme il le méritoit, et par conséquent fort peu au gré de Mme des Ursins, qui le trouvoit droit, ferme, libre[7], barre de fer[8], toutes qua-

1. Les Catalans, après le départ des troupes allemandes, avaient, continué à combattre Philippe V (*Gazette* de 1713, p. 377-378 ; *Gazette d'Amsterdam*, 1713, nº LXIX ; *Gazette de Leyde*, 1713, nᵒˢ 61, 63 et 74). Au commencement de l'année 1714, un soulèvement général fut provoqué dans cette province à la nouvelle que le roi prétendait y lever une imposition de trois millions d'écus (*Gazette d'Amsterdam*, 1714, Extr. XVII).

2. L'intimité qui régnait entre Tessé et Mme des Ursins est établie par ce qui reste de leur correspondance (recueil du comte de Rambuteau, et lettres de la princesse au maréchal publiées par G. Masson dans l'*Annuaire-Bulletin de la société de l'histoire de France*, 1878 et 1879 ; *Dictionnaire critique* de Jal, p. 1179 et 1213-1215).

3. *Dangeau*, tome XV, p. 121, et lettre de Mme des Ursins à Tessé, 21 mars 1714 ; la réponse du maréchal est dans le recueil Rambuteau, p. 478.

4. *Dangeau*, tome XV, p. 121.

5. Voir l'éloge que Mme de Maintenon fait de lui à Mme des Ursins, le 19 mars 1714 (recueil Bossange, tome III, p. 41).

6. D'après le témoignage de Berwick lui-même, les relations entre eux ne paraissent pas avoir été aussi mauvaises que le dit Saint-Simon (notes de notre tome XIII, p. 441-443), et en octobre 1714 c'est chez Orry que Berwick vint loger avec toute sa famille, « parce qu'il y avoit plus ses commodités et une bonne table » (lettre de Mme des Ursins, recueil Bossange, tome IV, p. 513 ; *Dangeau*, tome XV, p. 278).

7. Berwick rapporte lui-même dans ses *Mémoires* (éd. Michaud et Poujoulat, p. 368) le jugement que portait sur lui la reine d'Espagne : « C'est un grand diable d'Anglois, sec, qui va toujours tout droit devant lui ».

8. Au figuré, le *Dictionnaire de l'Académie* de 1718 ne cite que

lités quelle n'aimoit pas à rencontrer, surtout dans un général d'armée[1]. Le Roi donna quinze bataillons au duc de Berwick, et Ducasse fut chargé du commandement de l'escadre qui porta tous les besoins du siège, que sa maladie et, après, les vents contraires retardèrent assez[2].

Il faut maintenant voir dans les Pièces ce qui se passa sur la souveraineté que la princesse des Ursins voulut obtenir par le traité de paix, qui en fut si longtemps et si scandaleusement arrêté par le roi d'Espagne[3]. Elle y avoit tellement compté, et de l'échanger après avec le Roi pour la Touraine et le pays d'Amboise, et y venir jouir de cette nouvelle grandeur, qu'elle avoit chargé son fidèle Aubigny de lui acheter un terrain près d'Amboise[4], situé

Souveraineté manquée de la princesse des Ursins. Palais qu'elle se prépare près d'Amboise, et ce qu'il devient.

cette expression : « roide comme la barre de l'huis. » Il est curieux de noter que, lorsque Berwick fut envoyé pour la première fois en Espagne, en 1704, à la demande de Mme des Ursins, Saint-Simon avait dit qu'elle l'avait choisi, parce qu' « elle le connoissoit doux, souple, fort courtisan » (tome XII, p. 60); il dit maintenant absolument le contraire.

1. Une lettre que Berwick lui-même écrivait à Torcy le 9 mars 1714 montre qu'en effet Mme des Ursins ne semblait pas désirer sa venue : « Il m'a paru hier que vous aviez trouvé dans notre entretien avec M. d'Aubigny que l'on ne seroit peut-être pas trop aise à Madrid qu'un homme de mon tempérament y allât.... Si véritablement j'étois reçu de mauvais œil à Madrid, cela empêcheroit le fruit de mon voyage et ne serviroit peut-être qu'à éloigner encore davantage Mme des Ursins des sentiments dociles qu'il convient de lui inspirer..... Ne pourriez-vous pas à la franquette mander à Mme des Ursins que le Roi a songé à m'envoyer à Madrid tant pour le compliment que pour concerter les moyens de réduire Barcelone, mais que vous la priez de vous faire savoir par le retour de ce courrier, si cela sera agréable au roi catholique ? » (Catalogue de la collection Morrisson, tome I, p. 77 ; comparez une lettre de M. de Brancas du 26 mars, vol. Espagne 229, fol. 72).

2. Saint-Simon reproduit presque textuellement le récit de Dangeau, à la date du 20 mars : Journal, tome XV, p. 106.

3. Voyez notre tome XXIII, p. 349.

4. Tout ce qui suit sur Aubigny et le château de Chanteloup a déjà été dit presque dans les mêmes termes au tome XXII, p. 138-142. Une autre rédaction se trouve dans la notice d'ensemble que Saint-Simon a consacrée à Mme des Ursins dans les Duchés vérifiés sans pairie et qui forme l'appendice VI de notre tome V (p. 509-540).

à souhait, d'y bâtir un vaste palais, avec des basses-cours et des communs pour une cour, de le meubler avec magnificence, de n'y épargner ni dorures ni peintures, de l'accompagner des plus beaux jardins, et de ne s'y soucier d'aucun fief ni d'aucune seigneurie, parce que la souveraine du pays n'en avoit pas besoin. Aubigny, méprisé à Utrecht, où il étoit allé négocier cette souveraineté, et où il n'avoit jamais pu passer les antichambres, relevé par Bournonville, comme on l'a vu p. [1318][1], étoit revenu à Paris et en Touraine, et travailloit à force à ce magnifique bâtiment. Il fut mené si vite qu'il se trouva presque achevé lorsque la corde cassa[2] sur la souveraineté ; et, pour n'avoir plus à revenir à cette folie, d'Aubigny, voyant que cela ne pouvoit plus servir à ce que sa maîtresse s'étoit proposé, retrancha tout ce qui pouvoit encore l'être, acheta comme il put quelques fiefs, pour qu'un si beau lieu ne fût pas absolument dans l'état d'une guinguette[3], et Mme des Ursins, honteuse après de ce pot au lait de la bonne femme[4], laissa le tout à d'Aubigny, pas assez seigneur pour remplir le lieu, mais suffisamment riche pour y bien recevoir le voisinage et les passants. Il y a passé le reste de sa vie, aimé et considéré dans le pays, avec assez d'esprit pour avoir laissé en Espagne ses grands airs et ses plus hautes espérances. Ce lieu s'appelle [Chanteloup][5], et a passé à Mme d'Armentières, fille d'Aubigny[6]. C'est un des plus beaux et des plus singuliers lieux de France, et le plus superbement meublé.

1. Le numéro de la page du manuscrit laissé en blanc par Saint-Simon est 1318. Le passage auquel il fait allusion correspond aux pages 349-350 de notre tome XXIII.

2. Locution déjà rencontrée dans le tome XXI, p. 89.

3. Tome XXII, p. 140. — 4. Tome XII, p. 194.

5. Ce nom est resté en blanc dans le manuscrit. Saint-Simon, qui l'avait déjà omis par défaut de mémoire lors de sa première rédaction (tome XXII, p. 141, note 3) l'avait inséré après coup ; mais ici il a oublié de faire cette addition.

6. *Ibidem*, note 6.

Cette souveraineté, dont Mme de Maintenon se trouvoit si peu à portée, la choqua[1]. Cette extrême différence offensa son orgueil en lui faisant sentir la distance des rangs et des naissances, qui étoient la base d'un si grand essor. Elle sentit avec jalousie que le crédit sans mesure qui portoit Mme des Ursins si haut, n'étoit que l'effet de la protection qu'elle lui avoit donnée ; elle ne put souffrir qu'elle en abusât au point de s'élever si fort au-dessus d'elle, et que cette souveraineté, elle l'établît et en jouît sous ses yeux. Le Roi sentit aussi tout l'excès de ce dessein[2] ; mais il fut aussi[3] piqué d'en voir la paix retardée[4], de se trouver[5] obligé à prendre des ménagements[6], et, à la fin, forcé de ne plus rien ménager, de fâcher le roi d'Espagne, de menacer, de parler en père et en maître, et de faire conclure la paix sans cette souveraineté malgré son petit-fils, qui n'en vouloit point démordre, et qui ne céda qu'à l'impuissance de tenir contre tant d'ennemis, abandonné de la France[7], et pour un si bizarre et si mince

1. Il semble bien qu'il y ait quelque ironie dans les compliments que Mme de Maintenon adresse à Mme des Ursins, en 1713, au moment où le principe de sa souveraineté avait été inscrit dans le traité d'Utrecht (H. Vast, *Les Grands traités du règne de Louis XIV*, tome III, p. 143, article VII du traité du 11 avril 1713) : « Comme vous ne m'avez jamais dit un mot de votre souveraineté, je n'avois encore osé vous en faire mon très sincère et très respectueux compliment. J'en suis ravie ; mais rien ne peut vous rehausser dans mon imagination » (recueil Bossange, tome II, p. 386-387).

2. On peut voir ce que dit Mme de Maintenon des sentiments du Roi à ce sujet (*Ibidem*, p. 387). Au fond, il fut à peine question de la souveraineté de la princesse dans les négociations de Rastadt. Villars ne devait la mettre en avant que pour obtenir quelque concession dans les demandes de l'Empire en échange de l'abandon de cette prétention de la camarera-mayor (Marquis de Vogüé, *Villars d'après sa correspondance*, tome II, p. 63, 86, 97 et 99).

3. *Fut aussy* est en interligne au-dessus de *se sentit*, qui a été biffé.

4. *Dangeau*, tome XV, p. 15, 16 et 120.

5. *Trouver* est écrit au-dessus de *voir* qui a été biffé.

6. *Dangeau*, tome XV, p. 16.

7. Voyez les *Mémoires de Berwick*, édition Michaud et Poujoulat, p. 423-424.

sujet. On peut juger aussi quelle fut la rage de Mme des
Ursins, après avoir poussé sa pointe jusqu'à une opiniâtreté
si démesurée, s'être donnée en spectacle à toute l'Europe,
et ne remporter que le mépris et la honte d'une si folle
entreprise[1]. Telle fut la pierre d'achoppement entre les
deux modératrices suprêmes de la France et de l'Espagne ;
telle fut aussi la raison de la préférence de Berwick sur
Tessé. Depuis cet essor de souveraineté, le concert ne fut
plus le même entre Mme de Maintenon et Mme des Ursins[2] ;
mais cette[3] dernière étoit parvenue à un point en Espagne,
qu'elle crut pouvoir plus qu'aisément s'en passer. On a
vu[4] avec quel art elle avoit sans cesse isolé le roi d'Espagne, jusqu'à quel point elle l'avoit enfermé avec la
reine, et rendu inaccessible, non seulement à sa cour,
mais à ses grands officiers, à ses ministres, jusqu'aux
valets les plus nécessaires, en sorte qu'il n'étoit servi que
par trois ou quatre, qui étoient françois et tout à elle[5].

1. Le 31 mai 1714, Mme des Ursins écrivait à Torcy : « Faites, je
vous conjure, attention à la mortification que j'aurois toute ma vie,
si je me voyois privée d'une distinction à quoi il m'est permis d'aspirer » (*Catalogue de la collection Morrisson*, tome VI, p. 283). Voyez
quelques extraits de lettres ci-après aux Additions et Corrections.
    2. Le ton de la correspondance entre Mme de Maintenon et Mme
des Ursins devient à cette époque assez aigre : « Notre commerce ne
seroit pas fade assurément, écrit la première le 9 juillet 1714, si nous
nous disions tout ce que nous pensons ; j'attendrois peu de louanges
pour nous, et vous entendriez bien des blâmes sur la solitude dans
laquelle vous retenez le roi catholique, et sur l'exclusion que vous
donnez à toute une nation qui n'a jamais paru être sans aucun mérite.
Mais à quoi serviroient toutes ces disputes? » (Geffroy, tome II, p. 353).
    3. *Cette* semble ajouté en fin de page, sur la marge.
    4. Tomes XI, p. 229 et suivantes, et XII, p. 58-60.
    5. Mme de Maintenon écrivait le 2 mai 1714 à Mme des Ursins :
« Nous trouvons l'Espagne assez mal gouvernée, qu'on y change souvent de résolutions, qu'on n'y ménage point assez les Espagnols »
(recueil Geffroy, tome II, p. 346). Et le 23 avril précédent (recueil
Bossange, tome III, p. 53) : « Je vous suis trop attachée pour ne pas
vous dire qu'il est difficile de vous justifier sur ce qui se passe présentement en Espagne : M. de Bergheyck éloigné, M. de Brancas disgra-

Le prétexte de la douleur de la mort de la reine continua cette solitude, et la retraite au palais de Medina-Celi [1] fut préférée à celle du Buen-Retiro pour être plus resserrée dans un lieu infiniment moins étendu que ce palais royal, où la cour pouvoit abonder, et où il auroit été plus embarrassant de ne laisser approcher le roi de personne [2]. Elle prit elle-même la place de la reine [3], et, pour avoir une sorte de prétexte d'être auprès du roi dans la même solitude, elle se fit nommer gouvernante de ses enfants [4]; mais, pour y être toujours, et qu'on ne pût savoir quand ils étoient l'un chez l'autre, elle fit faire un corridor de bois depuis le cabinet du roi jusque dans l'appartement de ses enfants, dans lequel elle logeoit, pour pouvoir passer de l'un à l'autre sans cesse, sans être aperçus, et sans traverser un long espace de pièces qui étoient entre-deux, et qui étoient remplies de courtisans. Ainsi, on ne savoit jamais si le roi étoit seul ou avec Mme des Ursins, ni elle de même, lequel des deux étoit chez l'autre, ni quand ni combien [5] ils étoient ensemble. Cet appentis [6] couvert et

cié, M. de Berwick refusé, M. Orry à la tête de toutes les affaires, peu d'Espagnols dans le Conseil, beaucoup de charges principales point remplies, la forme du gouvernement absolument changée, le roi très renfermé ; tout cela, Madame, est ce qui occupe présentement notre cour avec des sentiments très différents ; M. le maréchal de Villeroy et moi l'entendons avec douleur. »

1. Ci-dessus, p. 180.

2. Mme de Maintenon blâme ouvertement, dans une lettre du 5 mars 1714, la retraite du roi d'Espagne et la part qu'y prit Mme des Ursins : « Je ne comprends point et on ne comprendra point ici que le roi ne veuille pas se faire la violence de retourner dans son palais : tout ne lui retrace-t-il pas également la perte qu'il a faite ? On commence déjà à dire ici que vous voulez le tenir à la campagne afin qu'il ne voie personne » (Geffroy, *Madame de Maintenon*, tome II, p. 339).

3. Mme de Maintenon, dans la lettre qui vient d'être citée, reconnaît que Mme des Ursins doit « soutenir et amuser le roi ».

4. *Gazette* de 1714, p. 113. — 5. Combien de temps.

6. Le *Dictionnaire de l'Académie* de 1718 définissait ce mot : « Bâtiment bas et petit, qui est appuyé contre un plus haut et dont la couverture n'a qu'un égout. » Saint-Simon écrit *apentis*.

vitré fut ordonné avec tant de hâte, qu'avec toute la dévotion du roi les fêtes et les dimanches ne furent point
exceptés de ce travail. Il déplaisoit extrêmement à toute
la cour, qui en sentoit l'usage, et jusqu'à ceux qui le diri-
geoient. Le contrôleur des bâtiments, qui avoit ordre d'y
faire travailler fêtes et dimanches, demanda un jour, dans
une de ces pièces où la cour étoit, et que Mme des Ursins
étoit si pressée d'éviter, il demanda, dis-je, au P. Robinet[1],
confesseur du roi, et le seul excellent qu'il ait eu[2], s'il
feroit travailler le lendemain dimanche et le surlendemain, fête de la Vierge. Robinet répondit que le roi ne
lui en avoit point parlé, et à une seconde instance fit
même réponse. A la troisième, il ajouta qu'il attendroit
que le roi lui en parlât. Enfin, excédé d'une quatrième,
la patience lui échappa, et il répondit que, si c'étoit pour
détruire l'ouvrage commencé, il croyoit qu'on y pourroit

1. Pierre Robinet, né à Stenay le 22 mars 1656, entra dans la compagnie de Jésus le 22 octobre 1674 et prononça ses grands vœux le 2
février 1692. En 1705, il fut nommé confesseur de Philippe V, en
remplacement du P. d'Aubenton et arriva à Madrid en même temps
qu'y rentrait Mme des Ursins (tome XIII, p. 75 note 6). Louis XIV
fait son éloge dans une lettre qu'il écrivait à son petit-fils le 26 avril
1705 : « Bon religieux qui s'appliquera uniquement au soin de la conscience du roi et ne sortira pas des bornes de son emploi » (Baudrillart,
Philippe V, tome I, p. 222). Sur la résistance qu'il opposa à Mme des
Ursins, on peut consulter Duclos, *Mémoires secrets*, p. 37-38 et 44-45.
Les instructions de M. de Bonnac indiquent avec précision quels
étaient ses rapports avec Philippe V et le degré d'influence qu'il
possédait (*Recueil des instructions aux ambassadeurs en Espagne*,
tome II, p. 218). Le P. Robinet fut disgracié en 1715. Saint-Simon
reviendra plusieurs fois sur lui à cette occasion (suite des *Mémoires*,
édition de 1873, tomes XI, p. 110, XIII, p. 7, et XVII, p. 73-74).
C'était, dit l'éditeur des *Mémoires secrets de Louville* (tome II, p. 175),
un très honnête homme que Mme des Ursins avait pris en affection
parce qu'il avait autant de simplicité que de vertu.
2. Orry et Mme des Ursins, pour énerver son influence, persuadèrent
à Philippe V de le faire entrer dans le *despacho* ; mais Robinet s'y
refusa obstinément (lettre du marquis de Brancas, 2 mars 1714 : vol.
Espagne 229, fol. 9).

travailler le propre jour de Pâques, mais que, pour continuer ce corridor, il ne pensoit pas que cela se pût un dimanche ni une fête[1]. Toute la cour applaudit ; mais Mme des Ursins, à qui ce propos ne tarda pas à être rapporté, en fut très irritée.

On soupçonna qu'elle pensoit à plus qu'à devenir l'unique compagnie du roi. Il avoit plusieurs princes. On sema des discours qui parurent équivoques, et qui effrayèrent : il se débita que le roi n'avoit plus besoin de postérité avec toute celle dont il avoit plu à Dieu de le bénir, mais seulement d'une femme, et qui pût les gouverner. Non contente de passer toutes les journées avec le roi, et, comme la feue reine, de ne le laisser travailler avec ses ministres qu'en sa présence, la princesse des Ursins comprit qu'il falloit rendre cette conduite durable en s'assurant du roi dans tous les moments. Il étoit accoutumé à prendre l'air[2], et il en étoit d'autant plus affamé qu'il étoit demeuré fort renfermé dans les derniers temps de la reine et dans les premiers qui avoient suivi sa mort. Mme des Ursins choisit quatre ou cinq hommes pour accompagner le roi privativement à tous autres, même à ses officiers, grands ou autres, les plus nécessaires. Chalais[3], Masseran[4], Robecq[5], et deux ou trois autres sur la servitude de qui elle pouvoit

1. A cette époque de l'année il ne peut guère s'agir que de la fête de l'Annonciation ; or les données chronologiques ne s'accordent pas avec le récit de Saint-Simon puisqu'en 1714 le 25 mars tombait un dimanche.

2. Saint-Simon parle à diverses reprises de sa passion pour la chasse (suite des *Mémoires,* tomes XIII, p. 61, et XVIII, p. 219 et suivantes).

3. Son propre neveu.

4. Victor-Amé-Louis de Ferrero de Ficsque, d'abord marquis de Crèvecœur et qui ne prit le titre de prince de Masseran qu'en 1720 (tome IX, p. 198). Louville, dans une lettre du 8 février 1703 à Beauvillier, parle de la faveur qu'il rencontrait près de Mme des Ursins (Papiers appartenant à feu Mgr d'Hulst ; *Mémoires de Louville,* tome II, p. 8-9).

5. Ci-dessus, p. 70.

compter, furent nommés pour suivre le roi toutes les fois qu'il sortoit. On les appela *recreadores*[1] du roi, ceux qui étoient chargés de l'amuser. Avec tant de mesures, d'obsession, de discours préparatoires jetés avec soin[2], on ne douta pas qu'elle n'eût le projet de l'épouser, et l'opinion, ainsi que la crainte, en devint générale[3] ; le Roi son grand-père en fut vivement alarmé, et Mme de Maintenon, qui n'avoit jamais pu parvenir à être déclarée après en avoir frisé le moment de bien près par deux fois, en fut poussée à bout de jalousie. Cependant, si Mme des Ursins s'en flatta, ce ne fut pas pour longtemps. Le roi d'Espagne, toujours curieux de nouvelles de France, en demandoit souvent à son confesseur, le seul homme à qui il pût parler qui ne fût pas à Mme des Ursins. L'habile et le hardi Robinet, aussi inquiet que personne des progrès du dessein dont personne ne doutoit dans les deux cours de France et d'Espagne, se laissa pousser de questions dans une embrasure de fenêtre où le roi l'avoit attiré, et fit le réservé et le mystérieux pour exciter la curiosité davantage. Quand il la vit au point où il la vouloit, il dit au roi que, puisqu'il le forçoit, il lui avoueroit que ses nouvelles de France étoient conformes à toutes celles de Madrid, où on ne doutoit plus qu'il ne fît à la princesse des Ursins l'honneur de l'épouser. Le roi rougit, et répondit brusquement : « Oh ! pour cela non, » et le quitta[4].

1. Dans sa notice sur Mme des Ursins, Saint-Simon les appelle des *allegradores* (notre tome V, appendice VI, p. 510).

2. Le 13 juin 1714, Madame écrit : « La princesse des Ursins gouverne le roi d'Espagne comme moi mon chien Titi ; il lui obéit même mieux que Titi ne m'obéit à moi » (recueil Jæglé, tome II, p. 216).

3. Voir les confidences de la nouvelle reine d'Espagne à Mme de Saint-Pierre rapportées dans les *Mémoires de Luynes,* tome II, p. 156 ; les *Mémoires du président Hénault,* p. 160-162, et ceux *de Duclos,* tome III, p. 36-38. On peut comparer aussi ce passage avec la première rédaction qui en a été donnée dans la notice sur Mme des Ursins publiée dans notre tome V, appendice VI, p. 510-511.

4. Notre auteur est seul à raconter cette anecdote, qu'il avait peut-être apprise à Madrid lors de son ambassade de 1722.

Soit que la princesse des Ursins fût informée de cette vive repartie, ou qu'elle désespérât déjà du succès, elle tourna court, et, jugeant que cet état d'interstice[1] au palais de Medina-Celi ne pouvoit durer toujours, résolut de s'assurer du roi par une reine qui lui dût un si grand mariage, et qui, n'ayant aucun soutien, se jetât entre ses bras par reconnoissance et par nécessité. Dans cette vue, elle s'ouvrit à Alberoni[2], qui, depuis la mort du duc de Vendôme, étoit demeuré à Madrid[3] chargé des affaires de Parme, et lui proposa le mariage de la princesse[4] fille de la duchesse de Parme[5] et du feu duc[6], frère du régnant[7], qui avoit épousé la veuve de son frère. Alberoni eut peine à croire à ses oreilles : une alliance si disproportionnée lui parut d'autant plus incroyable, qu'il n'espéra pas que la cour de France y pût consentir, et qu'il crut encore moins qu'on osât la conclure sans elle. En effet,

Princesse des Ursins se hâte de faire le mariage du roi d'Espagne avec la princesse de Parme ; ses raisons.

1. Le *Dictionnaire de l'Académie* définissait ce mot, « Intervalle de temps » et en limitait l'emploi au temps que l'Église fait observer entre la réception de deux ordres sacrés.

2. Les débuts d'Alberoni ont été exposés dans notre tome XIII, p. 287-291.

3. Alberoni avait été mandé à la cour de Madrid après la mort de Vendôme et y était resté depuis ce temps-là, ayant été en effet, en avril 1713, chargé des affaires de Parme (*Lettres intimes d'Alberoni,* p. 179 et suivantes).

4. Élisabeth Farnèse (tome IX, p. 178).

5. Dorothée-Sophie, quinzième enfant de Philippe-Guillaume, duc de Bavière-Neubourg, comte palatin du Rhin, naquit le 11 juillet 1670. Elle épousa, le 3 avril 1690 (*Gazette,* p. 197), Odoard Farnèse, prince de Parme, dont elle eut Alexandre-Ignace, né en 1691, mort le 5 août 1693, et Élisabeth. Après la mort d'Odoard, elle obtint une dispense (G. Depping, *Correspondance administrative,* tome IV, p. 178) pour se remarier, le 8 décembre 1695, avec son beau-frère François, devenu plus tard duc de Parme. Elle n'eut pas d'enfants de cette seconde union et mourut le 15 septembre 1748 (*Gazette,* p. 494).

6. Odoard Farnèse ne fut que prince de Parme, étant mort, le 5 septembre 1693, avant son père, le duc Ranuce II (*Dangeau,* tome IV, p. 367 ; *Gazette* de 1693, p. 491).

7. François Farnèse : tome V, p. 73.

une personne issue de double bâtardise, d'un pape par père[1], d'une fille naturelle de Charles V par mère[2], fille d'un petit duc de Parme et d'une mère toute autrichienne, sœur de l'Impératrice douairière[3], de la reine d'Espagne douairière[4], dont on étoit si mécontent, et qu'on avoit fait passer de l'exil de Tolède[5] à la relégation de Bayonne[6], de la reine de Portugal[7], qui avoit déterminé le roi son mari à recevoir l'Archiduc à Lisbonne[8] et à porter la guerre en Espagne, n'étoit pas un parti auquel il fût vraisemblable de songer pour en faire une reine d'Espagne. Rien de tout cela[9], néanmoins, n'arrêta la princesse des Ursins : elle disposoit de la volonté du roi d'Espagne ; elle sentoit tout le changement du Roi et de Mme de Maintenon pour elle ; elle n'en espéroit plus de retour ; elle crut même devoir s'appuyer contre l'autorité qui l'avoit si puissamment établie, et qui auroit pu la détruire, et ne s'occupa plus qu'à brusquer un mariage dont elle se promettoit tout, et de faire de la nouvelle reine le même usage qu'elle avoit fait de celle qu'elle venoit de perdre. Le roi d'Espagne étoit dévot ; il avoit besoin d'une femme ; la princesse des Ursins étoit d'un âge où ses agréments n'étoient plus que de l'art ; en un mot, elle mit Alberoni en besogne, et on peut croire qu'elle ne fut pas difficile dès l'instant qu'on put les persuader à

1. Odoard Farnèse, père de la princesse de Parme, descendait de Pierre-Louis Farnèse, premier duc de Parme, fils naturel d'Alexandre Farnèse, qui depuis fut promu cardinal et devint pape, sous le nom de Paul III, en 1534.

2. Octave Farnèse, fils de Pierre-Louis, épousa Marguerite d'Autriche, veuve d'Alexandre de Médicis et fille naturelle de Charles-Quint.

3. Éléonore-Madeleine-Thérèse de Bavière-Neubourg : tome III, p. 305.

4. Marie-Anne de Bavière-Neubourg : tome IV, p. 289.

5. Tome VIII, p. 66-68. — 6. Tome XIII, p. 446-449.

7. Marie-Sophie-Élisabeth de Bavière-Neubourg : tome VI, p. 239.

8. Tome XI, p. 220-224, 298, 315, 319-320.

9. *Tout cela* remplace *touttes* effacé du doigt.

Parme qu'elle étoit sérieuse, et qu'on ne se moquoit pas d'eux[1]. Orry, toujours un avec Mme des Ursins, et le tout-puissant par elle, fut le seul confident de cette importante affaire.

Le marquis de Brancas[2] étoit lors ambassadeur de France à Madrid, comme on l'a vu en son temps[3]. Il s'étoit flatté de la grandesse au sortir de Girone ; il avoit été tout près de l'obtenir ; il crut toujours que Mme des Ursins l'avoit fait changer en Toison[4], et il ne lui avoit pas pardonné cet échange. Il étoit tout à Mme de Maintenon[5] ; on a vu ailleurs par quelles rares conjonc- tures il en avoit obtenu la protection[6], que son adroite

Situation[*] du marquis de Brancas en Espagne ; raisons qui le déterminent à demander d'aller passer quinze jours à Versailles ; il l'obtient.

1. Voyez les *Mémoires du président Hénault*, p. 162-163.

2. Louis de Brancas-Céreste : tome IX, p. 220.

3. Tome XXIII, p. 265 et 383. Ses lettres de créance, datées du 21 septembre 1713, sont aux Affaires étrangères, vol. *France* 310, fol. 16 v°-18, et ses instructions ont été publiées dans le *Recueil des instruc- tions aux ambassadeurs en Espagne,* tome II, p. 228 et suivantes. Mgr Baudrillart et le marquis de Courcy ont parlé de son rôle en Espagne (*Philippe V,* tome I, p. 567 et suivantes ; l'*Espagne après la paix d'Utrecht*, p. 34 et suivantes).

4. Tome XXIII, p. 265.

5. Mme de Maintenon vante ses qualités à Mme des Ursins au mo- ment où il fut envoyé en Espagne (recueil Bossange, tomes II, p. 409, et III, p. 17) et fait son éloge dans une lettre à Philippe V (Geffroy, *Madame de Maintenon,* tome II, p. 343). En 1714, elle prend sa défense contre Mme des Ursins et se refuse à croire aux propos inconsidérés qu'on lui prête (*ibidem*, p. 344-345) : « Vous avez raison de dire que je tomberois de mon haut si je savois que M. de Brancas a dit qu'il vous feroit sortir d'Espagne et que le Roi vous en feroit enlever par cinq cents chevaux. J'ose vous dire qu'il n'est pas croyable que vous ayez ajouté foi à un discours si insensé et qui ne peut être fait par un homme qui sait fort bien que le Roi n'enverra pas cinq cents chevaux à Madrid pour vous prendre. »

6. Tomes III, p. 179, et VI, p. 74. Dans la grande Addition sur le règne de Louis XIV (*Dangeau,* tome XVI, p. 54), Saint-Simon nomme le comte Charles de Brancas, cousin de celui dont il s'agit ici, parmi les connaissances que Mme de Maintenon fit à l'hôtel d'Albret « dont quelques-unes lui servirent beaucoup ou devinrent très utiles aux per-

*La lettre *S* initiale surcharge une *M*.

mère[1] et lui avoient bien su cultiver et conserver[2]. Par cela même, il étoit fort suspect à la princesse des Ursins, qui d'ailleurs se doutoit bien de la dent qu'il lui gardoit[3] de sa grandesse manquée ; elle ne lui laissoit aucun accès, et avoit les yeux fort ouverts sur toute sa conduite[4]. Brancas voyoit et n'ignoroit rien de tout ce qui se passoit. Le confesseur s'expliquoit à ce client de sa Compagnie[5] de ses inquiétudes sur la conduite de la princesse des Ursins, et les principaux d'une cour universellement mécontente alloient décharger leur cœur[6] avec lui, dans la pensée qu'il n'y avoit que la France qui pût mettre ordre à la situation de l'Espagne. Brancas en sentit toute l'importance ; mais, instruit par l'aventure de l'abbé d'Estrées[7], craignant

sonnes qui l'avoient faite avec elle. » Mme de Maintenon elle-même reconnaît que telle est l'origine de « l'amitié », qu'elle professait pour le marquis de Brancas : « J'aime ce nom-là; écrit-elle à Mme des Ursins, par rapport à M. et Mme de Brancas, que vous avez connus et qui avoient beaucoup de bontés pour moi » (recueil Bossange, tome III, p. 17).

1. Dorothée de Cheylus de Saint-Jean, d'une famille du Comtat Venaissin, épousa par contrat du 28 avril 1671 Henri de Brancas, marquis de Céreste, et mourut à Paris en 1734.

2. Mme de Maintenon proclame à diverses reprises que c'est une « femme de mérite » (recueil Bossange, tomes II, p. 420, et III, p. 47).

3. Le *Dictionnaire de l'Académie* de 1718 citait cette expression dans le sens d' « avoir de l'animosité contre quelqu'un. »

4. Baudrillart, *Philippe V*, tome I, p. 568 ; marquis de Courcy, *l'Espagne après la paix d'Utrecht*, p. 103 et suivantes ; lettre du 30 novembre de M. de Brancas à Torcy, vol. *Espagne 224*, fol. 69-70.

5. Le marquis de Brancas, dira plus tard Saint-Simon, était « dévot et constitutionnaire jusqu'au fanatisme » (tome XII de 1873, p. 241). « Sage et pieux », au témoignage de Mme de Maintenon (recueil Bossange, tome III, p. 47).

6. « On dit figurément qu'*un homme a déchargé son cœur à quelqu'un*, pour dire qu'il lui a découvert, qu'il lui a déclaré avec franchise les sujets de douleur ou de plainte qu'il avoit » (*Académie*, 1718).

7. Dont Mme des Ursins avait ouvert les lettres : tome XII, p. 65-67.

même pour ses courriers, il prit le parti de mander au Roi qu'il avoit pressamment à lui rendre compte d'affaires les plus importantes, qui ne se pouvoient confier au papier, et qui exigeoient qu'il lui permît d'aller passer quinze jours à Versailles[1]. La réponse fut la permission qu'il demandoit, mais avec ordre de s'arrêter où il rencontreroit le duc de Berwick sur la route, qui alloit faire le siège de Barcelone, pour conférer avec lui[2].

Mme des Ursins, qui trouvoit toujours moyen d'être instruite de tout, la fut non seulement du voyage de Brancas, mais encore de l'ordre qu'il avoit reçu de conférer avec Berwick ; elle en fut alarmée ; elle fit presser par le roi d'Espagne le départ du maréchal comme si tout eût été prêt pour le siège de Barcelone, pour éviter que Brancas le rencontrât en chemin. Elle fit disposer seize relais de mules sur le chemin de Bayonne[3], et fit tout à coup partir pour France, le jeudi saint, le cardinal del Giudice[4], grand inquisiteur et ministre d'État, qui eut pour elle cette basse complaisance. C'étoit coup double : le cardinal étoit à ses ordres ; mais un cardinal ministre et grand inquisiteur l'embarrassoit ; elle s'en délivroit, au moins pour un temps, de la sorte, en attendant mieux, et, par le poids de sa pourpre et de ses établissements en Espagne, elle en donnoit à la commission dont elle le chargeoit[5], et

Alarme de la princesse des Ursins ; elle dépêche brusquement le cardinal del Giudice en France. Brancas court après et le devance. Quel étoit Giudice. [*Add. S¹S. 1133*]

1. On verra par les lettres données ci-après à l'Appendice, p. 440, que M. de Brancas demandait un congé d'une durée indéterminée et parce qu'il sentait sa présence inutile à Madrid ; ce n'était donc pas pour rendre compte d'affaires « qui ne se pouvoient confier au papier ».

2. *Dangeau,* tome XV, p. 96.

3. *Dangeau,* p. 124. — 4. Tome VIII, p. 186.

5. « On ne doute point que le cardinal del Giudice ne vienne ici pour quelque grande affaire. On fait bien des raisonnements différents sur son voyage ; mais personne n'en sait rien ; on croit que le Roi lui-même ne le sait pas. Ce cardinal a soixante et sept ans, de grands emplois qui l'engagent à demeurer en Espagne ; on le fait partir en secret et en poste avec ordre d'arriver à la cour avant l'ambassadeur de France ; en voilà plus qu'il ne faut pour attirer la curiosité et le raisonnement » (*Dangeau,* tome XV, p. 124).

prévenoit Brancas, ce[1] qui, en notre cour, n'étoit pas un point médiocre. Brancas, qui en sentoit toute l'importance, le suivit dès le vendredi saint, et fit si bien qu'il l'atteignit à Bayonne la nuit qu'il y étoit couché. Il chargea, en passant tout droit, le commandant, qui étoit d'Adoncourt[2], d'amuser et de retarder le cardinal tout le lendemain tant qu'il pourroit, gagna pays, et arriva à Bordeaux avec vingt-huit chevaux de poste qu'il emmena de partout avec lui, pour les ôter au cardinal. Il arriva de la sorte deux jours plus tôt que lui à Paris[3], d'où il alla aussitôt à Marly, où le Roi étoit, lui rendre compte des affaires qui l'avoient amené si roide ; il en eut une longue audience avec Torcy en tiers, et un logement pour le reste du voyage[4]. Le cardinal del Giudice se reposa quatre ou cinq jours à Paris, puis vint de Paris chez Torcy, à Marly, qui le mena dans le cabinet du Roi à l'issue de son lever[5].

Brancas à Marly ; Giudice après lui, avec son neveu Cellamare.

1. *Ce* est en interligne dans le manuscrit.

2. Dominique Suart d'Adoncourt, après avoir servi depuis 1687 au régiment de Normandie, avait été nommé aide-major général de l'armée d'Espagne en décembre 1703. Il prit part aux différentes opérations de guerre en ce pays, fut nommé major général de l'armée du Roussillon en 1710, et assista au siège de Girone en 1711 et au blocus et au siège de Barcelone en 1713 et 1714. Il fut plus tard nommé brigadier d'infanterie le 1er février 1719. Si Saint-Simon mentionne son nom ici, c'est évidemment en souvenir de l'hospitalité qu'il reçut chez lui quand il se rendit en Espagne en 1721 (tome XVII de 1873, p. 334-335). D'après la *Chronologie militaire* de Pinart, et d'après Dangeau (tome XVII, p. 439), c'est seulement en 1718 qu'il obtint la majorité de Bayonne et en 1720 qu'il y fut nommé lieutenant du Roi.

3. Le secrétaire Pachau écrivait de Madrid à M. de Torcy le 30 avril (vol. *Espagne* 229, fol. 144) : « Bien des choses me portent à croire que M. le cardinal del Giudice n'aura pas été fâché de laisser prendre les devants à M. de Brancas, et qu'il tâchera de n'avoir à travailler en France qu'à des éclaircissements...., quoique ce n'est peut-être pas le dessein de ceux qui l'ont fait partir. »

4. Tous ces détails sont empruntés à Dangeau : tome XV, p. 124-125.

5. Il arriva le 16 avril à Paris, et ne vint à Marly que le 20 (*Dangeau,* tome XV, p. 126 et 129).

Il lui présenta le prince de Cellamare[1], fils du duc de Giovenazzo[2], son frère, grand d'Espagne et conseiller d'État assez considéré à Madrid[3]. Cellamare sortit aussitôt du cabinet, et le cardinal y demeura seul avec le Roi et Torcy une bonne heure. Torcy leur donna à dîner ; au sortir de table, ils retournèrent à Paris[4]. Le cardinal, à ce que, longtemps depuis, Torcy m'a conté, fut un peu embarrassé de sa personne. Il n'étoit chargé d'aucune affaire ; toute sa mission n'alloit qu'à louer Mme des Ursins, et se plaindre du marquis de Brancas. Ces louanges de Mme des Ursins n'étoient que vagues ; elle ne comptoit pas assez sur le cardinal pour lui avouer la situation où elle se trouvoit en notre cour, et pour le charger de rien à cet égard, de sorte que la matière fut bientôt épuisée. Sur le marquis de Brancas, il n'y avoit nul fait à alléguer : son crime étoit de voir trop clair, et de n'être pas dévoué à la princesse[5].

Le cardinal étoit un homme d'esprit, de cour, d'affaires et d'intrigue, qui sentoit pour un homme de son état et de son poids le vuide de sa commission, et qui en étoit peiné. Il parut d'une conversation aimable, d'une société aisée, écartant les embarras du rang et du personnage, et il[6]

Caractère del Giudice.

1. Tome XXIII, p. 106.
2. Dominique del Giudice : tome IX, p. 306 et 467-468.
3. *Dangeau*, p. 126 et 129.
4. Tous ces détails sont pris à Dangeau. Le cardinal s'était logé dans une maison garnie près de Saint-Gormain-des-Prós (*Dangeau*, p. 126, et *Luynes,* tome XVI, p. 293).
5. Il est curieux de remarquer que Saint-Simon n'ait fait aucune allusion, en rédigeant ses *Mémoires*, au motif secret que lui-même et le duc d'Orléans attribuèrent à la mission du cardinal, motif qui aurait été de faire modifier les renonciations dans un sens favorable aux droits de Philippe V. On trouvera ci-après, à l'Appendice XX, p. 485-498, des lettres et des projets de mémoires qui feront mieux connaître cette affaire. Mais pourquoi n'en a-t-il rien dit dans ses *Mémoires ?* Il est inadmissible qu'il ait oublié des choses si importantes.
6. *Il* est répété deux fois, à la fin d'une ligne et au commencement de la suivante.

fut fort goûté et recueilli par la bonne compagnie. Il se rendit assidu auprès du Roi, sans l'importuner d'audiences[1] qu'il n'avoit pas matières à remplir[2], et, à tout son manège, il donna lieu de soupçonner qu'il se doutoit de la décadence de la princesse des Ursins dans notre cour, et qu'il cherchoit à s'en attirer l'estime et la confiance, pour, à l'appui du Roi, devenir premier ministre en Espagne ; mais nous verrons bientôt que la marotte[3] ultramontaine[4] de sa charge, de son chapeau, rompirent toutes ses mesures[5]. Tout le succès de son voyage[6] se borna à empêcher Brancas de retourner en Espagne, en quoi, bien que sans concert, Brancas fut de moitié avec lui[7] : il n'avoit rien à espérer de cette cour dans la situation où il étoit avec

1. *Dangeau,* p. 142 et 144.

2. « Le Roi croyoit toujours, depuis qu'il est ici, qu'il avoit quelque chose de particulier à lui dire et qui ne fût point à la connoissance des ministres ; ainsi M. de Torcy n'étoit point à l'audience ; mais ce cardinal n'a rien dit de nouveau. Il ne paroît pas présentement qu'il soit venu pour des affaires bien importantes » (*Dangeau,* p. 144, 12 mai).

3. Mot déjà annoté dans notre tome XI, p. 25.

4. La première lettre de ce mot surchage un *d.*

5. Saint-Simon, à la fin de l'année 1714, parlera en détail de la cause qui provoqua son rappel de Paris et sa disgrâce momentanée.

6. Sur la mission du cardinal del Giudice on peut consulter les *Mémoires secrets* de Duclos, tome III, p. 42 ; *Philippe V et la cour de France,* par Mgr Baudrillart, tome I, p. 579 et suivantes et 591 ; *l'Espagne après la paix d'Utrecht,* par le marquis de Courcy, p. 415 et suivantes, la correspondance de Mme de Maintenon avec Mme des Ursins (recueil Bossange, tome III, p. 54, 68, 88 et 90), et surtout les correspondances des volumes *Espagne* 229, 230 et 235.

7. Dès le 5 mars, Brancas sollicitait son rappel (vol. *Espagne* 229, fol. 19). Ses dissentiments avec Mme des Ursins et avec Orry rendaient sa présence à Madrid inutile et même nuisible ; lui-même s'apercevait qu' « une des principales attentions » de ceux qui approchaient Philippe V était de l'en écarter. On trouvera à l'Appendice, p. 440, le texte de la lettre qu'il écrivit alors au Roi pour demander un congé. Le 29 mars, le roi d'Espagne demanda à Louis XIV de ne pas le renvoyer à Madrid, et envoya même un relevé des griefs qu'il croyait avoir contre lui : voyez ci-après l'Appendice, p. 444-445.

Mme des Ursins, et il n'étoit pas homme à perdre sciemment son temps. Il a fallu conduire jusqu'ici cette affaire de suite ; il faut maintenant un peu retourner sur nos pas.

Il y avoit longtemps que la Chancelière [1] étoit menacée d'une hydropisie de poitrine après un asthme de presque toute sa vie. Elle étoit fille de Maupeou [2], président d'une des chambres des enquêtes, et peu riche, mais bon parti pour Pontchartrain, qui l'étoit encore moins quand elle l'épousa [3]. On ne peut guères être plus laide, mais, avec cela [4], une grosse femme, de bonne taille et de bonne mine, qui avoit l'air imposant, et quelque chose aussi de fin [5]. Jamais femme de ministre, ni autre, n'eut sa pareille pour savoir tenir une maison, y joindre plus d'ordre à [6] toute l'aisance et la magnificence, en éviter tous les inconvénients avec le plus d'attention, d'art et de prévoyance sans qu'il y parût, et y avoir plus de dignité avec plus de politesse, et de cette politesse avisée et attentive qui sait la distinguer et la mesurer, en mettant tout le monde à l'aise. Elle avoit beaucoup d'esprit, sans jamais le vouloir

Mort et caractère de la chancelière de Pontchartrain.

1. Marie de Maupeou : tome V, p. 377.
2. Pierre de Maupeou : tome VI, p. 271.
3. Déjà dit dans le tome VI, p. 270-271.
4. Le *c* initial corrige une *l*.
5. Le portrait qui va suivre s'accorde dans ses lignes principales avec celui que Saint-Simon avait déjà tracé de Mme de Pontchartrain au moment où son mari devint chancelier (tome VI, p. 283-286), et l'on peut se reporter au commentaire qui en a été donné à ce moment. Des restrictions que les Mémoires inédits de l'ambassadeur Phélypeaux et le Noël de 1696 apportent, comme il a été dit alors, aux louanges de Saint-Simon, on peut rapprocher le texte de l'appendice de la *Relation de Spanheim*, édit. Schefer, p. 408-409 : « Pontchartrain, dit-il, aime sa famille jusqu'à faire des injustices perpétuelles pour l'avancer. Ces sentiments, à la vérité, lui sont suggérés par sa femme, qui est d'un très mauvais caractère, dure, injuste et méchante. » D'après Allaire *La Bruyère dans la maison de Condé* (tome II, p. 448-451), le moraliste a voulu la peindre en parlant de « Zélie, à qui la richesse a fait perdre sa gaieté ».
6. Saint-Simon avait d'abord écrit *avec*.

montrer, et beaucoup d'agrément, de tour et d'adresse dans l'esprit, et de la souplesse, sans rien qui approchât du faux, et, quand il le falloit, une légèreté qui surprenoit, mais bien plus de sens encore, de justesse à connoître les gens, de sagacité dans ses choix et dans sa conduite, que peu d'hommes même ont atteint comme elle de son temps. Il est surprenant qu'une femme de la robe qui n'avoit vu de monde qu'en Bretagne[1], fût[2] en si peu de temps au fait, aux manières, à l'esprit, au langage de la cour, et devînt un des meilleurs conseils qu'on pût trouver pour s'y bien gouverner. Aussi y fut-elle dans tous les temps d'un grand secours à son mari, qui, tant qu'il la crut, n'y fit jamais de fautes, et ne se trompa en ce genre que lorsqu'il s'écarta de ses avis. Avec tout cela, elle avoit trop longtemps trempé dans la bourgeoisie pour qu'il ne lui en restât pas quelque petite odeur[3]. Elle avoit naturellement une galanterie dans l'esprit raffinée, charmante, et une libéralité si noble, si simple, si coulant de source, si fort accompagnée de grâces, qu'il étoit impossible de s'en défendre. Personne ne s'entendoit si parfaitement à donner des fêtes[4]. Elle en avoit tout le goût et toute l'invention, et avec somptuosité et au dehors et au dedans; mais elle n'en donnoit qu'avec raisons, et bien à propos; et tout cela avec un air simple, tranquille[5], et sans jamais sortir de son âge, de sa place, de son état, de sa modestie; la plus secourable parente, l'amie la plus solide, la plus

1. Où son mari avait été longtemps premier président du Parlement : tome VI, p. 275-279.

2. Saint-Simon a écrit *fut,* comme si le verbe était à l'indicatif, mais plus bas il a bien écrit *devinst.*

3. Cet emploi du mot *odeur* au figuré a déjà été relevé au tome XIV, p. 369. « Elle n'eut rien de bourgeois que sa figure » avait-il dit dans le portrait de 1699 (tome VI, p. 284).

4. Il a longuement décrit le bal que la Chancelière donna au mois de février 1700 en l'honneur de la duchesse de Bourgogne : tome VII, p. 60-64.

5. Écrit *tranquile.*

effective, la plus utile, la meilleure en tous points et la plus sûre[1]; délicieuse à la campagne et en liberté; dangereuse à table, pour la prolonger, pour se connoître en bonne chère sans presque y tâter[2], et pour faire crever ses convives[3]; quelquefois fort plaisante sans jamais rien de déplacé; toujours gaie, quoique quelquefois elle ne fût pas exempte d'humeur[4]. La vertu et la piété la plus éclairée et la plus solide, qu'elle avoit eue toute sa vie[5], crût toujours avec la fortune. Ce qu'elle donnoit de pensions, avec discernement[6], ce qu'elle marioit de pauvres filles, ce qu'elle en faisoit de religieuses, mais seulement quand elle s'étoit bien assurée de leur vocation, ce qu'elle en déroboit aux occasions, ce qu'elle mettoit de gens avec choix et discernement en état de subsister, ne se peut nombrer. Sa charité mérite ce petit détail : sortant un

1. « Madame la Chancelière est la meilleure femme du monde » disait Mme de Maintenon (recueil Geffroy, tome II, p. 44).

2. Elle recevait souvent à dîner Mme de Maintenon (*Dangeau,* tomes VIII, p. 84, et IX, p. 58 ; Geffroy, *Mme de Maintenon d'après sa correspondance,* tome I, p. 255).

3. L'inventaire dressé après sa mort montre que sa cave était assez bien fournie : une feuillette de vin de Pomard, six feuillettes de Chambertin, sept de vin de Chassagne, cinq de vin de Nuits et cent bouteilles de Bourgogne (Archives nationales, T* 584 38).

4. « Elle ne laissoit pas d'avoir de l'humeur, qu'elle domptoit autant qu'il lui étoit possible » avait-il dit en 1699 (tome VI, p. 285).

5. Sa piété n'était pas sans une teinte de jansénisme, et Mme de Maintenon écrit au cardinal de Noailles, en 1695, qu'elle lui « fait la guerre » à ce sujet, ajoutant que « Mme de Pontchartrain affecte fort de dire qu'elle n'a point de sentiments que ceux du P. de la Tour» (Geffroy, tome II, p. 255-256). Son confesseur était M. Ameline, archidiacre de Notre-Dame, qui pensait comme le P. de la Tour (*Ibidem,* p. 256, et notre tome XVI, p. 141, note 2). C'est à elle qu'avait été dédié un *Exercice spirituel contenant la manière d'employer toutes les heures du jour au service de Dieu,* imprimé par J. Collombat, imprimeur ordinaire de la duchesse de Bourgogne (Archives nationales, V⁶ 808, 11 avril 1707, procès contre Muguet).

6. Ces deux mots, qui ne figuraient pas dans l'Addition au *Journal de Dangeau,* sont ajoutés en interligne.

dimanche de la grand messe de la Paroisse de Versailles
avec Mme de Saint-Simon, elle s'amusa en chemin ;
Mme de Saint-Simon, qui étoit pressée, parce qu'elle
devoit aller dîner chez Monseigneur à Meudon avec Mme
la duchesse de Bourgogne, la hâtoit, et lui demanda avec
surprise ce que c'étoit qu'une petite fille du bas peuple
avec qui elle s'étoit arrêtée. « Ne l'avez-vous pas trouvée
fort jolie ? lui dit la Chancelière : elle m'a frappée en
passant. Je lui ai demandé qui étoient ses parents. Cela
meurt de faim[1]; cela a quatorze ou quinze ans. Jolie
comme elle est, elle trouvera aisément pratique. La misère
fait tout faire. Je l'ai un peu languayée[2] ; demain matin,
elle viendra chez moi, et, tout de suite, je la paqueterai[3]
en lieu où elle sera en sûreté, et apprendra à gagner sa
vie. » Voilà de quoi cette femme-là étoit sans cesse occupée sans qu'elle la parût jamais ; car elle ne l'auroit pas
dit à une autre qu'à Mme de Saint-Simon, qu'elle regardoit comme une autre elle-même. Outre tout ce qui vient
d'être dit, ses aumônes réglées étoient abondantes; les
extraordinaires les surpassoient[4]. Elle avoit toute une
communauté à Versailles de trente à quarante jeunes
filles pauvres qu'elle élevoit à la piété et à l'ouvrage,
qu'elle nourrissoit et entretenoit de tout, et qu'elle pour-
voyoit quand elles étoient en âge. Elle avoit fondé avec le
Chancelier et bâti un hôpital à Pontchartrain[5], où tout le

1. *Fin*, par mégarde, dans le manuscrit.
2. Le *Dictionnaire de l'Académie* ne donnait pas ce vieux mot qui
signifie faire parler quelqu'un, lui poser adroitement des questions.
3. Écrit *pacqueterai*. Cette expression a déjà été employée par
Saint-Simon au tome XI, p. 103, où en est donnée l'explication.
4. Il a déjà parlé de ses aumônes dans le tome VI, p. 285.
5. Papiers du P. Léonard, MM 827, fol. 18. Cet hôpital fut installé
aux Bordes, aujourd'hui hameau de la commune de Jouars-Pontchartrain (Seine-et-Oise), dans une maison que M. de Pontchartrain avait
achetée en 1697, pour la somme de six mille livres, et où il transféra
l'ancien Hôtel-Dieu de Neauphle, auquel venaient d'être réunis les
biens de diverses maladreries voisines. Cette translation fut confirmée
par lettres patentes d'avril 1698 (Archives nationales, O¹ 42, fol. 82 v°,

spirituel et le temporel abondoient[1], où ils alloient souvent servir les pauvres, et qui leur coûta plus de deux cent mille livres, et de l'entretien duquel ils n'étoient pas quittes à huit ni à dix mille livres par an. De tant de bonnes œuvres[2], il n'en paroissoit que cet hôpital et sa communauté de Versailles, qui ne se pouvoient cacher, et dont encore on ne voyoit que l'écorce. Tout le reste étoit enseveli dans le plus profond secret. Elle donnoit ordre à tout les matins, et aux choses domestiques, et il n'étoit plus mention de rien après, et tout dans une règle admirable. Mais l'année 1709 la trahit. La disette et la cherté fit une espèce de famine. Elle redoubla ses aumônes, et, comme tout mouroit de faim dans les campagnes, elle établit des fours à Pontchartrain, des marmites et des gens pour distribuer des pains et des potages à tous venants[3], et de la viande cuite à la plupart, tant que le soleil étoit sur l'horizon[4]. L'affluence fut énorme. Personne ne s'en alloit sans emporter du pain de quoi nourrir deux ou trois personnes plusieurs jours, et du potage pour une journée. Ce concours a eu bien des journées de trois mille per-

et X^{IA} 8692, fol. 245). La même année, l'évêque de Chartres donna l'autorisation de bénir la chapelle et le cimetière de l'hôpital, dont la direction fut confiée aux sœurs de la charité de l'ordre de Saint-Vincent de Paul (Archives nationales, S 6173). En 1714, Pontchartrain et sa femme firent une fondation de seize mille livres de rente pour assurer l'entretien dans cet hôpital de six vieilles femmes et de six vieillards indigents du comté de Pontchartrain (Archives nationales, F ^{17} 89 039[1], inventaire manuscrit des archives de l'hôpital).

1. Il y a *abondoit*, au singulier, dans le manuscrit.

2. On peut citer encore la fondation, pour la paroisse de Jouars-Pontchartrain, d'une école dont le Chancelier fit construire le bâtiment en s'engageant à fournir chaque année une somme de cent livres pour la rétribution du maître (*Inventaire des archives de Seine-et-Oise*, série E, tome I, p. 436 ; notre tome VI, p. 285, note 3).

3. L'inventaire après décès de Mme de Pontchartrain mentionne, dans son cabinet, un tableau prisé cent livres et représentant « une distribution de pain ». On peut se demander s'il ne faut pas voir là un souvenir des « données » de 1709.

4. Saint-Simon écrit *horison*.

sonnes, et avec tant d'ordre, que nul ne se pressoit, ne passoit son tour d'arrivée, et avec tant de paix, qu'on n'eût pas dit qu'il y eût plus de cinquante personnes. Plus la donnée[1] avoit été nombreuse, plus la Chancelière étoit aise, et cela dura six à sept mois de la sorte. Le Chancelier, ravi de faire aussi ces bonnes œuvres, l'en laissoit entièrement maîtresse. Leur union, leur amitié, leur estime étoit infinie et réciproque. Ils ne se séparoient de lieu que par une rare nécessité, et ils couchoient partout dans la même chambre. Ils avoient mêmes amis, mêmes parents, même société. En tout ils ne furent qu'un. Ils le furent bien aussi dans les regrets de leur première belle-fille[2], dont jamais ils ne purent se consoler. Telle fut la chancelière de Pontchartrain, que Dieu épura de plus en plus par de longues et pénibles infirmités[3], qui finirent par une hydropisie de poitrine, qu'elle porta avec une patience, un courage et une piété qui fut l'exemple de la cour et du monde. Elle s'en sépara entièrement au milieu de Versailles, plusieurs mois avant sa mort, pour ne voir plus que sa plus étroite famille[4], Mme de Saint-Simon et des gens de bien, uniquement occupée jour et nuit de son salut. Elle y mourut le jeudi 12 avril[5], à[6]… ans,

1. C'est par ce terme qu'on désignait habituellement les distributions de pain ou d'aumônes faites à la porte des monastères.

2. Tome XVI, p. 148 note 4, et ci-dessus 66-67.

3. Les *Mémoires de Sourches* signalent à diverses reprises ses maladies (tomes VI, p. 245, X, p. 104, et XIII, p. 284).

4. *Dangeau*, tome XV, p. 55 et 156 ; *Lettres de Mme de Maintenon,* recueil Bossange, tome III, p. 48 et 51.

5. Au château de Versailles (*Gazette*, p. 192, et acte de décès dans les registres de la paroisse de Versailles). C'est par erreur que le baron de Lavigerie (*Le château de Pontchartrain*, 1889, p. 66) donne la date du 13, qui est celle de son inhumation à Saint-Germain l'Auxerrois. Comme le fait remarquer Saint-Simon (Addition n° 297, notre tome VI, p. 459), il est étonnant que Dangeau ne parle pas de sa mort. Le *Journal* mentionne simplement la réception des derniers sacrements, le 27 mars (tome XV, p. 91).

6. Ce chiffre est en blanc dans le manuscrit. Il a déjà été dit qu'on

universellement regrettée de toute la cour, qui l'aimoit et la respectoit, et pleurée des pauvres presque avec désespoir. Le Chancelier alla cacher le sien dans son petit appartement de l'Institution de l'Oratoire[1]. Jamais Mme de Saint-Simon et moi n'eûmes de meilleure amie. Nous en fûmes amèrement touchés. Son fils fut le seul de toute la famille qui essuya cette perte avec tranquillité[2], et même des domestiques[3].

La reine douairière de Danemark[4] mourut en ce même temps[5]. Elle étoit Hesse et petite-fille de la fameuse landgrave[6] dont le courage, l'âme haute et guerrière et l'attachement à la France[7] ont tant fait parler d'elle. Elle étoit cousine germaine de Madame[8].

L'évêque de Senlis[9] mourut aussi[10]. Il étoit frère de Chamillart, le meilleur et le plus imbécile[11] des hommes, dont

Mort
de la reine
douairière de
Danemark.

Mort
et caractère de
l'évêque de

est surpris de voir Saint-Simon, son ami intime, ignorer son âge et de ne trouver dans les recueils de l'époque aucun article nécrologique sur elle (tome VI, p. 283, note 4).

1. Nous allons le voir (ci-après, p. 310) se retirer dans une maison du voisinage de l'Institution de l'Oratoire, dans la rue d'Enfer.

2. Saint-Simon a dit ailleurs que Jérôme de Pontchartrain était « barbare jusqu'avec sa mère » (tome XII, p. 324).

3. La fin de ce passage depuis « le Chancelier alla cacher.... » ne se trouvait pas dans la première rédaction représentée par l'Addition n° 297, et les quatre derniers mots semblent avoir été ajoutés après coup.

4. Charlotte-Amélie de Hesse-Cassel, veuve de Christian V, roi de Danemark : tome IV, p. 50.

5. Le 27 mars 1714 (*Dangeau*, tome XV, p. 121 et 123 ; *Gazette d'Amsterdam*, Extr. xxix ; *Gazette*, p. 182 ; notre tome IV, p. 525.

6. Amélie-Élisabeth de Hanau (tome XIII, p. 315), femme de Guillaume V, landgrave de Hesse-Cassel, dont elle eut Guillaume VI, père de Charlotte-Amélie.

7. *Mémoires de Choisy*, tome II, p. 13.

8. *Dangeau*, p. 123. Son père, Guillaume VI, était frère de Charlotte de Hesse-Cassel qui épousa Charles-Louis de Bavière, comte palatin du Rhin, père de Madame.

9. Jean-François Chamillart : tome VI, p. 302-303.

10. Le 16 avril, à Paris (*Dangeau*, p. 125 ; *Gazette*, p. 192).

11. Outre les Additions indiquées ci-contre, dont ce portrait est la

le visage et le maintien ne le témoignoient guères moins que le discours. Sans quoi que ce soit de l'orgueil ni de l'impertinence si ordinaire aux enfants, aux frères, aux proches des ministres, c'étoit une fatuité de bonté et de confiance qui le persuadoit de l'amitié de tout le monde, qui le rendoit libre et caressant. Il étoit ravissant sur Monsieur le Prince[1], qui lui faisoit mille bassesses, qu'il prenoit toutes pour soi, et avec grand soin de bien faire entendre que la place de son frère n'y avoit aucune part, que Monsieur le Prince étoit le meilleur homme du monde, le plus agréable voisin, et qu'il ne comprenoit pas qu'on pût le trouver autrement ; mais, quand la place du frère fut perdue, les bonnes grâces et les prévenances de Monsieur le Prince s'évanouirent avec elle. Il n'alloit plus le voir ; il ne l'attiroit plus à Chantilly ; il l'en bannit bientôt par ses manières. Plus de présents de gibier, plus de liberté à ses gens de chasser même chez leur maître. Le pauvre homme ne put digérer ce changement, qui lui fut peut-être plus sensible que la chute de son frère, parce qu'il lui montroit sa sottise[2]. Pendant la faveur, ses nièces et tout ce qui le voyoit en familiarité se moquoit de lui grossièrement, et il le comprenoit si peu, qu'il en rioit le premier ; son frère même s'en divertissoit quelquefois. Avec tout cela, tout le monde l'aimoit, tant il étoit bon homme. Il ne savoit rien, mais des mœurs excellentes ; peut-être avoit-il conservé son innocence baptismale. C'étoit un homme à mettre bien richement à Mende ou à Auch, et à l'y confiner pour qu'on ne le vît jamais[3]. Son frère fit la sottise de le faire passer de Dol[4] à Sen-

reproduction à peu près textuelle, voyez ce qui a déjà été dit de l'évêque de Senlis dans notre tome VI, p. 303-304.

1. Chantilly était du diocèse de Senlis.

2. Voyez aux Additions et Corrections.

3. Déjà dit au tome VI, p. 303-304, et au tome X, p. 140.

4. Le *Mercure* (avril 1702, p. 339), au moment où il quitta cet évêché, parle avec éloge de la façon dont il a gouverné son diocèse et de l'assiduité et des soins dont il a fait preuve.

lis[1], de le mettre à la cour, de l'y attacher à la mort de Monsieur de Meaux par la charge de premier aumônier de Madame la Dauphine[2], où il fut la risée de toutes ses dames, enfin, de le mettre de l'Académie françoise en sa place[3], qui avoit eu la misère de l'élire. Cela combla toute mesure parce qu'il se crut bel esprit. Chamillart écrivit au Roi pour lui demander le logement qu'il avoit conservé, et l'obtint aussitôt[4] ; ce qui montra que le goût du Roi

Chamillart obtient un logement à Versailles.

1. En avril 1702. Il reçut en même temps l'abbaye de la Baume, près Sisteron (*Dangeau*, tome VIII, p. 391). La *Gallia christiana* (tome X, col. 1454) énumère les œuvres de l'évêque de Senlis dans son nouveau diocèse, dont il releva notamment le séminaire (X¹ᴬ 8698, fol. 228 v°). Son rôle dans l'affaire de la bulle *Vineam* a été exposé par A. Le Roy (*La France et Rome,* p. 187-188). Le *Mercure* de septembre 1706 donne (p. 36-43) le mandement qu'il publia cette année-là à propos de la Saint-Louis et du synode ecclésiastique. En 1708, l'évêque céda au prince de Conti son prieuré de l'Isle-Adam (X¹ᴬ 8706, fol. 169 v°) ; la même année il reçut dans son évêché les deux petits-fils du Roi se rendant à l'armée (*Dangeau*, tome XII, p. 137-138, et notre tome XVI, p. 130-131).

2. Le 12 avril 1704 (*Dangeau*, tome IX, p. 484) ; le Roi lui donna les mêmes entrées qu'avait l'évêque de Meaux comme précepteur de Monseigneur, en ajoutant que « c'étoit à sa personne et non pas à sa charge qu'il donnoit ces entrées-là » (*Ibidem*, 21 avril, p. 492). C'est à ce titre de premier aumônier qu'il fit faire les relevailles de la duchesse de Bourgogne, le 30 juillet 1704 (*Dangeau,* tome X, p. 82), qu'il lui donna les derniers sacrements, et qu'il fut chargé de porter les cœurs du Dauphin et de la Dauphine au Val-de-Grâce (notre tome XXII, p. 277, note 5, et 343).

3. Il fut élu le 7 septembre 1702 (*Registres de l'Académie française*, tome I, p. 412 ; *Dangeau*, tome VIII, p. 495 ; *Mercure* de septembre, p. 315-332). Ce fut la première fois que les dames furent admises à assister à une réception à l'Académie. Son discours, qui figure dans le *Recueil des harangues* (tome III, p. 202-219), fourmille de naïvetés qui justifient le jugement porté sur lui par Saint-Simon. Son éloge a été fait par d'Alembert (tome III, p. 301-306).

4. Le jour même de la mort de l'évêque (*Journal de Dangeau*, t. XV, p. 125, que Saint-Simon reproduit textuellement). Une lettre de Michel Chamillart adressée le 5 août 1714 au prieur de l'abbaye de la Baume au sujet de questions pécuniaires se rapportant à la suc-

n'étoit pas affoibli, malgré Mme de Maintenon et toutes les machines qui le dépostèrent.

Mort et caractère de Mme Voysin.
[Add. St S. 1137]

Mme Voysin[1] mourut à Paris d'une assez longue maladie. Pourroit-on croire, si on ne le savoit, que ce fut de chagrin, unie comme elle étoit avec son mari, et dans l'état radieux où il étoit, et qu'il ne devoit qu'à elle[2]? On a vu p. 837[3] quelle étoit cette femme, et à quel point elle fut utile à Voysin, qui, sans elle, n'avoit rien qui pût lui faire faire [une] fortune qu'il ne mérita jamais, beaucoup moins une aussi démesurée, qui l'a enfin porté à la tête de la guerre et de la robe. Mme de Maintenon étoit changeante ; elle n'avoit mis le mari en place que pour avoir sa femme à la cour. Outre qu'elle les comptoit tous, et avec raison, à elle sans réserve, ce[4] qu'elle brassa depuis par lui pour M. du Maine ne pouvoit entrer dans[5] ses vues, alors que la petite vérole et le poison n'avoient pas détruit la maison royale, et que les princes du sang d'âge étoient encore pleins de vie[6]. Mme Voysin eut, dans les premiers temps de son arrivée à la cour, toute la faveur de Mme de Maintenon et toute sa confiance. Elle ne s'aperçut pas assez tôt qu'il ne la falloit pas rassasier d'elle. L'indigestion vint peu à peu[7].

cession de son frère a passé en vente en 1899 (Catalogue Charavay d'avril 1899, n° 43666).

1. Charlotte Trudaine : tome VI, p. 264.

2. *Dangeau*, p. 129. Dès le 30 mars, le *Journal* avait annoncé que Mme Voysin, malade depuis longtemps, était en très grand danger (p. 116, 120 et 127). Elle mourut le 20 avril.

3. C'est aux dernières lignes de la page 837 du manuscrit que commence le long portrait de Voysin et de sa femme qui occupe les pages 450-464 de notre tome XVII. Saint-Simon a parlé également de Mme Voysin au tome XIV, p. 380.

4. Avant *ce*, Saint-Simon a biffé *et*.

5. Avant ce mot, Saint-Simon avait d'abord écrit *alors*, qui a été biffé.

6. Saint-Simon fait allusion à l'édit de juillet 1714 qui rendit les bâtards aptes à succéder à la couronne : ci-après, p. 335.

7. La manière d'agir que Saint-Simon prête ici à Mme Voysin semble en contradiction complète avec la discrétion et la retenue dont, suivant lui, elle aurait fait preuve au début (tome XVII, p. 453-456).

Toute la faveur, toute la confiance passa de la femme au mari. Elle le trouva homme à tout faire, et que, pour lui plaire, aucune considération ne l'arrêteroit. Cela soutint quelque temps sa femme ; mais le goût étoit passé. Tout ce qui lui avoit tant plu en elle commença à lui être à charge ou à lui paroître ridicule. Son assiduité, ses empressements, ses flatteries l'importunèrent ; ses douceurs et ses complaisances la dégoûtèrent ; son vêtement et sa coiffure imitée de la sienne lui semblèrent ridicules. Mme Voysin commençoit à sentir sa décadence[1], lorsque sa jalousie de Mme Desmaretz acheva de la perdre. Vaubourg[2], conseiller d'État, d'une vertu, d'une probité, d'une piété rare dans tous ses emplois, où il s'étoit montré assez capable, étoit frère aîné de Desmaretz, et il avoit épousé la sœur de Voysin[3]. Cette alliance des deux ministres réussit assez bien entre eux deux, mais ne put concilier leurs femmes. Mme Desmaretz[4], grande, bien faite, toujours bien mise sans affectation, avoit un air simple, naturel et, avec de l'esprit, beaucoup de monde, rien du tout de bourgeois, un air et des manières nobles, un dehors de franchise qui n'étoit pas sans art ; mais cet art étoit sans duplicité. Ses soins et ses respects pour Mme de Maintenon étoient sans bassesse. Elle se ménagea toujours si bien à l'approcher, que, bien loin de lui devenir à charge, elle eut l'adresse de s'en faire toujours desirer[5]. Tout cela

1. Quelle que fût la cause de cette lassitude, Mme de Maintenon dit elle-même en parlant de Voysin : « Il est vrai que j'aimai moins sa femme quand je la vis de plus près » (recueil Bossange, tome III, p. 109).

2. Jean-Baptiste Desmaretz, seigneur de Vaubourg : tome XVII, p. 452. Saint-Simon écrit ici *Vauxbourg*.

3. Marie-Madeleine Voysin : *ibidem*.

4. Madeleine Béchameil : tome VI, p. 61.

5. Saint-Simon a déjà parlé, en 1714, du goût que Mme de Maintenon commençait à prendre pour Mme Desmaretz (tome XXI, p. 384). Une lettre fort aimable qu'elle lui adressait a figuré dans le catalogue Charavay du 19 décembre 1903, no 84.

étoit bien loin de l'air doucereux, composé, préparé, et de l'extrême bourgeoisie de Mme Voysin : aussi en fut-elle coulée à fond[1]. Elle ne put soutenir une disgrâce personnelle, ni une rivale[2] d'autant plus odieuse qu'elle n'y trempoit en rien et ne lui donnoit aucun lieu de plainte. La cour s'aperçut du changement ; le mari le sentit ; il en fut outré, sans toutefois oser en rien montrer. La douleur extrême prit sur la santé de Mme Voysin, jusqu'alors ferme et brillante. La maladie se déclara ; elle s'en alla à Paris ; elle y mourut enfin de désespoir le vendredi 20 avril[3], à cinquante et un ans, peu regrettée[4]. Ce fut une délivrance pour Mme de Maintenon. Le mari, tout dévoué à la fortune, s'en consola aisément ; peut-être même se trouva-t-il soulagé de n'avoir plus quelqu'un de si nécessairement intime pris en aversion par Mme de Maintenon, auprès de laquelle il n'avoit plus besoin de personne.

Mort de Zurbeck.

Peu de jours après[5] mourut Zurbeck, ancien lieutenant général, colonel du régiment des gardes suisses et des neuf autres régiments suisses au service de France. Ce fut une grande dépouille à distribuer pour M. du Maine[6].

1. Expression qu'on a déjà rencontrée dans des acceptions différentes aux tomes IV, p. 115 et XI, p. 42. Ici elle est employée au sens de ruiner le crédit.

2. Il reviendra sur cette rivalité au tome XII de la suite des *Mémoires*, p. 252-253 : « Ainsi les deux rivales des bonnes grâces de Mme de Maintenon, Mme Voysin et Mme Desmaretz sont mortes, l'une de désespoir de les avoir perdues et d'être supplantée par sa rivale ; celle-ci folle de la perte de sa place et de son magot particulier. »

3. *Dangeau,* tome XV, p. 129.

4. L'Addition indiquée ci-dessus développait cette idée : « peu regrettée du monde, qu'elle avoit trop l'air de dominer doucereusement ». Dangeau dit : « C'étoit une femme de beaucoup d'esprit et de mérite. » Serait-ce parce qu'elle avait été sa créancière (tome XIII, p. 584) que Saint-Simon avait conservé mauvais souvenir d'elle ?

5. Dangeau, qui annonce cette mort le 5 mai, dit « à Paris, ces jours-ci » sans préciser la date (*Journal,* tome XV, p. 141). La *Chronologie militaire* donne la date du 5 mai.

6. Saint-Simon lit mal le texte de Dangeau qui porte seulement que Zurbeck « étoit colonel *d'un* des neuf régiments suisses, qui sont au

Le Bailleul[1], président à mortier, mourut en même temps[2]. Il étoit fils de l'ami de mon père[3] et petit-fils du surintendant des finances[4]. Lui et le maréchal d'Huxelles et Saint-Germain-Beaupré étoient enfants du frère et des deux sœurs[5]. C'étoit un homme d'honneur et de vertu, d'ailleurs fort peu de chose. Il ne laissa qu'un fils[6], qui, excepté l'honneur et la vertu, lui ressembla au reste. Il étoit dès lors fort décrié ; mais les efforts du maréchal d'Huxelles, qui fit valoir son nom dans le Parlement et les services de ses pères, lui obtinrent enfin la charge

Mort
du président
le Bailleul,
dont le fils
obtient
la charge; leur
caractère.

service de France outre le régiment des gardes. » En réalité Jean-Jacques de Zurbeck n'eut jamais qu'un régiment suisse et ne fut pas colonel du régiment des gardes. Ayant débuté comme enseigne aux gardes suisses en 1663, il y devint lieutenant en 1665 et major en 1682. Après avoir épousé par contrat du 16 septembre 1686 (Y 250, fol. 219 v°) Marie-Madeleine Chappellier, il reçut au mois d'octobre suivant le régiment d'infanterie allemande qu'avait M. de Königsmarck (*Dangeau,* tome I, p. 403, et *Sourches,* tome I, p. 116). Nommé brigadier d'infanterie le 25 avril 1691, il passa, en octobre 1692, au régiment suisse qu'avait le cadet des Stoppa (*Dangeau,* tome IV, p. 192), et le conserva jusqu'à sa mort. En 1694 il obtint une charge d'inspecteur général de l'infanterie et fut nommé maréchal de camp le 3 janvier 1696. Après avoir servi en Flandre depuis 1701, il fut promu lieutenant général le 26 octobre 1704, se démit de son inspection l'année suivante et ne servit plus jusqu'à sa mort, le 5 mai 1714 (*Chronologie militaire,* tome IV, p. 544).

1. Nicolas-Louis le Bailleul, marquis de Château-Gontier : tome IX, p. 12.

2. Le 17 avril (*Dangeau,* p. 126).

3. Louis le Bailleul : tome IX, p. 12-14.

4. Nicolas le Bailleul : tome IX, p. 12.

5. Marie le Bailleul, qui avait épousé en secondes noces Louis-Chalon du Blé, marquis d'Huxelles, et Agnès le Bailleul, mariée à Henri Foucault, marquis de Saint-Germain-Beaupré (tome IX, p. 13).

6. Nicolas-Louis II le Bailleul, qu'il avait eu de sa première femme, Louise Girard, morte en septembre 1688. Il s'était remarié en 1694 (contrat du 15 novembre, reg. Y 259, fol. 180) avec Charlotte du Fresne, veuve de Jacques Lenoir, trésorier de France, morte le 6 novembre 1712, sans lui laisser d'enfants. Le fils dont il s'agit ici avait été reçu conseiller au Parlement le 13 août 1704, vendit sa charge en 1718, et mourut le 17 octobre 1737, à cinquante-trois ans.

avec grand peine[1]. Il ne prit pas celle[2] de l'exercer, se ruina avec honte et scandale, et la vendit enfin à Chauvelin[3], depuis garde des sceaux, dont la fortune et la disgrâce ont tant fait parler. Ce dernier Bailleul est mort sans s'être marié[4], dans la dernière obscurité.

Un événement singulier, et qui fit honneur à la cour, reposera pour quelques moments de ces tristesses. Parmi toutes les dames du palais, dont il y avoit force dévotes, une seule n'étoit occupée que de Dieu, son mari un très galand homme, et les dèux personnes du monde, lui par peu d'entregent, elle par n'être occupée que de son salut, les moins propres à tirer le moindre parti d'aucune chose, et fort pauvres. C'étoit la marquise[5] du Châtelet[6], fille du feu maréchal de Bellefonds[7]. Un reste de considération pour la mémoire de son père, et d'avoir été fille d'honneur de Madame la Dauphine de Bavière avec une grande réputation de sagesse et de vertu, la tirèrent de Vincennes, où elle vivoit avec sa mère, pour la faire dame du palais lorsqu'elle y pensoit le moins[8]. Elle aimoit tellement sa retraite, qu'elle évita le voyage du Pont-Beauvoisin[9], et

1. Saint-Simon reproduit à peu près textuellement ce que dit Dangeau (tome XV, p. 426 et 134).

2. Écrit en interligne au-dessus de *la peine*, qui a été biffé.

3. Dès le mois de mars 1718, Dangeau annonce qu'il a l'intention de se défaire de sa charge. La vente fut conclue le 10 novembre suivant au prix de six cent cinquante mille livres (*Journal*, tome XVII, p. 270 et 415).

4. Ci-dessus, p. 239, note 6.

5. Écrit *Mq^{se}*, de même que, dans la manchette ci-contre, la notation *Mq.* est employée pour *marquis*.

6. Suzanne Gigault de Bellefonds : tome III, p. 209.

7. Bernardin Gigault, marquis de Bellefonds, mort en 1694 : tome I, p. 134.

8. Déjà dit presque dans les mêmes termes au moment de sa nomination comme dame du palais de la duchesse de Bourgogne (tome III, p. 209-213).

9. Il a déjà noté cette abstention, qui aurait fait mauvais effet (tome III, p. 222-223). D'après l'annotateur des *Mémoires de Sourches*,

tant qu'elle put, Marly[1] dans la suite, pour s'en aller à
Vincennes, et à Versailles, tant qu'elle pouvoit aussi[2], à la
chapelle ou dans sa chambre. Du reste gaie, paisible,
assidue à ses fonctions, ne se mêlant de rien, mais, à force
de vertu, de douceur, de piété sincère, aimée, considérée,
respectée de tout le monde[3], de Mme la duchesse de Bourgogne même, et de la jeunesse de la cour dont la vie ressembloit le moins à la sienne. Ni elle ni son mari[4], ancien
lieutenant général et de qualité distinguée, et fort estimé[5],
ne savoient que faire de leur fils[6], qui avoit un régiment,
et peu ou point de quoi y vivre [7]; avec cela, brave et
honnête garçon, mais aussi demeuré[8] que le père, et,
faute de savoir qu'en faire, ils n'y songeoient point du
tout. Un beau jour qu'ils étoient tous à Vincennes et la
cour à Versailles, Cavoye, qui prenoit soin du vieux duc

c'est parce qu'elle « n'eut pas de quoi faire le voyage » qu'elle s'en
dispensa (tome V, p. 185).

1. En septembre 1696, lorsqu'elle venait d'être nommée dame du
palais, Mme du Châtelet reçut à Marly le logement qu'avait Mme de
Caylus (*Dangeau*, tome V, p. 476) ; le *Journal* mentionne sa présence
à divers voyages de Marly : tomes VII, p. 135, et X, p. 309.

2. *Aussy* est en interligne.

3. Il a fait d'elle le même éloge aux tomes III, p. 241, et XX, p.
97.

4. Antoine-Charles, marquis du Châtelet : tome II, p. 149. Il était
lieutenant général depuis 1704.

5. Saint-Simon a fait l'éloge de ses qualités morales aux tomes III,
p. 241, et XX, p. 97. — C'était un « homme de beaucoup de mérite »,
selon l'annotateur des *Mémoires de Sourches* (tome V, p. 183).

6. François-Bernardin du Châtelet, comte de Clefmont, entré dans
les mousquetaires en 1702, capitaine de cavalerie en octobre 1703,
fut nommé mestre-de-camp de cavalerie en novembre 1705. Plus tard,
il obtint le grade de brigadier en février 1719 et celui de maréchal de
camp en février 1734. Il mourut le 3 septembre 1754, âgé de soixante-
six ans (*Chronologie militaire* de Pinard, tome VII, p. 96-97 ; *Journal de Dangeau*, tome X, p. 475).

7. La première lettre de *vivre* efface une *f* effacée du doigt.

8. Ce mot qui semble signifier resté dans l'obscurité, avec une
nuance de niaiserie, n'est donné par aucun lexique ni ancien ni
moderne.

de Richelieu[1], le trouva fort en peine de sa fille[2], qui venoit chez lui d'un couvent de province. Il lui conseilla de s'en défaire promptement à un mari. Il chercha ; il imagina Clefmont, fils de M. et de Mme du Châtelet, avec la survivance de Vincennes[3]. Sur tout le bien qu'il lui dit d'eux tous, le bonhomme[4] y entra si bien, que, dans la même conversation, Cavoye régla tout ce qu'il pouvoit donner, et l'affaire tout de suite résolue. Pour savoir des nouvelles de ce qu'auroit le prétendu, ils envoyèrent à l'heure même chercher Mme de Saint-Géran[5], qui avoit passé ses premières années chez le maréchal de Bellefonds, et qui étoit leur amie intime. Elle vint, et leur dit ce qu'elle en savoit. Malgré le peu de bien, M. de Richelieu la chargea de parler au père et à la mère. Au sortir[6] d'avec eux, Mme de Saint-Géran en parla à Mme de Nogaret, son amie, et qui l'étoit de Mme du Châtelet, et avoit été sa compagne fille d'honneur et dame du palais chez les deux Dauphines. Mme de Nogaret, qui avoit un excellent esprit[7], trouva que rien ne pouvoit être plus avantageux à M. de Clefmont, et, tandis qu'elles envoyèrent chercher Mme du Châtelet à Vincennes, Mme de Saint-Géran retourna, de l'avis de Mme de Nogaret, presser l'affaire :

1. Ci-dessus, p. 152.

2. Marie-Catherine-Armande du Plessis de Richelieu, née le 22 juin 1685.

3. Il est assez amusant de voir que l'année précédente même expédient avait été proposé sans succès pour assurer le mariage du même Châtelet-Clefmont avec Mlle de Châtillon (Bibliothèque nationale, ms. Clairambault 1072, fol. 64-69, petit dossier de lettres de la maréchale de Bellefonds et de la marquise du Châtelet au Roi et au secrétaire d'état, qu'on trouvera ci-après, aux Additions et Corrections.

4. Au tome XXI, p. 160, il a été donné de nombreux exemples de l'emploi de ce terme au sens de vieillard.

5. Françoise-Madeleine-Claude de Warignies, comtesse de Saint-Géran : tome I, p. 145.

6. *Sortir* est en interligne, au-dessus de *soir* qui a été biffé.

7. On a vu à diverses reprises qu'elle était amie intime de Saint-Simon.

tellement que, le même soir, car cela ne fut pas plus long, M. de Richelieu fut parler à Mme de Maintenon un moment avant que le Roi y entrât. Elle se piquoit d'amitié pour lui, et sa porte lui étoit toujours ouverte[1]. Elle le renvoya écrire au Roi, et se chargea du reste. Il lui envoya sa lettre dès qu'elle fut faite ; elle la présenta au Roi,[2] qui accorda la survivance en faveur du mariage, et sur-le-champ Mme de Maintenon le manda à M. de Richelieu, de manière que du dîner au souper l'affaire fut imaginée, réglée et consommée, sans que M. ni Mme du Châtelet en eussent la première notion. Le lendemain, ils arrivèrent à Versailles. Mmes de Saint-Géran et de Nogaret[3] les furent trouver aussitôt, et leur apprirent que leur fils étoit marié, et marié avec cinq cent mille [francs], à la vérité un peu légers et peu présents, à la fille d'un duc et pair, bien élevée, et qui sortoit tout à l'heure d'un couvent, et avec la survivance de Vincennes. Jamais surprise ne fut pareille à la leur. A la surprise succéda la joie. Ils ne pouvoient comprendre que la chose fût vraie. Le mariage se fit aussitôt après[4]. On a vu[5] que la considération seule de Mme du Châtelet avoit valu à son mari, et sans qu'elle s'en mêlât, ni lui non plus, le gouvernement de Vincennes à la mort de son neveu. Ainsi, la vertu fut doublement récompensée uniquement par des traits de Providence, et il est bien remarquable que, de toutes les

1. Mme de Maintenon avait conservé beaucoup d'amitié pour le duc de Richelieu en souvenir de leurs relations de société au temps où elle était Mme Scarron.

2. Dangeau dit simplement : « Le duc de Richelieu, qui a quatre-vingt-six ans et qui n'a plus la force de venir chez le Roi, lui écrivit » (*Journal*, tome XV, p. 127).

3. *De* corrige *du* et *Nogaret* est écrit au-dessus de *Chastelet*, qui avait été mis par erreur et qui a été rayé.

4. Dangeau parle de la conclusion du mariage à la date du 19 avril et en rapporte la célébration à Vincennes le 24 (*Journal*, p. 127-128 et 132).

5. Tome XX, p. 97.

dames du palais, ce fut la seule qui en tira parti[1], et toujours sans s'en donner aucun soin, et même sans le savoir.

La paix avec l'Empereur et l'Empire fut publiée, le *Te Deum* chanté, des feux de joie le soir. Le Roi, qui étoit à Marly, où le *Te Deum* ne put être chanté à sa messe, l'alla entendre sur les cinq heures du soir à la Paroisse. Le duc de Tresmes donna une grande collation à l'hôtel de ville, et, à minuit, un grand repas chez lui à beaucoup de dames et d'étrangers, et à des gens de la cour[2]. En même temps[3], [le Roi] donna à Contades[4] une grande croix de l'ordre de Saint-Louis surnuméraire, n'y en ayant point de vacante, en attendant un gouvernement.

Ce Marly-ci fut encore bien funeste. Il est à propos de le reprendre dès le commencement ; car c'est le même où arriva le marquis de Brancas, et où le cardinal del[5] Giudice vit le Roi[6], et pendant lequel se sont passées les choses qui ont été racontées depuis.

1. Qui tira parti de sa place de dame du palais.

2. Tous ces détails sont empruntés à l'article du dimanche 22 avril dans le *Journal* de Dangeau (tome XV, p. 131). Le carton K 1003 des Archives nationales contient les actes émanés du Bureau de la Ville se rapportant à la célébration du *Te Deum* à Paris. On y trouve également un curieux procès-verbal de la publication de la paix faite le 19 avril par Claude Tricot, roi d'armes de France du titre de Mont-joie-Saint-Denis, assisté de plusieurs hérauts. La proclamation solennelle, précédée de fanfares de trompettes, fut faite successivement devant les Tuileries, dans la cour du Palais au bas des grands degrés, devant l'Hôtel de ville, devant le Châtelet, aux Halles, à la place des Victoires, à la place Louis le Grand, au carrefour de la Croix du Tra-hoir, sur le pont Neuf devant la statue de Henri IV, au carrefour du pont Saint-Michel, à la place Maubert, à la place Royale et au carre-four de la porte Baudoyer.

3. Le 24 avril. Saint-Simon ne fait que reproduire en l'abrégeant un peu le texte de Dangeau (*Journal*, p. 132).

4. Nous avons vu ci-dessus, p. 184, que c'est lui qui avait apporté la nouvelle de la signature de la paix de Rastadt.

5. *De* au manuscrit.

6. Ci-dessus, p. 224-225.

Quelque temps auparavant, Mme de Saint-Simon s'en étoit allée de Versailles à Paris incommodée ; elle y eut la rougeole. Sur la fin de cette rougeole, le Roi alla à Marly le mercredi 11 avril[1] ; peu de jours après, Mme de Lauzun et moi reçûmes chacun un billet de Blouin qui nous mandoit que le Roi nous avoit donné à chacun un logement à Marly, que la rougeole n'étoit pas comme la petite vérole, et que nous pouvions aller à Marly dès le lendemain. Permettre en ce genre, c'étoit ordonner, et cet ordre étoit une distinction et une grâce, qui, sous prétexte de peur, fit jalousie à bien des gens. Mme de Saint-Simon alla s'établir chez Mme de Lauzun, à Passy[2], dès qu'elle fut en état de le faire, pour prendre l'air, en changer, et revenir à Versailles le même jour que le Roi y retourneroit; car le voyage de Marly étoit annoncé pour être long[3]. Mme la duchesse de Berry, qui étoit grosse, se trouvoit incommodée et avoit été bien aise de demeurer à Versailles, comme il lui arrivoit quelquefois pendant les Marlis ; et, comme il s'en falloit tout[4] qu'elle fût l'amusement du Roi et de Mme de Maintenon comme avoit été Madame la Dauphine[5], le Roi s'en trouvoit soulagé, quoiqu'il n'aimât pas ces séparations.

Le Roi permit au cardinal del Giudice de lui venir faire sa cour à Marly sans le demander, toutes les fois qu'il

Giudice
bien traité
du Roi.

---

1. *Dangeau,* p. 123.

2. D'après une lettre de M. de Saumery du 9 mai 1714 (Archives nationales, G⁷ 1869), les Lauzun avaient deux maisons à Passy: l'une, dans le bas du village, près de la Seine, qu'habitait Mme de Lauzun, l'autre dans le haut, que s'était réservée son mari. C'est dans la première que le duc avait reçu la duchesse de Bourgogne le 22 août 1702 (*Dangeau,* tome VIII, p. 483 et note). Saint-Simon reparlera de celle du duc dans la suite des *Mémoires,* tome XII de 1873, p. 376.

3. Le Roi devait y demeurer cinq semaines (*Dangeau,* p. 123).

4. Locution déjà rencontrée dans le tome XXI, p. 252.

5. Les huit mots qui précèdent sont en interligne, au-dessus de *la Dauphine,* biffé ; Saint-Simon avait d'abord écrit : *l'amusemᵗ du Roi et de Mᵉ la Dauphine.*

voudroit[1]. Il le distingua fort, et prit plaisir à lui montrer ses jardins[2] ; et tout cela finit enfin par lui donner un logement à Marly[3]. On y apprit la maladie de Ducasse ; que Chalais, qui étoit avec les troupes qui alloient faire le siège de Barcelone, avoit été mandé à Madrid pour une commission secrète[4] ; que Ronquillo[5] avoit été exilé avec quelques autres qui déplaisoient à la princesse des Ursins[6]. Le Roi apprit aussi avec chagrin que Bergeyck[7] avoit obtenu de se retirer de toutes les affaires, et d'aller achever sa vie tranquillement dans une de [ses] terres[8] en Flandres[9]. C'étoit un homme infiniment modeste[10], affable, doux, équitable, et parfaitement désintéressé, avec beaucoup d'esprit, mais sage et réglé, et qui possédoit à fonds toutes les parties du ministère dont il étoit chargé, qui étoit les finances et le commerce des Pays-Bas espagnols, où il fut toujours adoré. C'étoit l'homme du monde le plus véritable, le plus hardi à dire la vérité, qui aimoit et cherchoit le plus le bien pour le bien, et qui étoit le plus attaché aux intérêts du roi d'Espagne. Poussé enfin à bout de tous les obstacles qu'il trouvoit à tout à la cour de Madrid, où on ne s'accommodoit[11] pas d'un ministre

1. *Dangeau*, p. 132-133. — 2. *Ibidem*, p. 133-134.

3. Ce n'est pas à ce voyage de Marly que le cardinal y obtint un logement, mais au suivant (*Dangeau*, 29 mai, p. 155).

4. Saint-Simon copie Dangeau, qui donne ces deux nouvelles en même temps (*Journal*, p. 132).

5. Ci-dessus, p. 145.

6. Saint-Simon reproduit Dangeau (*Journal*, p. 131), sauf que celui-ci avait écrit : « qui déplaisoient au nouveau ministre ». Le secrétaire Pachau en donne avis à Torcy par une lettre du 9 avril (vol. *Espagne* 229, fol. 97).

7. Jean de Brouchoven de Bergeyck : tome XIII, p. 377.

8. Saint-Simon a écrit *des terres*. Voyez ci-dessous, p. 247, note 2.

9. *Dangeau*, p. 127 ; vol. *Espagne* 229, fol. 80. Le *Journal* dit qu'il devait partir de Madrid le 14 avril.

10. Saint-Simon a déjà fait son éloge en 1706 (tome XIV, p. 127-129).

11. Il y a *s'accomodit* dans le manuscrit.

si intègre, si éclairé, si libre, et désespérant de rien faire de bon, qui étoit son ambition unique, quoiqu'il eût des enfants, il prit le parti de tout quitter au grand soulagement d'Orry et de Mme des Ursins. Nous le verrons passer à la cour revenant de Madrid[1] et allant se confiner dans une petite terre de Flandres, où il vécut retiré encore fort longtemps[2], aimé, respecté et considéré de tout le monde. Le Roi l'aimoit, le croyoit, et l'estimoit beaucoup[3].

Le Roi réforma cinq hommes par compagnie d'infanterie, qui demeurèrent à quarante-cinq, et de cavalerie, qui restèrent à trente[4]. L'Électeur vint courre le cerf à Marly le jeudi 26 avril, et ne vit le Roi qu'à la chasse ; il soupa chez d'Antin et joua dans le salon, après, avec M. le duc de Berry à un grand lansquenet, puis retourna à Saint-Cloud[5].

Réforme de troupes. Électeur de Bavière à la chasse à Marly.

Le lundi 30 avril[6], le Roi prit médecine et travailla l'après-dînée avec Pontchartrain. Sur les six heures du

M. le duc de Berry malade et empoisonné.

1. Ci-après, p. 304, et suite des *Mémoires,* tome X, p. 357.

2. Il ne mourut qu'en mai 1725, dans sa terre de Leefdael, en Brabant, près Louvain.

3. Tout cela a été dit presque dans les mêmes termes en 1706 (tome XIV, p. 129).

4. L'ordonnance qui réduisit les compagnies d'infanterie et de cavalerie aux chiffres indiqués par Saint-Simon est du 20 avril et devait avoir effet à dater du 11 mai ; une autre ordonnance du 10 mai régla le payement de la solde d'après cette réforme (Archives nationales, AD* 725 et AD^VI 22).

5. Tout cet alinéa est la reproduction de l'article du 26 avril du *Journal de Dangeau* (p. 133). Saint-Simon s'est contenté d'intervertir l'ordre des matières et de placer la réforme des troupes avant les détails sur l'Électeur de Bavière, à l'inverse de ce qu'avait fait Dangeau.

6. Le récit détaillé, qui va suivre, de la maladie et de la mort du duc de Berry est pris à peu près textuellement dans le *Journal de Dangeau,* tome XV, p. 134-140. On peut le comparer avec celui que donnent les lettres de Madame (recueil Jæglé, tome II, p. 212 et suivantes ; recueil Rolland, p. 347 et suivantes) et avec une relation inédite qu'on trouvera ci-après à l'Appendice, n° VI.

soir, il entra chez M. le duc de Berry, qui avoit eu la fièvre
toute la nuit. Il s'étoit levé sans en rien dire, avoit été à
la médecine du Roi, et comptoit aller courre le cerf ; mais,
en sortant de chez le Roi sur les neuf heures du matin,
il lui prit un grand frisson, qui l'obligea de se remettre au
lit. La fièvre fut violente ensuite. Il fut saigné, le Roi
dans sa chambre, et le sang fut trouvé très mauvais. Au
coucher du Roi, les médecins lui dirent que la maladie
étoit de nature à leur faire desirer que c'en fût une de
venin. Il avoit beaucoup vomi, et ce qu'il avoit vomi étoit
noir. Fagon disoit avec assurance que c'étoit du sang ;
les autres médecins se rejetoient sur du chocolat, dont il
avoit pris le dimanche. Dès ce jour-là, je sus qu'en croire :
Boulduc[1], apothicaire du[2] Roi, qui étoit extrêmement attaché à Mme de Saint-Simon et à moi, et dont j'ai eu quelquefois occasion de parler[3], me glissa à l'oreille qu'il n'en
reviendroit pas, et qu'avec quelque petit changement
c'étoit au fond la même chose qu'à Monsieur et Madame
la Dauphine. Il me le confirma le lendemain, ne varia ni
pendant la courte maladie ni depuis, et il me dit, le[4] troisième jour, que nul des médecins qui[5] voyoient ce prince
n'en doutoit, et ne s'en étoient pas cachés[6] à lui qui me
parloit. Ces médecins en demeurèrent persuadés dans la
suite, et s'en expliquèrent même assez familièrement.

1. Gilles-François Boulduc : tome XXII, p. 302.

2. Il y a *de* au manuscrit.

3. Au moment de la mort du Dauphin et de la Dauphine (tome
XXII, p. 302 et 362-363). Déjà à cette époque, au dire de Saint-Simon,
Boulduc lui aurait affirmé que tous deux avaient été victimes d'un empoisonnement. On a fait remarquer à ce propos (p. 302, note 2) qu'il
n'était pas alors apothicaire du Roi et n'avait pu par conséquent soigner le Dauphin. Le rôle absolument identique que Saint-Simon lui
attribue ici rend cette anecdote bien suspecte et peut faire croire
qu'on se trouve en face d'un de ces procédés qu'affectionnait l'auteur
pour justifier ses dires.

4. Avant *le* il a biffé *des* et plus loin a corrigé *jours* en *jour*.

5. Il avait d'abord écrit *que*.

6. Ce verbe est bien au pluriel dans le manuscrit.

Le mardi 1ᵉʳ mai, saignée du pied à sept heures du matin après une très mauvaise nuit : deux fois de l'émétique, qui fit un grand effet, puis de la manne, mais deux redoublements[1]. Le Roi y alla au sortir de sa messe, tint conseil de finance, ne voulut point aller tirer comme il l'avoit résolu, et se promena dans ses jardins. Les médecins, contre leur coutume, ne le rassurèrent jamais. La nuit fut cruelle. Le mercredi 2 mai, le Roi alla après sa messe chez M. le duc de Berry, qui avoit été encore saigné du pied. Le Roi tint le conseil d'État à l'ordinaire, dîna chez Mme de Maintenon, et alla après faire la revue de ses gardes du corps. Coëtenfao, chevalier d'honneur de Mme la duchesse de Berry, étoit venu le matin prier le Roi de sa part que Chirac[2], médecin fameux de M. le duc d'Orléans, vît M. le duc de Berry. Le Roi le refusa sur ce que tous les médecins étoient d'accord entre eux, et que Chirac, qui seroit peut-être d'avis différent, ne feroit que les embarrasser. L'après-dînée, Mmes de Pompadour et de la Vieuville[3] vinrent de sa part prier le Roi de trouver bon qu'elle vînt, avec force propos de son inquiétude, et qu'elle viendroit plutôt à pied[4]. Il y falloit venir en car-

1. C'est-à-dire, deux nouveaux accès de fièvre.

2. Pierre Chirac, né en 1650 à Conques en Rouergue, fit ses études à Montpellier et devint professeur à la faculté de cette ville en 1687, fut médecin en chef de l'armée de Roussillon en 1692, et, quelques années après, fut mandé à Rochefort par l'intendant Bégon pour soigner une maladie épidémique qui régnait dans cette ville. En 1706, le duc d'Orléans l'appela à l'armée d'Italie, lui fit donner un titre de médecin des camps et armées du Roi en récompense de ses services, et l'attacha à sa maison comme médecin ordinaire. C'est seulement en 1715 qu'il devint premier médecin du Régent. Il entra en janvier 1716 à l'Académie des sciences ; en 1718 il succéda à Fagon comme directeur du Jardin des plantes. Anobli en 1728, il devint premier médecin du Roi en 1730 et mourut le 1ᵉʳ mars 1732. Fontenelle fit son éloge pour l'Académie des sciences, et Saint-Simon parlera de son caractère dans la suite des *Mémoires*, tome XII de 1873, p. 343.

3. L'une gouvernante des enfants de la duchesse, l'autre sa dame d'atour.

4. On a vu ci-dessus, p. 245, qu'elle était enceinte.

rosse, si elle en avoit eu tant d'envie, et, avant de descendre, le faire demander au Roi. La vérité est qu'elle n'avoit pas plus d'envie de venir que M. le duc de Berry de desir de la voir, qui ne proféra jamais son nom, ni n'en parla indirectement même. Le Roi répondit des raisons à ces dames ; sur ce qu'elles insistèrent, il leur dit[1] qu'il ne lui fermeroit pas la porte, mais qu'en l'état où elle étoit, cela seroit fort imprudent. Il dit ensuite à Madame et à M. le duc[2] d'Orléans d'aller à Versailles pour l'empêcher de venir. Au retour de la revue, le Roi entra chez M. le duc de Berry. Il avoit encore été saigné du bras ; il avoit eu tout le jour de grands vomissements où il y avoit beaucoup de sang, et il avoit pris pour l'arrêter de l'eau de Rabel[3] jusqu'à trois fois. Ce vomissement fit différer la communion ; le P. de la Rue[4] étoit auprès de lui dès le mardi matin, qui le trouva fort patient et fort résigné.

Le jeudi 3, après une nuit encore plus mauvaise, les médecins dirent qu'ils ne doutoient pas qu'il n'y eût une veine rompue dans son estomac. Il commençoit dès la veille, mercredi, à se débiter que cet accident étoit arrivé par un effort qu'il[5] avoit fait à la chasse le jeudi précédent, que l'électeur de Bavière y étoit venu, en retenant son cheval qui avoit fait une grande glissade[6], et on ajouta que

1. *Repondit* corrigé en *dit*. Ici Saint-Simon abrège un peu le récit de Dangeau.

2. Dangeau avait dit : « Madame et Mme la duchesse d'Orléans » ; c'est un peu plus tard que le Roi envoya le duc d'Orléans à Versailles.

3. Sur ce médicament et sur le charlatan qui l'avait inventé, on peut voir le *Cours d'opérations de chirurgie* de Dionis, édition 1757, p. 759, et *le Masque de fer*, par le colonel Jung, p. 140-141.

4. Il était confesseur du duc depuis le mois de février 1712 (tome XXIII, p. 46).

5. *Il a été ajouté après coup.*

6. A plusieurs reprises le duc de Berry avait été victime d'accidents à la chasse : au mois de février 1703 il eut un coup de sang (*Gazette d'Amsterdam*, n° xv ; *Gazette de Bruxelles*, p. 118) ; l'année suivante

le corps avoit porté sur le pommeau de la selle, et que depuis il avoit craché et rendu du sang tous les jours[1]. Les vomissements cessèrent à neuf heures du matin, mais sans aucun mieux. Le Roi, qui devoit courre le cerf, contremanda la chasse. A six heures du soir, M. le duc de Berry étouffoit tellement, qu'il ne put plus demeurer au lit ; sur les huit heures, il se trouva si soulagé, qu'il dit à Madame qu'il espéroit n'en pas mourir[2]; mais, bientôt après, le mal augmenta si fort, que le P. de la Rue lui dit qu'il

il se démit l'épaule (*Dangeau,* tome X, p. 35, 62, 66 ; *Sourches,* tome VIII, p. 379-380 ; *Mercure* de juin, p. 188-191).

1. Madame (recueil Jæglé, tome II, p. 214-215) donne les détails suivants sur l'accident qui vraisemblablement dut déterminer sa mort : « Il y a huit jours, il chassait dans la forêt; le sol était glissant, vu qu'il avait plu un peu ; son cheval glissa avec les pieds de devant ; il le retint vigoureusement, si bien que le cheval se releva avec tant de force que le pommeau de la selle alla frapper le duc entre la poitrine et l'estomac. Il ressentit immédiatement une vive douleur ; mais il n'en dit rien. La nuit, il perdit du sang en quantité ; mais il défendit à son valet d'en parler ; il croyait qu'il avait la dysenterie... Vendredi il commença à être très mal ; il disait que cela ne provenait que de la diarrhée, et samedi il alla à la chasse. Ce jour-là, un paysan, ayant vu comme il s'é- tait heurté au pommeau de la selle, demanda à un des gens du Roi : « Comment se porte Mgr le duc de Berry? — Fort bien, répondit « l'autre; car il court le loup aujourd'hui. — Si cela est qu'il se porte « bien, fit-il, il faut que les princes aient les os plus durs que nous au- « tres paysans. Car je lui vis recevoir un coup jeudi à la chasse, en « relevant son cheval, dont trois paysans en seroient crevés. » La *Ga- zette d'Amsterdam* (Extr. xxxix) dit également : « On a reconnu que le véritable sujet de son mal vient de ce qu'il s'étoit rompu une fibre dans l'estomac, soit par les efforts que lui fit faire l'émétique, soit par un coup qu'il s'étoit donné par hasard étant à la chasse, dont il n'avoit rien dit, ayant même défendu à ses officiers d'en parler. »

2. « Une heure et demie auparavant, dit Madame, nous avions été, Mme d'Orléans et moi, auprès du pauvre malade. Il croyait être hors de danger et me disait en riant : « Pour asteur (pour à c't'heure), Madame, « je crois pouvoir vous dire que je suis sauvé. Je n'ai plus de fièvre et « ne sens plus de mal. » Il cria d'une voix forte : « Donnez une chaise « à Madame et un siège à Mme d'Orléans. Causons-là... » Tout en causant il fut pris d'un violent hoquet... » (recueil Rolland, p. 349- 350).

étoit temps de ne plus penser qu'à Dieu, et à recevoir le viatique. Le pauvre prince parut lui-même le desirer. Un peu après dix heures du soir le Roi alla à la chapelle, où on gardoit une hostie consacrée dès les premiers jours de la maladie ; M. le duc de Berry la reçut, et l'extrème-onction, en présence du Roi, avec beaucoup de dévotion et de respect. Le Roi demeura[1] près d'une heure dans sa chambre, vint souper seul dans la sienne, ne vit point les princesses après souper, et se coucha. M. le duc d'Orléans alla à deux heures après minuit à Versailles sur ce que Mme la duchesse de Berry vouloit encore venir à Marly. Un peu avant de mourir, M. le duc de Berry dit au P. de la Rue, qui au moins le conta ainsi, l'accident de la glissade dont on vient de parler ; mais, à ce qui fut ajouté, la tête commençoit à s'embarrasser. Après qu'il eut perdu la parole, il prit le crucifix que le P. de la Rue tenoit ; il le baisa et le mit sur son cœur, Il expira le vendredi 4 mai, à quatre heures du matin[2], en sa vingt-huitième année, étant né à Versailles le dernier août 1686[3].

Mort de M. le duc de Berry ; son caractère. [Add. S^tS. 1140]

M. le duc de Berry[4] étoit de la hauteur ordinaire de la

1. Avant *demeura*, Saint-Simon a biffé un *y*, qu'il avait pris dans le texte même de Dangeau.

2. *Gazette*, p. 216 ; *Dangeau*, p. 139-140. Il y a une relation de sa mort dans le ms. Nouv. acq. fr. 21672, fol. 36-41 ; on la trouvera ci-après à l'Appendice, n° VI.

3. Saint-Simon, qui a suivi presque textuellement le *Journal* pour tout le récit de la maladie du prince, interrompt ici ses emprunts, pour intercaler le portrait qui va suivre ; il les reprendra un peu plus loin.

4. Il a déjà été parlé du caractère du duc de Berry à diverses reprises et notamment au tome XXI, p. 83, et Saint-Simon y reviendra dans la suite des *Mémoires,* tome XI de 1873, p. 179. On peut comparer le portrait qui va suivre à ceux qu'on trouve dans *Spanheim* (éd. Bourgeois, p. 139), dans les relations vénitiennes de Venier et d'Erizzo (*Relazioni*, série *Francia*, tome III, p. 537 et 590), dans un tableau de la cour fait pour le gouvernement espagnol en 1701 (Affaires étrangères, vol. *France* 188, fol. 170-171), dans les *Caractères de la cour de France en 1703*, p. 23. Dans la liste des personnages de la cour

plupart des hommes, assez gros et de partout[1], d'un beau blond, un visage frais assez beau[2], et qui marquoit une brillante santé[3]. Il étoit fait pour la société et pour les plaisirs, qu'il aimoit tous[4]. Le meilleur homme, le plus

représentés par des surnoms de théâtre, il est désigné sous le nom de PETITJEAN des *Plaideurs*.

1. Louville, en 1703, parle de sa « grosseur énorme » (tome XI, p. 525). Les contemporains s'accordent à dire qu'il mangeait trop (*Sourches*, tomes VII, p. 284, VIII, p. 22, et IX, p. 230 ; *Correspondance de Madame*, recueil Jæglé, tome II, p. 81). Il buvait également avec excès (*Mémoires de Louville*, tome I, p. 195). Madame considérait cette intempérance comme une des causes de sa mort (recueil Brunet, tome I, p. 383).

2. *Spanheim*, éd. Schefer, p. 441 ; *Portraits et caractères de 1703*, p. 23.

3. On a plusieurs estampes du duc de Berry enfant (Archives nationales, M 815). Il a aussi été peint par Rigaud et par de Troy (notre tome VI, p. 58, note 5).

4. « Il ne se soucie de rien, dit Madame (recueil Rolland, p. 285), et, pourvu qu'il se divertisse n'importe comment, tout est bien pour lui. » « Démesurément enclin aux plaisirs » dit Erizzo (p. 590). Dangeau signale son entrain pour les travestissements et la comédie de salon (*Journal*, tomes VII, p. 28, et VIII, p. 309) et son ardeur exagérée pour le jeu (tomes VIII, p. 415-416, et IX, p. 252), qu'il arriva à dominer (*ibidem*, p. 263). De bonne heure il s'annonçait « gaillard et résolu » à l'endroit des femmes (notre tome IV, p. 315), et, dès son enfance, sa mère, devisant un jour sur les goûts futurs de ses fils, avait prédit qu'il « aimeroit les dames » (*Spanheim*, éd. Bourgeois, p. 137). Le goût qu'il avoit pour elles avait engagé le Roi à hâter son mariage pour couper court à des commencements de galanteries (notre tome XIX, p. 190, note 3, et 194). On peut se reporter, à ce sujet, à la *Correspondance de Madame*, où l'on trouve racontée la singulière histoire d'une passion que lui aurait inspirée une femme de chambre de sa femme et qui, au dire de la princesse, n'aurait pris fin qu'avec sa vie (recueil Brunet, tomes I, p. 296-297, et II, p. 224). Le Chansonnier (ms. Fr. 12694, p. 233) lui prête du penchant pour Mme de la Vrillière, qu'on surnommait *le Moineau*, et, sous Louis XV une certaine baronne de Grevenbrock se disait la fille du duc (*Mémoires de Dufort de Cheverny*, tome I, p. 92). A l'exemple de son père, le duc de Berry aimait la chasse avec passion (*Dangeau*, tomes XIII, p. 207, et XIV, p. 72 ; *Sourches*, tome X, p. 186-188 ; *Mercure de*

doux, le plus compatissant[1], le plus accessible, sans gloire et sans vanité, mais non sans dignité ni sans se sentir. Il avoit un esprit médiocre, sans aucunes vues et sans imagination, mais un très bon sens, et le sens droit, capable d'écouter, d'entendre, et de prendre toujours le bon parti entre plusieurs spécieux[2]. Il aimoit la vérité, la justice, la raison. Tout ce qui étoit contraire à la religion le peinoit à l'excès, sans avoir une piété marquée. Il n'étoit pas sans fermeté, et haïssoit la contrainte. C'est ce qui fit craindre qu'il ne fût pas aussi souple qu'on le desiroit d'un troisième fils de France, qui ne pouvoit entendre dans sa première jeunesse qu'il y eût aucune différence entre son aîné et lui, et dont les querelles d'enfants avoient souvent fait peur[3]. C'étoit le plus beau et le plus accueillant des

janvier 1701, lettre du comte de Gramont, p. 17-22 ; Dunoyer de Noirmont, *la Chasse en France,* tome I, p. 216-218), et l'imprudence dont il y faisait preuve fut plusieurs fois l'occasion d'accidents pour ses compagnons (notre tome XXII, p. 271 ; *Sourches,* tome X, p. 403-404 ; *Dangeau,* tome XI, p. 470). Il avait également un goût très vif pour l'équitation, que lui avait enseignée Mesmont (*Dangeau,* tomes VIII, p. 296, et IX, p. 43 ; *Sourches,* tome VII, p. 367). A sa mort son écurie comptait jusqu'à cent-soixante-cinq chevaux (*Dan geau,* tome XV, p. 151). Madame résume ainsi ses divertissements ordinaires : « Chasser, jouer aux cartes, parler avec de jeunes femmes qui n'ont pas le sens commun et bien manger. J'allais oublier qu'un autre de ses plaisirs consiste à aller patiner sur la glace » (recueil Rolland, p. 285-286).

1. Les différents témoignages portés sur lui s'accordent à le dépcindre comme bon et généreux (*Sourches,* tome VI, p. 220 ; *Lettres de Mme Dunoyer,* tome I, p. 230). Mme de Maintenon, en 1705, parle de « son bon naturel » (Lavallée, *Lettres historiques et édifiantes,* tome II, p. 170).

2. C'est ce que dit Mme de Maintenon, en rapportant une appréciation de Chamillart à propos de son rôle au Conseil : « Il va d'abord au meilleur avis et donne le sien en quatre paroles » (recueil Bossange, tome I, p. 323).

3. Mme Dunoyer parle de sa querelle avec le duc de Bourgogne au cours du voyage de 1701 (*Lettres,* tome I, p. 228-229 ; voir aussi la *Correspondance de Madame,* recueil Jæglé, tome I, p. 238).

trois frères[1], par conséquent le plus aimé, le plus caressé, le plus attaqué[2] du monde, et, comme son naturel étoit ouvert, libre, gai, on ne parloit dans sa jeunesse que de ses reparties à Madame et à M. de la Rochefoucauld, qui l'attaquoient tous les jours[3]. Il se moquoit des précepteurs et des maîtres[4], souvent des punitions[5]; il ne sut jamais guères que lire et écrire[6], et n'apprit jamais rien depuis qu'il fut délivré de la nécessité d'apprendre[7]. Ces choses

1. « Il ne peut pas se tenir coi comme Messieurs ses frères » (recueil Jæglé, tome I, p. 147). « Affable avec tous », dit Erizzo.

2. Au sens d'adresser la parole à quelqu'un pour l'exciter à parler.

3. La *Correspondance de Madame* montre à maints endroits combien ce « vrai frétillon », ce « drôle hardi, » lui était sympathique (recueil Jæglé, tome I, p. 147 et 163); mais elle reconnaît qu'il était mal élevé (recueil Brunet, tome II, p. 223). Les *Lettres* de Mme Dunoyer citent de lui plusieurs amusantes reparties (tome I, p. 203, 225 et 230-231).

4. M. de Rasilly, son sous-gouverneur, ayant fait fermer les fenêtres de sa chambre un jour où son élève était condamné à y demeurer par punition, parce que, disait-il, les prisonniers ne doivent point voir le jour : « Tant mieux, répliqua le duc, je ne vous verrai pas » (recueil du P. Léonard, M 757, p. 142-143).

5. En 1699, cependant, il « parut touché et repentant » à la suite d'une grave punition de huit jours de réclusion dans sa chambre, que le Roi lui avait infligée pour s'être violemment emporté contre M. de Rasilly, qui lui avait enlevé son fusil à la chasse en raison de son imprudence (*Dangeau*, tome VII, p. 8 et 11 ; dépêches vénitiennes, Bibliothèque nationale, ms. Ital. 1915, filza 192, p. 69 ; *Gazette de Rotterdam*, 26 janvier 1699 ; *Sourches*, tome VI, p. 108-109, 111 et 112, ; Archives nationales, M 757, p. 142-143, recueil du P. Léonard ; *Correspondance de Madame*, recueil Rolland, p. 199).

6. Sa signature apposée au bas de son contrat de mariage et reproduite dans le *Musée des Archives Nationales*, p. 566, est assez élégante ; il signait simplement CHARLES. Son écriture était plus grosse et plus ronde que celle de ses frères. Au point de vue du style, Mme de Maintenon trouvait, en 1700, qu'il écrivait fort mal (*Lettres*, édition 1806, tome IV, p. 94).

7. « Il est ennemi mortel de l'étude, » disait Erizzo en 1699. C'est à la fin de l'année 1705 que le duc de Berry fut délivré de ses gouverneurs ; « jamais jeune homme ne fut si aise, » remarque Saint-Simon (notre tome XIII, p. 187). Déjà, lorsque, pour le voyage à la frontière

avoient engagé à appesantir l'éducation ; mais cela lui émoussa l'esprit, lui abattit le courage, et le rendit d'une timidité si outrée qu'il en devint inepte[1] à la plupart des choses, jusqu'aux bienséances de son état, jusqu'à ne savoir que dire aux gens avec qui il n'étoit pas accoutumé, et n'oser ni répondre ni faire une honnèteté dans la crainte de mal dire, enfin jusqu'à s'être persuadé qu'il n'étoit qu'un sot et une bête propre à rien. Il le sentoit, et il en étoit outré. On peut se souvenir là-dessus de son aventure du Parlement et de Mme de Montauban[2]. Mme de Saint-Simon, pour qui il avoit une ouverture entière, ne pouvoit le rassurer là-dessus, et il est vrai que cette excessive défiance de lui-même lui nuisoit infiniment. Il s'en prenoit à son éducation, dont il disoit fort bien la raison ; mais elle ne lui avoit pas laissé de tendresse pour ceux qui y avoient eu part.

Quel avec sa famille. Il étoit le fils favori de Monseigneur par goût, par le naturel du[3] sien[4] pour la liberté et pour le plaisir, par la préférence du monde, et par cette cabale expliquée ailleurs[5], qui étoit si intéressée et si appliquée à éloigner et à écraser Mgr le duc de Bourgogne. Comme ce prince, depuis leur sortie[6] de première jeunesse, n'avoit jamais fait sentir son aînesse, et avoit toujours vécu avec M. le duc de Berry dans la plus intime amitié et familiarité, et avoit eu pour lui toutes les prévenances de toute espèce[7], aussi M. le duc de Berry, qui étoit tout bon et tout rond, ne se prévalut jamais à son égard de la prédilection. Mme la duchesse de Bourgogne ne l'aimoit pas moins, et n'étoit

d'Espagne il fut décidé que les princes n'emmèneraient aucun précepteur, Dangeau avait noté que cela « augmentoit fort la joie que le duc de Berry avoit de voyager » (*Journal,* tome VII, p. 422).

1. Mot déjà relevé, au sens d'inapte, dans le tome XVI, p. 204.
2. Tome XXIII, p. 334 et 345-347.
3. *De* corrigé en *du.* — 4. De son goût.
5. Tome XVI, p. 318, 328, 329 et 474.
6. Le commencement de *sortie* surcharge *p*re.
7. Tome XXI, p. 99.

pas moins occupée de lui faire tous les petits plaisirs qu'elle pouvoit que s'il avoit été son propre frère, et les retours de sa part[1] étoient la tendresse même et le respect les plus sincères et les plus marqués pour l'un et pour l'autre. Il fut pénétré de douleur à la mort de l'un et à celle de l'autre, surtout à celle de Mgr le duc de Bourgogne lors Dauphin, et de la douleur la plus vraie[2]; car jamais homme n'a su moins feindre que celui-là. Pour le Roi, il le craignoit[3] à un tel point qu'il n'en osoit presque approcher, et si interdit, dès que le Roi le regardoit d'un œil sérieux, ou lui parloit d'autre chose que de jeu et de chasse[4], qu'à peine l'entendoit-il, et que les pensées lui tarissoient. On peut juger qu'une telle frayeur ne va guères de compagnie avec une grande amitié.

Il avoit commencé avec Mme la duchesse de Berry comme font presque tous ceux qu'on marie fort jeunes et tous[5] neufs; il en étoit devenu extrêmement amoureux[6], ce qui, joint à sa douceur et à sa complaisance naturelle, fit aussi l'effet ordinaire, qui fut de la gâter parfaitement. Il ne fut pas longtemps sans s'en apercevoir; mais l'amour fut plus fort que lui. Il trouva une femme haute, altière, emportée, incapable de retour, qui le méprisoit, et qui le lui laissoit sentir parce qu'elle avoit infiniment plus d'esprit que lui, et qu'elle étoit de plus suprêmement fausse et parfaitement déterminée. Elle se piquoit même de l'un et de l'autre, et de se moquer de la religion, de railler avec dédain M. le duc de Berry parce qu'il en avoit[7], et toutes ces choses lui devinrent insupportables. Tout ce qu'elle fit pour le brouiller avec M. et Mme la duchesse

M. et Mme la duchesse de Berry comment ensemble.

1. C'est-à-dire, ce qu'il leur donnait en retour.
2. Il en a parlé au tome XXII, p. 352.
3. Saint-Simon en écrivant ce mot a oublié l'*n*.
4. Ces trois mots ont été ajoutés en interligne.
5. Il y a bien *tous* dans le manuscrit.
6. *Lettres de Madame* (recueil Brunet, tome I, p. 296).
7. Il redira cela avec plus de détails en 1715 (suite des *Mémoires*, tome XI, p. 200).

de Bourgogne, et à quoi elle ne put parvenir pour les deux frères, acheva de l'outrer. Ses galanteries[1] furent si promptes, si rapides, si peu mesurées, qu'il ne put se les cacher. Ses particuliers journaliers et sans fin avec M. le duc d'Orléans[2], et où tout languissoit[3] pour le moins quand il y étoit en tiers, le mettoient hors des gonds. Il y eut entre eux des scènes violentes et redoublées. La dernière, qui se passa à Rambouillet[4] par un fâcheux contretemps, attira un coup de pied dans le cul à Mme la duchesse de Berry, et la menace de l'enfermer dans un couvent pour le reste de sa vie ; et il en étoit[5], quand il tomba malade, à tourner son chapeau autour du Roi comme un enfant[6], pour lui déclarer toutes ses peines, et lui demander de le délivrer de Mme la duchesse de Berry. Ces choses en gros suffisent ; les détails seroient et misérables et affreux : un seul suffira pour tous. Elle voulut à toute force se faire enlever au milieu de la cour par la Haye[7], écuyer de M. le duc de Berry, qu'elle avoit fait son chambellan. Les lettres les plus passionnées et les plus folles de ce projet ont été surprises, et d'un tel projet, le Roi, son père et son mari pleins de vie, on peut juger de la tête qui l'avoit enfanté et qui ne cessoit d'en presser l'exécution. On en[8] verra dans les suites encore d'autres. Elle sentit donc moins sa chute, à la mort de M. le duc

1. *Galenteres* dans le manuscrit. — 2. Tome XXII, p. 48-49.
3. *Languissoit* corrige *langis[soit]*.
4. Sans doute dans le dernier voyage qu'y fit le Roi (tome XXIII, p. 171).
5. Saint-Simon avait d'abord écrit *ils en estoient* et ajouté *là* en interligne, puis il a mis le singulier et biffé *là*.
6. Aucun lexique n'a relevé cette locution qui peint bien l'embarras d'un homme timide vis-à-vis de quelqu'un qui lui impose.
7. Louis Bérault de la Haye : tome XX, p. 245. Saint-Simon a déjà ait allusion, en ce passage, à la faveur de la Haye auprès de la duchesse de Berry.
8. *En* est en interligne, et, plus loin, on lirait plutôt *la* que *les* avant *suites*.

de Berry, que sa délivrance[1]. Elle étoit grosse ; elle espéroit un garçon, et elle compta bien de jouir en plein de
sa liberté, délivrée de ce qui lui avoit attiré tant de choses
fâcheuses du Roi et de Mme de Maintenon, qui ne pren-
droient[2] plus la même part dans sa conduite.

M. le duc de Berry étoit fort aimé, et fut généralement
regretté[3]. Le vendredi matin qu'il mourut, Mme de Maintenon, les princes, les princesses se trouvèrent au réveil
du Roi dans le petit salon devant sa chambre. Tout s'y
passa à peu près comme on l'a vu à la mort de Mgr le duc
de Bourgogne, lors Dauphin[4]. Le Roi, dans son lit, donna
ses ordres à Dreux[5], grand maître des cérémonies, se leva,
entendit la messe à la chapelle plus tôt qu'à l'ordinaire,
passa tout le reste de la matinée chez Mme de Maintenon. Dès qu'il eut dîné, il alla se promener en calèche
dans la forêt de Marly, c'est-à-dire entre trois et quatre
heures. Dès qu'il fut sorti, le corps de M. le duc de Berry
fut mis dans son carrosse, environné de ses pages et de
ses gardes, suivi d'un autre de ses carrosses rempli de
ses officiers[6] principaux : MM. de Béthune, depuis duc

Ordres du Roi.
Le corps
de M. le duc
de Berry très
promptement
porté à Paris,
aux Tuileries.
[Add. S^tS. 1141]

1. Madame, à propos de la situation de la duchesse de Berry après
la mort de son mari, écrivait (*Correspondance*, recueil Brunet, tome I,
p. 142-143) : « Je ne la trouve point malheureuse d'être sans mari et
sans enfants ; elle a un rang plus élevé que celui qu'elle eût pu ambi-
tionner ; elle est la première en France ; elle a 250 000 francs de revenu
de plus que moi : je n'ai que 450 000 francs, et elle en a 700 000 ; elle
est donc, comme vous le voyez, fort riche, et son état de maison n'est
pas plus considérable que le mien ; ce qui lui donne du superflu. Elle
est jeune, en bonne santé, tellement aimée de son père et de sa mère
qu'ils font tout ce qu'elle veut ; elle a, en fait de bijoux, tout ce qu'on
peut voir de plus beau. Je ne découvre donc pas en quoi elle pourrait
être malheureuse ».
2. Il avait d'abord écrit *prendroit* au singulier.
3. « Il est universellement regretté à la cour et dans Paris, dit Dangeau (tome XV, p. 140) ; il méritoit bien de l'être : c'étoit le meilleur
prince du monde et qui n'avoit jamais fâché personne. »
4. Tome XXII, p. 296 et 352.
5. Saint-Simon reprend ici le récit de Dangeau (tome XV, p. 140).
6. Le mot *off.* surcharge *ge[ntilshommes]*.

de Sully, premier gentilhomme de la chambre en année, le chevalier de Roye, capitaine des gardes en quartier, Sainte-Maure, premier écuyer, Montendre, capitaine des suisses de sa garde, Pons, maître de sa garde-robe en année, et Champignelles, premier maître d'hôtel[1]. On avoit préparé à la hâte un appartement funèbre à Paris, aux Tuileries, où il fut déposé[2]. Ainsi, il ne demeura pas douze heures à Marly après sa mort. Le Roi régla le même jour que la maison subsisteroit jusqu'aux couches de Mme la duchesse de Berry, pour continuer, si c'étoit d'un prince[3].

Deuil drapé de six mois. Le Roi ne veut point de révérences, de manteaux, de mantes, de harangues, ni de compliments. [Add. S'S. 1142]

Le lendemain samedi[4], le Roi ordonna à son lever que le deuil commenceroit le mardi suivant, que les princes du sang, ducs, officiers de la couronne, princes étrangers et grands officiers draperoient, quoiqu'il ne portât point le deuil; qu'il dureroit six mois; et déclara qu'il ne vouloit point de révérences, ni voir personne en manteau ni en mante : ce qui fut cause qu'il n'y en eut pas même chez Mme la duchesse de Berry. Il chargea Breteuil, intro-

1. Il a été parlé de tous ces seigneurs lors de la constitution de la maison du duc et de la duchesse (tome XX, p. 213-216).

2. *Gazette,* p. 228.

3. *Correspondance des contrôleurs généraux,* tome III, n° 1644.

4. Nous reproduisons l'article de Dangeau du samedi 5 mai (tome XV, p. 141), pour qu'on puisse se rendre compte une fois de plus comment Saint-Simon paraphrase le *Journal* : « Le Roi, à son lever, ordonna qu'on porteroit le deuil six mois et qu'on draperoit; on commencera mardi à le prendre. Le premier président vint à son lever, et le Roi lui dit qu'il ne vouloit point recevoir de harangues des compagnies supérieures. Il ordonna au baron de Breteuil, qui étoit aussi venu, de dire aux ministres étrangers qu'il recevroit leur compliment à Versailles, quand il iroit ou reviendroit de la messe, et qu'il ne leur donneroit point d'audience pour cela. Le Roi ne veut point que les courtisans paroissent devant lui en grand manteau, ni les dames en mantes. Il envoya hier le duc de Tresmes à Saint-Germain dire cette triste nouvelle à la reine d'Angleterre, et a mandé aujourd'hui à Mme la duchesse de Berry qu'il ne la verroit que demain. Le Roi fit l'après-dînée la revue de ses gardes du corps pour la dernière fois, et puis les renvoya dans leurs quartiers. »

ducteur des ambassadeurs[1], d'avertir les ministres étrangers qu'il recevroit leurs compliments en allant et en revenant de la messe[2], mais qu'il ne donneroit d'audience pour cela à pas un d'eux, et il dit au premier président, qui étoit venu recevoir ses ordres, qu'il ne vouloit de compliment d'aucune compagnie. Il manda la perte qu'il venoit de faire à la reine d'Angleterre, à Saint-Germain, par le duc de Tresmes, et à Mme la duchesse de Berry qu'il iroit la voir le lendemain. Il vécut ce jour-là à l'ordinaire, et alla faire une dernière revue[3] de ses gardes du corps, qu'il renvoya dans leurs quartiers. Il avoit l'âme fort noircie[4] ; mais il étoit d'ailleurs peu touché, et il ne cherchoit pas à s'affliger. Les bienséances en souffrirent[5].

Le dimanche après dîner, le Roi fut à Versailles voir Mme la duchesse de Berry. Mme de Saint-Simon y étoit revenue, qui en reçut beaucoup d'honnêtetés, et force caresses de Mme la duchesse de Berry. M. et Mme la duchesse d'Orléans étoient auprès d'elle[6]. Le Roi lui fit fort bien ; mais il n'y demeura qu'un quart d'heure[7], et s'en retourna à Marly se promener dans ses jardins.

État du Roi ; sa visite à Mme la duchesse de Berry.

M. et Mme la duchesse d'Orléans sentirent toute la grandeur de la perte. C'étoit un lien qui les attachoit au

M. et Mme la duchesse d'Orléans

1. Louis-Nicolas le Tonnellier, baron de Breteuil : tome VI, p. 37.

2. La lettre de la main que Philippe V écrivit à Louis XIV à l'occasion de la mort de son frère, datée du 17 mai, est dans le volume *Espagne* 230, fol. 26.

3. La dernière revue avant de quitter Marly.

4. Au sens de sombre et mélancolique, et peut-être effrayée, par suite de ces morts successives de ses petits-fils.

5. A ce propos la *Gazette d'Amsterdam* dit (n° XLI) : « Le Roi, qui est toujours fort touché de la mort de M. le duc de Berry, a défendu à la cour toutes les marques de grand deuil, qui ne peuvent que lui causer de l'affliction. »

6. Tout ceci est la reproduction de Dangeau (p. 141), sauf ce qui regarde Mme de Saint-Simon.

7. Parce que « cette visite les attendrissoit tous », dit Dangeau.

fort touchés.
Raisons
particulières à
M. le duc
d'Orléans.

Roi de fort près; sa rupture étoit irréparable. L'idée de régence ne consola point M. le duc d'Orléans[1] : il ne pouvoit se dissimuler sa supériorité d'esprit sur un gendre avec qui d'ailleurs ses intérêts étoient communs, et qu'il conduiroit nécessairement. D'ailleurs, cette régence ne paroissoit pas encore prochaine. Il fut véritablement affligé par intérêt et par amitié. La nature du mal qui avoit emporté ce gendre ne tarda pas à devenir publique, et le contre-coup en fut pareil à celui des précédentes pertes. Plus elles s'augmentoient, plus M. le duc d'Orléans demeuroit seul, plus l'intérêt s'augmentoit de l'affubler de ce qu'il y avoit de plus odieux, de le rendre tel au Roi et au monde, et on y étoit enhardi par l'expérience des précédents essais[2]. Mme de Maintenon et un intérieur de

Mme
de Maintenon
et * duc
du Maine.

valets affidés y prêtoient toute leur assistance, et on n'oublioit pas à s'aider au dehors des ressorts qui avoient donné tant de succès à M. de Vendôme dans tous les temps, sur tous[3] contre Mgr le duc de Bourgogne. Ces ressorts, M. du Maine en disposoit; il les avoit trop maniés dans ces temps-là pour se trouver rouillé à les remettre en pratique ; il s'en étoit trop utilement servi à la mort des deux Dauphins et de la Dauphine[4]. Le Roi ne montra rien[5] au dehors ; mais ces bons ouvriers n'y perdirent rien, comme on le verra en plus d'un endroit, et qu'ils surent toujours croître et s'élever[6] sur un si bon fonde-

1. Elle lui revenait en effet de droit par la mort du duc de Berry.

2. Tout cela est particulier à Saint-Simon ; Madame même n'y fait aucune allusion, et il semble qu'il était tout à fait illogique d'accuser le duc d'Orléans d'avoir empoisonné son gendre. On ne peut comprendre les motifs qui l'auraient poussé à ce forfait. Saint-Simon ne s'abuse-t-il pas encore une fois ?

3. Il y a bien *sur tous* au manuscrit, quoique le sens ne soit pas très clair.

4. Tome XXII, p. 384-388.

5. La première lettre de ce mot surcharge une *l*.

6. Les mots *et s'élever* ont été ajoutés en interligne.

* Cet *et* a été ajouté après coup avant *Duc*.

ment. M. le duc d'Orléans n'étoit pas encore revenu avec le Roi ni avec le monde des premiers bruits excités contre lui. Ceux qui les avoient tramés avoient su ne les pas laisser s'évanouir. Ces derniers les réchauffèrent et formèrent un étrange groupe, sous lequel il n'y eut qu'à baisser la tête et ployer les épaules. Un intérêt domestique affligeoit encore M. et Mme la duchesse d'Orléans. Ils avoient éprouvé ce dont leur fille avoit[1] été capable ayant un fils de France pour époux. Ils comprirent donc aisément quel essor elle étoit capable de prendre veuve, et ils avoient raison d'en trembler. M. le duc d'Orléans, attaqué et miné de la sorte, étoit l'unique prince légitime qui eût âge d'homme. Jamais aussi ne vit-on M. du Maine si solaire[2] et si désinvolte[3] qu'alors. On voyoit qu'il se[4] cachoit encore plus qu'à l'ordinaire ; mais, dans le peu qu'on l'apercevoit quelquefois, on sentoit qu'il se tenoit à quatre[5], et toutefois qu'il ne touchoit pas à terre[6] ; jamais les Guises si accueillants[7] qu'il se le montra malgré lui en partie, et en partie il vouloit l'être, parce qu'il vouloit tout gagner. Tout cela, et tout à la fois, se sentoit comme au nez. A peine osoit-on s'en couler un demi-mot à l'oreille entre les plus clairvoyants et les plus sûrs l'un de l'autre. Mme du Maine gardoit moins de mesures : elle triomphoit à

Duchesse du Maine.

1. *Avoit* corrige *estoit*.
2. « On dit qu'une personne a *le visage solaire*, quand elle a le visage ouvert, plein et d'une heureuse physionomie » (*Académie*, 1718). Saint-Simon emploie ce mot ici au sens de « rayonnant de joie et de satisfaction ».
3. Mot déjà relevé au tome X, p. 182.
4. *Se* est en interligne.
5. Nous avons eu dans le tome V, p. 303, l'expression *se faire tenir à quatre*, mais non pas *se tenir à quatre* au sens de « modérer extrêmement l'expression de ses sentiments, les contenir à toute force », que ne donnait pas le *Dictionnaire de l'Académie*.
6. Au sens figuré d' « être dans le ravissement, dans une extrême joie, comme un bienheureux en extase », qu'on ne trouve pas dans les lexiques de l'époque.
7. Ne furent si accueillants.

Sceaux ; elle y nageoit dans les plaisirs et les fêtes, et M. du Maine, qui, assis vers la porte, en faisoit les honneurs plus souvent qu'il n'eût voulu, en paroissoit embarrassé et honteux.

Les obsèques de M. le duc de Berry furent un peu cavalières[1]. Cela fut pitoyable aux Tuileries[2]. Les évêques prirent des fauteuils et des carreaux[3] pour garder[4]. Dreux les laissa faire. Ce fut la première fois que cette usurpation eut lieu[5]. Les princes du sang, les ambassadeurs, les ducs allèrent en manteaux à l'eau bénite[6], et les compagnies[7] ; tout cela reçu par les principaux officiers en forme de maison et conduits. Le comte de Charolois et le duc de Fronsac conduisirent, le jeudi 10 mai[8], [le cœur[9]] au Val-de-Grâce. M. le duc d'Orléans devoit mener le corps à Saint-Denis : il pria le Roi de l'en dispenser ; Monsieur le Duc en fut chargé à sa place avec le duc de la Trémoïlle[10].

Évêques usurpent, pour la première fois en gardant*, fauteuils et carreaux. Eau bénite. Comte de Charolois et duc de Fronsac conduisent le cœur au Val de-Grâce. Monsieur le Duc et le duc de la Trémoïlle conduisent

1. Ici c'est le sens figuré d' « inconvenant, fait avec trop peu d'égards et de cérémonies ».

2. Le corps du duc de Berry y avait été porté de Marly (ci-dessus, p. 259-260).

3. Les premières lettres de *carreaux* corrigent *ga*.

4. *Dangeau,* tome XV, p. 146.

5. Ils avaient déjà émis cette prétention aux obsèques du prince de Conti en 1709 (tome XVII, p. 151-152) et à celles de la duchesse de Bourgogne (tome XXII, p. 339).

6. Lorsque les ministres étrangers vinrent donner l'eau bénite, le nonce fut mécontent de la manière dont il fut reçu, et, sur ses plaintes, M. de Breteuil dut lui faire des excuses (vol. *Rome* 536, fol. 299).

7. La *Gazette* (p. 228) mentionne, ainsi que Dangeau, parmi ceux qui rendirent cet honneur à la dépouille du prince, l'archevêque et le chapitre de Paris. La relation en est dans les minutes du chapitre (Arch. nat., LL 232 [7], 9 mai). La *Gazette d'Amsterdam* (no XLII) donna un récit détaillé de ces cérémonies, et il y a une estampe représentant le cortège dans le registre U 355, aux Archives nationales.

8. *Dangeau,* p. 143 ; *Gazette,* p. 228.

9. Saint-Simon a sauté ces deux mots en passant de la page 1378 à la page 1379 du manuscrit.

10. *Dangeau,* p. 143.

*Les mots *en gardant* ont été ajoutés après coup.

Ce fut le mercredi 16 mai¹. La décence fut fort observée chez Mme la duchesse de Berry, à quoi Mme de Saint-Simon eut grande attention. Les fils et petits-fils² de France tendent leurs appartements chez le Roi, ce que ne peuvent faire les princes du sang. Madame la Duchesse même, malgré les distinctions de la bâtardise, n'eut rien de veuve dans le sien³. Celui de Mme la duchesse de Berry fut entièrement fermé et sans jours, c'est-à-dire la chambre où elle étoit ; le reste n'étoit que tendu. Cette précaution fut prise pour qu'on ne la vît pas dans son lit, et, la première fois que le Roi y vint, on ne donna de jour qu'au moment qu'il entra, pour qu'il vît à se conduire. Personne que lui n'eut ce privilège, ce⁴ qui causa force scènes ridicules et des rires assez indécents qu'on avoit peine à retenir. Les personnes habitantes de la chambre étoient accoutumées à y voir un peu ; mais celles qui venoient du grand jour n'y voyoient rien, trébuchoient et avoient besoin de secours. Le P. du Trévou, et le P. Tellier après lui, firent leur compliment à la muraille, d'autres au pied du lit : cela devint un amusement secret. Les dames et le domestique étoient affligées⁵ ; mais il arrive des accidents ridicules qui surprennent le rire, et puis on en est honteux. Cet aveuglement⁶ factice ne dura que le moins qu'on put.

le corps à Saint-Denis. [*Add. S^tS. 1143*] Fils et petits-fils de France tendent seuls chez le Roi.

Précautions* chez Mme la duchesse de Berry, qui font quelques aventures risibles.

1. Cette phrase a été ajoutée en interligne. — *Dangeau*, p. 146; *Gazette d'Amsterdam*, n° XLII. Pour le cérémonial des obsèques, on peut voir aux Archives nationales les cartons des Rois, K 122, dossier 6, les papiers de la maison du Roi, O¹ 1043, et les minutes du Bureau de la Ville, K 1003, n° 96.

2. Il avait d'abord écrit *petittes filles* ; il a corrigé *petittes* en *petits*, biffé *filles* et écrit *fils* en interligne.

3. Il a été parlé du deuil de Madame la Duchesse au tome XIX, p. 87.

4. *Ce* est en interligne.

5. Ce participe est bien au féminin dans le manuscrit.

6. Au sens d'obscurité.

* Ce mot est écrit au singulier dans le manuscrit, mais le verbe est au pluriel.

Le Roi voit en particulier le cardinal del Giudice, tous* deux avec surprise, et peu après l'électeur de Bavière.

Le Roi vécut à son ordinaire à Marly dès aussitôt après la perte de son petit-fils ; mais les musiques chez Mme de Maintenon ne recommencèrent que quelques jours après le retour à Versailles[1]. Il fit entrer le cardinal del Giudice un matin dans son cabinet, qui ne s'y attendoit point, peu de jours après la mort de M. le duc de Berry. Il le croyoit chargé de quelque affaire qu'il ne vouloit pas être sue des ministres, et le Roi étoit seul ; mais le cardinal ne lui dit rien de nouveau, et montra ainsi le vuide de sa commission[2]. L'électeur de[3] Bavière vint peu de jours après[4] de Saint-Cloud, sur les six heures du soir, à Marly. Il entra d'abord dans le cabinet du Roi ; il y demeura tête à tête un quart d'heure, et s'en retourna tout de suite à Saint-Cloud. Il revint le lendemain courre le cerf, et ne vit le Roi qu'à la chasse.

Mort de la Taste ; sa femme.

Le gros la Taste[5] mourut subitement à Versailles[6]. C'étoit une manière de gros brutal, que le Roi traitoit bien, et que tout le monde connoissoit parce qu'il avoit passé presque toute sa vie aide-major des gardes du corps. Il se retira, demeura à Versailles, ne connoissant point d'autres pays, et se maria par inclination[7]. Il étoit pourtant fort vieux, et

1. Le 23 mai, à Versailles, Dangeau remarque qu' « il n'y en avoit point eu de grande depuis que Mgr le duc de Berry tomba malade » (tome XV, p. 151) ; mais, dès le dimanche 13 mai, il y avait eu « le soir une très petite musique » chez Mme de Maintenon (*Ibidem*, p. 145).

2. Le 12 mai (*Dangeau*, p. 144). Saint-Simon change à peine les termes du *Journal*.

3. *De* surcharge *vi[nt]*.

4. Le dimanche 13 mai, dit le *Journal de Dangeau* (p. 145).

5. Étienne de la Taste avait été nommé aide-major de la compagnie de Noailles des gardes du corps en 1674. Brigadier de cavalerie le 30 mars 1693 et maréchal de camp le 29 janvier 1702, il quitta le service à cette époque, n'étant pas bien dans ses affaires, et reçut une pension de sept mille livres.

6. Il mourut le 14 mai (*Dangeau*, p. 145).

7. En septembre 1704 avec une jeune fille de vingt-quatre ans,

* Le *t* de *tous* surcharge un *et*.

il avoit plus de quatre-vingts ans quand il mourut. Le Roi laissa deux mille livres de pension à cette femme[1], qui étoit jolie et qui avoit des protecteurs[2]. Chamlay prit soin d'elle, et elle prit soin de lui quand il fut vieux et apoplectique. Elle n'y perdit pas[3].

En même temps mourut le duc de Guastalle[4], qui auroit dû succéder au duc de Mantoue, si l'Empereur, qui s'étoit emparé de ses États pendant la guerre, n'eût mieux aimé les garder à la paix. La grandeur d'âme, la fidélité, et la valeur personnelle de Louis XIII au célèbre Pas-de-Suse, son opiniâtreté et sa capacité pour le forcer[5], avoit sauvé

Mort du duc de Guastalla.

Mlle Lambert, dont le père était capitaine des levrettes de la chambre (*Sourches*, tome IX, p. 78).

1. *Dangeau*, p. 145.

2. Ceci doit-il s'entendre dans un mauvais sens ? car Dangeau dit de cette veuve qu'elle était « une fort jolie femme et par sa figure et par sa conduite » (*Journal*, p. 145).

3. C'est encore Dangeau qui fournit ces détails à Saint-Simon. En effet au moment de la mort de Chamlay, au mois de juin 1719, le *Journal* (tome XVIII, p. 69) dit ceci : « Il y avoit déjà quelques années qu'il étoit fort tombé, et du corps et de l'esprit ; il avoit eu plusieurs attaques d'apoplexie. Il a donné sa maison de Paris, sur le quai des Théatins, à Mme de la Taste, son ancienne amie, qui est une femme fort aimable, et, après sa mort à elle, à une nièce qu'elle a ; il lui donne aussi beaucoup de meubles et beaucoup d'autres choses. »

4. Vincent de Gonzague, né en 1634, petit-fils de Ferdinand II, duc de Guastalla, devint lui-même duc de Guastalla par la mort de son cousin germain Ferdinand III, dont il avait épousé la fille, Marie-Victoire, et qui ne laissa pas de postérité masculine. Il n'entra en possession du duché qu'en 1692, en fut dépouillé par l'Espagne en 1702 et ne put en reprendre l'administration qu'en 1707. Il mourut à Guastalla le 28 avril 1714 à l'âge de quatre-vingts ans. Appartenant à une branche cadette de la maison de Gonzague, il pouvait faire valoir des droits sur Mantoue, qui, après avoir appartenu à la branche aînée, était passé à celle du duc de Nevers, dont le dernier représentant, le duc Ferdinand-Charles, était mort en 1708, chassé de ses États par les Impériaux (notre tome XVI, p. 156-157).

5. Tome I, p. 172-174, et appendice III, p. 492-495. Il reviendra encore sur l'affaire du Pas-de-Suse dans la suite des *Mémoires*, tome XVI, p. 272.

autrefois[1] la maison de Gonzague des griffes de la maison d'Autriche ; mais ce héros n'étoit plus.

Le cardinal de Bouillon étoit enfin arrivé des Pays-Bas à Rome[2]. Il sembloit que ce fût malgré lui, tant il avoit prolongé son voyage. Tous les François et les attachés à la couronne eurent défense de le voir, et de tout commerce. Les cardinaux Gualterio et de la Trémoïlle eurent permission de l'aller voir une seule fois comme doyen du sacré collège, et reçurent[3] d'ailleurs la même défense que tous les autres François[4]. Le cardinal de Bouillon fit à Rome une figure triste, et y parut fort délaissé et fort peu considéré[5].

Cardinal de Bouillon à Rome.

La maréchale d'Estrées douairière[6] mourut à Paris. Elle avait eu à Marly, ce voyage-ci, dont elle ne manquoit guères aucun, un logement tout neuf[7], qui la tua[8]. Elle s'y trouva fort mal[9], se fit porter à Paris, et y mourut bientôt après[10].

Mort, naissance et caractère de la maréchale d'Estrées douairière.

1. *Autrefois* a été ajouté en interligne.

2. Le 5 avril 1714 (A. de Boislisle, *La désertion du cardinal de Bouillon*, p. 136 ; lettres du cardinal de la Trémoïlle et de M. de la Chaussée, vol. *Rome* 538, fol. 204, 223, 256 et 312). On a vu ci-dessus, p. 67, son départ des Pays-Bas.

3. *Reçeurent* est en interligne au-dessus de *eurent* biffé.

4. *Dangeau*, p. 145. En février, le cardinal Gualterio s'était défendu d'être à Rome le correspondant du cardinal de Bouillon (vol. *Rome* 535, fol. 225).

5. *La désertion du cardinal de Bouillon*, p. 137. Trois mois après, le 10 juillet, il écrivait à Louis XIV cette lettre de soumission qui a été indiquée dans le même travail.

6. Marie-Marguerite Morin, qui avait épousé en 1658 Jean, comte d'Estrées, fait maréchal de France en 1681 : tome II, p. 130.

7. Il redira cela en 1715 (suite des *Mémoires*, tome XI, p. 134). Le *Journal* de Dangeau ne parle pas de son logement à ce voyage de Marly, mais dit qu'au mois de novembre précédent, on lui avait donné le logement de la duchesse de Noailles (tome XV, p. 48).

8. Elle mourut d'une esquinancie, dit Mme de Maintenon (recueil Bossange, tome III, p. 66).

9. Le 6 mai, au souper du Roi (*Dangeau*, p. 142).

10. Le 15 mai (*Dangeau*, p. 146 ; *Gazette*, p. 240 ; *Gazette d'Amsterdam*, n° XLII).

Elle étoit fille d'un riche financier nommé Morin, qu'on n'appeloit que Morin le Juif[1]. C'étoit une grande et assez grosse femme, de bonne mine, quoique avec des yeux un peu en dedans, qui avoit une[2] physionomie haute, audacieuse, résolue et pleine d'esprit ; aussi n'a-t-on guères vu de femme qui en eût tant, qui sût tant de choses, ni qui fût[3] de plus excellente compagnie. Elle étoit brusque, et pourtant avec politesse, et savoit très bien rendre ce qu'elle devoit, et se le faire rendre aussi. Elle avoit passé sa vie à la cour, et dans le meilleur du plus grand monde, jouant gros jeu nettement et avec jugement. On la craignoit fort, et on ne laissoit pas de la rechercher. Elle passoit pour méchante ; elle ne l'étoit que par dire franchement et très librement son avis de tout, souvent très plaisamment, toujours avec beaucoup d'esprit et de force[4], et de n'être pas d'humeur à rien souffrir. Dangereuse alors à se lâcher en peu de mots d'une manière solide et cruelle, et à parler en face aux gens à les faire rentrer sous terre ; d'ailleurs, n'aimant ni les querelles ni à médire pour médire, mais à se faire considérer et compter, et elle l'étoit beaucoup, et vivoit très bien dans sa famille. Elle étoit avare à l'excès[5], et en rioit la première ; avec cela brocanteuse[6], se connoissoit aux choses et aux prix,

1. Jacques Morin : tome II, p. 130.
2. *Un* dans le manuscrit, par mégarde.
3. Il y a *fut* au manuscrit et non pas *fust*.
4. Mme de Sévigné raconte une querelle entre la maréchale et Mme de Coulanges qui lui reprochait de « n'avoir jamais voulu louer Mme de Grignan, non plus qu'*Esther* ». La compagnie qui assistait à ce débat ayant donné raison à Mme de Coulanges, la maréchale d'Estrées dut « se taire, et ce lion muet, et les pattes croisées, parut un prodige si nouveau que l'on ne s'en pouvoit taire, et on en faisoit des compliments à Mme de Coulanges comme d'un miracle qui étoit réservé à sa vivacité » (*Lettres,* tome VIII, p. 473 et 474).
5. Elle se mêlait d'affaires de finances (*Archives de la Bastille,* tome XI, p. 33 et 37).
6. Notre auteur a déjà appliqué la qualification de *brocanteur* au premier président de Mesmes : tome XXII, p. 232.

avoit le goût excellent, et ne se refusoit rien. Quand il lui prenoit fantaisie de donner un repas, rien de plus choisi, de plus exquis, ni de plus magnifique. Elle étoit bonne amie, de très bon conseil, fidèle et sûre, et, sans être de ses amis, on ne risquoit jamais à parler devant elle. Mlle de Tourbes[1], qui n'avoit pas moins d'esprit qu'elle, et de la même sorte, mais plus impérieux et plus aigre, se laissa un jour tomber à Marly au milieu du salon, chargée[2] de pierreries, en dansant au bal devant le Roi. Sa[3] mère, qui, comme les vieilles, étoit assise au second rang, escalada le premier, courut à sa[4] fille, et, sans s'informer si elle s'étoit blessée, car elle étoit encore par terre, ne pensa qu'aux pierreries. On en rit beaucoup, elle aussi. Elle lui laissa plus de huit cent mille livres, presque autant au maréchal d'Estrées[4] son fils, à Mme de Courtenvaux[5] et à l'abbé d'Estrées[6], ses autres enfants, six cent mille livres chacun[7], sans compter un amas prodigieux de meubles, de bijoux, de porcelaines, de la vaisselle en quantité, et des pierreries. Elle avoit soixante-dix-sept ou huit ans, avoit l'esprit et la santé comme à quarante, et, sans ce logement neuf, auroit encore vécu très longtemps. Quoiqu'elle aimât peu de gens, elle fut regrettée ; mais, avec tout son esprit, elle n'auroit jamais pu durer hors de la cour et du grand monde. Elle vivoit bien avec sa belle-fille[8] et avec les Noailles, et ne laissoit pas d'être excellente sur eux et avec eux.

1. Élisabeth-Rosalie d'Estrées, demoiselle de Tourbes : tome IV, p. 320.

2. Ce mot en surcharge un autre effacé du doigt.

3. *Sa* corrige *la,* et plus loin *estoit* remplace *estoient,* dont les dernières lettres sont surchargées par le commencement d'*assise.*

4. Victor-Marie, comte puis duc d'Estrées : tome II, p. 99.

5. Marie-Anne-Catherine d'Estrées, marquise de Courtenvaux : tome XI, p. 18.

6. Jean d'Estrées : tome X, p. 234.

7. Saint-Simon lit mal Dangeau à qui il emprunte ce passage : le *Journal* (p. 146) dit « cent mille francs chacun ».

8. La jeune maréchale d'Estrées, née de Noailles.

Le mercredi 16 mai, jour du convoi de M. le duc de Berry, le Roi quitta ce funeste Marly et retourna à Versailles[1]. En même temps[2], le prince Eugène manda au maréchal de Villars que le comte de Goes[3] et le baron Seilern[4], plénipotentiaires de l'Empereur avec lui à Baden, s'y acheminoient, et qu'ils avoient les pouvoirs de l'Empire pour ce qui le concernoit. On fit partir aussitôt Saint-Contest[5], et Villars, qui ne tarda pas à le suivre, se mesura sur l'arrivée du prince Eugène à Baden[6]. En même temps, on fit deux camps de paix pour exercer les troupes, qui n'en avoient pas grand besoin ; mais ce ne fut que de la cavalerie pour consommer les fourrages dont on avoit trop de magasins[7].

Le marquis de Nesle[8], qui avoit la compagnie écossoise[9] de la gendarmerie[10], se sentant peu propre au service, la

Congrès
de Bade ;
camps de paix.

Nesle quitte
le service,
en est puni.

1. *Dangeau,* p. 146.

2. *Dangeau,* p. 142 et 148-149.

3. Pierre, comte de Goes, premier plénipotentiaire de l'Empereur après le prince Eugène, était conseiller aulique et gouverneur de Carinthie ; il avait épousé à Rome en octobre 1693 une comtesse de Sinzendorf. — Saint-Simon écrit *Goëz.*

4. Jean-Frédéric, baron puis comte de Seilern, délégué impérial à la diète de Ratisbonne, conseiller aulique, avait déjà été plénipotentiaire autrichien lors des négociations de Ryswyk. — Saint-Simon écrit *Seylern.*

5. *Dangeau,* p. 127 et 142. Il partit le 8 mai.

6. Villars ne partit que le 20 août (*Dangeau,* p. 207-208 et 211).

7. *Dangeau,* p. 108 et 149. La *Gazette d'Amsterdam* (n° XLII) indique pour l'emplacement de ces camps les environs de Verdun et ceux de Trèves ; mais il y en eut un autre, au nord de Lyon, sur les bords de la Saône (ci-après, p. 280).

8. Louis III de Mailly, marquis de Nesle : tome XV, p. 135.

9. *Escossoises* dans le manuscrit.

10. Les gendarmes écossais étaient la première des seize compagnies de gendarmes existant en 1714. Formée en 1422 par Jean Stuart d'Aubigny, comte de Boucan, qui en fut le premier capitaine, elle fut attachée alors à la garde personnelle du Roi sous le nom des *Cent lances écossoises.* En 1445, Charles VII en fit la première des quinze compagnies de gens d'armes des ordonnances qu'il organisa, et,

vendit à son cousin germain le comte de Mailly[1], qui n'y fit pas plus de fortune. Nesle l'avoit achetée deux cent dix mille livres[2]. Le Roi, qui n'aimoit pas qu'on quittât le service de si bonne heure, la taxa à cent cinquante mille livres[3].

Le Roi dit le soir après souper, dans son cabinet, à Madame, qu'il vouloit être tuteur de Mme la duchesse de Berry et de l'enfant dont elle étoit grosse[4]. Il avoit, le même jour[5], envoyé Voysin et Pontchartrain faire l'inventaire des pierreries de M. le duc de Berry. Celles que Mme la duchesse de Berry avoit apportées lui furent rendues ; celles que M. le duc de Berry avoit à lui avant son mariage furent réservées à l'enfant qui naîtroit, les acquises depuis partagées entre la mère et l'enfant[6]. En même temps[7], le Roi donna à Mme la duchesse

Succession de M. le duc de Berry.
200 000 d'augmentation de pension à Mme la duchesse de Berry.

jusqu'en 1665, elle ne fut commandée que par des Écossais, qui tous, sauf deux exceptions, appartenaient à la famille des Stuarts. Le duc d'York la possédait lorsqu'il monta sur le trône d'Angleterre sous le nom de Jacques II ; il la résigna entre les mains de Louis XIV, et depuis lors elle ne fut plus donnée qu'à des Français.

1. Louis-Alexandre, comte de Mailly, fils de Marie-Anne-Françoise de Saint-Hermine, dame d'atour de la duchesse de Bourgogne, était né en 1694 ; il mourut le 30 juillet 1748, ayant épousé par contrat du 30 mai 1726 Louise-Julie de Mailly-Nesle, fille de celui qui lui avait vendu la compagnie écossaise.

2. Le marquis de Nesle l'avait achetée en 1707, du comte de Roucy, cent quatre-vingt-dix mille livres (*Dangeau,* tome XI, p. 300).

3. Saint-Simon se contente de reproduire à peu près textuellement le passage de Dangeau (*Journal,* tome XV, p. 150).

4. Dangeau rapporte cela le 21 mai (p. 150) ; voyez aussi la *Gazette d'Amsterdam,* n° XLV.

5. Non pas le même jour, mais le lendemain 22 mai. Saint-Simon est trompé par le texte de Dangeau qui rapporte seulement le 22 mai la conversation tenue la veille au soir par le Roi avec Madame.

6. Tous ces détails sont empruntés à Dangeau (tome XV, p. 150-151).

7. Cette dernière phrase est ajoutée en interligne à la fin du paragraphe. Ce n'est en effet que plus loin, à la date du 29 mai, que Saint-Simon a trouvé cette mention dans le *Journal* de Dangeau (tome XV, p. 153). Dangeau dit que de cette façon l'ensemble de son revenu

de Berry deux cent mille livres d'augmentation de pension.

La perte de Dunkerque [1], dont les Anglois avoient exigé la ruine des fortifications [2] et du port [3], fit imaginer un canal à Mardyck [4] pour y faire peu à peu un port en supplément. Le Blanc, intendant de cette province [5], le proposa à Peletier [6], chargé de l'intendance des fortifications et du génie. Cela fut fort goûté, et on se mit à y travailler avec chaleur [7]. Les Anglois s'en sont fort scandalisés dans tous les temps [8] ; on leur a répondu qu'on ne faisoit rien

Canal
de Mardyck.
[Add. S^tS. 1144]

était porté à six cent soixante mille livres ; la *Gazette d'Amsterdam* (nº XLVIII) ne parle que de six cent mille. Le 22 décembre 1714, le parlement de Paris enregistra le brevet de sa pension montant au chiffre de cinq cent quatre-vingt mille livres (reg. X^{1A} 8713, fol. 82). Voyez ci-dessus, p. 259, note 1, ce que dit Madame de sa situation pécuniaire.

1. En vertu des conventions préliminaires du traité d'Utrecht, la ville avait été remise le 19 juillet 1712 aux Anglais, dont les troupes y restèrent jusqu'au mois d'août 1714. A cette époque, ils l'évacuèrent et laissèrent simplement deux commissaires pour surveiller la démolition du port (Archives nationales, G7 274, 275, 1697 et 1698 ; *Gazette* de 1712, p. 416, 598 et 600 ; manuscrit 3313 de la Bibliothèque de Rouen ; *Correspondance des contrôleurs généraux*, tome III, nos 1311 et 1449).

2. La démolition des fortifications fut entreprise vers le commencement de l'été de 1713 (*Dangeau*, tomes XIV, p. 410, et XV, p. 11).

3. On trouve dans la *Correspondance des contrôleurs généraux* (tome III, nº 1449) l'indication de nombreuses pièces relatives à la démolition du port et des fortifications. C'est le général Hill qui fut chargé de faire combler le port (*Gazette d'Amsterdam*, nº XXIII, correspondance de Bruxelles, du 15 mars). La même feuille publia dans son Extraordinaire XXXIX un rapport d'un ingénieur, daté du 29 avril, qui donne des détails précis sur l'état des démolitions à cette époque, ainsi que sur le canal de Mardyck dont va parler Saint-Simon.

4. Tome XVI, p. 417.

5. Louis-Claude le Blanc : tome XII, p. 157.

6. Michel le Peletier de Souzy : tome III, p. 282.

7. *Dangeau*, tome XV, p. 152 ; *Gazette d'Amsterdam*, nos XLVIII et LVII ; *Correspondance des contrôleurs*, tome III, nos 1510 et 1847.

8. *Dangeau*, tome XV, p. 262, avec l'Addition indiquée ci-contre. La *Gazette d'Amsterdam* dans ses Extraordinaires XCI et XCII publia

en cela contre les[1] conventions de la paix, et cet ouvrage, quoique quelquefois interrompu par leurs cris et leurs menaces, a assez[2] bien réussi, en sorte qu'on n'a cessé depuis de l'augmenter[3].

Ragotzi avoit du Roi six cent mille livres au denier vingt-cinq sur l'hôtel de ville, mais dont les deux cinquièmes étoient retranchés, et vingt-quatre mille écus de pension[4]. Il eut en ce temps-ci dix mille écus d'augmentation de pension, et de plus une autre de quarante mille livres à distribuer à son gré entre les principaux de son parti dont les biens d'Hongrie étoient confisqués. M. de Beauvillier, encore malgré tout ce que je lui pus dire[5], fit donner au duc de Mortemart la survivance de son gouvernement du Havre-de-Grâce, qui est indépendant et vaut[6] trente-trois mille livres de rente, et au duc de Saint-Aignan celle de Loches[7], qui ne vaut rien, mais qui est au milieu des terres qu'il lui a données en le mariant[8]. La justice y eut plus de part que l'inclination : il prétendoit qu'il devoit ce dédommagement à son gendre des avantages qu'il a faits à son frère[9].

30 000# d'aug-
mentation
de pension à
Ragotzi,
et 40 000# de
pension
à distribuer
dans son parti.

Survivances
des
gouvernements
du duc
de Beauvillier
à son gendre
et à son frère.

le mémoire présenté à Louis XIV à ce sujet par Prior, plénipotentiaire du roi d'Angleterre, le 23 octobre 1714, et la réponse du Roi à cette protestation. En 1715, lord Stairs fit de nouvelles représentations (*Dangeau*, tome XV, p. 384 et 434), dont on trouve le texte, avec celui de la réponse qui y fut faite, dans la *Gazette d'Amsterdam* de 1715 (Extr. xxxi et xxxii). Voyez aux Additions et Corrections.

1. *Les* a été ajouté en interligne et *contr[e]* surcharge *aux*.

2. Avant *assés*, ajouté en fin de ligne, il a biffé plusieurs lettres illisibles.

3. M. de Saint-Léger a publié en 1904 une étude d'ensemble sur la *Question de Dunkerque et du canal de Mardyck*.

4. Notre tome XXIII, p. 264.

5. On a déjà vu à diverses reprises l'antipathie de Saint-Simon pour le gendre de M. de Beauvillier, notamment tome XVII, p. 84-88.

6. Le manuscrit porte par erreur *veut*. — 7. Tome III, p. 149.

8. La terre de Saint-Aignan-sur-Cher est en effet située dans le voisinage de Loches. Saint-Simon copie encore Dangeau (p. 154).

9. Notre tome XIV, p. 123-124.

La duchesse de Lorge[1], troisième fille de Chamillart, mourut à Paris en couche de son second fils, le dernier mai, jour de la Fête-Dieu, dans sa vingt-huitième année[2]. C'étoit une grande créature, très bien faite, d'un visage agréable, avec de l'esprit, et un naturel si simple, si vrai, si surnageant à tout, qu'il en étoit ravissant[3] ; la meilleure femme du monde, et la plus folle de tout plaisir, surtout du gros jeu. Elle n'avoit quoi que ce soit des sottises de gloire et d'importances[4] des enfants des ministres ; mais, tout le reste, elle le possédoit en plein. Gâtée dès sa première jeunesse par une cour prostituée à la faveur de son père, avec une mère incapable d'aucune éducation[5], elle ne crut jamais que la France ni le Roi pût se passer de son père. Elle ne connut aucun devoir, pas même de bienséance. La chute de son père ne put lui en[6] apprendre aucun, ni émousser la passion du jeu et des plaisirs. Elle l'avouoit[7] tout le plus ingénuement du monde, et ajoutoit après qu'elle ne pouvoit se contraindre[8]. Jamais per-

Mort
et caractère
de la duchesse
de Lorge.

1. Élisabeth-Geneviève-Thérèse Chamillart : tome X, p. 402.

2. *Dangeau*, p. 156 ; *Gazette*, p. 276 ; *Gazette d'Amsterdam*, n° XLVIII ; *Mercure* de juin, p. 127-128. La duchesse de Lorge était accouchée le 18 février précédent d'un fils nommé Louis. Dès l'année d'auparavant, au moment de l'annonce de sa grossesse, Saint-Simon exprimait à Chamillart ses craintes sur les suites de cet événement (lettre du 9 août 1713 : Esnault, *Michel Chamillart*, tome II, p. 235-236, et ci-après p. 484.

3. On comprend bien, en lisant ce joli portrait, le surnom familier de « ma grande biche » que Saint-Simon donnait à sa belle-sœur dans l'intimité (lettre à Chamillart citée ci-dessus).

4. Il y a bien *importances*, au pluriel dans le manuscrit.

5. Il a déjà dit sous plusieurs formes que Mme Chamillart était la meilleure et la plus sotte femme du monde et la plus inutile à son mari (tomes VI, p. 302, et XVII, p. 387 et 450).

6. *En* a été ajouté en interligne. — 7. *L'* a été ajouté après coup.

8. Saint-Simon a déjà dépeint ainsi les filles cadettes de Chamillart : « les meilleures créatures du monde, et la duchesse de Lorge avec de l'esprit, mais des folles dont l'ivresse de la fortune et des plaisirs a même cessé à peine à sa disgrâce » (tome XVII, p. 449 ; voyez aussi p. 387). Une lettre du duc de Lorge à son beau-père du 31 janvier

sonne si peu soigneuse d'elle-même, si dégingandée[1] :
coiffure de travers, habits qui traînoient d'un côté, et tout
le reste de même, et tout cela avec une grâce qui réparoit
tout. Sa santé, elle n'en faisoit nul compte, et, pour sa
dépense, elle ne croyoit pas que terre pût jamais lui manquer[2]. Elle étoit délicate, et sa poitrine s'altéroit. On le
lui disoit ; elle le sentoit ; mais, de se retenir sur rien, elle
en étoit incapable. Elle acheva de se pousser à bout de
jeu, de courses, de veilles en sa dernière grossesse. Toutes
les nuits, elle revenoit couchée en travers dans son carrosse.
On lui demandoit en cet état quel plaisir elle prenoit ; elle
répondoit, d'une voix[3] qui, de foiblesse, avoit peine à se

1713 (*Michel Chamillart*, tome II, p. 224-225) parle de sa femme en
des termes qui donnent sur elle la même impression que le portrait
tracé par Saint-Simon : « L'on m'a assuré que Mme de Lorge se divertissoit fort bien à Saint-Brieuc, dont je suis très aise, ne demandant
pas mieux qu'elle soit gaie et contente. Je sais bien qu'elle le devroit
être ; car certainement toute femme raisonnable qui se trouveroit en sa
place seroit certainement fort heureuse et n'auroit rien à souhaiter.
J'espère qu'elle pourra à la fin penser de même quand la raison lui
sera venue et qu'elle aura perdu sa vivacité et une partie de ses
volontés, absolues quand elle souhaite quelque chose.... Je voudrois
pouvoir deviner les choses dont elle se peut plaindre et celles dont elle
est contente. Comme elle reçoit ordinairement tout ce que je fais sur
le même ton, il ne m'est pas possible de savoir jamais à quoi m'en tenir,
ne me marquant pas plus d'obligation quand j'ai des attentions pour
elle que quand je n'en ai point. » Dans le « Répertoire des opéras et
comédies destiné à peindre les personnages de la cour », dont nous
avons déjà souvent parlé, la duchesse de Lorge est désignée par le
pseudonyme de Spinette, de la Comédie Italienne.

1. « *Dégingandé* se dit, dans le style familier, d'un homme (ou d'une
femme) dont la contenance et la démarche est mal assurée, comme s'il
étoit tout disloqué » (*Académie*, 1718). Il y a des exemples de ce mot
dans Mme de Sévigné (tomes II, p. 4, et IV, p. 118), et dans le cardinal de Retz (*Œuvres*, tome IV, p. 413), qui écrit *deshingandement*.

2. « En parlant d'un homme avare et timide qui craint à tout
moment que l'argent ne vienne à lui manquer, on dit qu'*il a peur que
la terre ne lui manque* » (*Académie*, 1718). — Sur ses goûts de
dépense et son peu d'aptitude à diriger sa maison, voyez les lettres de
son mari (Esnault, *Michel Chamillart*, tome II, p. 223-224 et 231-232).

3. Le *v* de *voix* surcharge une *f* effacée du doigt.

faire entendre, qu'elle avoit bien du plaisir. Aussi finit-elle bientôt. Elle avoit été fort bien avec Madame la Dauphine, et dans la plupart de ses confidences[1]. J'étois fort bien avec elle[2] ; mais je lui disois toujours que, pour rien, je n'eusse voulu être son mari. Elle étoit très douce, et, pour qui n'avoit que faire à elle, fort aimable. Son père et sa mère en furent fort affligés[3].

Orsay, frère de feu Mme de Montchevreuil[4], qui avoit été prévôt des marchands, mourut en même temps[5]. Il étoit conseiller d'État ; sa place fut donnée à des

Des Forts
conseiller
d'État.

1. Nos tomes XV, p. 79-80 et 361, et XVII, p. 447.

2. « Tous les soirs, a-t-il dit en 1704 à propos de l'intrigue de la duchesse de Bourgogne avec Nangis, elle me contoit ce qu'elle avoit vu et appris dans la journée » (notre tome XII, p. 273 ; voyez aussi le tome X, p. 443).

3. Son testament daté du 11 mars 1704 est conservé dans le minutier de l'étude Galin. Elle y demande des obsèques aussi simples que possible, sans tentures, avec peu de prêtres et de luminaire. L'exécuteur testamentaire qu'elle désigne est Thomas Dreux, conseiller à la grand chambre, parent de son beau-frère le marquis de Dreux.

4. Charles Boucher d'Orsay : tome XII, p. 204. — Saint-Simon écrit *Orcey.*

5. Le 5 juin, dans sa soixante-treizième année (*Gazette*, p. 276 ; *Gazette d'Amsterdam*, n° XLVIII ; *Dangeau*, p. 162). Charles Boucher d'Orsay, après avoir été conseiller à la cinquième chambre des enquêtes, avait été nommé conseiller honoraire au Parlement en décembre 1685. Il fut désigné par le Roi comme prévôt des marchands le 7 février 1700, grâce à la recommandation de Mme de Maintenon, qui avait beaucoup d'amitié pour sa sœur, Mme de Montchevreuil (*Dangeau*, tome VII, p. 246 ; *Sourches*, tome VI, p. 229-230 ; Archives nationales, O¹44, fol. 63 v° et 68) ; le 16 août, l'assemblée électorale ratifia ce choix par un scrutin dont le procès-verbal figure dans le carton K 988, n° 288. Charles d'Orsay fut continué comme prévôt des marchands jusqu'en 1707 (O¹ 50, fol. 2 ; *Dangeau*, tome XI, p. 1). En 1708, il fut remplacé par Jérôme Bignon (notre tome XVI, p. 325-326). L'année suivante il fut fait conseiller d'État semestre (12 février 1709, reg. O¹ 53, fol. 20). Comme le fait remarquer le *Mercure* (mars 1709, p. 266-267), c'est à l'occasion de sa sortie de charge de la prévôté qu'on appela quai d'Orsay celui qui se construisait alors sur la Grenouillère, de même que le quai Peletier avait emprunté ce nom à ce prévôt.

Forts[1], qui a depuis été deux fois contrôleur général, et qui étoit lors encore fort jeune, fils de Peletier de Souzy[2] et intendant des finances.

Saint-Georges, archevêque de Lyon, y mourut[3], prélat pieux, décent, réglé, savant, imposant, résident[4], et de grand mine avec sa haute taille et ses cheveux blancs[5]. Il y avoit longtemps que cette grande église, dont il avoit été chanoine ou comte[6], comme ils les nomment, et archevêque de Tours[7], n'avoit vu d'évêques, et, depuis lui, elle n'en a pas vu : j'entends des évêques qui prissent la peine de l'être[8]. Bientôt après mourut l'évêque de Li-

Mort et caractère de Saint-Georges, archevêque de Lyon. Petite sédition à Lyon ; le maréchal de Villeroy y va. Mort de Matignon évêque de Lisieux.

1. Michel-Robert le Peletier des Forts : tomes VI, p. 266, et IX, p. 25. Dangeau (p. 162) rapporte cette nomination le 6 juin.

2. Michel le Peletier de Souzy (ci-dessus, p. 273).

3. Claude de Saint-Georges (tome I, p. 285), mourut le 9 juin 1714 (*Mercure* de juin, p. 133-136 ; *Gazette*, p. 300 ; *Gazette d'Amsterdam*, nº LI). Dangeau (tome XV, p. 165) dit que sa mort avait déjà été annoncée plusieurs fois, et en effet il en avait parlé quelques mois plus tôt (p. 96).

4. C'est-à-dire qu'il résidait habituellement dans son diocèse. Saint-Simon écrit bien ainsi *resident* et non *residant*. L'abbé Legendre dans ses *Mémoires* (p. 109) le cite comme celui qui figuroit le plus parmi les prélats qui n'étoient point encore sacrés lors de l'assemblée du clergé de 1690. C'était, dit-il, « un homme fait et d'un âge avancé. On le disoit canoniste et de grande expérience. » Mais il ajoute : « Les deux fois que je traitai d'affaires avec lui, je ne l'y trouvai pas rompu. » Le Roi paraissait l'estimer (Scilhac, *l'abbé Dubois*, tome I, p. 249).

5. Il existe un portrait de lui gravé par Desrochers en 1699.

6. Tome XX, p. 84, note 1.

7. Claude de Saint-Georges, nommé successivement aux évêchés de Mâcon et de Clermont et à l'archevêché de Tours, n'avait pas pu obtenir ses bulles à cause du rôle qu'il avait joué à l'assemblée de 1682 comme agent général du clergé. C'est seulement en 1693, après sa désignation par le Roi pour l'archevêché de Lyon, qu'il fut agréé par le Pape et qu'il put se faire sacrer.

8. Lyon avait été pendant près d'un siècle l'apanage des Villeroy ; à M. de Saint-Georges succéda un autre Villeroy, puis vint en 1731 M. de Rochebonne, et, en 1744, à l'époque où écrit Saint-Simon, le

sieux[1], frère du comte et du maréchal de Matignon[2]. Il y eut un petit désordre à Lyon pour une imposition que la ville avoit nouvellement mise sur la viande. Les bouchers excitèrent le peuple, dont quantité prit les armes et fit une assez grande sédition[3], tellement que Méliand[4], intendant, fut obligé d'ôter l'imposition, et apaisa tout par là. Cette imposition n'avoit pas été trop approuvée; ainsi l'intendant le fut[5]. Le maréchal de Villeroy, qui, sur tous les hommes du monde, aimoit à se faire de fête[6], se trouvoit lors à Villeroy avec un peu de goutte[7]. Il écrivit au Roi pour lui permettre d'aller à Lyon: il l'obtint et partit[8].

siège de Lyon appartenait au fameux cardinal de Tencin, qui séjournait continuellement à Paris.

1. Léonor de Matignon (tome XI, p. 284) mourut le samedi 14 juillet (*Gazette*, p. 348 ; *Gazette d'Amsterdam*, n° LIX). Dangeau ne l'annonce que le 15 (p. 192).

2. Jacques III, comte de Matignon, et Charles-Auguste, comte de Gacé, puis maréchal de Matignon : nos tomes II, p. 134, XI, p. 281-282, et XV, p. 429-430.

3. Saint-Simon prend cela dans Dangeau les 8-9 juin et 3 juillet (p. 163 et 186), et il ne modifie que légèrement le texte du *Journal*. L'émeute se produisit les 4 et 5 juin 1714 à l'occasion des droits d'octroi ; les bouchers surtout y prirent une part très active et pillèrent un bureau de la ferme du tabac. On trouvera des renseignements très détaillés sur toute cette affaire dans la *Correspondance des contrôleurs généraux*, tome III, n° 1655 ; les lettres y relatives sont dans le carton G⁷ 367 aux Archives nationales. Un arrêt du Conseil fut rendu en conséquence le 8 juin (reg. E 1957, fol. 113). Mme de Maintenon en parle dans sa correspondance avec la princesse des Ursins (recueil Bossange, tome III, p. 74).

4. Antoine-François Méliand : tome XIII, p. 197. — Saint-Simon écrit ici *Melliand*.

5. Il ne semble pas que l'imposition ait été enlevée; mais son application dut être suspendue, jusqu'à ce que les troupes appelées aient pu maintenir l'ordre.

6. Expression déjà relevée dans le tome XXII, p. 126.

7. Comme la première sédition ne dura pas, le maréchal pensa qu'il n'y avait pas lieu de partir et resta à Villeroy, où il recevait alors le cardinal del Giudice (*Gazette d'Amsterdam*, n° LI).

8. Les esprits ne se calmant pas, le Roi crut que la présence du

On envoya ordre à quelques troupes du camp de la Saône[1]
d'y marcher, et le maréchal de Villeroy trouva en arrivant
qu'il n'y avoit plus rien à faire ; mais il ne laissa pas d'y
demeurer[2]. Au moins étoit-il mieux là qu'à la tête d'une
armée.

Chalais, qu'on a vu mandé de l'armée destinée à Barcelone[3], s'étoit peu arrêté à Madrid. Il étoit arrivé à Paris
dépêché par la princesse des Ursins ; elle l'avoit chargé
de lettres pour le cardinal del Giudice[4]. La corde venoit
de casser[5] par le Roi sur sa souveraineté, et la paix enfin
conclue[6] avec l'Espagne sans en faire mention, laquelle
étoit demeurée seule en arrière accrochée sur ce point[7].

gouverneur pourrait être utile, et le maréchal arriva à Lyon le 20 ou le
24 juin.

1. C'était un des camps de paix qu'on avait établis pendant les négociations de Baden (ci-dessus, p. 274) ; il était situé sur les bords de la
Saône, au nord de Lyon, entre les villes d'Anse et de Villefranche ;
on peut voir à ce sujet une lettre de Monsieur le Duc, gouverneur
de Bourgogne, dans la *Correspondance des contrôleurs généraux,*
tome III, n° 1542.

2. Il y eut des procédures engagées, d'une part, contre les émeu-
tiers, d'autre part, contre les fermiers des octrois, qu'on accusait d'avoir
donné prétexte à la révolte par leurs malversations ; il y eut condamnation de part et d'autre (*ibidem,* n° 1655). Mme de Maintenon écrivait le 16 juillet : « Le maréchal de Villeroy est adoré à Lyon et
pacifie tout et avec tant de douceur que je crois qu'il fera pendre
quelques révoltés sans déplaire » (recueil Bossange, tome III, p. 86).
Il y a une chanson satirique dans le *Nouveau siècle de Louis XIV,*
tome IV, p. 340.

3. Ci-dessus, p. 246.

4. *Dangeau,* p. 142 et 157. Mme de Maintenon écrivait à ce propos
à Mme des Ursins le 9 juin (recueil Bossange, tome III, p. 73) : « Il est
vrai que la mission de M. de Chalais a paru très extraordinaire ; il
arrive pour ne dire mot, avouant pourtant qu'il est envoyé. »

5. Expression déjà rencontrée au tome XXI, p. 89.

6. Venait d'être conclue.

7. C'est seulement le 26 juin 1714 que la paix entre l'Espagne
et la Hollande fut signée à Utrecht ; le texte du traité est dans
le *Corps diplomatique* de Du Mont, tome VIII, première partie,
p. 427.

Dans ces entrefaites, le Roi alla le mardi 29 mai à Marly, et y donna un logement au cardinal del Giudice [1].

J'étois du voyage à mon ordinaire, quoique Mme de Saint-Simon fût restée à Versailles auprès de Mme la duchesse de Berry. Le Roi n'avoit pas ouï parler encore par le roi d'Espagne qu'il pensât à se remarier, beaucoup moins à une fille de Parme ; mais il en étoit informé d'ailleurs [2]. Ce procédé, enté [3] sur la souveraineté prétendue par la princesse de Ursins, et sur toute sa conduite avec le roi d'Espagne depuis la mort de la reine, mit le sceau à la résolution de la perdre sans retour. Il échappa au Roi, toujours si maître de soi et de ses paroles, un mot et un sourire sur Mme des Ursins, tellement énigmatique quoique frappant, que Torcy, à qui il le dit, n'y comprit rien. Dans sa surprise, il le conta à Castries [4], son ami intime, et celui-ci à Mme la duchesse d'Orléans, qui le conta à M. le duc d'Orléans et à moi. Nous nous cassâmes vainement la tête [5] pour y comprendre quelque chose. Toutefois un mot si peu intelligible sur une personne comme Mme des Ursins [6], et qui jusqu'à ces derniers temps avoit été si parfaitement avec le Roi et avec Mme de Maintenon, ne me parut pas favorable. J'y étois confirmé par ce qui venoit de se passer sur sa souveraineté, mais à mille lieues de la foudre que cet éclair annonçoit, et qui ne nous [7] le

Le Roi, à qui il échappe un mot inintelligible sur la princesse des Ursins, résout entièrement sa perte.

1. *Dangeau*, p. 154 et 155 ; ci-dessus, p. 246.

2. Par son ambassadeur le marquis de Brancas, alors à Paris.

3. C'est-à-dire, cette manière de faire de la princesse des Ursins, venant après ses prétentions à une souveraineté.

4. Joseph-François de la Croix, marquis de Castries : tome III, p. 328.

5. « On dit figurément *se casser la tête à faire quelque chose,* pour dire s'y appliquer avec une grande contention, un grand travail d'esprit » (*Académie,* 1718).

6. Pourquoi Saint-Simon ne rapporte-t-il pas ce propos du Roi ?

7. *Ne n' le* est en interligne au-dessus de *alors,* qui a été biffé et après lequel se trouve un premier *n' le* que Saint-Simon a oublié de rayer ; plus loin, les mots *que par sa chutte* sont en interligne.

développa que par sa chute ; mais il n'est pas temps encore d'en parler. Le mariage de Parme étoit conclu, et le Roi n'en ouït[1] point encore parler de quelque temps de la part de l'Espagne. Tout portoit à croire néanmoins que Chalais n'étoit venu que pour cette affaire, que les dépêches qu'il avoit apportées au cardinal del Giudice la regardoient. Peut-être s'en trouvèrent-ils embarrassés, et qu'ils différèrent[2]. Je n'en ai pas pénétré davantage là-dessus[3]. Peut-être aussi cela ne regardoit-il encore que la souveraineté manquée, et l'ordre envoyé aux plénipotentiaires d'Espagne de signer la paix sans en plus parler[4]. Quoi qu'il en soit, Chalais apporta lui-même les paquets dont il étoit chargé au cardinal del Giudice à Marly[5]. Il s'en retourna sans voir le Roi ni personne. C'étoit le samedi 2 juin. Le lendemain dimanche 3, le Roi[6], satisfait enfin de l'ordre du roi d'Espagne[7] envoyé à Utrecht, fit entrer le duc de Berwick dans son cabinet[8], à qui il ordonna de se tenir prêt à partir pour le siège de Barcelone

L'Espagne
signe la paix
sans plus parler
de souveraineté
pour
la princesse des
Ursins.

1. Le mot *ouïf* est répété deux fois.
2. Il avait d'abord écrit *différent*, qu'il a corrigé en *différèrent*.
3. Aujourd'hui, grâce à ce qui a été publié de la correspondance de Mme des Ursins, on peut résoudre la question. Le 20 juin, en effet, elle écrivait au prince de Chalais : « J'ai reçu vos deux lettres du 4 juin après que le courrier qu'on a dépêché à M. le cardinal del Giudice a été parti, et j'ai vu avec chagrin que ma lettre que vous avez reçue par M. Duvivier n'étoit pas assez claire et que, dans le doute où elle vous laissoit, vous n'avez pas cru devoir demander votre audience. Je vous envoie donc un courrier à toutes jambes pour vous dire de la part de S. M. C. de l'aller demander au Roi et à Mme de Maintenon pour déclarer à S. M. T. C. la nécessité où S. M. se trouve de se remarier... » (recueil Bossange, tome IV, p. 415). Voyez aussi les lettres publiées par le feu duc de la Trémoïlle dans le tome VI de *Madame des Ursins et la succession d'Espagne*. Saint-Simon avait bien deviné.
4. Ci-dessus (280, note 7).
5. *Dangeau*, tome XV, p. 157.
6. Ici, Saint-Simon par erreur a écrit *croy*.
7. On lit ici le mot *avoit* ajouté après coup en fin de ligne sur la marge, et qui est complètement inutile.
8. *Dangeau*, p. 160.

avec soixante-huit[1] bataillons françois, à qui, en même temps, on envoya ordre d'y marcher, et quatre lieutenants généraux et quatre maréchaux de camp françois, outre ceux qui y sont[2] déjà. Le duc de Mortemart obtint d'y[3] être le cinquième de ces maréchaux de camp[4]. On remarquera en passant que ce départ fut bien retardé[5], tandis que les Espagnols en corps d'armée se morfondoient en Catalogne, sous le duc de Popoli[6], qui s'en retourna vilainement à Madrid dès que le siège commença[7]. Brancas, courant au plus fort avec le cardinal del Giudice, avoit eu ordre, comme on l'a vu[8], de s'arrêter en chemin, où il rencontreroit Berwick, pour conférer avec lui. Le Roi sans doute s'étoit ravisé sur l'opiniâtreté de l'Espagne à arrêter sa paix sur la souveraineté de Mme des Ursins[9]. Il y avoit longtemps que Brancas et le cardinal étoient arrivés sans qu'il fût mention du départ de Berwick ni des troupes qui lui étoient destinées, et l'ordre n'en fut donné, comme on le voit, qu'immédiatement après que le Roi fut assuré que le roi son petit-fils avoit enfin envoyé les siens à

Vingt-huit
bataillons
françois avec
Berwick pour
le siège
de Barcelone.

1. Saint-Simon a écrit *vingt-huit* dans la manchette et *soixante-huit* dans le texte. On voit par le passage de Dangeau qui lui sert de source que c'est la leçon du texte qui est la bonne.

2. Saint-Simon emploie l'indicatif parce qu'il reproduit les termes employés par Dangeau.

3. La lettre *y* a été ajoutée après coup.

4. *Dangeau,* p. 161 ; *Gazette d'Amsterdam,* nᵒ LI.

5. Voyez les *Mémoires de Berwick,* édition Michaud et Poujoulat, p. 424.

6. Rostaing Cantelmi : tome VIII, p. 301.

7. Dès le mois de février le duc de Popoli avait demandé l'autorisation de se défaire de son commandement et de retourner à Madrid (*Dangeau,* tome XV, p. 86).

8. Ci-dessus, p. 223.

9. « Vous savez présentement, écrivait Mme de Maintenon à Mme des Ursins le 2 mai, que la paix de l'Espagne avec la Hollande est le point qui retient tout ;.... on comprend ici parfaitement l'importance du siège de Barcelone, mais encore plus celle de la paix avec les Hollandois » (recueil Bossange, tome III, p. 60 et 64).

Giudice, puis Chalais, voient le Roi en particulier.

Utrecht de signer sans plus songer à la souveraineté[1]. Aussitôt après que le duc de Berwick fut sorti du cabinet du Roi, il y fit entrer le cardinal del Giudice, apparemment pour lui dire ce qu'il venoit de commander[2], et, trois jours après, Chalais revint passer quelques heures à Marly, où Torcy le mena pour quelques moments dans le cabinet du Roi[3].

Ducasse malade, revient. Remplacé par Bellefontaine.

Mort de Mesnager ; son caractère.

Ducasse, retombé malade à la mer, demanda son congé. On le fit remplacer par Bellefontaine, lieutenant général[4].

Mesnager[5], troisième plénipotentiaire à Gertruydenberg et à Utrecht, dont on a suffisamment parlé alors pour le faire connoître[6], mourut d'apoplexie à Paris, fort riche, sans avoir été marié[7]. Ce fut dommage pour sa probité, sa

1. Voyez ci-après l'Appendice, n° V, p. 446.

2. *Dangeau,* p. 160.

3. Le 6 juin : *Dangeau,* p. 162.

4. Jacques-Auguste Maynard, commandeur de Bellefontaine, entré de bonne heure dans l'ordre de Malte, avait été fait capitaine de vaisseau en 1690 et chef d'escadre en 1702. C'est en cette qualité qu'il avait participé activement avec ses matelots à la prise de Nice en 1705. Nommé lieutenant général des armées navales en 1712, il mourut en janvier 1720. Il possédait depuis 1709 l'importante commanderie de Haute-Avesne. — Dangeau annonce le 7 juin (p. 162) la retraite de Ducasse et son remplacement à la tête de l'escadre qui devait participer au siège de Barcelone.

5. Nicolas Mesnager : tome XXII, p. 157.

6. Nos tomes XXII, p. 157-159, et XXIII, p. 270, et ci-dessus, p. 9-10.

7. Il mourut le 15 juin, au retour d'une promenade aux Tuileries (*Dangeau,* p. 166 ; *Gazette,* p. 300 ; *Gazette d'Amsterdam,* n° LI). Il fut enterré à Saint-Roch, et son épitaphe rappelait qu' « après avoir donné des témoignages éclatants de sa capacité dans les négociations qui lui avoient été confiées, tant en Espagne qu'en Hollande, et après avoir posé en Angleterre les premiers fondements de la paix générale, il l'avoit heureusement conclue et signée à Utrecht » (Piganiol de la Force, *Description de Paris,* tome II, p. 342). Il laissait une fortune de six cent mille livres. Pour récompenser ses services en Espagne, Philippe V lui avait donné une pension de dix mille livres et le titre de comte de Saint-Jean (*Journal du marquis de Torcy,* p. 299).

modestie, sa capacité dans le commerce et son intelligence dans les affaires. Il n'étoit point vieux[1].

Mme la duchesse du Berry se blessa dans sa chambre, le samedi 16 juin, d'une fille qui ne vécut que douze heures[2]. Le Roi, qui[3] étoit à Rambouillet[4], nomma Mme de Saint-Simon, comme duchesse, pour mener ce petit corps à Saint-Denis, et le cœur, au retour, au Val-de-Grâce. Deux heures après, il dit qu'il l'avoit nommée parce qu'elle lui étoit venue la première dans l'esprit comme étant à Versailles, et Mme de Pompadour de même pour femme de qualité, mais que, s'il eût pensé que l'une étoit dame d'honneur, l'autre gouvernante, laquelle, par son emploi, y devoit toujours aller, il auroit nommé une autre duchesse et une autre dame ; mais la chose étoit faite, et de Rambouillet, et Mme de Saint-Simon en eut la corvée[5]. L'évêque de Séez, premier aumônier de feu M. le duc de Berry[6], étoit avec elle, et à droit au fond du carrosse, portant le cœur[7] ; Mme de Pompadour et Mme de Vaudreuil[8], gouvernante et sous-gouvernante, au devant ; le

Duchesse de Berry [se] blesse d'une fille. Mme de Saint-Simon *, par méprise du Roi, la conduit à Saint-Denis et le cœur au Val-de-Grâce. [*Add. S^tS. 1145*]

1. Il n'avait que cinquante-neuf ans. Rigaud avait fait son portrait, qui est aujourd'hui au musée de Versailles, n° 3669, et qui fut gravé par Simonneau. Le médaillon, en profil, qui décorait sa pierre tombale à l'église Saint-Roch a été retrouvé à Versailles par M. Soulié : voyez le *Bulletin de la société des antiquaires de Normandie*, 1868, p. 240.

2. *Dangeau*, tome XV, p. 166 et 167. La petite princesse mourut le 17 à deux heures du matin. Bien qu'elle eût été ondoyée, on lui administra les cérémonies du baptème, et elle reçut les noms de Marie-Louise-Élisabeth (*Gazette*, p. 299 ; *Gazette d'Amsterdam*, n° LII).

3. *Qui* surcharge *nom[ma]*.

4. Le séjour du Roi à Rambouillet dura du 11 au 19 juin, jour où il retourna à Marly (*Dangeau*, p. 164-168).

5. Ce doit être dans ses souvenirs personnels que notre auteur puise cela ; car Dangeau n'en parle pas ; mais Saint-Simon avait fait à ce propos l'Addition indiquée ci-contre.

6. Dominique-Barnabé Turgot : tome XX, p. 82.

7. Ces trois mots sont en interligne.

8. Louise-Élisabeth Joibert de Soulanges : tome XXIII, p. 221.

* Le manuscrit porte *M^e de S*, seulement.

curé[1] à la portière, et à l'autre portière le petit corps ; des gardes, des pages, des carrosses de suite[2] ; ils en eurent pour quatorze ou quinze heures.

Mort
de la première
électrice
d'Hanovre.

La princesse Sophie[3], palatine, veuve du premier électeur d'Hanovre[4], et mère du premier Hanovre roi d'Angleterre[5], mourut à quatre-vingts ans[6]. Elle étoit fille de la sœur[7] du roi Charles Ier d'Angleterre qui eut la tête coupée, et fille de l'électeur palatin à qui il en prit si mal de s'être voulu faire roi de Bohême[8]. Ce fut par elle que le droit à la couronne d'Angleterre vint à la maison d'Hanovre, non qu'indépendamment de la ligne royale des Stuarts il n'y eût plusieurs héritiers plus proches, mais tous catholiques[9], et elle étoit la plus proche d'entre les protestants. C'étoit une princesse de grand mérite[10], qui

1. M. Huchon, curé de Versailles.

2. *Dangeau*, p. 167 ; *Gazette*, p. 299-300 ; *Gazette d'Amsterdam*, n° LII. La lettre écrite par Louis XIV aux religieux de Saint-Denis pour les prévenir de l'arrivée du corps de la princesse est dans le carton K 122, n° 27.

3. Sophie de Bavière : tome II, p. 251.

4. Ernest-Auguste de Brunswick-Zell, duc d'Hanovre : tome II, p. 251.

5. Georges-Louis, duc de Brunswick-Hanovre, proclamé roi d'Angleterre le 12 août 1714, sous le nom de Georges Ier : tomes II, p. 251, et XVII, p. 95, et ci-après, p. 380.

6. Le 8 juin, à Herrenhausen, d'une attaque d'apoplexie dont elle fut frappée en revenant d'une promenade dans ses jardins (*Gazette*, p. 299 ; *Gazette d'Amsterdam*, n° XLVIII ; *Dangeau*, p. 168). Elle était dans sa quatre-vingt-quatrième année, étant née le 13 octobre 1630.

7. Élisabeth Stuart : tome II, p. 252. — 8. Frédéric V : *ibidem*.

9. Déjà dit aux tomes VIII, p. 257-258, et XVII, p. 95.

10. Tome V, p. 47, note 1. L'*État de la cour de Brandebourg*, publié par M. Schefer dans la *Revue d'histoire diplomatique*, 1887, p. 418-419, vante son esprit, son talent pour les langues, son entente des affaires. Mme Dunoyer en parle avec grand éloge au moment de sa mort (tome IV, p. 180). D'après Gourville (*Mémoires*, tome II, p. 128), « cette princesse avoit dans sa jeunesse infiniment d'esprit et une si grande gaîté qu'elle l'inspiroit à ceux qui l'approchoient. Mais, ajoute-t-il, il me semble qu'elle avoit une pente naturelle à chercher à dire souvent quelque petite chose sur son prochain en présence ; mais elle

avoit quatre-vingts ans[1]. Elle avoit élevé Madame[2], qui étoit fille de son frère[3], laquelle avoit conservé un extrême attachement pour elle, et qui toute sa vie lui écrivit, deux fois la semaine, des vingt et vingt-cinq pages par ordinaire[4]. C'étoit à elle à qui elle écrivoit ces lettres si étranges que le Roi vit, et qui la pensèrent perdre à la mort de Monsieur, comme on l'a vu alors[5]. Elle fut affligée au dernier point de la perte de cette tante[6].

M. de Bouillon[7] avoit eu une assez grande maladie à Versailles, dont on crut même qu'il ne reviendroit pas[8].

le disoit de manière que celui à qui elle s'adressoit ne pouvoit s'empêcher d'en rire le premier. »

1. Il oublie qu'il a déjà dit son âge quelques lignes plus haut.

2. Tome V, p. 47, note 3.

3. Charles-Louis I⁰ʳ, électeur palatin : tome X, p. 125.

4. Déjà dit aux tomes V, p. 47, VIII, p. 336-337, et XVII, p. 94-95.

5. Tomes VIII, p. 351-352, et XVII, p. 95.

6. Elle écrivait à la raugrave Louise le 24 juin 1714 : « Je vois, par une lettre de Hanovre qui m'annonce notre malheur, hélas ! trop grand, qu'on vous y a rappelée. C'est pourquoi je vous écris, non pour chercher à me consoler avec vous, mais pour mêler mes larmes aux vôtres ; elles jaillissent bien souvent de mes yeux. Notre perte est immense ; mes pleurs cesseront peut-être de couler, ma tristesse ne prendra jamais fin. Cette chère électrice était toute ma consolation dans les nombreuses tribulations qui m'ont assaillie ; quand je les lui avais contées et que je tenais sa réponse, j'étais toute consolée. Et maintenant il me semble être seule au monde. Je crois que Notre Seigneur Dieu m'a envoyé cette affliction pour m'ôter la crainte de la mort ; car il est bien certain qu'à présent je finirai ma vie sans regret. » Et le 10 juillet : « Il ne m'est pas possible de vous dire ce que j'endure nuit et jour, et de plus j'ai le tourment de devoir me contraindre : car le Roi ne peut souffrir les visages tristes. Contre mon gré aussi, il me faut aller à la chasse. A la dernière je pleurai amèrement ; l'électeur de Bavière vint à ma calèche et me fit son compliment de condoléance ; je n'y pus tenir et laissai un libre cours à mes larmes, et cela pendant toute la chasse.... » (recueil Jæglé, tome II, p. 247-248).

7. Godefroy-Frédéric-Maurice de la Tour d'Auvergne : tome II, p. 18.

8. Saint-Simon a déjà fait allusion à cette maladie dans le tome XXIII, p. 332. Au commencement de mars, d'après Dangeau, l'état du duc était considéré comme désespéré (Journal, tome XV, p. 95).

et caractère de la duchesse de Bouillon. [*Add. S¹S. 1146*]

Lorsqu'il se trouva en état de changer d'air, il alla le prendre à Clichy[1]. Mme de Bouillon l'y alla voir de bonne heure le mercredi 20 juin[2] ; en entrant dans sa chambre, elle se trouva si mal et si subitement[3], qu'elle tomba à ses pieds et y mourut à l'instant même[4]. Elle avoit eu deux ou trois attaques d'apoplexie si légères qu'elles furent traitées d'indigestion, et qu'elle ne prit aucune sorte de précaution[5]. Elle avoit soixante-huit ans, et on voyoit encore en elle de la beauté et mille agréments[6]. Cet épouvantable spectacle fut regardé de tout le monde comme une amende[7] honorable à son mari de sa conduite, dont elle ne s'étoit jamais contrainte un moment, au point

1. Sans doute dans la maison qu'y avait Crozat : tome VI, p. 199.

2. Tous ces détails sont empruntés à Dangeau, tome XV, p. 168-169 ; mais Saint-Simon l'a lu distraitement ; car le *Journal* dit : « Mme la duchesse de Bouillon alla sur les *sept heures du soir* de Paris à Clichy, où M. de Bouillon est malade depuis quelque temps. »

3. Ces trois mots ont été ajoutés en interligne sans doute parce qu'ils ne figurent pas dans le *Journal* de Dangeau.

4. *Gazette*, p. 300 ; *Gazette d'Amsterdam*, n° LII ; *Lettres de Mme de Maintenon* (recueil Bossange, tome III, p. 79) ; *Mercure* de juin, p. 286-289 ; *Dictionnaire critique* de Jal, p. 831. La *Gazette d'Amsterdam* donne des détails sur ses obsèques (n° LIII).

5. C'est ce que dit Dangeau, et en effet le *Journal* (tome XIV, p. 477) avait déjà mentionné un long évanouissement qui lui était survenu en septembre 1713. A Tessé qui lui avait fait part de cette mort subite, Mme des Ursins répondait : « Je ne suis point étonnée que Mme la duchesse de Bouillon soit morte d'apoplexie ; je ne laisse point de plaindre son sort ; mais je la suis que la plupart des gens qui font des excès ne craignent pas de périr comme elle » (*Dictionnaire critique* de Jal, p. 831).

6. « La mère des Amours et la mère des Grâces » avait dit La Fontaine, qui traça ainsi son portrait physique :

A pied blanc et mignon, à brune et longue tresse
Nez troussé ; c'est un charme encor selon mon sens.

(*Œuvres*, tome IX, p. 359 et 360) ; un portrait d'elle peint par Corneille figura à l'exposition de 1704. Il y a deux portraits gravés de 1694, par Trouvain, et de 1695, dans la collection Hennin, n° 6207, et dans le carton M 815 des Archives.

7. Ecrit *amande*.

qu'elle ne voyoit que très peu de femmes qui n'avoient rien à perdre, mais[1] la meilleure et la plus florissante compagnie en hommes[2], dont sa maison, d'où elle ne sortoit guères, étoit le rendez-vous, avec grand jeu et grande chère; mais, sur la fin, elle étoit devenue avare, et avoit éclairci sa compagnie par son humeur, sa mauvaise chère, et se faire donner à souper partout où elle pouvoit. Elle[3] avoit été mariée en 1662, et elle étoit la dernière

1. *Mais* a été écrit en interligne, au-dessus d'*et* biffé.

2. On allait jouer chez elle tous les soirs, dit le Chansonnier (Bibl. nat., ms. Fr. 12692, p. 193). Les *Cours galantes* (tome I, p. 10 et suivantes, et 123-124), les *Nièces de Mazarin* d'Amédée Renée, la notice sur *la Maison de Bouillon-La Tour* de Stéphen Leroy (p. 75-80), les *Mémoires de Primi Visconti* (p. 115-116), les *Archives de la Bastille* (tome VI, p. 104), les *Caractères* de la Bruyère (tome I, p. 456) donnent des détails sur ses mœurs, sur la société à laquelle elle était mêlée, sur ses amours avec le grand prieur de Vendôme, son neveu, et avec un comédien. Saint-Simon a parlé ailleurs (appendice du tome VIII, p. 634) de sa longue liaison avec le marquis du Palais, et plaint son mari « de ce que la duchesse n'a pas toujours paru bien occupée d'une conduite qui dût plaire au Roi » (*Écrits inédits,* tome III, p. 265). Une chanson du temps, qui nous est parvenue, lui faisait dire :

> J'ai foison de dettes sans procès ;
> J'ai d'amants nombreuses kyrielles...

D'après un bruit recueilli par Bussy (*Correspondance*, tome III, p. 374), le Roi aurait dit d'elle en 1677 que c'était la femme de la cour la plus propre à instruire le Dauphin, encore ignorant des choses du mariage. De fait elle exerça, ainsi que son fils, une fâcheuse influence sur Monseigneur, que le prince de Turenne chercha à brouiller avec la Dauphine (*Mémoires de Mademoiselle*, tome IV, p. 517), et en 1685, comme le raconte Spanheim (édit. Bourgeois, p. 248), les discours et les lettres trop libres de la duchesse et du prince son fils, qui, sans cela, n'étaient déjà pas bien en cour, furent la cause de la disgrâce qui atteignit alors Mme de Bouillon. En dehors de sa débauche habituelle, elle manqua toujours de tenue et de décence, et le Chansonnier fait allusion à ses promenades aux Tuileries où, quoique vieille, elle montrait trop ses courtes jambes (ms. Fr. 12692, p. 23).

3. Pour toute cette parenthèse généalogique, Saint-Simon va se servir de l'ouvrage du P. Anselme, où la généalogie des Mancini est insérée tout au long, tome V, p. 462 et suivantes.

des nièces du cardinal Mazarin, mort 9 mars 1661, au
château de Vincennes, où il s'étoit fait porter. Elle étoit
née à Rome en 1646[1], de Michel-Laurent Mancini, mort
en 1657[2], et d'une sœur du cardinal Mazarin[3], mariée
en 1634 et morte en 1656. Ces Mancini ne sont connus
depuis 1380 que par des contrats d'acquisitions[4] et de vente
du prix de quarante ou cinquante florins, et des dots de
quarante à cinquante ducats, jusque très tard[5]. Jamais
aucun emploi de nulle sorte, jamais ni fiefs ni terre,
jamais une alliance qui se puisse nommer, ni active ni
passive[6]. On trouve vers 1530 une Jacqueline Mancini
mariée à Jean-Paul Orsini[7] ; mais ce Jean-Paul est entièrement ignoré par Imhof[8], qui est exact et instruit des
maisons d'Italie[9], et ne se trouve nulle part. On ne voit
même personne de la maison Ursine qui ait porté le nom
de Jean-Paul. Ajoutez à cette obscurité les alliances actives
et passives contemporaines des Mancini, celle de cet
inconnu n'imposera pas. Une seule acquisition[10] d'un
château ruiné, et quelque terre autour, aux portes de

1. Mais baptisée seulement le 13 septembre 1649 à l'église Sainte-
Marie *in via lata*.

2. Mort avant le 5 juillet 1657, dit l'*Histoire généalogique*.

3. Hiéronyme Mazzarini : notre tome XIV, p. 386.

4. *Acquisions*, par mégarde, dans le manuscrit.

5. Le premier acte de ce genre cité par l'*Histoire généalogique* est
du 1er janvier 1376.

6. Expression déjà rencontrée dans le tome XIV, p. 144.

7. « Jacomella ou Jacqueline Mancini, femme de Jean-Paul Orsini,
lequel passa une transaction pour le restant de sa dot le 12 août 1536
avec les fils et héritiers de Jean-Baptiste Mancini » (*Histoire généalogique*).

8. Jacques-Guillaume de Imhof (tome IX, p. 157).

9. Il publia sur les familles italiennes trois ouvrages estimés : *Historia Italiæ et Hispaniæ genealogica*, Nuremberg, 1701, in-folio ;
Corpus historiæ genealogicæ Italiæ et Hispaniæ, Nuremberg, 1702,
in-folio ; *Genealogicæ XX illustrium in Italia familiarum*, Amsterdam, 1710, in-folio. Saint-Simon avait dans sa bibliothèque le premier
et le troisième de ces ouvrages (nᵒˢ 999 et 1000 du *Catalogue*).

10. Encore ici *acquision*.

Rome, appelé Leprignana, de Jacques Conti, pour cinq mille florins, revendue longtemps après quarante mille écus à un Giustiniani, fait toute leur illustration [1]. On voit aussi que, vers les temps de cette vente, leurs dots [2] passoient mille ducats, et, vers ces mêmes temps, un Laurent Mancini est dit avoir servi les Vénitiens avec distinction [3] ; mais en quelle qualité, c'est ce qui n'est point exprimé. Enfin Paul Mancini, grand-père de Mme de Bouillon, servit en 1597 à la guerre de Ferrare, on ne dit point encore en quelle qualité [4], épousa en 1600 Victoria [5] Capoccia, fille de [6] Vincent se qualifiant patrice romain, et en eut quinze mille écus de dot [7]. Voilà l'illustre de la race. Il revint à Rome, s'adonna à l'étude, et l'académie des Humoristes prit naissance dans sa maison [8]. Enfin, devenu

1. L'*Histoire généalogique* (p. 463) mentionne cette acquisition, faite par Laurent Ier Mancini, le 3 juin 1444, de Jacques Conti, fils du comte d'Anguillara ; ce château en ruines était situé hors de la porte Saint-Pancrace. La vente en eut lieu le 23 juillet 1587 par. Laurent II Mancini à Joseph Giustiniani, qui appartenait à cette noble famille vénitienne (Saint-Simon écrit *Justiniani*). L'achat et la vente d'une terre d'un prix assez élevé indique cependant, quoi qu'en dise notre auteur, une fortune relativement considérable.

2. Ici, Saint-Simon écrit *dottes,* et plus haut *dots.*

3. Ce Laurent Mancini était le sixième fils d'Alexandre Mancini et d'Ambroisine de Fabii.

4. Ce membre de phrase, depuis *on,* a été ajouté en interligne.

5. La première lettre de ce nom surcharge *un[e].*

6. Ce *de* a été ajouté en interligne.

7. Ceci est le résumé de ce que dit l'*Histoire généalogique* (p. 462*) à l'article de Paul Mancini, qui mourut, non pas en 1637, mais en mai 1636 (*Gazette,* p. 369).

8. Cette société, fondée avant 1630 par Paul Mancini et Gaspard Silviani, était une réunion de savants et de beaux esprits, qui s'appliquaient aux œuvres de littérature ; elle avait pour emblème une nuée sortant de la mer et se résolvant en une pluie féconde, avec cette devise empruntée à Lucrèce : *Redit agmine dulci.* Son nom venait de ce qu'en italien on appelle *bell'humoristi* ceux qu'on nomme *beaux-esprits* en France. Elle se réunit d'abord au *palazzo* Mancini ; puis, en 1717, après une interruption de trente-cinq ans dans ses séances, elle les reprit au collège de la Sapience (*Gazette* de 1717, p. 295). Elle

veuf, il prit l'habit ecclésiastique. Il laissa trois fils et
deux filles. L'une épousa en 1624 Jacques Vellii[1], l'autre
Sartorio Theophilo[2]. Jusqu'ici les alliances ne brillent[3]
pas. Les trois fils furent Laurent[4], qui épousa la sœur du
cardinal Mazarin longtemps avant sa fortune, et qui
mourut en 1657, veuf depuis un an. Le second, François-
Marie Mancini, eut par la nomination du Roi le chapeau
de cardinal en 1660. Il étoit né en 1606, et mourut en
1672[5]. Le troisième, Laurent-Grégoire[6], qui étoit de
1608, mourut jeune et obscur. Aucun des trois ne sortit
d'Italie.

Michel-Laurent Mancini n'eut aucun emploi, point de
terres connues, ne brilla pas plus que ses pères, et comme
eux vécut en citadin obscur à Rome, et fort inconnu.
Ses enfants furent plus heureux. Le cardinal Mazarin en
fit comme des siens et les fit venir en France. Il y avoit
trois garçons et cinq filles ; deux autres étoient mortes à
Rome enfants[7]. L'aîné des fils fut tué au combat de
Saint-Antoine, en 1652, tout jeune[8]. Il promettoit beaucoup, et la fortune encore davantage. Le cardinal Mazarin
en fut très affligé. M. de Nevers étoit le second, dont il a
été parlé en son lieu[9]. Le troisième[10], qui ne promettoit

admettait des membres étrangers, et lorsque Peiresc mourut, son
éloge y fut prononcé en quarante langues différentes (*Trévoux*).

1. Elle s'appelait Olympe et fut mariée à ce Jacques Vellii, qui était
son cousin germain, le 4 février 1624.

2. Le commencement de *Sartorio* surcharge une lettre effacée du
doigt. — Hiéronyme-Marie Mancini, née le 20 mars 1603, épousa Sartorio Theophilo le 30 janvier 1630, et fit son testament le 7 octobre 1681.

3. Les mots *ne brillent* ont été écrits en interligne, au-dessus de
n'imposent, biffé.

4. Michel-Laurent, comme il a dit plus justement ci-dessus, p. 290.

5. *Histoire généalogique,* p. 462*.

6. *Ibidem.* — Il semble que Saint-Simon a écrit *Gregoirre.*

7. Marguerite et Anne Mancini, nées en 1643 et en 1647.

8. Paul Mancini : tome XIV, p. 387.

9. Philippe-Jules-François Mancini : tome V, p. 42.

10. Alphonse-Marie : tome XIV, p. 388.

pas moins pour son âge[1] que l'aîné, mourut à quatorze ans, en 1658[2]. Il étoit au collége des jésuites. La jalousie que quelques écoliers conçurent des distinctions qu'il y avoit les poussa à le berner dans une couverture ; il en tomba, et se blessa tellement qu'il en mourut, dont le cardinal Mazarin fut outré[3]. Cet exemple et celui du fils aîné du maréchal de Boufflers[4] par les jésuites mêmes[5], avec bien d'autres, montre que ce collège des jésuites n'est pas un lieu sûr pour ceux que la fortune a élevés[6] dès leur première jeunesse. Voici maintenant les filles :

Laure-Victoire, mariée, 4 février 1651, au duc de Mercœur[7], fils aîné du duc de Vendôme bâtard de Henri IV, puis duc de Vendôme, morte à Paris, 4 février 1657, mère du dernier duc de Vendôme, dont il a été tant parlé en ces *Mémoires,* et du grand prieur de France. Elle n'avoit pas vingt et un ans encore. Son mari fut cardinal en mars[8] 1667, et mourut en août 1668 ;

Olympe, mariée, 20 février 1657, à Eugène-Maurice de Savoie[9], comte de Soissons, colonel général des Suisses et Grisons, gouverneur de Champagne et Brie, dont, entre autres enfants, elle eut le comte de Soissons[10] et le fameux[11] prince Eugène. J'ai tant parlé d'elle en divers endroits, que je n'ai rien à y ajouter ;

Marie, qui fut l'objet des premières amours du Roi, qui la vouloit épouser. Cette raison la fit dépayser et

1. Les mots *p^r son age* ont été ajoutés sur la marge à la fin d'une ligne.
2. *1668* corrigé en *1658*.
3. Déjà raconté dans le tome XIV, p. 388-389.
4. Voyez notre tome XX, p. 327-330.
5. Ces quatre mots ont été ajoutés en interligne.
6. Le manuscrit semble porter *fortun a élevé.*
7. Tomes XIII, p. 104, et XIV, p. 386.
8. Le mot *mars* a été ajouté en interligne.
9. Tomes II, p. 44, et X, p. 258. — *Savoye* corrige *Soi[ssons].*
10. Louis-Thomas de Savoie : tome III, p. 278.
11. La première lettre de *fameux* corrige un *c* (célèbre).

marier à Rome, en avril[1] 1661, au connétable Colonne[2], qu'elle perdit en 1689. On aura lieu de parler d'elle encore;

Hortense, qui, avec vingt-huit millions de dot, des dignités, des gouvernements, etc., et l'obligation de prendre en seul le nom et les armes de Mazarin[3], épousa le duc Mazarin, fils unique du maréchal de la Meilleraye, desquels aussi on a suffisamment parlé[4];

Enfin, Marie-Anne, mariée, 20 avril 1662, au duc de Bouillon, qui avoit acheté en 1658 de la maison de Guise la charge de grand chambellan de France.

Ajoutons à tant de grandeur que la sœur aînée du cardinal Mazarin[5] avoit épousé en 1634 Hiérôme Martinozzi, soi-disant gentilhomme romain[6], dont elle n'eut que deux filles, que le cardinal Mazarin maria aussi passablement : l'aînée, en 1655, à Alphonse d'Este, duc de Modène[7], et la reine d'Angleterre, épouse de Jacques II, morts à Saint-Germain, étoit leur fille; l'autre au prince de Conti, frère de Monsieur le Prince le héros[8], dont deux fils : l'aîné, mort fort jeune, gendre naturel du Roi; l'autre, si connu par sa réputation, qui fut un instant roi de Pologne, et dont le prince de Conti d'aujourd'hui[9] est petit-fils. Ainsi Mme de Bouillon, avec quatre sœurs si grandement établies, se trouvoit comme elles cousine germaine de la princesse de Conti et de la duchesse de Modène mère de la reine d'Angleterre réfugiée en France. Le cardinal

1. *Avril* est en interligne, au-dessus de *fr*, biffé.
2. Tomes V, p. 44, et XIII, p. 104.
3. Après *Mazzarin*, il a biffé *et de Mancini*.
4. En dernier lieu dans notre tome XXIII, p. 201 et suivantes.
5. Laure Mazzarini : tome VI, p. 248.
6. Ce Jérome Martinozzi portait le titre de comte; on ignore la date de sa mort.
7. Laure Martinozzi mariée à Alphonse IV d'Este : tomes VI, p. 248, et XIV, p. 218.
8. Anne-Marie Martinozzi et Armand de Bourbon, prince de Conti : tome I, p. 78 et 79.
9. Louis-François de Bourbon : tome XIV, p. 386.

Mazarin avoit doté ses sept nièces, et on peut imaginer comment, pour les placer si haut d'une naissance si persévéramment basse, pauvre et obscure. Ajoutez-y les vingt-huit millions de sa véritable héritière[1], les biens qu'il donna à M. de Nevers, dont le duché est une province, les meubles, les maisons, les bijoux, les pierreries, les statues et les tableaux, les gouvernements et les charges, et on verra ce que c'est qu'un premier ministre pour un roi, pour ses sujets, pour un royaume. Encore faut-il avouer que cet effréné pillage en est le plus léger et le moins dangereux, peut-être encore le moins honteux[2] de tous les inconvénients, et sûrement, quelque monstrueux qu'il soit, le moins nuisible.

Si les pères de ces nièces n'étoient rien, leurs mères, sœurs du cardinal Mazarin, étoient, s'il se peut, encore moins. Jamais on n'a pu remonter plus haut que le père de cette trop fameuse Éminence[3], ni savoir où elle est née, ni quoi que ce soit de sa première jeunesse[4]; tout

1. Hortense : ci-dessus, p. 294.

2. La première lettre de *honteux* surcharge un *d*.

3. Pierre Mazzarini, originaire de la république de Gênes, naquit, croit-on, à Palerme, et vint s'établir à Rome, où il mourut le 14 novembre 1654, à soixante-dix-huit ans. Son fils l'avait fait naturaliser français le 10 mai précédent, avec dispense de résider en France (Archives nationales, reg. X^{1A} 8658, fol. 556 v° et 558 v°). Il habitait à Montecavallo un palais où il fit représenter un opéra en 1647 (*Gazette,* p. 266). M. Victor Du Bled a publié en mars 1904 dans le *Carnet historique* (p. 351 et suivantes) une étude sur la famille du cardinal.

4. De nos jours, on est mieux renseigné sur la naissance, la jeunesse et les débuts du cardinal Mazarin. Outre les ouvrages d'Aubery et de Priorato, le livre de Victor Cousin, *la Jeunesse de Mazarin* (1865), et la notice documentée que Chéruel a donnée sur lui dans l'Appendice I du tome I de son *Histoire de la minorité de Louis XIV*, ont fait justice des légendes répandues par Scarron, par les mazarinades et par les pamphlétaires de la Fronde. L'histoire de sa jeunesse par un de ses amis d'enfance, qui est conservée dans les manuscrits de Chantilly, n° 1392, a été publiée dans la *Rivista contemporanea* d'octobre 1855. Enfin il y a des pièces d'état civil et des documents de famille dans le ms. Clairambault 1144, fol. 104 et suivants.

ce qui l'a suivie est si connu, qu'on n'en parlera pas ici. On sait seulement qu'ils étoient de Sicile. On les a crus des manants de la vallée de Mazzare[1] qui avoient pris le nom de Mazarin, comme on voit à Paris des gens qui se font appeler Champagne et Bourguignon[2]. La mère du cardinal étoit Buffalini[3]. On ignore toutes les antérieures, puisqu'on ne sait rien des Mazarins. Le père du cardinal vécut si obscur toute sa vie à Rome, que, lorsqu'il y mourut en novembre 1654, à soixante-dix-huit ans, cela n'y fit pas le moindre bruit. Les nouvelles publiques de Rome eurent la malice d'y insérer ces mots : « Les lettres de Paris nous apprennent que le seigneur Pietro Mazarini, père du cardinal de ce nom, est mort en cette ville de Rome le, etc.[4]. » Revenons maintenant à Mme de Bouillon.

Avec des grandeurs en tel nombre, et si proches, Mme de Bouillon trouva en se mariant M. de Turenne

1. Mazzara-della-Valle, dans la province de Trapani. Il y a aussi, dans celle de Caltanissetta, une localité qui s'appelle Mazzarino.

2. Saint-Simon emprunte cela à cette fameuse mazarinade de mars 1654, qu'on attribua à Scarron, mais qu'il désavoua formellement. On y trouve ces vers (C. Moreau. *Choix de Mazarinades*, tome II, p. 247) :

> Au malheur des gens de bien
> Elle (la fortune) fit du val de Mazare
> Sortir ce ministre si rare.
> De Mazare vient Mazarin,
> Des Canaries Canarin,
> Comme on dit le Manceau du Maine,
> Le Tourangeau de la Touraine,
> Basque, Champagne ou le Picard
> Ou quelque autre nom d'autre part,
> Comme en usent en notre France
> Les faquins de basse naissance.

3. Hortense, fille d'Octave Buffalini et de Françoise Belloni de Thurin ; il y a des renseignements sur cette famille Buffalini dans le dossier bleu *Thurin*, n° 16886, fol. 19, au Cabinet des titres.

4, Nous n'avons pu trouver dans quelle gazette italienne Saint-Simon avait puisé cette plaisanterie.

dans le comble de son lustre et du crédit auprès du Roi, jusqu'à anéantir publiquement à son égard celui des plus puissants ministres, et la comtesse de Soissons la reine de la cour, le centre de la belle galanterie, qui dominoit le monde, de chez qui le Roi ne bougeoit, et qui tenoit le sort de tous entre ses mains[1]. Ce radieux état dura long-temps, celui de M. de Turenne jusqu'à sa mort en 1675. Elle vit de plus le frère de son mari cardinal à vingt-six ans, en 1669[2], et grand aumônier en 1671, dans la plus grande faveur, et son autre beau-frère recueillir la charge de la cavalerie et le gouvernement de M. de Turenne[3] : aussi poussa-t-elle l'orgueil jusqu'à l'audace, et un orgueil qui s'étendoit à tout ; mais, comme elle avoit beaucoup d'esprit et de tour et d'agrément dans l'esprit[4], elle sentoit les proportions, et avoit le jugement de ne les outrepasser guères, et de couvrir son jeu de beaucoup de politesse pour les personnes qu'il ne falloit pas heurter, et d'un air de familiarité avec les autres, qui voiloit comme par bonté celui d'autorité. En quelque lieu qu'elle fût, elle y don-

1. Déjà dit souvent : voir tomes XI, p. 295, XIV, p. 218, et surtout XVI, p. 427, où ont été réunis les textes qui confirment les dires de Saint-Simon. Le manuscrit porte par erreur *entre se mains*.

2. Le cardinal de Bouillon : tome V, p. 284.

3. Frédéric-Maurice de la Tour, comte d'Auvergne : tome I, p. 131.

4. Ce qui précède depuis *et de tour*, a été ajouté sur la marge à la fin d'une ligne. A propos de Mme de Bouillon et de son esprit, on peut voir l'ouvrage de Lucien Perey, *le Roman du grand Roi*, p. 49, 73 et 81. Gayot de Pitaval cite plusieurs de ses bons mots (*Saillies d'esprit*, p. 135 et 136). Elle-même était bien persuadée de son intelligence : elle termine ainsi une lettre en vers adressée à son oncle, le cardinal :

> Aimez-moi plus que personne ;
> Je serai votre friponne ;
> Je suis toujours la même Marianne,
> Qui n'est pas un âne.

Avant son mariage, elle se faisait jouer la comédie tous les jours, et on disait les « comédiens de Mlle Marianne » (Chéruel, *Saint-Simon historien*, p. 289).

noit le ton, et y paroissoit la maîtresse. Il étoit dangereux de lui déplaire; elle se refusoit peu de choses, et
encore n'étoit-ce que par rapport à elle-même; d'ailleurs
très bonne amie, et très sûre dans le commerce. Son air
libre étoit non seulement hardi, mais audacieux, et, avec
la conduite dont on a d'abord touché un mot[1], elle ne[2]
laissa pas d'être une sorte de personnage dans Paris, et
un tribunal avec lequel il falloit compter[3]; je dis dans
Paris, où elle étoit une espèce de reine[4]; car, à la cour,
elle n'y couchoit jamais, et n'y alloit qu'aux occasions, ou
une ou deux fois au plus l'année. Le Roi personnellement ne l'avoit jamais aimée : sa liberté l'effarouchoit.
Elle avoit été souvent exilée, et quelquefois longtemps[5].

1. C'est-à-dire, avec la conduite légère dont il a été parlé au commencement de cet article (p. 288-289).

2. *Ne* est écrit en interligne.

3. On connaît la campagne qu'elle mena pour faire échouer la *Phèdre*
de Racine (Stéphen Leroy, *la Maison de Bouillon*, p. 79 : *Œuvres de
Racine*, tome III, p. 249 et suivantes). La Fontaine dans une de ses
lettres lui disait :

Les Sophocles du temps et l'illustre Molière
Vous donnent toujours lieu d'agiter quelque point ;
Sur quoi ne disputez-vous point?

4. Saint-Simon l'a déjà qualifiée ainsi au tome V, p. 33, et il le répètera en 1715 (suite des *Mémoires*, tome XI, p. 96).

5. Le Chansonnier (Bibl. nat., ms. Fr. 12689, p. 161), et M. Desnoi-
resterres, dans *les Cours Galantes* (tome I, p. 324-325), donnent
l'énumération de ses divers exils. Le premier, au couvent de Mon-
treuil, fut occasionné par une intrigue galante avec le comte de Lou-
vigny (A. Renée, *les Nièces de Mazarin*, p. 407). Le second fut une
conséquence de son rôle dans l'affaire des poisons (notre tome II,
p. 44). Compromise par les dires de la Voisin et surtout de Lesage,
elle dut comparaître devant la Chambre de l'Arsenal. Il semble comme
le dit Voltaire, qu'on n'ait poursuivi chez elle, qu'une « curiosité
ridicule, trop ordinaire alors » (*Siècle de Louis XIV*, chap xxvi) et
qu'il n'y ait « rien eu de noir à ses sottises, pas même de gris brun »
(*Lettres de Mme de Sévigné*, tome VI, p. 229). Elle « entra comme
une petite reine dans cette Chambre » (*ibidem*, p. 233) et répondit à
La Reynie « comme une grande dame innocente et spirituelle » (Bussy,
Correspondance, tome V, p. 52). Les juges ne paraissent pas avoir

Malgré cela elle arrivoit chez le Roi la tête haute, et on l'entendoit de deux pièces; ce parler haut ne baissoit point de ton, et fort souvent même au souper du Roi, où elle attaquoit Monseigneur et les autres princes ou princesses qui[1] étoient à table, derrière qui elle se trouvoit, et les dames assises auprès d'elle. Elle traitoit ses enfants, et souvent aussi ses amis et ses compagnies, avec empire[2];

pris bien au sérieux la tentative d'empoisonnement de son mari dont l'accusait Lesage; mais elle eut l'imprudence de triompher trop bruyamment et elle « se vanta si bien des réponses qu'elle avoit faites qu'elle s'attira une bonne lettre de cachet pour aller à Nérac » (*Sévigné,* tome VI, p. 266; voir aussi Combes, *Sévigné historien,* p. 177-179 et 184-185; Loiseleur, *Trois énigmes historiques,* p. 166-168; *Archives de la Bastille,* tome VI, p 97, 117, 131 et 149). Elle eut permission de revenir à la cour au mois d'août 1682 (*Sourches,* tome I, p. 132); mais elle s'attira trois ans plus tard une nouvelle disgrâce dont il a déjà été parlé, et reçut l'ordre de se retirer à Évreux (*Dangeau,* tome I, p. 202 et 205, juillet-août 1685). C'est alors qu'elle fit ces voyages que mentionne Saint-Simon à la fin de son portrait. Son séjour en Angleterre (*Dangeau,* tome II, p. 167, 307, 331 et 358; *Archives de la Bastille,* tome VII, p. 137-138) fut abrégé par la révolution de 1688. Ramenée à Rouen par un yacht du prince d'Orange, elle obtint la permission d'aller à Vichy, mais sans passer par Paris, Versailles ni Saint-Germain (*Journal de Dangeau,* tome II, p. 436). Au mois d'avril 1690 elle eut permission de se rendre à Rome (*Dangeau,* tome III, p. 111; *Sourches,* tome III, p. 236), où elle fit incognito un court séjour (*Mémoires de Coulanges,* p. 205 et 211-212), qui se termina par son rappel d'exil en août 1690 (*Dangeau,* tome III, p. 204).

1. La première lettre de *qui* surcharge un *d.*

2. Cet empire un peu tyrannique se manifestait volontiers vis-à-vis de l'abbé de Chaulieu (Stéphen Leroy, p. 78-79). Le plus célèbre de ses familiers fut la Fontaine, qui lui avait voué un culte dont les traces se retrouvent dans ses œuvres et sa correspondance (*Œuvres,* tomes I, p. LXXVIII-LXXXI, VI, p. 315-316 et 357, VIII, p. 15-17, et IX, p. 359-360, 390 et 401). C'est à elle qu'il dédia les *Amours de Psyché,* un livre de ses Fables et son *Poëme du Quinquina;* elle disait de lui assez plaisamment : « C'est un fablier, comme cet arbre-là est un pommier. » Un des liens qui avaient contribué à nouer leur intimité était leur égal amour pour les bêtes, dont Mme de Bouillon entretenait une vraie ménagerie (Franklin, *Les animaux,* tome II (1899), p. 159 et 160;

elle l'usurpoit sur les frères et les neveux de son mari et sur les siens, sur M. le prince de Conti et sur Monsieur le Duc même, tout féroce qu'il étoit, et qui, à Paris, ne bougeoient de chez elle. Elle traitoit M. de Bouillon avec mépris, et tous étoient plus petits devant elle que l'herbe. Elle n'alloit chez personne qu'aux occasions; mais elle y étoit exacte, et chez quelques amis fort particuliers, et ces visites, elle y conservoit un air de grandeur et de supériorité sur tout le monde, qu'elle savoit néanmoins pousser ou mesurer et assaisonner de beaucoup de politesse selon les personnes, qu'elle connoissoit très bien et qu'elle savoit distinguer. Sa maison[1] étoit ouverte dès le matin[2]. Jamais femme qui s'occupât moins de sa toilette; peu de beaux et de singuliers visages comme le sien qui eussent moins besoin de secours, et à qui tout allât si bien; toutefois, toujours de la parure, et de belles pierreries. Elle savoit, parloit bien, disputoit volontiers, et quelquefois alloit à la botte[3]. La splendeur dont, les douze ou[4] quinze premières années de son mariage, elle s'étoit vue environnée, l'avoit gâtée; ce qui lui en resta après ne la corrigea pas : l'esprit et la beauté la soutinrent, et le monde s'accoutuma à en être dominé. Tant qu'elle put, elle fit la princesse, et hasarda sur cela quelquefois des

Stéphen Leroy, p. 78-79; elle était également grande chasseresse (*les Cours galantes*, tome II, p. 71).

1. Son hôtel était situé sur le quai Malaquais (notre tome XIX, p. 51). Elle y avait réuni de précieux tableaux et son nom figure parmi celui des « Fameux curieux et dames curieuses des ouvrages magnifiques » que donne le *Livre commode des adresses de Paris en 1692* (tome I, p. 233).

2. Avant ce mot Saint-Simon a biffé *de*.

3. Expression empruntée au langage du manège où on l'applique aux chevaux vicieux qui cherchent à mordre le pied du cavalier (*Académie* de 1718); n'y aurait-il point là aussi quelque emprunt au vocabulaire de l'escrime. Une lettre de Madame a conservé le souvenir d'une violente querelle entre Mme de Bouillon et Mme de Grancey, où « on entendit de belles choses ! » (recueil Brunet, tome II, p. 125).

4. *Ou* est écrit en surcharge sur des lettres illisibles.

choses dont elle eut du dégoût, mais qui[1] ne ralentirent
point cette passion en elle. En tout ce fut une perte pour
ses amis, surtout pour sa famille[2]; c'en fut même une
pour Paris. Elle n'étoit ni grande ni menue, mais tout le
reste admirable et singulier. C'étoit grande table soir et
matin, grand jeu, et de toutes les sortes à la fois, et, en
hommes, la plus grande, la plus illustre et souvent la
meilleure compagnie. Au demeurant, une créature très
audacieuse, très entreprenante, par conséquent toujours
embarrassante et dangereuse. Elle sortit plus d'une fois
du royaume : elle se promena en Italie et en Angleterre
sous prétexte de ses sœurs, et vit aussi les Pays-Bas[3]; mais
elle régna moins à Rome et à Londres qu'à Paris.

Le fils aîné[4] du comte de la Motte[5] épousa Mlle de la
Rochecourbon, riche, sage et bien faite[6], et le marquis de

Mariage
de la Motte
avec Mlle de la

1. *Qui* est écrit en interligne.

2. Sa succession donna lieu à une transaction entre ses enfants, dont
le texte est conservé à la Bibliothèque nationale, ms. Nouv. acq. fr.
773, fol. 59-70.

3. Elle alla en Angleterre voir la duchesse Mazarin, à Rome la
connétable Colonne (ci-dessus, p. 294, et *Dangeau*, tome VII, p. 104
et 108); mais Saint-Simon paraît être seul à mentionner un voyage aux
Pays-Bas, où s'était retirée la comtesse de Soissons, son autre sœur.

4. Louis-Charles de la Motte-Houdancourt, né le 21 décembre 1687,
commença à servir dès l'âge de quinze ans en qualité de mousquetaire;
mestre de camp d'un régiment de cavalerie depuis 1705, il devint brigadier en 1719, maréchal de camp en 1734 et lieutenant général la même
année; pourvu de la charge de chevalier d'honneur de la Reine le 9
janvier 1743, il fut nommé maréchal de France en 1747 et mourut le
3 novembre 1755. Les *Mémoires de Luynes* le dépeignent en 1742
comme « bien fait, fort gaillard et fort aimable » (tome IV, p. 253).

5. Charles de la Motte-Houdancourt : tome IX, p. 279.

6. Saint-Simon écrit *Rochecourbon* et *Roche Courbon* — Estelle-
Thérèse de la Rochecourbon était fille d'Eutrope-Alexandre de Courbon, marquis de la Rochecourbon, et de Marie d'Angennes, qui
s'étaient mariés en 1686 (contrat du 14 août, Y 250, fol. 169 v°). Son
père étant mort en 1706 (*Sourches*, tome X, p. 163) et sa sœur aînée
en 1712, elle restait unique héritière avec dix mille écus de rente, dit
Dangeau. Le Roi signa le contrat le 26 juin (*Dangeau*, tome XV, p.
171 et 174). Elle mourut le 11 janvier 1773.

Roche-
courbon, et
d'une fille du
marquis
de Châtillon
avec
Bacqueville.

Mariage
de Creuilly
avec une
Spinola.

Châtillon[1], qui n'avoit rien à donner à ses filles[2], en maria une[3] à Bacqueville[4], fils d'un premier président de la chambre des comptes de Rouen[5], dont le père étoit un gros laboureur qui s'étoit fort enrichi dans les fermes qu'il avoit tenues[6]. Le mariage ne fut pas heureux[7].

Creuilly[8], second fils de feu M. de Seignelay, ministre et secrétaire d'État, épousa en même temps[9] une Spinola[10] qui[11] n'avoit rien, sœur de celle que le fils de M. de Nevers

1. Alexis-Henri, chevalier, puis marquis de Châtillon : tome II, p. 206.

2. Il a déjà dit que Châtillon avait « perdu tout à la mort de Monsieur » (tome VIII, p. 327).

3. Le *Journal de Dangeau* annonce ce mariage immédiatement après celui de M. de la Motte (tome XV, p. 171 et 172). — Cette seconde fille du comte de Châtillon s'appelait Pulchérie ; elle mourut à la Rembaudière, près Fontenay-le-Comte, le 9 mars 1744, âgée d'environ quarante-cinq ans (*Gazette*, p. 144).

4. Jean-François Boyvin de Bacqueville. Comme le dit Saint-Simon dans une Addition à Dangeau (tome XV, p. 171) et comme il le répétera au tome XVII, p. 11, de la suite des *Mémoires*, Bacqueville eut alors un régiment de son nom, qui fut plus tard cassé. Il mourut le 7 octobre 1760 dans l'incendie de sa maison, sur le quai des Théatins (*Gazette*, p. 491). — Saint-Simon écrit *Baqueville* dans la manchette, et *Bacqueville* dans le texte.

5. Jean-Baptiste Boyvin de Bonnetot, d'abord conseiller à la grand chambre du parlement de Paris, puis nommé premier président de la chambre des comptes de Rouen, le 13 juin 1692, porta lui-même le titre de marquis de Bacqueville. En 1699, il fut élu prince de l'académie du Puy à Rouen.

6. Cela sera répété en 1715 et en 1720 (suite des *Mémoires*, tomes XII de 1873, p. 324, et XVII, p. 11).

7. Dès le mois de mai 1716, la jeune femme plaidait en séparation contre son mari (*Dangeau*, tome XVI, p. 376 ; suite des *Mémoires*, tome XVII, p. 11). Dans ce procès, le marquis de Châtillon était pour son gendre, tandis que les parents du mari soutenaient la femme.

8. Paul-Édouard Colbert, comte de Creuilly : tome XV, p. 452.

9. Le contrat fut signé par le Roi dans la matinée du 24 juin, en même temps que celui de M. de Bacqueville (*Dangeau*, p. 171-172).

10. Anne-Françoise-Thérèse Spinola : tome XV, p. 452.

11. La première lettre de *qui* surcharge une *s*.

avoit épousée[1]. Cela ne fit pas non plus un mariage fort heureux[2].

Le Roi étoit revenu de Rambouillet droit à Marly le mardi 19 juin[3], d'où il fut voir Mme la duchesse de Berry à Versailles, sans y coucher[4]. Je fus à mon ordinaire de ce voyage ; j'en avertis parce qu'il fut étrangement curieux. Le cardinal del Giudice en fut aussi. Dès les premiers jours du voyage, le maréchal de Berwick y prit congé du Roi[5], et partit pour aller faire le siège de Barcelone.

Chalais y vint, sur un courrier d'Espagne, conférer, le mardi 26 juin après dîner, avec le cardinal del Giudice, puis avec Torcy. Il ne vit point le Roi ; mais il revint le lendemain matin à la fin du lever du Roi, qui le fit entrer dans son cabinet avec Torcy[6]. Sa commission étoit embarrassante : il s'agissoit de donner part au Roi du mariage du roi d'Espagne fait et conclu, et c'étoit la première fois que le roi d'Espagne lui en faisoit parler[7]. L'audience finie, Chalais prit congé pour retourner en Espagne[8]. Mme des Ursins, inquiète de cette hardiesse, vou-

Giudice établi[*] à Marly. Berwick part pour faire le siège de Barcelone.

Chalais donne part particulière[**] au Roi du mariage du roi d'Espagne avec la princesse de Parme. Giudice voit aussitôt après le Roi en particulier.

1. Marie-Anne Spinola, que nous avons vue épouser en 1709 Philippe-Julien-François Mazzarini-Mancini, prince de Vergagne, puis duc de Nevers : nos tomes IX, p. 282, et XV, p. 452.

2. Déjà dit en 1708. Cela n'empêcha pas M. de Creuilly de se remarier en 1754, à l'âge de soixante-huit ans et malgré plusieurs attaques d'apoplexie, avec Mlle de la Rochefoucauld-Lascaris d'Urfé, qui n'avait guère que vingt-deux ou vingt-trois ans (*Mémoires de Luynes*, tome XIII, p. 213-214).

3. *Dangeau*, p. 168. — 4. Dès le lendemain, 20 juin (*ibidem*).

5. Le 22 juin, et il partit le lendemain (*Dangeau*, p. 171 ; *Gazette*, p. 312).

6. Tous ces détails sont empruntés à Dangeau (p. 174), qui parle aussi de l'objet de la mission de Chalais.

7. Louis XIV donna son approbation par lettre du 2 juillet (vol. *Espagne* 235, fol. 249).

8. M. de Chalais dut mécontenter Louis XIV ; car le Roi fit écrire à Mme des Ursins par Torcy que, quand le roi catholique aurait

Establi a été ajouté en interligne.

** Le mot *particuliere* a été ajouté en interligne, ainsi que, plus loin le mot *aussitost*.

lut savoir par un homme uniquement à elle comment
elle auroit été reçue, et ce qu'il y auroit remarqué. Peu
de moments après que Chalais fut sorti du cabinet, le cardinal del Giudice y fut appelé[1] ; ce fut sur la même matière. Tout cela ne fut su que depuis[2]. Le Roi passa le plus
doucement et le plus légèrement du monde cet étrange
mariage, et le mystère si long et si entier qui lui en avoit
été fait, plus étrange, s'il se peut, que le mariage même[3].
Il ne le pouvoit empêcher, et il étoit sûr dès lors de sa
vengeance sur celle qui l'avoit fait et achevé de la
sorte[4].

Retraite
de Bergeyck;
il arrive
d'Espagne*,
vient à Marly.

Bergeyck arriva de Madrid, ayant, comme on l'a dit[5],
renoncé aux emplois et aux affaires, et allant se retirer
dans une de ses terres en Flandres. Le Roi le vit longtemps dans son cabinet, et, comme il en avoit toujours
été parfaitement content, il lui permit de venir à Marly
toutes les fois qu'il le voudroit. Comme il se proposa
d'user souvent de cette liberté, il se logea à Versailles[6],

quelque mission secrète à confier, il souhaitait qu'il ne choisît pas à
l'avenir le prince de Chalais (recueil la Trémoïlle, tome VI, p. 199).

1. *Dangeau*, p. 174.

2. Dangeau, en rapportant ces faits, dit : « On ne doute point que
la mission de M. de Chalais ne regarde le mariage du roi d'Espagne. »

3. A Vienne, on fut très surpris (vol. *Rome* 536, fol. 237).

4. La lettre autographe de Philippe V, datée du 23 juin 1714, par
laquelle il annonçait à son grand-père son futur mariage avec la princesse de Parme, a figuré le 25 novembre 1902 dans une vente faite
par M. Charavay. Philippe y passait en revue toutes les princesses
qu'on lui avait proposées : l'infante de Portugal, les princesses de
Bavière et de Pologne, et donnait les motifs de ses refus. A propos de
la fille du duc de Parme, il disait : « Elle est accoutumée dans une
cour où les divertissements ne sont pas vifs, et, ayant d'ailleurs de la
douceur, elle se trouvera, je crois, heureuse dans la mienne, où les
reines ont une vie plus retirée que dans toutes les autres. »

5. Ci-dessus, p. 246.

6. Saint-Simon prend tous ces détails dans le *Journal de Dangeau*
(tome XV, p. 186, 3 juillet).

* Les trois mots *arrive d'Espagne* sont en interligne au-dessus de
son éloge biffé.

vint souvent à Marly, où le Roi le distingua toujours et le vit plusieurs fois dans son cabinet. Avec toutes ses mesures, sa sagesse et sa modestie, les affaires d'Espagne, qu'il connoissoit à fonds, et celles de cette cour, qu'outre ses épreuves particulières il avoit vues à revers, il ne raccommoda pas la princesse des Ursins dans l'esprit du Roi. Tant qu'il demeura en ce pays-ci, il fut fort accueilli de la cour, et toujours, avec le Roi et ses ministres, sur un grand pied de privance et de distinction[1], sans jamais sortir des bornes de sa discrétion et de sa modestie. Cellamare eut aussi la liberté de venir, sans demander, de temps en temps à Marly faire sa cour[2], mais sans coucher : le cardinal de[l] Giudice l'avoit obtenu ainsi[3].

Le Chancelier fit alors un événement qui n'avoit point encore eu de semblable, et qui surprit étrangement ; on pourroit ajouter funestement. Toute sa vie, il avoit formé le dessein de mettre un intervalle entre la vie et la mort ; souvent il me l'avoit dit. Sa femme l'avoit empêché bien des fois de se retirer avant qu'il fût chancelier[4] ; elle le retint encore depuis, et, en mourant, elle lui fit promettre que, s'il vouloit enfin se retirer, il demeureroit encore six semaines[5] à y penser. Dès qu'il alla après sa mort[6] à l'Institution des Pères de l'Oratoire[7], dans un petit appartement qu'il y avoit, où il se retiroit les bonnes fêtes[8], il songea à

1. Dangeau mentionne une visite de lui à Marly le lendemain, 4 juillet, et deux à Versailles, les 4 et 20 décembre, cette dernière fois pour prendre congé (*Journal*, p. 289 et 343). Il insiste sur l'excellent accueil que lui faisait le Roi, répétant à chacune de ses visites « qu'il regardoit comme un malheur pour le roi son petit-fils de ce que Bergeyck ne se mêloit plus de ses affaires. »

2. *Dangeau*, p. 187. — 3. Déjà dit plus haut, p. 246.

4. Il a déjà été parlé de ces projets de retraite au tome VI, p. 283.

5. Ces deux mots ont été écrits au dessus de *3 mois*, qu'il a biffé.

6. *Après sa mort* a été ajouté en interligne.

7. Tome V, p. 383, et ci-dessus, p. 233.

8. Il a déjà parlé de ces retraites périodiques du Chancelier dans le tome XVI, p. 140.

exécuter son dessein, et il y prit secrètement toutes ses
mesures. Elles ne purent être si cachées qu'elles ne trans-
pirassent dans sa famille. La Vrillière, qui en fut alarmé,
m'en avertit. Nous consultâmes[1], le premier écuyer[2], lui
et moi ; ils me pressèrent de lui parler sur les inconvénients de cette retraite pour lui-même, et pour son fils si
détesté, qu'il laisseroit par là à découvert. J'eus beau dire ;
je ne gagnai rien. Il attendit[3] son terme, et il parla au
Roi, dont la surprise fut extrême. Il ne croyoit pas qu'un
chancelier pût se démettre, et il est vrai qu'il n'y en avoit
point d'exemple[4]. Quoique l'aversion que Mme de Maintenon avoit conçue[5] pour lui, depuis[6] la mort de sa femme,
qu'elle avoit toujours aimée et considérée, n'eût plus de
contre-poids ; que cette haine, et l'opinion que le Roi
avoit prise de longue main du jansénisme du Chancelier,
l'eût fort changé à son égard, l'habitude et l'ancien goût
qu'il avoit pour lui ne laissoient pas de prévaloir[7], et de

1. Cet emploi de *consulter*, pris absolument, a été relevé dans le
tome VIII, p. 459.
2. Il a dit bien des fois quelle amitié unissait M. de Beringhen à la
famille de Pontchartrain.
3. Après *attendit*, Saint-Simon a biffé les mots *à peu pres*.
4. On pouvait citer la destitution de Guillaume Poyet en 1544, celles
de M. d'Oriole en 1483 et de Morvilliers en 1465 ; mais il fallait remonter jusqu'à la fin du quatorzième siècle pour rencontrer la démission de
Pierre de Giac en 1388 et celle de Miles de Dormans en 1383. Saint-
Simon lui-même, pour expliquer que le Peletier n'ait pas voulu aspirer
à la succession du chancelier Boucherat, avait dit plus haut (tome IV,
p. 267) : « Il comprit qu'un chancelier ne pouvoit plus se retirer. »
5. Ce mot est écrit au-dessus de *prise*, qui a été biffé.
6. Ce mot est, dans le manuscrit, précédé d'un *qui* dont la présence
ne s'explique pas et ne peut pas s'accorder avec la construction générale de la phrase.
7. L'auteur des *Mémoires* a déjà parlé à maintes reprises de cette
aversion de Mme de Maintenon, tempérée par son estime pour la Chancelière, et des accusations de jansénisme portées contre Pontchartrain :
tomes VI, p. 286 et 561-562, X, p. 394-397, XV, p. 368, XVIII, p. 7
et 84. D'après la correspondance de Mme de Maintenon, Saint-Simon
ne paraît pas avoir exagéré sur ce point, et les termes dans lesquels

se faire sentir dans toute leur étendue quand il fut question d'une véritable séparation[1]. Le Roi n'oublia rien pour le retenir par ses raisons, et par tout ce qu'il y put ajouter de tendre, et qui marquoient le plus son estime ; il le trouva ferme et déterminé. Le Roi se rabattit à lui demander quinze jours pour y penser encore. Ce terme finit avec le mois de juin. Le Chancelier retourna à la charge, et obtint enfin, quoique à grand peine, la liberté après laquelle il soupiroit, et dont il a fait un si courageux et si saint usage.

La netteté de son esprit, l'agrément de ses manières, la justesse et la précision de ses raisonnements[2], toujours courts, lumineux, décisifs, surtout son antipode[3] de pédanterie[4], et cet alliage qu'il savoit faire avec tant de mesure et de légèreté du respect avec la liberté, du sérieux avec la fine plaisanterie, qui étoit en lui des traits vifs et perçants[5], plaisoient toujours infiniment au Roi, qui

elle annonce la retraite du Chancelier ne peuvent laisser de doute sur ses sentiments : « Je n'ai point été surprise, écrit-elle le 12 août, de M. le chancelier de Pontchartrain : il a soixante-dix ou douze ans ; il dormoit au Conseil ; il voyoit qu'il avoit perdu la confiance du Roi par être du parti des jansénistes ; il venoit de perdre une femme qu'il aimoit et estimoit, et qui tenoit sa maison. Il se retire fort riche et retrouve du repos et de la liberté ; il verra à son aise Messieurs du parti qui sont pour la plupart beaux esprits. Je ne trouve rien de fort admirable là-dessus » (recueil Bossange, tome III, p. 98). Elle revient d'autres fois sur son jansénisme (*ibidem*, p. 109 et 123). La réponse moqueuse de Mme des Ursins n'est pas à négliger (*ibidem*, tome IV, p. 460-461) ; on la trouvera ci-après, p. 312, note 1.

1. Sur ce goût du Roi, on peut voir les tomes X, p. 398, et XVIII, p. 85-86.

2. La lettre initiale de ce mot surcharge un *d.*

3. Le *Dictionnaire de l'Académie* de 1718 signale l'emploi de ce mot au figuré dans le sens de « qui est directement opposé ».

4. Ce mot, écrit *pédenterie,* en surcharge un autre illisible.

5. Saint-Simon a tracé de Pontchartrain un portrait dont on trouve plusieurs rédactions successives dans l'Addition n° 297 au *Journal de Dangeau* (notre tome VI, p. 454-461), dans une notice séparée qui forme l'appendice XIV du même tome, et dans les Mémoires eux-mêmes,

d'ailleurs étoit peiné que tout homme qui l'approchoit le quittât[1]. Le bruit de l'événement qui se préparoit ne bourdonna que quatre ou cinq jours avant l'exécution, et d'une manière encore fort douteuse[2]. Le dimanche 1er juillet[3], le Chancelier resta seul assez longtemps avec le Roi après que les autres[4] ministres furent sortis du conseil d'État, et ce fut là où, malgré les derniers efforts du Roi, le Chancelier arracha son congé. Le Roi, fort attendri, lui fit donner parole de le venir voir de temps en temps par les derrières. En entrant, en sortant, ni pendant le Conseil, à ce que dirent après les autres ministres, il ne parut

au moment de sa nomination comme Chancelier (tome VI, p. 268 et suivantes), et à maintes reprises il est revenu sur les divers traits de son caractère et particulièrement sur la vivacité de son esprit (tomes V, p. 377, XV, p. 376, et XXII, p. 152; Addition à Dangeau, tome XVI, p. 31). On trouvera réunis dans l'appendice XV de notre tome VI, p. 565-575, les principaux jugements portés sur lui par ses contemporains. A ce recueil d'appréciations formulées par des hommes de son temps on peut ajouter les éloges que la Fontaine donne à son esprit inventif (*OEuvres*, tome IX, p. 454), ainsi que les critiques de Daguesseau sur son rôle comme chancelier (*OEuvres*, tome XIII, p. 82).

1. Tomes X, p. 61, et XIV, p. 148.

2. Le 28 juin, Dangeau dit ceci dans son *Journal* (p. 175). « Le bruit se répand fort depuis quelques jours que M. le Chancelier veut se retirer, ce qui afflige fort sa famille et ses amis. On ne doute plus que cela ne soit vrai ; on est persuadé même qu'il en a déjà parlé au Roi. Il se retire par dévotion. On parle déjà de ceux que le Roi peut choisir pour remplir cette charge, et on nomme M. Voysin et M. le premier président. » Sur la retraite de Pontchartrain on peut consulter la *Gazette*, p. 324, la *Gazette d'Amsterdam*, no LVI, le *Journal de Narbonne*, p. 114, les *Lettres du maréchal de Tessé*, p. 479, les *Mélanges de Boisjourdain*, tome II, p. 372-373, et le manuscrit Clairambault 1101, fol. 236-239. Saint-Simon en avait déjà fait le récit dans sa notice spéciale sur Pontchartrain (tome VI, appendice XIV, p. 562-563).

3. Saint-Simon avait d'abord écrit pr *juill.*, qu'il a corrigé en dr *juin*; puis, s'apercevant d'après le *Journal de Dangeau* qu'il faisait erreur, il a rétabli *1er juillet*.

4. Ce mot qui figure dans le texte de Dangeau avait d'abord été oublié ; il a été ajouté en interligne.

quoi que ce soit sur le visage ni dans les manières du Chancelier, et la plupart de la cour étoit encore dans l'incertitude. Le lendemain lundi, second[1] juillet, comme le Roi fut rentré chez lui après sa messe, on vit arriver le Chancelier en chaise à la porte du petit salon d'entre l'appartement du Roi et celui de Mme de Maintenon[2]. Comme il n'y avoit point de Conseil, chacun courut du grand salon. On le vit entrer chez le Roi avec la cassette des sceaux, et on ne douta plus alors de la retraite. Ce fut une louange et une consternation générale[3]. Je savois la chose par lui-même; je le vis entrer et sortir avec le cœur bien serré, lui[4] avec l'air de l'avoir bien au large. Le Roi le combla d'amitiés et de marques d'estime, de confiance, et de regrets, et, sans qu'il lui demandât rien, lui donna[5] une pension de trente-six mille livres, et la conservation du rang et des honneurs de chancelier[6]. En finissant l'audience, il demanda au Roi d'avoir soin de ses deux secrétaires, qui en effet étoient de très honnêtes gens, et sur-le-champ le Roi donna[7] à chacun une pension de deux mille livres[8]. Pendant qu'il étoit chez le Roi, la nouvelle

1. 2ᵈ corrige pʳ.

2. Saint-Simon a déjà parlé de ce petit salon aux tomes VIII, p. 317, et XIX, p. 233.

3. Le surlendemain, 4 juillet, Tessé écrivait à Pontchartrain : «J'ai évité, Monsieur, de vous faire voir ma personne, et vous n'avez pu voir mon cœur ; je ne prétends point le faire valoir ; mais je ne puis me dispenser de lui savoir bon gré de l'attendrissement qu'il me fit ressentir quand je vous vis entrer et sortir d'avec le Roi » (recueil Rambuteau, p. 479).

4. Avant luy il a biffé et, en remplaçant cette conjonction par une virgule.

5. Saint-Simon avait d'abord écrit donne, sans doute en copiant le texte de Dangeau qui emploie le présent.

6. Le brevet de cette pension et celui de la conservation des honneurs et du rang de chancelier ne sont pas dans le registre du secrétariat de la maison du Roi.

7. Le mot donna a été ajouté en interligne.

8. Ces deux secrétaires s'appelaient Boschet et Millain ; les brevets

courut, et fit amasser tout ce qui se trouva d'hommes dans
Marly, qui firent presque foule sur son passage. Il sortit
de chez le Roi comme il y étoit entré, sans qu'il parût en
rien différent de son ordinaire, saluant à droit et à gauche, mais sans parler à personne, ni personne à lui. Il se
mit dans sa chaise où il l'avoit laissée, gagna son pavil-
lon[1], où il monta tout de suite dans son carrosse, qui
l'attendoit, et s'en alla à Paris. Il y fut près d'un mois
dans sa maison[2] en but[3] à ce qu'il ne put refuser les
premiers jours, puis se resserra[4] tant qu'il put. La maison
que la mort du Charmel avoit laissée tout à fait vacante,
et qu'il faisoit accommoder pour lui, n'étoit pas encore
prête. Dès qu'il y put habiter, il s'y retira[5]. J'aurai lieu
ailleurs de parler de sa solitude, et de la vie qu'il y mena,
également sainte et contente[6].

de pension, datés du 2 juillet, sont dans le registre O¹ 58, fol. 145 et
145 v° ; *Dangeau,* p. 185.

1. Celui des douze pavillons de Marly qu'il occupait habituellement.

2. L'hôtel de la rue Neuve-des-Petits-Champs : tome XV, p. 441.

3. Saint-Simon avait d'abord écrit *butte,* puis il a corrigé et remplacé ce mot par *but.*

4. C'est l'acception indiquée par le *Dictionnaire de l'Académie*
dans cette expression : *resserrer un prisonnier,* c'est-à-dire l'enfermer
dans un lieu où il a moins de communication.

5. D'après une information de la *Gazette d'Amsterdam* du 15 juin
1714 (n° L), Pontchartrain aurait alors acheté la maison de Colbert de
Saint-Mars, capitaine de vaisseau, « située hors la ville, proche l'Obser-
vatoire, dans le dessein d'y aller finir ses jours » ; mais l'Extraordinaire
LVI de la même *Gazette,* du 13 juillet 1714, affirme comme Saint-Simon que la maison où il s'installa était celle que M. du Charmel avait
occupée à l'Institution (notre tome V, p. 383). Cette maison donnait
sur l'ancienne rue des Charbonniers. Piganiol de la Force dit en parlant de l'Institution : « L'édifiante retraite que le chancelier de Pontchartrain y a soutenue d'une manière si uniforme jusqu'à sa mort, mérite
aussi qu'il trouve place parmi ces illustres solitaires externes qui sont
venus dans cette maison pour ne s'occuper que de leur salut » (édition 1742, tome VI, p. 308 ; Lefeuve, *les Rues de Paris,* tome III,
p. 124).

6. Saint-Simon n'a pas tenu sa promesse, et cette description détaillée de la vie que Pontchartrain menait dans sa retraite ne se trouve

Outre l'âge, la douleur, et la liberté que lui donnoit la perte de la Chancelière pour[1] cette résolution de tous les temps de mettre un intervalle entre la vie et la mort, il se sentit hâté de l'exécuter par les événements qu'il prévoyoit devenir de jour en jour plus difficiles à soutenir dans sa place. Il voyoit les desseins du P. Tellier, les progrès de l'affaire de la Constitution, le renversement des libertés de l'Église gallicane, de celle des écoles, la persécution qui s'échauffoit, et les plus saintes barrières qui n'arrêtoient plus. Il prévit que la tyrannie des jésuites[2] et de leurs supports[3], qui avoient transformé leur cause en celle de l'autorité du Roi en ce monde, et de son salut en l'autre, se porteroit peu à peu à toutes les sortes de violences. Il n'en vouloit pas être le ministre par le sceau, ni même le témoin muet. Parler et refuser le sceau, c'étoit se perdre sans rien arrêter, et ce fut une de ses plus pressantes raisons de ne[4] différer pas de se mettre à l'écart. Une autre, qui ne le diligenta[5] pas moins, fut le vol rapide qu'il voyoit prendre à la bâtardise, qui, délivrée des fils de France et des princes du sang d'âge à la contenir, ne donneroit plus de bornes à son audace et à ses conquêtes. C'étoit encore un article sur lequel on ne pouvoit

que dans l'Addition au *Journal de Dangeau* que nous avons publiée sous le n° 297 dans notre tome VI, p. 457-459. Dans la suite des *Mémoires* (tome XIII de 1873, p. 57-58), il se contentera de faire une allusion rapide à l'austérité de cette « parfaite retraite », en parlant d'une visite que le jeune roi Louis XV lui fit en 1716 sous la conduite du maréchal de Villeroy.

1. L'abréviation *pr* surcharge *a*, et, à la suite de ce mot, Saint-Simon a biffé *exécuter*, qui avait été ajouté dans la marge.

2. Saint-Simon a parlé plusieurs fois de l'hostilité qui régnait entre le Chancelier et les jésuites : tomes X, p. 395-397, et XVIII, p. 84.

3. Il y a bien *supports* dans le manuscrit et non *supposts* (suppôts), comme il serait plus naturel.

4. Saint-Simon avait d'abord écrit *se*.

5. Le *Dictionnaire de l'Académie* de 1718 disait que le verbe *diligenter* était quelquefois pris au sens actif, mais que son emploi le plus fréquent était au neutre.

se passer de son ministère, auquel il avoit horreur de le
prêter, où ses représentations l'auroient perdu sans en
pouvoir espérer aucun fruit. La prompte suite a fait sentir
toute la sagacité de ses vues[1]. Il avoit été contrôleur général
dix ans, et, peu après qu'il le fut, ministre d'État, puis
secrétaire d'État à la mort de Seignelay en 1690, le 5 septembre 1699 chancelier et garde des sceaux, et, lors de
sa retraite, il avoit soixante et onze ans[2], sans jamais la
plus légère infirmité et la tête comme à quarante[3].

Voysin
chancelier et

Fort peu après qu'il fut sorti du cabinet du Roi, Pele-

1. Le désir de ne pas participer à l'édit proclamant les droits des
bâtards à la couronne est également signalé par d'Argenson comme un
des motifs qui engagèrent Pontchartrain à se retirer : « M. de Pontchartrain, dit-il, prit la charge de chancelier comme une retraite ;
effectivement elle pouvoit être regardée comme telle en ces temps de
soumission. Il se trouva bien heureux que le Roi voulût lui accorder
pour successeur dans le contrôle des finances M. de Chamillart, et dans
ses départements M. de Pontchartrain, son fils.... Il fallut pourtant
bien qu'il continuât à conseiller celui ci, qui ne lui donnoit pas toute
la satisfaction qu'il en devoit espérer ; ce qui l'engagea, en 1714, à une
retraite totale. Louis XIV étoit vieux et menaçoit ruine. M. de Pontchartrain étoit précisément du même âge ; d'ailleurs il vouloit sagement
éviter d'être obligé de porter au Parlement l'édit qui déclaroit les princes légitimés habiles à succéder à la couronne » (*Mémoires du
marquis d'Argenson,* édit. Jannet, tome I, p. 2). On a vu p. 306, note
7, les motifs que Mme de Maintenon attribuait à sa retraite. Elle ne
semble pas avoir pleinement convaincu la princesse des Ursins à qui
elle adressait ces confidences et qui lui répondit en ces termes légèrement ironiques, le 27 août : « Je ne savois pas que M. le Chancelier
fût janséniste et je croyois seulement qu'il auroit demandé à se retirer,
comme l'avoit fait M. le Peletier, pour mieux penser à son salut. Toutes
les richesses que vous m'assurez qu'il a, s'il n'avoit point d'autre occu-
pation, seroient bien employées à faire de bonnes œuvres et lui seroient
par conséquent plus profitables que la liberté qu'il aura d'entretenir à
son aise les beaux esprits que vous dites qui sont de son parti » (recueil Bossange, tome IV, p. 460-461).
2. Voir sa notice, tome I, p. 52.
3. « Il n'a que soixante et onze ans et se porte mieux que jamais de
corps et d'esprit », dit Dangeau (*Journal,* tome XV, p. 185). En 1722,
Villars raconte l'avoir vu à Pontchartrain « dans une santé parfaite »
(*Mémoires,* tome IV, p. 231).

tier de Sousy y entra pour son travail ordinaire sur les fortifications. Cela dura peu, et, quand il eut fini, le Roi, qui avoit eu le temps de choisir un chancelier depuis que celui qui quittoit cette place lui en avoit demandé la permission avec tant de[1] persévérance instante, envoya chercher Voysin, lui remit la cassette des sceaux, et le déclara chancelier[2]. On ne douta pas qu'il ne remît sa charge de secrétaire d'État du département de la guerre. Il n'y avoit point d'exemple d'aucun chancelier secrétaire d'État à la fois ; mais celui-ci avoit l'appétit bon, et il fut l'un et l'autre[3].

conserve sa place de secrétaire d'État.
[Add. S^tS. 1147 et 1148].

1. Saint Simon avait d'abord écrit *une persévérance* ; il a ensuite remplacé *une* par *tant* et ajouté *de* en interligne.

2. Ses provisions, datées du 2 juillet 1714, ont été publiées par Guillard (*Histoire du Conseil*, p. 102-105). Le 8 juillet, le Roi donna avis par lettre de cachet au Parlement, à la Chambre des comptes et à la Cour des aides (reg. O¹ 58, fol. 143 v°-144 v°) du choix qu'il avait fait, et le 11 le premier président du Parlement, toutes chambres réunies, prononça à cette occasion une allocution très louangeuse pour le nouveau chancelier. Ses provisions furent enregistrées le 18 juillet après un discours du procureur général, et le 26 une députation de la cour se rendit auprès de Voysin, qui était ce jour-là à Paris, pour le féliciter. Dans l'après-midi du même jour lui-même rendit visite au premier président (Archives nationales, U 355) ; mais sa réception au Parlement n'eut lieu que le 14 mars suivant (*Dangeau*, tome XV, p. 381). La Chambre des comptes et la Cour des aides lui envoyèrent également des députations pour le féliciter (Archives nationales, P 2705, année 1714, fol. 74 v° et 75 v°, et Z¹ᴬ 169, fol. 151 et 156 v°). La harangue prononcée à cette occasion par M. de Graville, président en la Cour des aides (30 juillet), contenait ce passage : « Nous verrons dorénavant la justice assise sur le trône de la gloire, ses oracles seront conservés à la postérité, tous les sujets du Roi en auront libre accès et les pauvres n'en seront plus écartés, au moyen du retranchement d'une quantité infinie de droits nouveaux qu'une longue guerre et la nécessité du temps y ont malheureusement introduits. » Cette critique du régime judiciaire et financier qui avait alors cours fut remarquée dans le public, et la *Gazette d'Amsterdam* en reproduisit les termes (n° LXIII).

3. Tout cela est pris à Dangeau (tome XV, p. 184-185), qui, la veille du jour où Pontchartrain devait remettre les sceaux, disait : « On ne sait point encore qui remplira la place de M. Voysin, qui a si bien

De Mesmes[1], bien éveillé, bien averti, avoit tourné vers cette première charge[2] de la robe une gueule béante[3]. Le grand appui, et l'unique qu'il eût, lui manqua. M. du Maine, plein de tout ce qui ne tarda pas à éclore, avoit plus besoin du premier président, totalement et servilement à lui, que d'un chancelier; il ne pouvoit jamais trouver de premier président plus en sa main, ni plus parfaitement corrompu et vendu à la fortune, par conséquent à la faveur et à la protection, que Mesmes[4]; il étoit donc de son intérêt principal de l'y conserver. Pour chancelier, il y avoit Voysin tout prêt, tout initié dans le Conseil, dans l'habitude, dans la privance du Roi, et aussi corrompu que l'autre pour[5] la fortune et la faveur, mais nullement propre à manier rien que par voie d'autorité et de violence, et qui d'ailleurs étoit dans la confiance intime de Mme de Maintenon[6], et valet à tout

M. du Maine.

gouverné les affaires de la guerre, et quelques gens des mieux éclairés croient qu'il conservera les deux charges, quoiqu'elles paroissent en quelque façon incompatibles ».

1. Saint-Simon vient récemment de consacrer un long article à Jean-Antoine de Mesmes et à sa famille à l'occasion de sa nomination comme premier président, en janvier 1712 : tome XXII, p. 218-233.

2. Dès le 28 juin Dangeau dit que pour remplir cette charge on parle de M. Voysin et de lui (tome XV, p. 175).

3. Saint-Simon écrit ici *geule*.

4. Dans le portrait que nous venons de rappeler, Saint-Simon parle longuement de son inféodation au duc et à la duchesse du Maine (tome XXII, p. 230-324).

5. L'abréviation *p^r* surcharge une virgule.

6. Celle-ci écrivait le 9 juillet : « Vous aurez appris le changement de nos chanceliers ; celui-ci est fort de mes amis ; c'est une bonne tête et un homme plein d'honneur et de droiture ; il est moins vif que son prédécesseur » ; et quelques jours plus tard : « Ma connoissance avec M. Voysin a précédé de bien des années les services qu'il a rendus à Saint-Cyr : l'amitié qui est entre lui et moi commença en quatre-vingt-onze, que nous étions à Mons, où il étoit intendant. Je vous réponds que c'est un très honnête homme, droit, solide, de grand travail, tout appliqué aux affaires, qu'il fait facilement, sans humeur, sans intrigues, et qui prendra toujours les partis les plus justes. » A quoi Mme

faire [1] et à tout entreprendre : aussi elle et lui ne balancèrent-
ils pas à préférer Voysin, qu'ils gouvernèrent comme ils
voulurent auprès du Roi, tandis que le premier président,
vendu à M. du Maine, fut réservé pour le servir à la cour
et dans le Parlement par tout l'art et les manèges infâmes
dont il sera temps incontinent de parler à plus d'une
reprise. J'ai suffisamment expliqué ailleurs quels étoient
ces deux chanceliers et ce premier président [2], pour n'avoir
rien ici à y [3] ajouter qu'un mot sur l'écorce. Voysin porta
ses deux [4] comme on vient de le dire, et le Roi eut l'en-
fantillage de s'amuser à le montrer. Au Conseil, et tous
les matins même qu'il n'y en avoit point, Voysin étoit vêtu
en chancelier. L'après-dînée, il étoit en manteau court de
damas, et travailloit ainsi avec le Roi. Les soirs, comme
c'étoit l'été, il quittoit son manteau, et paroissoit à la promenade du Roi en justaucorps [5] de damas. Cela parut extrêmement ridicule et parfaitement nouveau [6]. M. de Lauzun,

des Ursins répondait, non sans une pointe d'ironie : « De la manière,
dont vous me dépeignez M. Voysin, je ne m'étonne pas que le Roi l'ait
choisi pour chancelier, pour ministre de la guerre et pour être honoré
de sa confiance, puisque les hommes qui ont autant de bonnes et
grandes qualités qu'il a sont trop rares pour ne s'en pas servir dans les
emplois les plus importants » (recueil Bossange, tomes III, p. 84-85 et
97-98, et IV, p. 460).

1. Saint-Simon lui appliquera de nouveau cette épithète dans la suite
des *Mémoires* (tome X de 1873, p. 256). Déjà il l'avait dépeint comme
« vil esclave de Mme de Maintenon » et « homme à tout faire pour la
fortune » (tomes XVIII, p. 279, et XXII, p. 191).

2. Nous avons rappelé ci-dessus les portraits que Saint-Simon a
tracés de Pontchartrain et de Mesmes. Quant à Voysin il en a longuement parlé au tome XVII, p. 450-461.

3. L'y surcharge *en.*

4. « On dit figurément *porter ses deux* pour dire faire deux fonctions différentes » (*Académie,* 1718).

5. Sur ce vêtement, voir la note de notre tome XII, p. 352.

6. Dangeau dit, à la date du 5 juillet (p. 187) : « Le Roi, après son
lever, fit prêter serment au nouveau chancelier en robe ; mais quand
il travaillera avec le Roi comme secrétaire d'État, il sera vêtu comme
nous le sommes. » Le costume du Chancelier, réglé en 1586 (Chéruel,

qui alloit volontiers faire des courses de [1] Marly à Paris,
se trouva en compagnie, où on lui demanda des nouvelles
de Marly : « Rien, répondit-il de ce ton bas et ingénu
qu'il prenoit si souvent ; il n'y a aucunes nouvelles : le
Roi s'amuse à habiller sa poupée. » L'éclat de rire prit
aux assistants, qui entendirent bien ce qu'il vouloit dire,
et lui en sourit aussi malignement, et gagna la porte[2].

Dictionnaire, tome I, p. 214) consistait en une robe et un manteau vio-
lets, qui, dans les grandes cérémonies, étaient de brocart d'or (Chéruel,
Foucquet, tome II, p. 64, et *Minorité de Louis XIV,* tome I, p. 158 ;
Ormesson, *Journal,* tome I, p. 69 ; *Madame de Maintenon d'après sa
correspondance,* par A. Geffroy, tome I, p. 10 ; *Gazette* de 1660, p.
793-794 ; *Muse historique* de Loret, tome III, p. 247 ; *Écrits inédits de
Saint-Simon,* tome VI, p. 226). Quand Pontchartrain avait été nommé
chancelier, le Roi l'avait dispensé de porter l'habit long à Marly,
et il ne prenait la robe que pour le Conseil (*Gazette d'Amsterdam,*
1699, nᵒ LXXXVIII ; *Dangeau,* tome VII, p. 208). « On vit à Marly,
disent les *Mémoires* de Sourches, en décembre 1699 (tome VI, p. 240),
le Chancelier en habit court, composé d'un justaucorps de velours
noir, avec un manteau de même étoffe. Il se promena ainsi pendant
tout le séjour, dans les jardins avec le Roi, qui dit qu'il y avoit longtemps qu'il n'avoit vu escarpiner un chancelier de France comme
celui-là ; car il marchoit effectivement comme un homme de vingt
ans. » Il ne semble pas par conséquent que ces changements de costume de Voysin, suivant ses différentes fonctions, fussent une innova-
tion, et Saint-Simon n'y insiste que parce que la personne du nouveau
chancelier lui était désagréable. Quant au fait d'avoir quitté le deuil
de sa femme, qui est signalé dans l'Addition au *Journal* de Dangeau,
c'est la simple application d'un usage d'après lequel, suivant la remarque de Saint-Simon lui-même, le Chancelier « n'avoit jamais de marque
de deuil sur sa personne » (*Luynes,* tome VII, p. 370, note), parce
que, disait Lemaistre « il se détache en quelque façon de lui-même
pour ne plus représenter que la justice dont il est le chef. » L'année
même de sa nomination, Voysin se fit peindre par Rigaud en costume
de chancelier, « assis sur un fauteuil, vis-à-vis le coffre des sceaux du
Roi » (*Mémoires inédits sur les membres de l'Académie de peinture,*
tome II, p. 124-122).

1. Saint-Simon avait d'abord écrit *à,* et plus loin *à Paris* a été
ajouté en interligne.

2. Ces quatre derniers mots ont été ajoutés après coup à la fin du
paragraphe.

L'électeur de Bavière[1] vint courre le cerf à Marly, et vit le Roi avec tout le monde à la chasse. Il joua après dans le salon jusqu'à minuit. Le Roi, au sortir de son souper, entra contre sa coutume dans le salon, s'approcha de l'Électeur, et le vit jouer quelques moments. L'Électeur alla faire *medianoche* chez d'Antin, avec Madame la Duchesse et grande compagnie, puis retourna à Saint-Cloud[2]. Il[3] y fit deux autres chasses de même sans voir le Roi en particulier, ni ailleurs qu'à la chasse[4]. On sut en même temps[5] que le roi Stanislas[6], après avoir fort longtemps erré, et ne sachant où se retirer, étoit enfin arrivé aux Deux-Ponts avec quatre officiers seulement du régiment du baron Spaar[7]. Ce duché[8], qui a un beau château logeable et meublé, appartenoit au roi de Suède[9],

1. Les deux mots *de Baviere* ont été ajoutés au-dessus de la ligne.

2. *Dangeau,* 7 juillet, p. 188-189.

3. Saint-Simon avait d'abord écrit ici, en continuant à suivre Dangeau : « et peu de jours après à Compiègne »; mais il a plus tard biffé ces mots et les a remplacés par la phrase qui commence ici et qui est écrite en interligne au-dessus des mots barrés et du commencement de la phrase suivante.

4. Le 26 juillet et le 4 août (*Dangeau,* tome XV, p. 198 et 203).

5. « En même temps » se rapporte à la première chasse de l'Électeur, celle du 7 juillet, jour où Dangeau en effet annonce ce qui concerne le roi Stanislas (p. 188).

6. Il a été parlé à différentes reprises de Stanislas Leszczynski (tome XII, p. 157) et de ses luttes pour le trône de Pologne, en dernier lieu au tome XX, p. 245.

7. Éric-Axelsson, baron de Spaar : tome XIV, p. 28. — C'est Dangeau qui donne ce détail (p. 188).

8. Tome II, p. 170.

9. Charles-Gustave, monté sur le trône de Suède en 1654, par suite de la démission de sa cousine, la reine Christine, et grand-père de Charles XII, appartenait à la branche de Klebourg des ducs des Deux-Ponts, qui succéda au duché par suite de la mort de Frédéric-Louis, de la branche des ducs de Landsberg, en 1681. La Chambre de réunion de Metz ayant considéré le duché de Deux-Ponts comme fief relevant de l'évêché de Metz, le Roi voulut exiger du roi de Suède la prestation de foi et hommage; celui-ci s'y refusa, et ce fut la cause qui lui fit abandonner l'alliance française (Rousset, *Histoire de Louvois,* tome

Arrivée
de la flotte
des Indes au
Port-Louis.

3 000ᵗᵗ
d'augmenta-
tion de pension
à Mme de
Saint-Géran.
Le fils de
Fagon
intendant des
finances.

qui l'avoit fait recevoir là en asile[1]. On apprit en même temps une nouvelle plus intéressante, l'arrivée au Port-Louis[2] de la flotte des Indes orientales riche de dix millions en marchandises[3].

Le Roi donna mille écus d'augmentation de pension à Mme de Saint-Géran[4], et choisit Fagon, maître des requêtes, fils de son premier médecin, pour la charge d'intendant des finances qu'avoit du Buisson, qui l'avoit très dignement remplie, mais devenu trop vieux pour en pouvoir continuer les fonctions[5]. Ce fut une grande dis-

III, p. 29-30 ; Geffroy, *Instruction aux ambassadeurs en Suède,* introduction, p. LXXVI-LXXVII ; Molitor, *Urkundenbuch zur Geschichte der ehemals Pfalzbayerischen Residenzstadt Zweibrücken,* 1888, in-8°, p. 188-191). L'administration du duché fut alors confiée au prince Christian de Birkenfeld, qui appartenait à une branche cadette des ducs de Bavière-Deux-Ponts et était entré au service de la France (*Correspondance des contrôleurs généraux,* tome I, n° 1002, et Archives nationales, G⁷ 552, lettre du 28 octobre 1691). Le roi de Suède reprit possession de ce petit État après le traité de Ryswyk.

1. Madame regrettait que le roi de Suède n'eût pas plutôt abandonné la ville de Deux-Ponts « au pauvre comte palatin » Gustave-Samuel-Léopold, qui finit par en hériter à la mort de Charles XII (recueil Jæglé, tome II, p. 249, 29 juillet 1714).

2. Tome XXIII, p. 202.

3. Nouvelle donnée par Dangeau le 12 juillet (p. 191).

4. Françoise-Madeleine-Claude de Warignies, comtesse de Saint-Géran : tome I, p. 145. Elle avait déjà une pension de deux mille écus depuis le mois de mars 1685 (*Dangeau,* tome XV, p. 165 ; reg. O¹ 29, fol. 141). Le brevet de la nouvelle pension, daté du 12 juin 1714, est dans le registre O¹ 58, fol. 122 v°.

5. *Dangeau,* tome XV, p. 193. Nicolas Heudebert du Buisson appartenait à une famille que d'Hozier croit originaire de Dieppe. Son père était trésorier des États de Normandie et chef du conseil du duc de Longueville. Lui-même fut reçu secrétaire du Roi le 16 février 1655 et conserva cette charge jusqu'en mai 1675, qu'il obtint des lettres de vétérance. Dès le 23 juillet 1664 il avait été nommé maître des comptes, et resta en exercice jusqu'au mois de mars 1679. Pourvu de la charge de maître des requêtes par lettres du 4 juin 1679, il fut envoyé comme intendant à Limoges en 1684, fait procureur général à la Chambre de l'Arsenal en avril 1685, président au Grand Conseil le 14 mai 1689 (Archives nationales, V⁵ 1318, fol. 9 v°), et acheta au mois

tinction pour [1] Fagon à son âge, et qui n'avoit point été
intendant de province, Il parut depuis homme de beaucoup d'esprit et de capacité, et figura grandement dans
les finances [2].

de février 1690 une charge d'intendant des finances (*Dangeau*, tome
III, p. 67). Le 6 avril suivant, il reçut des lettres d'honneur de maître
des requêtes (Archives nationales, V⁵ 1318, fol. 30, et 1247, fol. 114 vo
et 116 vo). Forcé de se retirer après cinquante ans de services, il
demanda une place de conseiller d'État (Archives nationales, G⁷ 1841).
Il mourut le 11 octobre de l'année suivante 1715, laissant une grosse
fortune, qui montait, disait-on, à plus de cent soixante-quinze mille
livres de rentes. C'était, d'après l'annotateur des *Mémoires de Sourches*
(tome XI, p. 78, note 2), « un Normand qui savoit parfaitement la
procédure et qui faisoit son plaisir des affaires ». Gourville, dans ses
Mémoires (tome II, p. 136-138), le félicite de l'application et de la
rapidité qu'il mettait à son travail.

1. Saint-Simon avait d'abord écrit *a*, qu'il a corrigé en *pr*.
2. Louis Fagon avait été baptisé le 25 janvier 1680. Reçu conseiller
au Parlement, en 1702, à la seconde chambre des requêtes (Bibliothèque nationale, ms. Clairambault 754, p. 206 vo), il y resta jusqu'en 1709
et remplit ces fonctions avec réputation (*Mercure* de septembre 1708,
p. 159-166). Le 6 janvier 1709, il fut fait maître des requêtes (*Mercure*
du mois, p. 236-238), ayant acheté la charge de M. d'Ormesson
(*Dangeau*, tome XII, p. 292). Dès l'année 1711, le Roi avait promis au
médecin Fagon, pour son fils, la prochaine intendance des finances
qui vaquerait; mais, la première de ces vacances ayant été celle de
Poulletier, qui avait un fils capable de lui succéder, Fagon lui-même
demanda au Roi de donner à ce fils la charge de son père (*Dangeau*,
tome XIII, p. 374). Sous la régence, Louis Fagon fut chargé de la
solution de plusieurs questions financières et finit par entrer au conseil de régence comme commissaire général des finances (*Dangeau*,
tomes XVI, p. 451, XVII, p. 274, 349, 381, 404 et 411, et XVIII, p.
201 et 295-296). Il fut nommé conseiller au conseil royal des finances le
22 janvier 1722 (Archives nationales, O¹ 66, p. 23-24), et refusa à la
même époque le contrôle général (*Mémoires de Villars*, tome IV, p.
224-225). A partir du 1ᵉʳ juin 1726, il présida le bureau du commerce,
où il était entré en 1722. Il mourut le 8 mai 1744, sans avoir été marié.
Mme de Maintenon en 1715 (recueil Geffroy, tome II, p. 372), le duc
de Luynes, au moment de sa mort (tome V, p. 423), confirment les
éloges que lui donne Saint-Simon ici et qu'il répètera en 1718 (tome
XV, p. 324-325). M. Lelong lui a consacré une notice dans son introduction à l'*Inventaire du Conseil de commerce* (p. XLVII).

Mariage
de Brassac avec
la fille du feu
maréchal
de Tourville.

Brassac[1] épousa la fille du feu maréchal de Tourville, qui fut quelque temps après dame de Mme la duchesse de Berry[2]. Personne n'avoit été plus singulièrement ni plus délicatement jolie, avec une taille charmante qui y répondoit. La petite vérole la changea à tel point, qu'il n'y eut personne qui la pût reconnoître. Je le rapporte par l'extraordinaire de la chose portée à cet excès. La graisse survint bientôt après, et en fit une tour ; d'ailleurs, une bonne, honnête et très aimable femme[3].

Reine
de Pologne
veuve de Jean
Sobieski ;
cause de sa
haine pour
la France, de
son séjour à
Rome,
de sa retraite
à Blois.
[Add. St-S. 1149]

Il y avoit du temps que la reine de Pologne, veuve du célèbre Jean Sobieski[4], étoit embarrassée de sa retraite, et qu'elle avoit eu envie de venir finir sa vie en France. La passion qu'elle avoit eue autrefois de venir montrer sa couronne dans sa patrie sous prétexte des eaux de Bourbon, l'en avoit rendue la plus mortelle ennemie. Elle voulut savoir sur quoi compter précisément à l'égard du cérémonial ; il se trouva que, la Pologne étant couronne élective, la Reine ne pouvoit lui donner la main. Il étoit même bien nouveau que le Roi la donnât aux rois héréditaires, et c'est au[5] cardinal Mazarin que l'introduction de l'égalité des rois est venue[6], et que ceux du Nord[7], qui

Égalité de rois
du cardinal

1. Guillaume-Alexandre de Galard de Béarn, marquis de Brassac : tome XV, p. 279, où il a déjà été question de son mariage avec Lucie-Françoise de Tourville (tome VIII, p. 292) et de la façon dont la petite vérole défigura celle-ci.

2. Tome XV, p. 280.

3. Le mariage se fit à Paris, le 26 juillet, chez la duchesse de Vendôme, dont la mère du marié était dame d'honneur (*Dangeau*, p. 195 et 199).

4. Marie-Casimire de la Grange d'Arquien (tome III, p. 304). Tout ce qui va suivre jusqu'au récit de la fin de son séjour à Rome a déjà été dit à peu près dans les mêmes termes au tome XV, p. 156-161.

5. Il faudrait plutôt *du,* comme dans la manchette, à moins que ce ne soit pour dire : au temps du cardinal Mazarin.

6. Il avait déjà dit cela dans l'Addition au *Journal de Dangeau* (tome XII, p. 6) indiquée ci-contre.

7. Le roi de France, dit Pomponne dans ses *Mémoires* (édit. Mavidal, p. 415) ne leur donnait pas autrefois le titre de Majesté, « ou parce

ne faisoient pas difficulté de donner la main aux ambassadeurs de nos rois, ont non seulement abrogé cet usage,
mais en sont venus à se[1] parangonner à eux[2]. La reine de
Pologne, qui n'avoit d'autre objet de son voyage que l'orgueil de se voir égalée à la Reine, le rompit aussitôt, et
ne le pardonna jamais. On a prétendu que ses menées
avoient eu grand part à former la fameuse ligue d'Augsbourg contre la France, et il est certain qu'elle se servit
toute sa vie du pouvoir presque entier qu'elle s'étoit acquis sur le roi son mari, pour l'éloigner de la France
contre son goût, et l'attacher à la maison d'Autriche, dont
elle fut récompensée par le grand mariage de son fils aîné
avec une sœur de l'Impératrice et des reines d'Espagne
et de Portugal, de[3] la duchesse de Modène et de l'électeur
palatin Neubourg[4]. Elle ne laissa pas, parmi ses desser-

Mazarin.
[Add. S{}^t.S. 1150]

que ces rois, renfermés dans le Nord, étoient moins considérables, ou
parce que, étant électifs, on regardoit l'autorité royale comme moins
absolue entre leurs mains ». C'est Gustave-Adolphe qui, comme le
rappelle le chevalier Temple (*Mémoires,* édit. Poujoulat, p. 124), « le
premier a prétendu que toutes les têtes couronnées étoient égales : il
dit un jour à M. de Gramont, ambassadeur de France à la cour de
Suède, que, quant à lui, il ne reconnoissoit d'autre différence entre les
rois que celle de leur mérite. » La Suède et le Danemark voulurent
faire admettre cette égalité aux conférences qui précédèrent la paix
de Nimègue, « alléguant qu'ils ne reconnoissoient point de différence
entre les têtes couronnées ; » mais Temple ajoute que le ministre
hollandais « ne se souvenoit pas que les deux rois du Nord eussent
jamais disputé la préséance aux trois autres grands rois de la Chré-
tienté. »

1. Ces cinq derniers mots ont été écrits après coup en interligne au-
dessus de *se,* que Saint-Simon a oublié de biffer.

2. Au sens de se « mettre sur le même rang », déjà relevé au tome
VI, p. 129.

3. Avant *de* Saint-Simon a biffé *et.*

4. Il a été parlé au tome III, p. 303, de l'électeur palatin Jean-
Guillaume-Josoph, et p. 304-305, du mariage de Jacques-Louis-Henri
Sobieski avec Hedwige-Élisabeth-Amélie de Bavière-Neubourg. Ci-
dessus (p. 220), Saint-Simon vient de nommer l'impératrice et ses sœurs
la reine d'Espagne et la reine de Portugal. Quant à la duchesse de

vices, de demander au Roi de faire son père[1] duc et pair. Le peu de succès qu'eurent ses instances lui inspirèrent[2] un nouveau dépit, qu'elle fit éclater dans toute son étendue contre la France et contre le prince de Conti, à la mort du roi son époux[3]. A bout d'espérance d'un duché pour son père, qui étoit veuf depuis longtemps et chevalier du Saint-Esprit, elle le fit cardinal par la nomination de Pologne[4]. Son humeur altière et son extrême avarice l'avoient[5] fait détester en Pologne, et l'aversion publique qu'elle témoigna sans mesure au prince Jacques, son fils aîné[6], coûta la couronne à sa famille. Elle ne put donc se résoudre à demeurer dans un pays où, après avoir été tout, elle se trouvoit haïe, méprisée, étrangère, et sans appui par la division de ses enfants, et prit le parti d'aller avec son père s'établir à Rome. Elle avoit compté y être traitée comme l'avoit été la reine Christine de Suède ; mais celle-ci étoit reine héréditaire par elle-même, et avoit de plus touché la cour de Rome par sa conversion du luthéranisme. Il y eut donc des différences, qui mortifièrent tellement la reine de Pologne, qu'elle ne put plus soutenir le séjour de Rome dès qu'elle y eut perdu le cardinal d'Arquien[7], et que, ne sachant que devenir, elle voulut venir en France. De la façon qu'elle s'étoit comportée, il n'est pas surprenant que la demande qu'elle en fit fût reçue froidement, et que la liberté d'y venir se fît

Reine
de Pologne
médiocrement
reçue, ne veut

Modène, c'est à tort qu'il la fait figurer dans cette famille. Il aura sans doute par distraction fait une confusion avec Charlotte-Félicité de Hanovre (tome I, p. 112), femme de Renaud d'Este, duc de Modène, qui avait également pour sœur une impératrice, Wilhelmine-Amélie de Hanovre, veuve alors de l'empereur Joseph.

1. Henri de la Grange, cardinal d'Arquien : tome I, p. 303.

2. Il y a bien *inspirerent* au pluriel, dans le manuscrit.

3. Voyez notre tome III, p. 304-311, où tout ceci a déjà été développé.

4. Tome XV, p. 159.

5. Il y a *l'avoit*, au singulier, dans le manuscrit.

6. Tome III, p. 304. — 7. Le 24 mai 1707.

attendre[1]. A la fin, le Roi consentit, mais à condition qu'elle [ne] songeroit pas à venir, ni même à s'approcher de la cour ni de Paris, et lui donna le choix d'une ville sur la Loire, et même des châteaux de Blois, d'Amboise et de Chambord[2]. Elle arriva le 4 juillet à Marseille, sur les galères du Pape[3], et y trouva, pour la recevoir de la part du Roi, le marquis de Béthune[4], fils de sa sœur[5], et père de la maréchale de Belle-Isle, qui n'étoit pas encore mariée pour la première fois[6]. Elle ne voulut point d'honneurs nulle part, de peur apparemment qu'ils ne fussent

aucune réception, va droit à Blois, sans pouvoir approcher de la cour ni de Paris. [Add. St-S. 1151]

1. On a vu au tome XV, p. 161, qu'elle avait demandé à la fin de 1708 la permission de se retirer à Lyon et qu'on lui avait conseillé d'aller plutôt à Tours ; cette résolution de quitter Rome pour la France paraissait étrange à Mme des Ursins (recueil Bossange, tome IV, p. 162). Au mois de mars 1714, elle était tombée gravement malade à Rome (*Dangeau*, tome XV, p. 109).

2. Ce sont à peu près les termes dont se sert Dangeau (tome XV, p. 175). Le 11 juillet, le *Journal* (p. 190) dit : « Le Roi fait accommoder le château de Blois pour la reine de Pologne et compte qu'elle y sera encore mieux qu'au château d'Amboise. »

3. *Dangeau*, p. 191. La reine avait pris, le 4 juin, congé du Pape, qui lui offrit différents présents et lui rendit sa visite quelques jours après. Le 16 juin, elle quitta Rome pour aller coucher à Palo et arriver le 18 à Civitavecchia, où elle s'embarqua le soir sur les galères du Pape escortées par trois galères de Malte (*Gazette*, p. 318, 332, 343-344). Le 27 juin, elle aborda à Saint-Pierre d'Arena et en repartit le lendemain pour Marseille. Comme elle-même l'écrivait quelques jours plus tard au contrôleur général, elle accomplit sa traversée « en dix-sept jours d'embarquement et en sept de navigation » (Archives nationales, G⁷ 541, lettre du 10 juillet). On trouvera à l'Appendice, n° VII, plusieurs lettres de M. de Grignan et de la reine elle-même, relatives à son voyage.

4. Les instructions données au comte de Béthune pour aller complimenter la reine de la part du Roi ont été publiées par M. Farges (*Instructions aux ambassadeurs en Pologne*, tome I, p. 292).

5. Louis-Marie-Victoire, comte puis marquis de Béthune (tome XV, p. 151 et 154), était fils de Marie-Louise de la Grange d'Arquien, mariée à François-Gaston, marquis de Béthune (tome III, p. 309).

6. Marie-Casimire-Thérèse-Geneviève-Emmanuelle de Béthune, mariée en 1727 à François Rouxel de Médavy, marquis de Grancey, et deux ans plus tard au maréchal de Belle-Isle (tome XV, p. 154).

pas tels qu'[elle] les auroit souhaités, séjourna peu à Marseille, et s'en alla par le plus droit à Blois[1], qu'elle avoit choisi, et dont elle ne sortit plus. Elle avoit avec elle la fille aînée du prince Jacques, son fils[2], qui épousa depuis, à Rome, le roi Jacques II[I] d'Angleterre, que les Anglois appellent le Prétendant[3]. Elles vécurent à Blois dans la plus grande solitude et sans nul éclat[4].

Monsieur le Duc, M. le comte de Charolois, son frère, et M. le prince de Conti devoient faire le deuil[5] du service de M. le duc de Berry à Saint-Denis. Le comte de Charolois se trouva malade ; M. le duc de Chartres avoit onze ans[6]. Des princes aussi jeunes et plus jeunes ont fait le deuil en pareilles cérémonies[7], et, sans remonter bien loin, les fils de Madame la Dauphine de Bavière à son

Service de M. le duc de Berry à Saint-Denis. Prince de Dombes y fait le troisième deuil. [Add. St.S. 1152 et 1153].

1. *Dangeau,* tome XV, p. 236. Après avoir séjourné jusqu'à la fin du mois de juillet à Marseille, elle comptait se rendre aux eaux de Bourbon, puis de là au château de Blois ; mais ce projet de voyage aux eaux fut abandonné. Elle passa par Lyon, où le maréchal de Villeroy la reçut magnifiquement, s'arrêta, près de Nevers, au château des Bordes, qui appartenait à sa sœur, la marquise de Béthune, et arriva à Blois vers le milieu de septembre (*Dangeau,* p. 191, 200, 236 et 258 ; *Mercure* d'octobre, p. 124-126 ; *Gazette d'Amsterdam,* nos LXIV et LXXII).

2. *Dangeau,* p. 191.

3. Marie-Clémentine Sobieska, mariée en 1719 au Prétendant (tome XII, p. 448).

4. La reine de Pologne désirait venir voir le Roi à Versailles (*Dangeau,* tome XV, p. 267 et 281); mais ce projet ne fut jamais mis à exécution, et Saint-Simon prétend que le Roi s'y opposa toujours (Addition à Dangeau, tome XV, p. 267). Villars qui la vit à Blois en 1715 formule ainsi ses impressions : « Elle étoit dans un âge fort avancé et cependant mise avec beaucoup de mouches et de rouge, ayant pour sa personne les soins que les reines qui ont été galantes conservent plus longtemps que les autres femmes » (*Mémoires,* tome IV, p. 58).

5. Sur cette locution, voyez notre tome XVII, p. 151.

6. Il était né le 4 août 1703 (tome XI, p. 467).

7. On peut citer le duc d'Elbeuf qui, en 1608, mena, à douze ans, le deuil du duc de Montpensier (*Registres du Bureau de la Ville,* tome XIV, p. 243).

enterrement[1], qui étoient plus chers à la France, et M. de Chartres n'avoit pas les mêmes raisons de s'en dispenser que M. le duc d'Orléans ; mais le temps pressoit ; on en voulut profiter, et le Roi ne voulut pas manquer l'occasion d'y faire figurer le prince de Dombes en troisième[2]. Cette parité sembla fort étrange : ce n'étoit pourtant qu'un léger essai. Il n'y eut à ce service que les Compagnies à l'ordinaire, et les seuls officiers de la maison de Berry. L'abbé Prévost fit l'oraison funèbre[3]. Ce[4] fut le lundi 16 juillet.

Le maréchal de Berwick fit ouvrir, le 12 juillet au soir, la tranchée devant Barcelone[5].

Maisons, président à mortier[6], et sa femme[7], sœur aînée

Tranchée ouverte devant Barcelone, 12 juillet.
Maisons,

1. D'après la relation que notre auteur lui-même a faite et composée à l'époque de ces obsèques, le duc de Bourgogne, qui n'était âgé que de huit ans, fut le seul des fils de la Dauphine à conduire le deuil de sa mère (notre tome I, appendice VI).

2. *Dangeau,* tome XV, p. 192, auquel sont empruntés également les détails qui suivent.

3. Fils d'un chirurgien ou d'un boulanger de Rouen, l'abbé Prévost, dont le nom de baptême n'a pas été mentionné par les biographes, fut patronné par l'économiste Boisguilbert et vint de bonne heure à Paris. Sa parenté avec dom Loo, prieur de Saint-Germain-des-Prés, lui valut de prononcer en 1704 le panégyrique de saint Benoît, puis l'oraison funèbre du cardinal de Fürstenberg. Ces discours établirent définitivement sa réputation, et dès l'année suivante il commença à prêcher devant le Roi. En 1710, il fut chargé de l'oraison funèbre de l'évêque de Chartres, Godet des Marais. Dès lors il fut en vogue et fit de nombreux sermons à la cour et dans les églises de Paris. Il eut un canonicat à Chartres en 1718 et mourut dans cette ville en 1736 (*Dictionnaire de Moréri,* tome VIII, p. 563 ; notes du P. Léonard, M 760, fol. 84 ; *Mercure* de juillet 1707, p. 11-12, et d'octobre 1736, p. 2191-2198 ; *Mémoires de Sourches,* tome IX, p. 213 ; *Journal de Dangeau,* tomes X, p. 34 et 297, XI, p. 391, et XV, p. 271).

4. Cette dernière phrase semble ajoutée après coup à la fin du paragraphe

5. *Dangeau,* tome XV, p. 197 ; *Gazette,* p. 365 ; vol. *Espagne* 230, fol. 145.

6. Claude de Longueil, marquis de Maisons : tome X, p. 21.

7. Marie-Charlotte Roque de Varengeville : *ibidem.*

président à
mortier,
sa femme *,
leur famille,
leur caractère,
leur conduite,

de la maréchale de Villars, furent deux espèces de personnages dont il est temps de parler. Son grand-père[1], aussi président à mortier, fut surintendant des finances, bâtit le superbe château de Maisons[2], étoit ami de mon père,

1. René de Longueil, marquis de Maisons (tome I, p. 151) fut d'abord conseiller au Grand Conseil en 1618, puis premier président de la cour des aides en 1620. Reçu président à mortier au Parlement au mois de mars 1643, il acquit, deux ans plus tard, la capitainerie de Versailles et de Saint-Germain dont va parler Saint-Simon et, à la mort de Particelli d'Hémery, fut nommé surintendant des finances. L'ardeur avec laquelle ses amis, comme Mme de Sablé, poursuivirent sa nomination (Conrart, *Mémoires*, p. 609-610) n'était pas partagée par tous. Retz disait que sa probité « étoit moins que problématique » (*Mémoires*, tome III, p. 56), et Guy Patin appréciait ainsi sa candidature : « C'est un dangereux homme, s'il y parvient, et qui fera bien crier du monde.... Il a les vœux des partisans » (*Lettres*, tome II, p. 18). Au mois de septembre 1651, il fut remplacé, et Mazarin ne doutait pas qu'à cette nouvelle le président de Maisons et M. de Longueil, son frère, « ne fissent le diable »; mais il pensait qu'avec de la fermeté on « leur feroit mettre de l'eau dans leur vin » (*Lettres*, tome IV, p. 443). Si l'on s'en rapporte à Mme de Motteville, qui avoit eu « quelque part au choix qui se fit de sa personne », la boutade que Saint-Simon lui prête répond assez bien à son rôle pendant sa surintendance : « Il y demeura peu, dit-elle, et il est vrai que ce temps-là ayant été fâcheux à passer, tout ce qu'il put profiter dans sa charge il le garda pour lui : ce qui fit dire qu'il s'en étoit bien acquitté. Il en acheta secrètement aussi quelques amis dont il crut avoir besoin » (*Mémoires*, tome III, p. 195). La même appréciation a été recueillie par le P. Léonard (Archives nationales, MM 825, fol. 154).

2. Maisons-sur-Seine, canton de Saint-Germain-en-Laye (Seine-et-Oise), chef-d'œuvre de Fr. Mansard. Le château, dont Voltaire faisait grand cas (*Siècle de Louis XIV*, chap. xxix), fut construit en 1645 pour René de Longueil et coûta sept à huit cent mille livres (*Journal d'Olivier d'Ormesson*, tome I, p. 286) ; il subsiste encore aujourd'hui avec ses superbes terrasses dominant le cours de la Seine ; mais la plus grande partie du parc a été aliénée par le financier Laffitte, qui posséda cette splendide propriété. On peut voir sur ce bel édifice le *Mercure* de septembre 1734, p. 2268, les *Archives de l'art français*, 2e série, tome II, p. 249, Piganiol de la Force, *Description de Paris*, tome VIII, p. 258-261, et l'histoire que lui a consacrée H. Nicolle en 1858. Les papiers du comte d'Artois renferment des rensei-

* Ces deux mots sont en interligne.

qui, pour l'obliger, car rien ne lui coûta jamais pour ses
amis, lui vendit presque pour rien la capitainerie de
Saint-Germain-en-Laye, qu'il avoit, et qui étoit nécessaire
au président par la position de Maisons tout près de Saint-
Germain et au milieu de la capitainerie[1]. C'est lui qui,
lorsqu'on lui ôta les finances, dit tout haut ; « Ils ont tort ;
car j'ai fait mes affaires, et j'allois faire les leurs[2]. » Tant
qu'il vécut, l'amitié subsista avec mon père. Son fils[3], père
de celui dont il s'agit, et président à mortier, voyoit aussi
mon père. C'est lui qui présida si indignement au jugement de notre procès avec M. de Luxembourg, comme je
l'ai rapporté en son lieu[4]. Sa conduite ne me donna pas
envie de cultiver l'ancienne amitié[5], et je n'en eus pas
davantage à l'égard de son fils, de qui aussi je n'entendis
point parler jusque tout au commencement de cette
année, et, tout au plus tôt, tout à la fin de la précédente.
Cet exposé étoit nécessaire pour l'intelligence de ce qui va
suivre.

Maisons étoit un grand homme, de fort belle représen-
tation, de beaucoup d'esprit de sens, de vues, et d'ambition[6], mais de science dans son métier fort superficielle ;
fort riche, la parole fort à la main[7], l'air du grand monde,

gnements sur la terre de Maisons, qui fit partie de son domaine avant
la Révolution (Archives nationales, R¹ 17-26 et 429).

1. Notre tome I, p. 151, et tome XXI (supplémentaire) de l'édition
de 1873, p. 84.

2. Le manuscrit porte *leur*. Nous avons déjà eu occasion de noter
que Saint-Simon, comme d'autres écrivains du dix-septième siècle,
comme Malherbe et le cardinal de Retz, emploie souvent cette forme
invariable qui venait peut-être de la forme espagnole *loro*.

3. Jean de Longueil : tome III, p. 91.

4. *Ibidem*, p. 94-98.

5. Saint-Simon a encore parlé de lui au moment de sa mort, en 1705
(tome XII, p. 457).

6. Avant ce mot, Saint-Simon a biffé *et*. « Un homme de beaucoup
d'esprit, fort ambitieux », disait aussi Villars, en parlant de son beau-
frère.

7. Expression déjà rencontrée au tome XV, p. 259.

rien du petit-maître ni de la fatuité des gens de robe, nulle impertinence du président à mortier[1]. Je pense que l'exemple de M. de Mesmes lui avoit fort servi à éviter ces ridicules dont l'autre s'étoit chamarré[2]. Loin comme lui de faire le singe[3] du grand seigneur, de l'homme de la cour et du grand monde, il se contentoit de vivre avec la meilleure compagnie de la ville et de la cour, que sa femme et lui avoient su attirer chez eux par les manières les plus polies, même modestes, et sans jamais s'écarter de ce qu'ils devoient à chacun, respect aux uns, civilité très marquée aux autres, avec un air de liberté et de familiarité mesurée, qui, loin de choquer ni d'être déplacée, leur attiroit le gré de savoir mettre tout le monde à son aise, sans jamais la moindre échappée qui fût de trop. Sa femme, avec très peu ou point d'esprit, avoit celui de savoir tenir une maison avec grâce et magnificence, et de se laisser conduire par lui[4]. Elle n'avoit donc rien de la présidence[5], ni des femmes de robe, seulement quelque petit grain plus que lui du grand monde, mais avec la même politesse et les mêmes ménagements. C'étoit une grande femme, qui, avec moins d'embonpoint, eût eu la taille belle, et une beauté romaine[6], que bien des gens

1. Saint-Simon reviendra plusieurs fois sur le portrait de Maisons dans la suite des *Mémoires*: tome XI, p. 18, 232-233 et 372-375. Villars, en parlant de son mariage avec la belle-sœur du président, le dépeint ainsi : « homme distingué par sa naissance, par la charge de président à mortier à Paris, par son mérite personnel, et qui avoit quarante mille écus de rente » (*Mémoires,* tome II, p. 13).

2. Tome XXII, p. 230 et suivantes.

3. Cet emploi figuré du mot *singe* est indiqué par le *Dictionnaire de l'Académie* de 1718.

4. Villars au contraire dit que « c'étoit une femme de beaucoup d'esprit et qui avoit une grande considération dans le Parlement » (*Mémoires,* tome V, p. 62.)

5. Écrit en abrégé *pres*[ce] et d'abord simplement *pr*[ce].

6. Comme Uranie de la Cropte-Beauvais, comtesse de Soissons (tome X, p. 262).

préféroient à celle de sa sœur[1]. Elle eut le bon sens de bien vivre toujours avec elle, et de ravaler bien soigneusement la jalousie du rang et de la concurrence de beauté, et Maisons, de son côté, vivoit en[2] déférence très marquée, mais intimement, avec le maréchal de Villars[3]. Il eut le bon esprit de sentir de fort bonne heure que le Parlement étoit la base sur laquelle il devoit porter ; que du crédit qu'il y auroit dépendroit sa considération dans le monde, et que tout celui dans lequel il se mêloit ne lui deviendroit utile qu'autant que sa Compagnie le compteroit. Il fut donc assez avisé pour en faire son principal, attirer chez lui les magistrats du Parlement, courtiser, pour ainsi dire, les plus estimés dans toutes les chambres, les persuader qu'il se faisoit honneur d'être l'un d'eux, de faire conduire sa femme en conséquence, être très assidu au Palais, et y gagner la basse robe[4] en général, et en particulier ce qui se distinguoit[5] le plus parmi les avocats, les procureurs, les greffiers, par ses manières gracieuses, ouvertes, affables, par des louanges et des prévenances qui l'en firent[6] adorer. De cette conduite, il en résulta une réputation qui, dans tout le Parlement, n'eut pas deux voix[7], qui gagna la cour et le monde, qui donna jalousie au premier président, et qui fit regarder Maisons comme celui qui mèneroit toujours le Parlement à tout ce qu'il vou-

1. « Fort belle aussi, mais moins agréable » a-t-il dit déjà en la comparant à sa sœur la maréchale de Villars (tome X, p. 21).

2. Le mot *en* est écrit au dessus d'*avec*, qui a été biffé.

3. « Ils étoient étroitement liés », dit le maréchal dans ses *Mémoires* (tome IV, p. 57). Comme on l'a vu au tome XIX, p. 4, c'est le président de Maisons qui « dressa les lettres de pairie de Villars et y mit tout ce qu'il voulut sur ses services » (ces lettres de pairie du maréchal ont été publiées par le marquis de Vogüé en appendice des *Mémoires,* tome III, p. 269-271).

4. Il va expliquer deux lignes plus loin ce qu'il entend par ces mots.

5. Saint-Simon avait d'abord écrit *distingoit.*

6. Le manuscrit porte *fit.*

7. C'est-à-dire que tous furent unanimes à la reconnaître.

droit[1]. La situation de Maisons si près de Marly lui fournit des occasions, qu'il sut bien ménager, d'y attirer des gens principaux de la cour[2]. Il devint du bon air d'y aller de Marly, et il se contenta longtemps d'y voir la cour de ses terrasses. Il alloit peu à Versailles ; il rapprocha mesurément ses voyages à une fois la semaine, et, à force de gens principaux d'autour du Roi qui, pendant les longs Marlis, alloient dîner à Maisons, le Roi s'accoutuma à lui parler de ce lieu presque toutes les fois qu'il le voyoit, et jamais il n'en fut gâté[3]. Il avoit si bien fait, que Monsieur le Duc et M. le prince de Conti[4] étoient en liaison avec lui, et qu'il regarda leur mort comme une perte qu'il faisoit. Il travailloit aussi en dessous, et je ne sais par où il s'étoit mis fort en commerce avec M. de Beauvillier, mais un commerce qui ne paroissoit point, et dont je n'ai démêlé ni le comment ni la date. Ces deux princes du sang morts, il se tourna vers M. le duc d'Orléans, et il lui fut aisé de s'en approcher par Canillac[5], son ami intime, qui l'étoit de tout temps de ce prince, mais qui ne le voyoit qu'à Paris parce qu'il ne venoit comme jamais à la cour. Il vanta donc tant le mérite de Maisons, son crédit dans le Parlement et dans le monde, les avantages qui s'en pouvoient tirer et de son conseil, que M. le duc d'Orléans,

1. « C'étoit, dit Villars, un homme.... fort ambitieux, et qui avoit formé une grande cabale dans le Parlement » (*Mémoires*, tome IV, p. 57).

2. Déjà, au commencement du règne, la proximité de Saint-Germain-en-Laye avait fréquemment attiré la cour à Maisons (*Muse historique* de Loret, tome III, p. 542 ; *Gazette* de 1665, p. 559 ; *Mémoires de Mademoiselle*, tome IV, p. 300-302). En 1707, on voit la duchesse de Bourgogne en faire le but d'une de ses promenades à cheval (*Sourches*, tome X, p. 367-368).

3. C'est-à-dire que cette familiarité de la part du Roi ne modifia pas sa façon d'être.

4. Il veut parler de Louis III, duc de Bourbon, mort en 1710, et de François-Louis, prince de Conti, mort en 1709.

5. Philippe de Montboissier-Beaufort, marquis de Canillac : tome V, p. 370.

accoutumé à se laisser dominer à l'esprit de Canillac, crut trouver un trésor dans la connoissance et l'attachement de Maisons[1]. Celui-ci, qui vouloit circonvenir le prince, ne trouva pas Canillac suffisant ; leurs séparations de[2] lieu étoient trop continuelles : il jeta son coussinet sur moi[3] ; je pense qu'il me craignoit par ce que j'ai raconté de son père[4]. Il avoit un fils unique[5] à peu près de l'âge de mes enfants ; il y avoit déjà longtemps qu'il avoit fait toutes les avances et qu'il les voyoit souvent. Cela ne rendoit rien au delà, et ce n'étoit pas le compte du père[6] ; enfin il me fit parler par M. le duc d'Orléans. Ce fut alors que j'appris cette liaison nouvelle, combien Maisons en desiroit avec moi, estime, louanges, amitié des pères, que ce prince me rapporta ; je fus froid, je payai de compliments, j'alléguai que je n'allois que très peu à Paris, et pour des moments, et je m'en crus quitte. Peu de jours après M. le duc d'Orléans rechargea ; je ne fus pas plus docile. Quatre ou cinq jours après, je fus fort surpris que le duc de Beauvillier m'en parla, me dit les mêmes choses, m'ap-

Desir
de Maisons
de lier avec
moi ; comment
il y réussit.

1. Saint-Simon reviendra longuement sur le rôle de Canillac auprès du duc d'Orléans (suite des *Mémoires,* tome XI de 1873, p. 233 et suivantes, 370 et 372). « M. de Canillac, dit Villars, avoit travaillé avec le feu président de Maisons à ménager pour le duc d'Orléans l'esprit du Parlement...; personne assurément, excepté le duc de Saint-Simon, n'étoit entré plus intimement dans la confidence de ce prince, longtemps même avant la régence » (*Mémoires,* tome IV, p. 228).

2. *De* surcharge *es*[*toient*].

3. « On dit proverbialement qu'*un homme a jeté son coussinet sur quelque chose* pour dire qu'il la regarde avec dessein de l'avoir, s'il peut » (*Académie,* 1718). Le *Littré* donne comme origine à cette locution l'usage où l'on étoit de retenir sa place en y mettant un coussin sur lequel on devait s'asseoir. On en rencontre des exemples dans Mme de Sévigné (*Lettres,* tome VIII, p. 405) et dans Chapelain (*Œuvres,* tome II, p. 111).

4. Tome III, p. 97 et suivantes.

5. Jean-René de Longueil : tome X, p. 21.

6. *Le* a été mis en interligne avant *compte,* au-dessus de *son,* biffé, et les mots *du pere* on été aussi ajoutés en interligne.

prit sa liaison, me voulut persuader que celle que Maisons
desiroit que je prisse avec lui pouvoit être extrêmement
utile à bien des choses ; et finalement, voyant que je n'y
prenois point, employa l'autorité qu'il avoit sur moi, et
me dit qu'il m'en prioit, et qu'il le desiroit, puisque je
n'avois point de raison particulière ni personnelle pour
m'en défendre. Je vis bien clairement alors que Maisons,
n'avançant pas à son gré par M. le duc d'Orléans, étoit
bien au fait de moi, et qu'il avoit bien compris que je ne
résisterois pas au duc de Beauvillier, si celui-ci[1] entreprenoit de former la liaison, et ne voulût pas être écon-
duit : aussi ne le fut-il pas ; mais, après être demeuré sur
la défensive avec M. le duc d'Orléans, je ne voulus pas lui
montrer que je rendois les armes à un autre. L'attente ne
fut pas longue. Ce prince m'attaqua de nouveau, me
maintint que rien ne seroit plus utile pour lui qu'une
liaison de Maisons avec moi, qui n'osoit le voir que rarement et comme à la dérobée, et avec qui il ne pouvoit
avoir le même loisir, ni la même liberté de discuter bien
des choses qui pouvoient se présenter. J'avois d'autres
fois répondu à tout cela ; mais, comme j'avois résolu de
me rendre à lui depuis que l'autorité du duc de Beauvillier m'avoit vaincu, je consentis à ce que ce prince voulut.
Maisons en fut bientôt informé. Il ne voulut pas laisser
refroidir la résolution. M. le duc d'Orléans me pressa
d'aller coucher une nuit à Paris. En y arrivant, j'y trouvai
un billet de Maisons, qui m'avoit déjà fait dire merveilles
par le prince et par le duc. Ce billet, pour les raisons qu'il
réservoit à me dire, contenoit un rendez-vous à onze
heures du soir, ce jour-là même, derrière les Invalides,
dans la plaine[2], avec un air fort mystérieux. J'y fus avec

1. Le mot *cy* est en interligne, et la première lettre d'*entreprenoit*
surcharge une autre lettre.
2. A cette époque, les Invalides n'étaient que depuis peu d'années
compris dans l'enceinte de la ville ; ce qui s'étendait au delà portait le

un vieux cocher de ma mère et un laquais, pour dépayser mes gens. Il faisoit un peu de lune. Maisons, en mince équipage, m'attendoit. Nous nous rencontrâmes bientôt. Il monta dans mon carrosse. Je n'ai jamais compris le mystère de ce rendez-vous. Il n'y fut question que d'avances, de compliments, de protestations, de souvenir des anciennes liaisons de nos pères, et de tout ce que peut dire un homme d'esprit et du monde qui veut former une liaison étroite ; du reste, de propos généraux, de louanges et d'attachement pour M. le duc d'Orléans et pour M. de Beauvillier, sur la situation présente de la cour ; en un mot, toutes choses qui n'alloient à rien d'important ni de particulier. Je répondis le plus civilement qu'il me fut[1] possible à l'abondance qu'il me prodigua. J'attendois ensuite quelque chose qui méritât l'heure et le lieu ; ma surprise fut grande de[2] n'y trouver que du vuide, et seulement pour raison que cette première entrevue devoit être secrète, après laquelle il n'y auroit plus d'inconvénient qu'il vînt quelquefois chez moi à Versailles, et serrer[3] après les visites, après[4] qu'on se seroit accoutumé à l'y voir quelquefois, et me priant de n'aller point chez lui à Paris[5] de longtemps, où il se trouvoit toujours trop de monde. Ce tête-à-tête ne dura guères plus de demi-heure. C'étoit beaucoup encore pour ce qu'il s'y passoit. Nous nous séparâmes en grande politesse, et, dès la première fois

nom de plaine de Grenelle et était occupé par des jardins, des cultures maraîchères, et des chantiers de bois sur le bord du fleuve.

1. Les mots *qu'il me fut* ont été ajoutés en interligne.

2. Il y a *ne*, par mégarde, dans le manuscrit.

3. Au sens de rapprocher, rendre plus fréquent.

4. Le mot *apres* surcharge l'abréviation de *que*.

5. L'hôtel de Maisons était situé rue de l'Université, entre les rues du Bac et de Bellechasse, et contigu à l'hôtel d'Auvergne ; il avait été construit pour le duc de Beauvillier, qui s'en dégoûta et le vendit à M. de Maisons (*Notice sur la maison de Saint-Simon* dans le tome XXI et supplémentaire de l'édition des *Mémoires* de 1873, p. 187). Le prince de Campoflorido y habita lors de son ambassade en 1742.

qu'il alla à Versailles, il vint chez moi sur la fin de la matinée. Il ne fut pas longtemps sans y venir ainsi tous les dimanches. Nos conversations peu à peu devinrent plus sérieuses. Je ne laissois pas d'être en garde ; mais je le promenois sur plusieurs sujets, et lui s'y prêtoit très volontiers.

Nous raisonnions et nous étions sur ce pied-là ensemble, lorsque, rentrant chez moi à Marly sur la fin de la matinée du dimanche 29 juillet, je trouvai un laquais de Maisons avec un billet par lequel il me conjuroit, toutes affaires cessantes, de venir sur-le-champ chez lui à Paris, où il m'attendroit seul, et où je verrois qu'il s'agissoit de chose qui ne pouvoit souffrir le moindre retardement, qui ne se pouvoit même désigner par écrit, et qui étoit de la plus extrême importance. Il y avoit longtemps que ce laquais étoit arrivé, et qu'il me faisoit chercher partout par mes gens. Mme de Saint-Simon étoit à Versailles avec Mme la duchesse de Berry, qui venoit souper les soirs avec le Roi sans coucher encore à Marly, et je devois dîner chez M. et Mme de Lauzun. Y manquer auroit mis la curiosité et la malignité de M. de Lauzun en besogne ; je n'osai donc pas disparoître[1]. Je donnai ordre à ma voiture ; dès que j'eus dîné, je m'éclipsai. Personne ne me vit monter en chaise ; j'arrivai fort diligemment chez moi à Paris, d'où j'allai sur-le-champ chez Maisons avec l'empressement qu'il est aisé d'imaginer.

Je le trouvai seul avec le duc de Noailles. Du premier coup d'œil je vis deux hommes éperdus, qui me dirent d'un air mourant, mais après une vive, quoique courte préface, que le Roi déclaroit ses deux bâtards, et, à l'infini, leur postérité masculine, vrais princes du sang, en droit d'en prendre la qualité, les rangs et honneurs entiers, et capables de succéder à la couronne au défaut de tous les

1. Saint-Simon avait d'abord écrit *je n'osay donc pas luy manquer.* S'apercevant qu'il avait déjà mis ce verbe au commencement de la phrase, il a biffé *luy manquer* et écrit *disparoistre* en interligne.

autres princes du sang[1]. A cette nouvelle, à laquelle je
ne m'attendois pas, et dont le secret jusqu'alors s'étoit
conservé sans la plus légère transpiration, les bras me
tombèrent. Je baissai la tête, et je demeurai dans un profond silence, absorbé dans mes réflexions. Elles furent
bientôt interrompues par des cris auxquels je me réveillai.
Ces deux hommes se mirent en pied[2] à courir la chambre,
à taper des pieds, à pousser et à frapper les meubles, à
dire rage à qui mieux mieux, et à faire retentir la maison
de leur bruit. J'avoue que tant d'éclat me fut suspect de
la[3] part de deux hommes, l'un si sage et si mesuré, et à
qui ce rang ne faisoit rien, l'autre toujours si tranquille,
si narquois[4], si maître de lui-même. Je ne sus quelle
subite furie succédoit en eux à un si morne accablement,
et je ne fus pas sans soupçon que leur emportement ne
fût factice pour exciter le mien. Si ce fut leur dessein, il
réussit tout au contraire. Je demeurai dans ma chaise, et
leur demandai froidement à qui ils en vouloient. Ma tranquillité aigrit leur furie. Je n'ai, de ma vie, rien vu de si
surprenant. Je leur demandai s'ils étoient devenus fous,
et si, au lieu de cette tempête, il n'étoit pas plus à propos
de raisonner, et de voir s'il y avoit quelque chose à faire.
Ils s'écrièrent que c'étoit parce qu'il n'y avoit rien à faire
à une chose non seulement résolue, mais exécutée, mise
en déclaration, et envoyée au Parlement, qu'ils étoient
outrés de la sorte; que M. le duc d'Orléans, en l'état où
il étoit avec le Roi, n'oseroit souffler; les princes du sang,

1. Édit signé à Marly en juillet 1714; Saint-Simon en avait une
copie au volume 63 de ses Papiers, aujourd'hui vol. *France* 248, et
le texte en a été reproduit par les éditeurs du *Journal de Dangeau,*
tome XV, p. 320-323, qui y ont joint en note le procès-verbal de l'enregistrement au Parlement, du 2 août.

2. Au sens de sur pied, sur leurs pieds, se levèrent debout.

3. L'article *la* surcharge le commencement de *de[ux]*, qui lui-même
surchargeait une *l*.

4. « *Narquois,* fin, subtil, rusé et qui se plaît à tromper les autres »,
disait le *Dictionnaire de l'Académie* en 1718.

en âge, de trembler comme des enfants qu'ils étoient, les
ducs hors de tout moyen de s'opposer, et le Parlement
réduit au silence et à l'esclavage. Et là-dessus, à qui des
deux crieroit le plus fort et pesteroit davantage ; car rien
de leur part ne fut ménagé, ni choses, ni termes, ni personnes. J'étois bien aussi en colère ; mais il est vrai que ce
sabbat[1] me fit rire et conserva ma froideur. Je convins
avec eux que quant[2] alors je n'y voyois point de remède,
et nulles mesures à prendre, mais qu'en attendant ce qui
pouvoit arriver à l'avenir, je les aimois encore mieux
princes du sang capables de la couronne, qu'avec leur
rang intermédiaire. Et il est vrai que je le pensai ainsi dès
que j'eus repris mes esprits. Enfin l'ouragan s'apaisa peu à
peu. Nous raisonnâmes, et ils m'apprirent que le premier
président et le procureur général, qui, en effet, étoient
venus ce jour-là de très bonne heure à Marly chez le
Chancelier, qui avoient vu le Roi dans son cabinet à l'issue
de son lever, et qui étoient revenus à Paris tout de suite,
en avoient rapporté la déclaration toute expédiée[3]. Il falloit
néanmoins que Maisons l'eût su plus tôt d'ailleurs, parce
qu'à l'heure que le laquais qu'il m'envoya arriva à Marly,
ces Messieurs n'en pouvoient pas être revenus à Paris
quand il en partit. Nos discours n'allant à rien, je pris
congé, et regagnai Marly au plus vite, afin que mon
absence ne fît point parler. Tout cela néanmoins me conduisit vers l'heure du souper du Roi. J'allai droit au salon ;

1. « *Sabbat* se dit figurément d'un grand bruit qui se fait avec désordre, avec confusion, tel que l'on s'imagine celui du sabbat des
sorciers » (*Académie*, 1718). — Saint-Simon orthographie *sabat*.

2. Saint-Simon écrit *quand*.

3. Dangeau notait dans son *Journal* au 29 juillet (p. 200) : « M.
le premier président et M. le procureur général eurent le matin audience du Roi pour une affaire de très grande importance et qu'on ne
saura que demain ; il a transpiré seulement ce soir que le Roi donne à
M. le duc du Maine et à M. le comte de Toulouse, pour eux et pour
leurs descendants, le rang de princes du sang dans toute son étendue,
et que cela sera incessamment registré au Parlement. »

je le trouvai très morne ; on se regardoit, on n'osoit presque s'approcher ; tout au plus quelque signe dérobé, ou quelque mot en se frôlant coulé à l'oreille. Je vis mettre le Roi à table : il me sembla plus morgué[1] qu'à l'ordinaire, et regardant fort à droit et à gauche. Il n'y avoit qu'une heure que la nouvelle avoit éclaté ; on en étoit glacé encore, et chacun fort sur ses gardes. A chose sans ressource il faut prendre son parti, et il se prend plus aisément et plus honnêtement quand la chose ne porte pas immédiatement comme le rang intermédiaire, dont les bâtards n'eurent jamais de moi ni compliment ni la moindre apparence. J'avois donc pris ma résolution. Dès que le Roi fut à table, et qui m'avoit fort fixement regardé en passant, j'allai chez M. du Maine ; bien que l'heure fût un peu indue, les portes tombèrent devant moi, et je remarquai un homme surpris d'aise de ma visite, et qui vint au-devant de moi presque sur les airs[2], tout boiteux qu'il étoit. Je lui dis que, pour cette fois, je venois lui faire mon compliment, et un compliment sincère ; que nous n'avions rien à prétendre sur les princes du sang ; que ce que nous prétendions, et ce qui nous étoit dû, c'étoit qu'il n'y eût personne entre les princes du sang et nous ; que, dès qu'il l'étoit, et les siens, nous n'avions plus rien à dire qu'à nous réjouir de n'avoir plus à essuyer ce rang intermédiaire, que je lui avouois qui m'étoit insupportable. La joie de M. du Maine éclata à ce compliment. Tout ce qu'il m'en fit, tout ce qu'il m'en dit ne peut se rendre, avec une politesse, un air même de déférence que l'esprit inspire dans le transport du triomphe. J'en dis autant le lendemain au comte de Toulouse et à Mme la duchesse d'Orléans, cent fois plus bâtarde et plus aise que ses frères, et qui les voyoit déjà couronnés. Madame

La nouvelle se publie à Marly, etc. Effet qu'elle y produit. Mon compliment aux bâtards.

1. Nous avons déjà eu au tome X, p. 46, le verbe *morguer,* et le participe *morgué* au tome XIX, p. 265.

2. Au sens de transporté de joie ; le *Dictionnaire de l'Académie* de 1718 ne donnait pas cette locution figurée.

la Duchesse, fort princesse du sang, et point du tout comme Madame sa sœur, parut fort sérieuse, et n'ouvrit point sa porte. M. le duc d'Orléans fut fâché, mais fâché à sa manière, et n'eut pas grand peine à ne rien montrer; ducs et princes étrangers enragés, mais de rage mue[1]. La cour éclata en murmures sourds bien plus qu'on n'auroit cru. Paris se déchaîna et les provinces; le Parlement, chacun à part, ne se contraignit pas. Mme de Maintenon, transportée de son ouvrage, en recevoit les adorations de ses familières[2]; elle et M. du Maine n'avoient pas oublié ce qui avoit pensé arriver du rang de ses enfants[3]. Quoiqu'il n'y eût plus personne du sang légitime à craindre, ils ne laissèrent pas d'être effarouchés, et le Roi fut gardé à vue, et persuadé par des récits apostés de la joie et de l'approbation générale à ce qu'il venoit de faire. M. du Maine n'eut garde de se vanter de l'air triste, morne, confondu, qu'accompagnoient tous les compliments dont une cour esclave lui portoit un hommage forcé, et qui n'en cachoit pas la violence. Mme du

1. Tome XXIII, p. 304.

2. Mme de Maintenon écrivait à ce propos, le 5 août, à la princesse des Ursins : « Ce qu'on vous aura mandé de MM. du Maine et de Toulouse fournit une ample matière de discourir à nos courtisans. Tout le monde en a été effrayé d'abord ; on est convenu ensuite que ce que le Roi fait pour eux ne fait de tort à personne ; on dit pourtant que les ducs sont consternés. On prétend à Paris, où l'on parle encore avec plus de liberté, que le Roi élève ces deux princes dans la vue de leur donner plus de part à la régence, et pour balancer le crédit de M. le duc d'Orléans. Les autres disent que c'est le fruit d'une sage et profonde politique ; mais tout le monde espère également que la race des Bourbons ne sera jamais éteinte. Ce qui est de vrai, Madame, c'est que ces deux princes sont pleins d'honneur, de probité, de religion, d'attachement pour le Roi, pour l'État et pour la ligne directe. Je ne vous parle point en personne prévenue pour l'un des deux ; c'est une vérité reconnue par tous les gens de bon sens de ce pays-ci. » (Recueil Bossange, tome III, p. 95). Mme des Ursins ne répondit pas à cette communication, ou du moins on ne connaît pas sa réponse.

3. En 1710 : tome XIX, p. 94 et suivantes.

Maine triompha à Sceaux de la douleur publique : elle redoubla de fêtes et de plaisirs, prit pour bons les compliments[1] les plus secs et les plus courts, et glissa sur le grand nombre de gens qui ne purent se résoudre d'aller eux-mêmes à son adoration. Les bâtardeaux[2] déifiés ne parurent que quelques moments à Marly : M. du Maine crut nécessaire cet air de modestie et de ménagement pour le public. Il n'eut pas tort.

Le comte de Toulouse profita de ce monstrueux événement sans y avoir eu aucune part. Ce fut l'ouvrage de son frère, de sa fidèle et toute-puissante protectrice, et de l'art qui fut lors aperçu d'avoir fait conserver à Voysin, devenu chancelier, sa charge de secrétaire d'État. Comme chancelier, il n'auroit rien eu qui l'eût approché du Roi, plus de travail réglé avec lui, plus de prétextes de lui aller parler quand il le jugeoit à propos. Il n'auroit eu que les occasions de la fin des conseils, quand les ministres en sortent, et, comme il n'étoit chargé de rien qui eût rapport au Roi, il eût fallu l'attaquer sans préface, sans prétexte, sans insinuation, et sans moyen de sonder le terrain. Quoique sur les bâtards, il auroit trouvé le Roi en garde. L'usurpation de ses audiences l'eût effarouché et rendu Voysin désagréable, et, comme le chancelier n'a point de travail avec le Roi que pour des affaires extraordinaires, rares, courtes, qui, même pour l'ordinaire, ne sont pas secrètes, comme mon affaire avec M. de la Rochefoucauld[3] et autres pareilles, quoique de différentes natures, ces audiences, si elles avoient été répétées, auroient fait nouvelle[4], excité une curiosité dangereuse au secret dont ce mystère d'iniquité avoit tant intérêt de se[5] couvrir,

Comte de Toulouse.
Cause secrète de la conservation de la place de secrétaire d'État au nouveau chancelier.

---

1. Le mot *compliments* surcharge *visittes,* effacé du doigt.
2. Nom qu'il a déjà appliqué aux enfants de M. du Maine (tome XIX, p. 382).
3. Ci-dessus, p. 204 et suivantes.
4. Auraient été une nouvelle pour la cour ; on en aurait parlé.
5. *Le* corrigé en *se.*

et dont les artisans sentoient si bien l'importance. Ce fut aussi ce qui fit conserver à Voysin cette place de secrétaire[1] d'État, qui lui donnoit une[2] occasion nécessaire de travailler presque tous les jours seul avec le Roi, ou Mme de Maintenon en tiers unique, et la facilité des prétextes d'y travailler extraordinairement et tous les jours, et plus d'une fois par jour tant que bon lui sembloit, sans que cela parût extraordinaire au Roi ni à sa cour. Par là, Voysin se trouvoit à portée d'examiner les moments, les humeurs, de sonder, d'avancer, de s'arrêter ; par là, nul temps perdu qui ne se pût retrouver le lendemain, et quelquefois[3] le jour même, par la liberté de discuter et de pousser sa pointe, quand il y trouvoit lieu, et de prolonger la conversation tant qu'il étoit nécessaire ; sans quoi ils n'en seroient jamais venus à bout. Le Roi, malgré tout ce qu'il sentoit d'affection pour ses bâtards, avoit toujours des restes de ses anciens principes. Il n'avoit pas oublié l'adresse de la planche de la légitimation du chevalier de Longueville sans nommer la mère pour parvenir à donner un état à ses enfants[4], lorsqu'il avoit voulu les tirer de leur néant propre et de l'obscurité secrète dans laquelle ils avoient été élevés. De ce néant, ce qu'il fit par degrés pour les conduire possiblement au trône est si prodigieux, que ce tout[5] ensemble mérite d'être exposé ici sous un même coup d'œil tout à la fois, et comparer les premiers degrés, qui, par un effort inconnu jusqu'alors de puissance, les égala[6] peu à peu aux autres hommes en les égalant aux droits communs de tous, avec les derniers qui

1. Il a écrit par mégarde *seretaire*.
2. Encore *un* pour *une,* devant une voyelle, comme cela a déjà été remarqué.
3. Le mot *quelquefois* a été ajouté en interligne.
4. Tome II, p. 56.
5. Après *tout,* il y a *en* effacé du doigt à la fin d'une ligne, et plus loin *mérité* est corrigé en *mérite.*
6. Il faudrait : *les égalèrent,* comme plus loin *portèrent.*

les portèrent à la couronne. On ne parlera ici que des enfants de Mme de Montespan.

1. Lettres de légitimation en faveur de Charles-Louis (le chevalier de Longueville), avec permission de porter le nom de bâtard d'Orléans, et déclaré capable de posséder toutes charges ; vérifiées au Parlement sans que le nom de la mère y fût exprimé, dont c'est le premier exemple, 7 septembre 1673.

Degrés rapides qui, du plus profond non-être, portent à la capacité de porter la couronne par droit de naissance la postérité sortie du double adultère du Roi et de Mme de Montespan. [Add. S¹S. 1156]

Telle fut la planche pour légitimer les enfants du Roi, leur faire porter le nom de Bourbon, leur pouvoir donner des charges, et sans nommer Mme de Montespan.

2. Lettres de légitimation en faveur de Louis-Auguste, né dernier mars 1670[1], le duc du Maine ; de Louis-César, né 1672, le comte du Vexin[2] ; de Louise-Françoise, née 1673, Mlle de [3] Nantes, depuis Madame la Duchesse; toutes de décembre 1673, vérifiées 20 des mêmes mois et an[4].

3. Noms de provinces imposés, qui ne se donnent qu'à des fils de France[5].

4. Avant le pouvoir[6], le duc du Maine pourvu en février 1674, c'est-à-dire avant l'âge de quatre ans, de la charge de colonel général des Suisses et Grisons[7].

5. Lettres de légitimation en faveur de Louise-Marie-

1. La date *1670* corrige *1770.*
2. Louis-César, titré comte du Vexin, fut abbé de Saint-Germain-des-Prés en 1673 et de Saint-Denis en 1679 ; il mourut le 10 janvier 1683, comme Saint-Simon va le dire plus loin.
3. *Mlle de* surcharge *M⁹ la.*
4. Registres du Parlement, X¹ᴬ 8670, fol. 476.
5. Ces titres de provinces avaient été donnés par les lettres de légitimation.
6. Les trois mots *avant le pouvoir* ont été ajoutés après coup en tête du paragraphe. — Saint-Simon veut dire : avant d'être capable d'exercer cette charge.
7. Lettres du 1ᵉʳ février 1674 enregistrées au Parlement seulement le 9 mars 1694 (reg. X¹ᴬ 8688, fol. 315 v°).

Anne, Mlle de Tours[1], janvier 1676[2]. Elle mourut 15 septembre 1681.

6. Lettres de décembre 1676, qui déclarent Louis-Auguste de Bourbon capable de posséder toutes charges, et qu'il seroit nommé duc du Maine[3] (Le comte de Toulouse n'a rien eu d'écrit pour porter ce nom).

Ainsi cette déclaration donna la faculté que le fait avoit précédée de deux ans, tant pour les charges, que pour l'appellation de duc du Maine, et suppose en lui d'avance, comme on le va voir, le nom de Bourbon, qu'il n'avoit pas.

7. Le comte du Vexin, tout contrefait, nommé[4] à l'abbaye de Saint-Germain-des-Prés en 167[3[5]], et à celle de Saint-Denis en 167[9] ; mort le 10 janvier 1683, à dix ans et demi, dans l'abbatial[6] de Saint-Germain-des-Prés.

8, 9. Lettres patentes portant que le duc du Maine, le comte du Vexin, Mlle de Nantes et Mlle de Tours porte-

1. Louise-Marie-Anne, née à Saint-Germain le 12 novembre 1674, fut baptisée le même jour et eut deux pauvres pour parrain et marraine ; elle mourut à près de sept ans le 15 septembre 1681.

2. Ces lettres de légitimation sont citées par Blanchard dans sa *Table chronologique des ordonnances* ; mais il n'en indique pas l'enregistrement, et elles ne se retrouvent pas dans les registres du Parlement.

3. Ces lettres ne sont pas mentionnées par Blanchard ; quant au nom de duc du Maine, il avait été attribué à l'enfant par les lettres de légitimation de 1673.

4. Avant *nommé*, Saint-Simon a biffé les mots *et qui mourut en* suivis d'un blanc pour mettre la date, et, plus haut, le *V* de *Vexin* surcharge un *v*.

5. Le dernier chiffre de cette date et de la suivante ont été laissés en blanc dans le manuscrit. La *Gallia christiana* dit que le comte du Vexin avait été désigné pour être abbé de Saint-Germain-des-Prés, mais non nommé à cause de son jeune âge, et que Pellisson fut administrateur du temporel de l'abbaye en son nom. Quant à celle de Saint-Denis, tout en disant que Pellisson en fut administrateur après la mort du cardinal de Retz, les bénédictins se contentent simplement de remarquer que l'*Histoire généalogique* mentionne le jeune prince comme abbé désigné.

6. Tome XXI, p. 4.

ront le surnom de Bourbon, et se succéderont les uns aux autres, « tant pour les biens qu'ils ont reçus de notre libéralité, que pour ceux qu'ils pourront acquérir d'ailleurs », comme aussi que leurs enfants se succéderont selon l'ordre des successions légitimes ; données au mois de janvier 1680, registrées en Parlement le 11 janvier même année[1], et en la Chambre des comptes de lendemain.

Ainsi, les voilà égalés aux autres hommes, élevés du néant à la condition commune, enrichis de tous les droits des légitimes dans la société, en même temps décorés du surnom de la maison régnante, et de noms de provinces que les princes du sang même ne portent pas.

10[2]. Don fait (c'est-à-dire arraché pour tirer de Pignerol M. de Lauzun) au duc du Maine de la principauté de Dombes, etc.[3], par Mademoiselle, 2 février 1681[4].

Lettres[5] de légitimation en faveur de Françoise-Marie, née en mai 1677 (Mlle de Blois, depuis duchesse d'Orléans), et de Louis-Alexandre, né 6 juin 1678 (le comte de Toulouse) ;

Avec permission de porter le nom de Bourbon,

Et la faculté, tant à eux qu'à Louis-Auguste, Louis-César, Louise-Françoise, de se succéder les uns aux autres, etc. ; ces lettres données en novembre 1681, registrées le 22 du même mois et an[6].

11. Le duc du Maine pourvu du gouvernement de Languedoc en juin 1682, à douze ans[7].

1. Reg. X1A 8674, fol. 348.
2. Ce chiffre *10*, d'abord porté sur la marge intérieure du manuscrit, a été biffé et reporté sur la marge extérieure.
3. Le mot *etc.* a été ajouté en interligne.
4. Le texte de cette donation a été inséré dans les registres des insinuations du Châtelet, Y 259, fol. 300.
5. Il n'y a pas de numéro en face de ce paragraphe.
6. Reg. X1A 8676, fol. 7, où le greffier s'est trompé dans l'intitulé de l'acte.
7. A propos de cette nomination, le P. Léonard écrivait dans son journal inédit (ms. Fr. 10265, fol. 25, 4 juin 1682) : « Tout le monde

12. Le comte de Toulouse pourvu de l'office d'amiral de France en novembre 1683, à cinq ans[1].

Cet office, si nuisible par ses droits pécuniaires, et si embarrassant par son autorité, avoit été supprimé avec grande raison. Le Roi l'avoit rétabli en faveur du comte de Vermandois[2], enfant, qu'il avoit eu de Mme de la Vallière, à la mort duquel il le donna au comte de Toulouse.

On remarquera que, le Parlement et le monde une fois accoutumés aux bâtards de double adultère, le Roi fit par une seule et même déclaration, pour les deux derniers, ce qu'il n'avoit osé présenter qu'en plusieurs pour les premiers.

13. Louise-Françoise de Bourbon, mariée 24 juillet 1685[3] à Louis III, duc de Bourbon. Outre sa dot[4], ses pier-

a été extrêmement surpris, et même les ministres, de ce que S. M. a donné le gouvernement de Languedoc au duc du Maine. Mme de Montespan en est presque tombée de son haut de joie et d'étonnement. Mme la princesse de Conti a eu du chagrin de ce que ce gouvernement n'a pas été donné à M. de Conti.... A cause de la minorité du duc du Maine, le Roi a fait M. de Noailles lieutenant général de cette province avec cinquante mille livres d'appointements.... » Et au 7 juin, fol. 26 v° : « Toute la cour a été surprise de ce que le gouvernement du Languedoc n'a pas été donné à M. de Conti. Monseigneur et Monsieur en ont eu du chagrin, aussi bien que tous les autres ; mais le Roi a ses raisons et n'en doit rendre compte à personne. »

1. Le P. Léonard dans le même Journal (fol. 26 v°) raconte la gentille anecdote suivante : « Le comte de Toulouse, le plus joli petit prince du monde, ayant su que le duc du Maine avoit le gouvernement du Languedoc, il alla dire au Roi fort spirituellement : « Mon papa « (car il l'appelle toujours ainsi), mon frère du Maine a un beau gou- « vernement ; mon frère du Vexin a de belles abbayes ; donnez-moi « aussi un petit gouvernement. » Le Roi lui dit : « Je t'assure que tu en « auras un petit. »

2. Louis, légitimé de France, titré comte de Vermandois : tome XIX, p. 389.

3. Le contrat de mariage original est exposé au musée des Archives nationales, n° 885.

4. Outre le contrat de mariage, du 23 juillet, il y a diverses pièces annexes et un mémoire sur la dot dans le carton K 542, n°s 64,

reries et ses pensions, Monsieur son mari eut les survivances de l'office de grand maître de France et du gouvernement de Bourgogne, une forte pension[1], et toutes les entrées, même celle d'après le souper[2]. Monsieur son père, qui, comme lui, n'en avoit aucunes, eut les premières, qui ne sont pas même celles des premiers gentilshommes de la chambre. Avant que le Roi eût, à l'occasion d'une longue goutte, l'année de la mort du premier duc de Bretagne, supprimé son coucher aux courtisans[3], on voyoit Monsieur le Prince, qu'il étoit lors, sur un tabouret dans le coin de la porte du cabinet du Roi, en dehors, dans la pièce où tout le monde attendoit le coucher, et dormant là, tandis que Monsieur son fils étoit avec le Roi, et ce qu'il appeloit sa famille[4]. Quand la porte s'ouvroit pour le coucher, Monsieur le Prince se réveilloit, et voyoit sortir Monsieur son fils, M. le duc d'Orléans, Monseigneur, et le Roi ensuite, au coucher duquel il demeuroit comme les courtisans, et au petit coucher après avec les entrées, et qui étoit fort court. Le reste de la famille sortoit par les derrières.

14. Le duc du Maine à seize ans[5] chevalier de l'Ordre,

67-69 et 72-89. La mariée eut un million comptant, cent mille écus de pierreries et une pension de cent mille livres ; le grand Condé donna cent mille livres de rente et aussi cent mille écus de pierreries à son petit-fils : voyez A. de Boislisle, *Trois princes de Condé à Chantilly,* p. 82-84.

1. L'original des lettres du 30 juillet accordant au marié une pension annuelle de quatre-vingt-dix mille livres à l'occasion de son mariage, est dans le carton K 120, n° 15.

2. « Le Roi donna, dimanche dernier, à Monsieur le Duc le brevet d'entrée de la même manière que l'ont les premiers gentilshommes de la chambre. Il y avoit plus de trois ans qu'il demandoit cette grâce. M. le duc de Bourbon avoit eu ce brevet au même temps qu'il fut marié » (Journal du P. Léonard, ms. Fr. 10265, fol. 144 v°, 19 juin 1686 ; *Dangeau,* tome I, p. 350).

3. En 1705 : tome XII, p. 460.

4. Déjà dit dans notre tome XVII, p. 235.

5. Après *ans,* Saint-Simon a biffé une lettre illisible.

à la Pentecôte 1686. Je n'ose dire qu'à douze ans que je n'avois pas encore, j'étois fort en peine, et je m'informois souvent de l'état du duc de Luynes[1], qui avoit la goutte ; je mourois de peur qu'elle ne le quittât, parce qu'il auroit été parrain de M. le prince de Conti avec le duc de Chaulnes, et M. du Maine eût[2] échu à mon père. La goutte persévéra, et mon père présenta le prince de Conti avec le duc de Chaulnes. L'Ordre à un âge inouï, rare aux fils de France, et en quatrième avec M. le duc de Chartres, à qui cette considération le fit avancer alors, M. le duc de Bourbon, car le grand prince de Condé ne mourut qu'à la fin de l'automne, et M. le prince de Conti, parut une distinction bien extraordinaire. Monseigneur et Monsieur furent les parrains de M. le duc de Chartres, Monsieur le Prince et Monsieur le Duc de M. le duc de Bourbon. Feu M. le prince de Conti, gendre naturel du Roi, étoit mort sans avoir été chevalier de l'Ordre, et celui-ci ne l'eût pas été sans le cri général, que le Roi craignit, de faire M. du Maine en laissant le prince de Conti. Il étoit lors exilé à Chantilly, et ne coucha qu'une nuit à Versailles pour la cérémonie. C'étoit la suite de son voyage d'Hongrie. Il ne fut rappelé qu'à l'instante prière de Monsieur le Prince mourant, mais jamais pardonné, comme on l'a pu voir ci-dessus en plus d'un endroit[3].

15. Le duc du Maine pourvu de la charge des galères en 1688, à la[4] mort du duc de Mortemart[5].

16. Le comte de Toulouse gouverneur de Guyenne en janvier 1689, à onze ans.

17. Le duc du Maine commande la cavalerie en Flandres en 1689. Jusqu'alors les princes du sang faisoient une ou deux campagnes à la tête d'un de leurs régiments ;

1. Louis-Charles d'Albert : tome II, p. 92.
2. *Eust* corrige le commencement de *ech[eu]*.
3. Notamment tome XVII, p. 126-127.
4. Les mots *a la* surchargent *par*, effacé du doigt.
5. Louis de Rochechouart : tome II, p. 7.

M. du Maine, à dix-huit ans, et dès sa première campagne, a la distinction que les princes du sang n'obtenoient pas de si bonne heure, qui leur étoit nouvelle, et qui, même en eux, blessoit fort les trois généraux nés de la cavalerie par leurs charges[1].

18. Marie-Françoise, mariée 18 février 1692 à Philippe d'Orléans, duc de Chartres, petit-fils de France. Ce prodige fut le chef-d'œuvre du double adultère et de la sodomie, l'un et l'autre publics et bien récompensés. La violence ouverte par[2] laquelle ce mariage du propre neveu du Roi, fils unique de son frère, fut[3] fait, eut toute la cour pour témoin, et ce qui s'y passa est détaillé à l'entrée de ces *Mémoires*[4]. Comparer ce mariage avec ceux de toutes les bâtardes reconnues et légitimées de nos rois, et de simple adultère, jusqu'à Henri IV inclusivement, la chute est à perte d'haleine.

19[5]. Le duc du Maine épouse, 19 mars 1692[6], une fille de Monsieur le Prince ; encore eut-il le choix des trois[7]. Le Roi donna des espèces de fêtes et se para lui-même aux mariages de ses filles, à celui-ci, et y donna un festin royal, à la totale différence du mariage du prince de Conti avec la fille aînée de Monsieur le Prince, à la célébration duquel il assista, et n'y donna ni repas ni fête.

Le duc du Maine lieutenant général, 3 avril 1692. Il ne fut pas longtemps à acquérir un grade[8] dont il ne fit pas un bon usage, mais par lequel le Roi comptoit le mener rapidement loin. Ce sont choses qui se sont vues ici en leur lieu[9].

1. Le colonel général de la cavalerie, le colonel général des dragons, et le mestre-de-camp général de la cavalerie.

2. *Par surcharge avec.* — 3. *Fut* corrige *eut.* — 4. Tome I, p. 58.

5. Ce chiffre 19 est placé en regard du milieu du paragraphe.

6. Notre tome I, p. 99-104. Le contrat, du 18 mars, est dans le registre Y 259, fol. 400.

7. Il y a *des trois des 3,* dans le manuscrit.

8. Il avait été promu maréchal de camp le 2 avril 1690.

9. Notre tome II, p. 315-321.

20. Le comte de Toulouse fait chevalier de l'Ordre, et seul, 2 février 1693, avant quinze ans.

21, 22. Déclaration du Roi en faveur des duc du Maine et comte de Toulouse, du 5 mai 1694, registrée[1] le 8 du même mois et an[2], par laquelle le Roi veut qu'eux et leurs enfants qui naîtront en légitime mariage aient le premier rang immédiatement après les princes du sang, et qu'ils précèdent en tous lieux, actes et cérémonies..., même en la cour de parlement de Paris et ailleurs, en tous actes de pairie quand ils en auront[3], tous les princes des maisons qui ont des souverainetés hors de notre royaume, et tous autres seigneurs de quelque qualité et dignité qu'ils puissent être, nonobstant toutes lettres, si aucunes[4] y avoit, à ce contraires, et quand même les pairies desdits princes et seigneurs se trouveroient plus anciennes que celles desdits enfants naturels (C'est ce qui s'appela le rang intermédiaire, et on va voir que les deux bâtards n'étoient pas encore pairs alors. On a vu plus haut[5] que leur légitimation et ceci fut l'ouvrage d'Harlay, procureur général au premier[6], premier président à l'autre, et qu'à tous les deux il eut parole des sceaux, qu'il n'eut point, et dont il creva enfin de rage)[7].

23. Lettres de continuation de la pairie d'Eu, en faveur du duc du Maine, données en mai 1694, registrées le 8 du même mois et an[8], pour lui, ses hoirs et ayants cause mâles et femelles, sous le titre ancien du comté et pairie d'Eu, pour en jouir aux rangs, droits et honneurs, etc., ainsi que les anciens comtes d'Eu avoient fait depuis la première érection de 1458.

1. *Registré* est au masculin, par mégarde, dans le manuscrit.
2. Registres du Parlement, X[1A] 8689, fol. 454.
3. Quand ils auront des pairies.
4. *Aucune* au singulier et *contraires* au pluriel dans le manuscrit.
5. Tome II, p. 56 et 107. — 6. Au premier de ces actes.
7. Cette parenthèse n'est pas fermée dans le manuscrit, par oubli.
8. Registres du Parlement, X[1A] 8689, fol. 452.

Le 6 mai 1694, le premier président dit au Parlement[1] que le Roi l'avoit mandé pour lui expliquer ses intentions au sujet des honneurs qu'il vouloit être rendus au duc du Maine et au comte de Toulouse, lorsqu'ils iroient au Parlement ;

Que le Roi lui dit qu'il vouloit qu'il y eût toujours de la différence entre les princes du sang et les duc du Maine et comte de Toulouse, et d'eux aux ducs et pairs. (Tout ceci fut encore de l'invention du premier président. On verra enfin que cette différence d'avec les princes du sang fut bien solennellement et bien totalement bannie.)

24. Qu'il savoit (le Roi) que le duc de Vendôme avoit été reçu très jeune et sans information, Henri IV l'ayant ainsi souhaité. Il croyoit que son témoignage pouvoit bien servir d'information, et que M. du Maine en pouvoit être dispensé.

(Ce fut une hardiesse et une supercherie. M. de Sully se faisoit recevoir au Parlement. On peut juger qu'un favori, surintendant des finances et grand maître de l'artillerie, y alla bien accompagné. Le duc de Vendôme y parut tout à coup sans que personne s'y attendît, et prit subitement sa place. Le Parlement se trouva si surpris, et en même temps si étonné, qu'il n'osa dire mot, et la chose demeura faite[2]. Pour l'âge, on a vu[3] que le duc de Luynes, sans aucune faveur ni distinction, fut reçu sans difficulté, 24 novembre 1639[4], à dix-neuf ans, et par quel art et quelles raisons Louis XIV a le premier conduit à la fixation de l'âge[5].)

Adresse
de la réception
de César, duc
de Vendôme,
au Parlement.

1. On trouvera ci-après à l'Appendice, n° VIII, le résumé du discours de M. de Harlay d'après les registres du Parlement, et on pourra juger de la fidélité du récit de notre auteur.

2. Voir le récit plus détaillé de cet incident, arrivé le 9 mars 1606, dans les *Écrits inédits* de notre auteur, tome V, p. 453.

3. Notre tome XXI, p. 130.

4. La date *24 nov. 1639* a été ajoutée sur les marges du manuscrit, à la fin d'une ligne et au commencement de la suivante.

5. Voyez notre tome XXI, p. 177-179.

Qu'il savoit aussi qu'il n'y avoit que les enfants de France qui traversassent le parquet de la grand chambre ; cependant, les princes du sang étant en possession de le faire, il ne falloit pas donner atteinte à cette possession, puisque, lorsque le duc du Maine prendroit place au Parlement, il passeroit par le barreau.

Traversement du parquet par les princes du sang ; son époque.

(C'étoit pour apaiser et flatter les princes du sang en confirmant pour la première fois une usurpation qui ne l'avoit jamais été, et qui n'étoit que tolérée. Le prince de Condé que Henri IV fit venir de Saint-Jean-d'Angély pour l'élever à sa[1] cour, se trouvoit le plus prochain à succéder à la couronne. Il traversa le parquet, et, comme les honneurs ne se perdent point, il le traversa toute sa vie, et prétendit que c'étoit un droit du premier prince du sang. Traversant un jour le parquet, dans la minorité de Louis XIV[2], Monsieur son fils, qui le suivoit, et qui étoit fier de ses victoires, se mit aussi à le traverser. Monsieur le Prince se tourna pour l'en empêcher. « Allez, allez, Monsieur, votre train, et laissez-moi faire, lui répondit le fameux duc d'Enghien ; nous verrons qui osera m'en empêcher. » Personne n'osa en effet, et, depuis cette époque, tous les princes du sang l'ont toujours traversé[3].)

25. Qu'il vouloit que le premier président se découvrît en demandant l'avis à M. du Maine, et qu'il lui fît une inclination moindre que celle qu'il fait aux princes du sang, en le nommant par le nom de sa pairie. (Il ne nomme point les princes du sang, et, les pairs ecclésiastiques, il les nomme par leur nom de pairie, et jamais évêques, mais M. le duc de Reims, M. le comte de Beauvais, etc. Pour le bonnet, il en sera bientôt mention[4] : ainsi, on n'en dit rien ici.)

1. Le mot *sa* corrige *la*.
2. Il y a *Loùis XIII* dans le manuscrit ; mais c'est une erreur pour *Louis XIIII*.
3. Il a déjà été parlé de ce traversement du parquet dans le tome XIV, p. 412.
4. Dans un des prochains volumes.

26. Et enfin, que, les princes du sang à leur sortie de la cour étant précédés par deux huissiers jusqu'à la Sainte-Chapelle[1], le duc du Maine ne le seroit que par un seul. (Les pairs sortant ensemble, ou un seul, s'il n'y en avoit qu'un en séance, ont aussi un huissier devant eux jusque par de[là] la grand salle, et quelque chose de plus loin.)

27. Que l'enregistrement des lettres de la continuation de la comté d'Eu en pairie se feroit la grand chambre et tournelle assemblées[2]. (Non toutes les chambres du Parlement.)

28. Arrêt d'enregistrement et réception, du 8 mai 1694, de M. le duc du Maine en qualité de comte d'Eu et de pair de France au Parlement ; après le serment par lui fait (sans différence aucune des pairs à cet égard), a pris place au-dessous de M. le prince de Conti. (Les princes du sang ne prêtent point de serment[3].)

29[4]. Arrêt de réception, du 8 juin 1694, de Louis-Joseph, duc de Vendôme, en la dignité de pair de France, pour avoir rang et séance conformément aux lettres patentes du roi Henri IV du 15 avril 1610 (qui, depuis la mort d'Henri IV, étoient demeurées ensevelies), en prêtant par lui le serment accoutumé ; lequel fait, a repris son épée, et a passé sur le banc au-dessus de M. l'archevêque-duc de Reims[5].

30. Le premier président avoit dit auparavant au Par-

1. Nous avons vu, lors du récit de la séance des renonciations en 1713 (tome XXIII, p. 524), que le duc de Berry et les princes du sang furent reconduits par quatre huissiers, et MM. du Maine et de Toulouse par un seul.

2. Il y a *assemblée* au singulier, dans le manuscrit ; c'est un lapsus ; on disait toujours « les grand chambre et tournelle assemblées » : voyez notre tome XXIII, p. 508 et 511.

3. Saint-Simon a fait ici un renvoi en forme de triangle, qui se trouve reproduit plus loin, avant le n° 44.

4. Le nombre *29* corrige *39*.

5. Voyez notre tome II, p. 112.

lement, par ordre du Roi, que l'intention de S. M. étoit qu'on en usât à la réception de M. de Vendôme, et lorsqu'il viendroit en la cour, ainsi qu'on avoit fait à M. du Maine[1].

31. Lettres d'érection et de rétablissement de la terre et seigneurie d'Aumale en titre et dignité de duché-pairie de France, en faveur du duc du Maine et de ses enfants mâles et femelles, ses héritiers, successeurs[2] et ayants cause, pour en jouir et user aux mêmes titres, droits et honneurs que les autres ducs et pairs, etc. Ces lettres données au mois de juin 1695, registrées 1er juillet même année[3].

32. Lettres de nouvelle érection de la terre et seigneurie de Penthièvre en titre et dignité de duché et pairie de France, en faveur du comte de Toulouse, ses hoirs et successeurs et ayants cause, tant mâles[4] que femelles, préférant l'aîné et plus capable d'iceux, etc. Ces lettres données au mois d'avril 1697, registrées en Parlement le 15 décembre 1698[5].

33. Le comte de Toulouse gouverneur de Bretagne en mars 1698. (On a vu[6] la violence avec laquelle l'échange des gouvernements de Bretagne et de Guyenne fut fait, que le duc de Chaulnes ne s'en cacha pas, et qu'il en mourut tôt après de douleur[7]. On a vu aussi[8] à quel point Monsieur en fut outré, et combien il éclata sur le manquement de parole du Roi à lui pour le premier gouvernement de province vacant, qu'au mariage de M. de Chartres il s'étoit engagé de lui donner, et qu'il éludoit par là, et sur la puissance dont il revêtoit ses bâtards.)

34. Le comte de Toulouse lieutenant général en 1703,

1. Il y a ici au manuscrit un autre signe de renvoi en forme d'étoile, qui est répété ci-après, devant le n° 40.
2. *Successeurs,* oublié, a été ajouté en interligne.
3. Registres du Parlement, X1A 8690, fol. 77 v°.
4. Il y a *masle,* par mégarde, au manuscrit.
5. Registres du Parlement, X1A 8693, fol. 24.
6. Notre tome II, p. 254-258. — 7. Tome V, p. 342.
8. Tome II, p. 258-259.

et commande la cavalerie sur la Meuse ; va plusieurs
fois à la mer.

35. Lettres de nouvelle érection des terres d'Arc et de
Châteauvillain, unies et incorporées ensemble[1], avec leurs
dépendances, en duché-pairie sous le nom de Châteauvillain, en faveur du comte de Toulouse, pour en jouir
par lui, ses enfants, tant mâles que femelles, qui naîtront
de lui en loyal mariage, etc., données en mai 1703, registrées au Parlement 29 août même année[2].

(Il avoit d'abord, et avant Penthièvre, eu l'érection en
sa faveur de la terre de Damville en duché-pairie, et
c'est sous ce nom qu'il fut reçu au Parlement[3]. On ne la
tire point ici en ligne[4] parce qu'il vendit depuis cette terre
à Mme de Parabère[5], ce qui a éteint le duché-pairie.
Elle est tombée depuis en d'autres mains[6].)

36. Le comte de Toulouse chevalier de la Toison d'or
en 1704[7], revenant de commander l'armée[8] navale.

37. Dès qu'ils commencèrent à pointer à la cour, le Roi

1. Les terres d'Arc-en-Barrois et de Châteauvillain étaient situées dans
le bailliage de Chaumont-en-Bassigny. Châteauvillain, érigé en comté
par Henri III pour Joachim de la Baume, gouverneur de Bourgogne,
avait été acheté en 1578 par le financier Adjaceti (*Mémoires-journaux
de Pierre de l'Estoile*, tome I, p. 273) ; réuni à la terre d'Arc, il était
ensuite passé aux Vitry, puis aux Morstein (notre tome III, p. 297,
note 4), et le comte de Toulouse l'avait acheté de Mme de Morstein
en 1703 (*Dangeau*, tome VI, p. 392). L'abbé Didier a publié en 1882
une *Histoire de la seigneurie et de la ville de Châteauvillain*.

2. Registres du Parlement, X[IA] 8697, fol. 252, et registres du secrétariat d'État de la maison du Roi, O[1] 47, fol. 138 v°.

3. Tome II, p. 223. Les lettres d'érection sont insérées au registre
X[IA] 8689, fol. 638 v°.

4. C'est-à-dire, on n'en fait pas un paragraphe spécial.

5. Marie-Madeleine de la Vieuville : tome XXI, p. 326.

6. C'est le 20 septembre 1719 que le comte de Toulouse vendit sa
terre de Damville à Mme de Parabère, qui la revendit le 19 juillet 1728
à Joseph Durey de Sauroy.

7. Tome XII, p. 282.

8. *L'armée* corrige *la flotte*, effacé du doigt.

leur fit usurper peu à peu toutes les manières, l'extérieur et[1] les distinctions des princes du sang, sans autre chose marquée que le simple usage, qui fut bientôt établi chez eux et partout, sans que le Roi s'en expliquât que par le fait. C'est ce qui fit que la duchesse du Maine n'eut point, en se mariant, le brevet ordinaire aux filles des princes du sang qui n'épousent pas des princes du sang, de conservation du rang et honneurs de princesse du sang, et qu'elle fut obligée de le prendre lors du règlement de préséance que le Roi fit entre les femmes et les filles des princes du sang[2].

38. Brevet qui conserve[3] à Mme la duchesse du Maine son rang de princesse du sang, du 13 mars 1710[4].

39. Règlement fait par le Roi le 17 mars 1710, en faveur du prince de Dombes, né 4 mars 1700, et du comte d'Eu, né 15 octobre 1701, enfants du duc du Maine légitimé de France, portant qu'ils auront, comme petit-fils de S. M., le même rang, les mêmes honneurs et les mêmes traitements dont a joui jusqu'à présent ledit duc du Maine[5].

(C'est-à-dire les rang, honneurs, traitement, et l'extérieur en plein des princes du sang, sans différence. Cela se glisse ainsi parce que M. du Maine et M. le comte de Toulouse s'en étoient mis d'abord en possession par la volonté du Roi tacite, sans ordre public ni par écrit ni verbal. Ce règlement fut seulement mis en note sur le registre du secrétaire d'État de la maison du Roi[6]. On a vu en son lieu ce qui se passa de curieux en cette occasion[7].)

1. Les mots *l'exterieur et* ont été ajoutés en interligne, au-dessus d'un *et*, non biffé.
2. Notre tome XIX, p. 70 et suivantes.
3. Les mots *qui conserve* ont été ajoutés en interligne.
4. Notre tome XIX, p. 72 et 78. — 5. *Ibidem*, p. 94-97.
6. Le texte en a été inséré dans les *Mémoires* : tome XIX, p. 97.
7. *Ibidem*, p. 94-96. — Après ce paragraphe, Saint-Simon a biffé : « Le P. de Dombes et le C. d'Eu pourveus en surviv^ce », qui se trouvera un peu plus loin.

40[1]. Démission de la charge de général des galères faite par le duc du Maine, 1er septembre 1694, en faveur du duc de Vendôme.

41. Le duc du Maine pourvu le 10 septembre 1694 de l'office de grand maître de l'artillerie vacant par la mort du maréchal-duc d'Humières[2].

42. Le prince de Dombes pourvu en survivance de la charge de colonel général des Suisses et Grisons.

43. Le comte d'Eu pourvu en survivance de l'office de grand maître de l'artillerie, tous deux 16 mai 1710[3].

44[4]. Le Roi ôte à tous les régiments de cavalerie la compagnie de carabiniers de chaque régiment sans les dispenser d'en fournir les cavaliers, en fait un corps à part divisé en cinq brigades, avec chacun leur colonel et état-major, en donne le commandement général, détail, et toute nomination des cinq colonels et tous les autres officiers au duc du Maine[5].

45. Outre ce corps, celui des Suisses et Grisons, et celui de l'artillerie, le duc du Maine avoit en particulier, et le comte de Toulouse aussi, chacun un régiment d'infanterie et un de cavalerie.

46, 47, 48, 49[6]. L'article 2 de l'édit du mois de mai 1711[7], portant règlement général pour les duchés-pairies, registré le 21 des mêmes mois et an, porte ces mots[8] :

1. Presque tous les chiffres qui suivent, en tête des paragraphes, jusqu'à *51*, en corrigent d'autres, Saint-Simon s'étant trompé ou ayant modifié son numérotage. — En face de *40*, il y a le renvoi en forme d'étoile que nous avons déjà signalé en regard de *30*.

2. Notre tome II, p. 180. — 3. Notre tome XIX, p. 104-105.

4. En regard du numéro *44*, il y a un signe de renvoi en forme de triangle comme celui déjà indiqué au numéro *28*.

5. C'est par une ordonnance du 1er novembre 1693 que le Roi organisa le corps royal des carabiniers, dont il a déjà été parlé dans nos tomes I, p. 282, et XI, p. 59 ; voyez l'*Histoire de la milice françoise* par le P. Daniel, tome II, p. 480-486.

6. Ces chiffres sont échelonnés dans la marge.

7. Cette date a été ajoutée après coup en interligne.

8. Notre tome XXI, p. 459-460.

« Nos enfants légitimés et leurs enfants et descendants mâles qui possèderont des pairies représenteront pareillement les anciens pairs au sacre des rois, après et au défaut de princes du sang, et auront droit d'entrée et voix délibérative en nos cours de Parlement, tant aux audiences qu'au conseil, à l'âge de vingt ans, en prêtant le serment ordinaire des pairs, avec séance immédiatement après les princes du sang, conformément à notre déclaration du 5 mai 1694, et ils y précèderont tous les ducs et pairs, quand même leurs duchés-pairies seroient moins anciennes que celles desdits ducs et pairs ; et, en cas qu'ils aient plusieurs pairies et plusieurs enfants mâles, leur permettons, en se réservant une pairie pour eux, d'en donner une à chacun de leursdits enfants, si bon leur semble, pour en jouir par eux aux mêmes honneurs, rangs, préséances et dignité que dessus, du vivant même de leur père. »

50. Brevets du 20 mai 1711, par lesquels le Roi veut et entend que MM. le duc du Maine et comte de Toulouse continuent à jouir, leur vie durant, à la cour, dans la famille royale, dans toutes les cérémonies publiques et particulières, aux audiences des ambassadeurs des princes étrangers, aux logements, et généralement en toutes rencontres et occasions, des mêmes honneurs qui sont et pourront être rendus aux princes du sang, et immédiatement après eux ; le tout sans préjudice de l'édit du présent mois, que S. M. veut être exécuté dans toute son étendue [1].

51. Brevet du 21 mai 1711 par lequel S. M., ayant égard aux très humbles supplications à lui faites par le duc du Maine, a déclaré et déclare, veut et entend que les princes et les princesses fils et filles de M. le duc du Maine et petits-fils de S. M. jouissent à l'avenir, ainsi qu'ils ont déjà fait, de tous tels et semblables honneurs

1. Saint-Simon n'a pas parlé alors de ce brevet ni du suivant ; on en trouvera le texte dans le registre O[1] 55 du secrétariat de la Maison du Roi, fol. 52.

et autres avantages dont ledit duc du Maine a ci-devant joui, et est en droit de jouir aux termes du brevet du 20 du présent mois, le tout sans préjudice de l'édit du présent mois, que S. M. veut être exécuté dans toute son étendue.

(Voilà l'usurpation de tout l'extérieur de prince du sang faite par le père, puis par les enfants, de la tacite volonté du Roi non jamais même verbalement exprimée, passée en titre bien clair et bien libellé par écrit. Voilà sans doute un brave et succulent[1] mois de mai. Monseigneur étoit mort à Meudon le 24 avril précédent.)

52. Lettres d'érection du marquisat de Rambouillet, auquel sont unies les terre, seigneurie et forêt de Saint-Léger, en duché-pairie en faveur du comte de Toulouse et de ses enfants tant mâles que femelles, etc., données en mai 1711, registrées le 29 juillet même année[2].

53. Le prince de Dombes pourvu en survivance du gouvernement de Languedoc en mai 1712.

54. Le comte d'Eu pourvu du gouvernement de Guyenne en janvier 1713, vacant par la mort du duc de Chevreuse[3].

(Le Dauphin et la Dauphine étoient morts en février 1712, et M. le duc de Berry en mai 1714 ; on se hâta d'en profiter.)

55. Édit du mois de juillet 1714[4], registré au Parlement le 2 août même année, qui appelle à la succession à la couronne M. le duc du Maine et M. le comte de Toulouse, et leurs descendants mâles, au défaut de tous les princes du sang royal, et ordonne qu'ils jouiront des mêmes rangs, honneurs et préséances que lesdits princes du sang après tous lesdits princes.

1. Le *Dictionnaire de l'Académie* de 1718 ne citait pas d'emploi de ce mot au figuré.

2. Saint-Simon n'en a pas parlé en 1711 : voyez notre tome XXI, p. 506. Les lettres d'érection sont dans le registre X1A 8708, fol. 304 vo.

3. Notre tome XXIII, p. 226.

4. C'est celui à propos duquel est faite cette digression.

56. Prince de Dombes prend séance au Parlement précisément en la manière des princes du sang à l'occasion de la réception du duc de Tallard au Parlement le 2 avril 1715[1].

57. Déclaration du Roi, 23 mai 1715, registrée au Parlement le 24 des mêmes mois et an, portant que M. le duc du Maine et M. le comte de Toulouse, et leurs descendants en légitime mariage, prendront la qualité de princes du sang royal[2].

On[3] s'arrête ici parce que ce que[4] le Roi fit dans la suite pour bien assurer cette effrénée grandeur appartient à son testament, dont il ne s'agit pas encore, et[5] parce qu'encore qu'il le fit[6] en même temps, les dispositions n'en furent sues qu'à l'ouverture de son testament et de son codicille, après sa mort. On ne[7] sut même que quinze jours après qu'il [y] en avoit un, comme on le verra incontinent[8], sans que personne se fût douté qu'il y travaillât.

Réflexions. Pour peu qu'on examine ce groupe immense[9] qui, du profond non-être des[10] doubles adultérins, les porte à la couronne, on sera moins frappé de l'imagination des poètes qui ont fait entasser[11] des montagnes les unes sur

1. Suite des *Mémoires,* tome XI de 1873, p. 108.
2. Saint-Simon avait dans ses papiers un exemplaire imprimé de cette déclaration (vol. *France* 218).
3. On remarquera les corrections très nombreuses faites sur le manuscrit dans les lignes qui vont suivre.
4. Les mots *ce que* ont été ajoutés en interligne.
5. L'abréviation de *et* est en interligne, au-dessus d'*icy*, surchargé par d'autres lettres et biffé.
6. Ce verbe est bien à l'indicatif.
7. Le mot *ne* est en interligne, et avant *on* Saint-Simon a ajouté un point après *mort* et biffé *et qu'*.
8. Dans le prochain volume.
9. Les mots *ce group immense* sont en interligne, et *ce* corrige *le*.
10. *Des* corrige *port*[e].
11. *Entasser* est en interligne, *des* corrige *ces*, et après *montagnes* Saint-Simon a biffé *entassées*.

les autres, à force de bras, par les Titans pour escalader les cieux. En même temps, l'exemple que ces poètes offrent[1] d'un Encelade et d'un Briarée[2] se présente[3] aussi bien naturellement à l'esprit, comme le los[4] le plus juste de pareilles entreprises[5].

Que les rois soient les maîtres de donner, d'augmenter, de diminuer, d'intervertir les rangs, de prostituer à leur gré les plus grands honneurs, comme, à la fin, ils se sont approprié le droit d'envahir les[6] biens de leurs sujets de toutes conditions, et d'attenter à leur liberté d'un trait de plume à leur volonté, plus souvent à celle de leurs ministres et de leurs favoris, c'est le malheur auquel la licence effrénée des sujets a ouvert la carrière, que[7] le règne de Louis XIV a su courir sans obstacle jusqu'au dernier bout, devant l'autorité duquel le seul nom de loi, de droit, de privilège, étoit devenu un crime. Ce renversement général qui rend tout esclave, et qui, par le long usage de n'être arrêté par rien, de pouvoir tout[8] ce qu'on veut sans nul obstacle, et de ne recevoir que des adorations à l'envi du fond des gémissements les plus amers et les plus universels et de la douleur la plus sanglante de tous les ordres d'un État opprimé, accoutume bientôt à vouloir tout ce qu'on peut. Un prince arrivé et vieilli dans ce comble extrême de puissance oublie que sa cou-

1. *Offrent* est en interligne, et la première lettre de ce mot corrige un *p*.

2. Il a déjà employé la comparaison d'Encelade dans le tome XXII, p. 373. Briarée ou Égéon est, dans la mythologie grecque, un géant fils de Titan et de la Terre, qui avait cinquante têtes et cent bras.

3. Il y a *presentent* au pluriel par mégarde dans le manuscrit.

4. Nous avons eu le mot *los*, au sens de louange ou de récompense, dans le tome XVII, p. 271 ; ici Saint-Simon écrit *lods*, par confusion avec le vieux terme de pratique *lods et ventes*.

5. Ce qui précède, depuis *co*ᵉ *le lods* a été ajouté après coup à la fin du paragraphe.

6. Ici il y a *des* corrigé en *les*.

7. Avant ce *que*, Saint-Simon a ajouté en interligne un *et* inutile.

8. *Tout* surcharge *sans* effacé du doigt.

ronne est un fidéicommis qui ne lui appartient pas en propre[1], et dont il ne peut disposer, qu'il l'a reçue de main en main de ses pères à titre de substitution, et non pas de libre héritage (je laisse à part les conditions abrogées par la violence et le souverain pouvoir devenu totalement despotique); conséquemment, qu'il ne peut toucher[2] à cette substitution ; que, venant à finir par l'extinction de la[3] race légitime, dont tous les mâles y sont respectivement appelés par le même droit qui l'en a revêtu lui-même, ce n'est ni à lui ni à aucun d'eux à disposer de la succession qu'ils ne verront jamais vacante ; que le droit en retourne à la nation, de qui eux-mêmes l'ont reçue solidairement avec tous les mâles de leur race, pendant qu'il y en aura de[4] vivants; que les trois races ne l'ont pas transmise par un simple édit et par volonté absolue de l'une à l'autre; que, si ce pouvoir étoit en eux, ils le pourroient exercer en faveur de qui bon leur sembleroit ; que, dès lors, il y[5] a moins loin d'en priver les mâles de leur race appelés solidairement avec eux à la même substitution, pour en revêtir d'autres à leur gré, que d'usurper le pouvoir de la disposition même, puisque, si ce pouvoir étoit en effet en eux, rien ne[6] pourroit les empêcher d'en user dans toute étendue, et avec la même injustice, à l'égard des appelés à la substitution avec eux, qu'ils en usent sans cesse avec tous leurs sujets pour les rangs, les honneurs et les biens ; que, dès lors, chaque roi seroit maître de laisser la couronne à qui bon lui sembleroit, et que l'exemple de Charles VI[7], qui[8]

1. Les mots *en propre* ont été ajoutés sur la marge à la fin d'une ligne.
2. Le *c* de *toucher* surcharge un *j*. — 3. *Sa* corrigé en *la*.
4. Ce *de* corrige un *d'*. — 5. Avant *y*, Saint-Simon a biffé un *n'*.
6. *Ne* ajouté en interligne.
7. A la suggestion de la reine Isabeau de Bavière, Charles VI, dans sa folie, avait désigné le roi d'Angleterre Henri IV pour son successeur, au détriment du Dauphin.
8. *Qui* est en interligne

n'est pas l'unique, quoique le plus solennel et le seul accompli, au moins pour le reste de son règne, fait voir qu'il ne seroit pas impossible de voir des rois frustrer de la couronne tous ceux qui y sont appelés par la substitution perpétuelle, en faveur d'un étranger, mais jusqu'à leurs propres enfants. On laisse moins à juger[1] quelles pourroient être les suites de l'exercice de cette usurpation, qui[2] sautent aux yeux d'elles-mêmes, qu'à considérer que, le premier pas franchi par cet édit pour la première fois depuis tant de siècles que la monarchie existe sous trois races, il ne sera pas impossible, pour en parler avec adoucissement, d'en porter l'abus jusque-là, surtout si on considère avec soin[3] de quelles infractions légères est sorti l'abattement entier de tous droits, lois, serments, engagements, promesses, qui forme cette confusion générale et ce désordre universel[4] dans les biens et les conditions et états du royaume.

Que penser donc d'une créole publique, veuve à l'aumône de ce poète cul-de-jatte, et de ce premier de tous les fruits de double adultère rendu à la condition des autres hommes, qui abusent de ce grand roi au point qu'on le voit, et qui ne peuvent se satisfaire d'un groupe de biens, d'honneurs, de grandeurs si monstrueux, et si attaquant de front l'honnêteté[5] publique, toutes les lois et la religion, s'ils n'attentent encore[6] à la couronne même ; et se peut-on croire obligé d'éloigner comme jugement téméraire la pensée que le prodige de ces édits[7], qui les appellent à la couronne après le dernier prince du

1. Les mots *moins a juger* sont en interligne au-dessus de *penser* biffé ; mais Saint-Simon a oublié de biffer *a* avant *penser*.
2. Il y a *qu'ils*, par erreur, au manuscrit.
3. *Soins* corrigé en *soin*.
4. *Universel* est en interligne, au-dessus de *g¹* (général), biffé.
5. Il y a *honnesté* dans le manuscrit.
6. *Encore* a été ajouté en interligne.
7. *Cet edit* est corrigé en *ces edits*, et, plus loin, *donne* a été aussi corrigé en *donnent*.

sang, et qui leur en donnent le nom, le titre, et tout ce
dont les princes du sang jouissent et pourront jouir[1],
n'ait pas été dans leurs projets un dernier échelon, comme
tous les précédents n'avoient été que la préparation à
celui-ci, un dernier échelon, dis-je, pour les porter à la
couronne, à l'exclusion de tous autres que le Dauphin et
sa postérité? Sans doute qu'il y a plus loin de tirer du
non-être par état, et de porter après ces ténébreux enfants
au degré de puissance qu'on voit ici par leurs établissements, et à l'état et rang entier des princes du sang avec
la même habilité de succéder à la couronne ; sans doute,
il y a plus loin du néant à cette grandeur, que de cette[2]
grandeur à la couronne. Le[3] total est, à la vérité, un tissu
exact et continuel d'abus de puissance[4], de violence, d'injustice ; mais, une fois prince du sang en tout et partout,
il n'y a plus qu'un pas à faire, et il est moins difficile
de donner la préférence à un prince du sang sur les
autres pour une succession dont on se prétend maître de
disposer, puisqu'on se le croit de faire des princes du
sang par édit, qu'il ne l'est de fabriquer de ces princes
avec de l'encre et de la cire, et de les rendre ainsi tels
sans la plus légère contradiction.

On a coté exprès le nombre des degrés qui ont porté
les bâtards à ce comble pour n'être pas noyé dans leur
nombre. Qu'on examine le 39 et le 50, on y trouvera les
avantages qui y sont accordés aux enfants du duc du
Maine fondés, libellés, établis et causés, *comme petits-fils
du Roi* ; le mot de *naturels* y est omis. Ce n'est pas que
cela se pût ignorer ; mais enfin il ne s'y trouve point. Voilà
donc le fondement du droit qui leur est accordé en tant
de choses et de façons par ces articles ; ce fondement,
ainsi déclaré et réitéré, est le même qui très explicitement

1. *Joüir* surcharge *venir*.
2. *Ce cette* dans le manuscrit.
3. *Le* surcharge un *a*, et, plus loin, le *v* de *verité* surcharge un *r*.
4. *De puiss^ce* se trouve ajouté dans la marge, à la fin de la ligne.

se suppose[1] où il n'est pas exprimé, pour tout ce qui leur est donné de nouveau ; ainsi, c'est comme descendants du Roi que les descendants de ses deux bâtards sont avec eux appelés à la couronne après le dernier prince du sang ; mais nul autre qu'eux, excepté l'unique Dauphin et la branche d'Espagne, ne descendoient[2] du Roi. Le Dauphin étoit unique et dans la première enfance, sans père ni mère, morts empoisonnés. La branche d'Espagne avoit renoncé à la succession françoise. M. le duc d'Orléans, rendu odieux et suspect avec grand art, n'avoit qu'un fils et ne sortoit que du frère du Roi. Tous les autres princes du sang d'un éloignement extrême, sortis du frère du père d'Henri IV[3], et remontoient jusqu'à saint Louis pour trouver un aïeul roi de France[4]. Quelle comparaison de proximité avec les petits-fils du Roi, et combien de raisons, dès que droit et possibilité s'en trouvent dans leur grand-père, de leur[5] donner la préférence et à leurs pères qui sont ses fils. Et voilà l'aveuglement[6] où conduit l'abandon aux femmes de mauvaise[7] vie, que Salomon[8] décrit si divinement. Il est vrai que la vie du Roi ne fut pas assez longue pour leur donner le loisir d'arriver à ce grand point.

Mais, sans même comprendre cette vue dans le tissu de tant d'effrayantes grandeurs, laissant à part l'amas d'une puissance si dangereuse dans un État, et la subversion des premiers, des plus anciens, et des plus grands rangs

1. Après *suppose,* Saint-Simon a biffé un second *le mesme.*
2. Ce verbe est bien au pluriel dans le manuscrit.
3. Louis I⁰ʳ de Bourbon, prince de Condé, frère d'Antoine de Bourbon, roi de Navarre et père de Henri IV.
4. La tige de la maison de Bourbon était Robert de France, sixième fils de saint Louis, qui épousa Béatrix de Bourgogne, dame de Bourbon.
5. Avant *leur,* il y a *ne pas* biffé, dans le manuscrit.
6. Le *v* de ce mot surcharge un *b* effacé du doigt.
7. *Mauvaises* au pluriel, par mégarde, dans le manuscrit.
8. Il écrit ici *Salomont.*

du royaume, se renfermant dans l'unique concession du nom, titre, etc., de prince du sang, et de l'habilité après eux à la couronne, quel nom donner devant Dieu à une telle récompense d'une naissance tellement impure, que, jusqu'à ces bâtards, les hommes, en pas un pays[1], n'ont voulu la connoître, ni l'admettre à rien de ce qui a trait au nom, à l'état et à la société des hommes, sans s'être jamais relâchés sur ce point, dans les pays même où l'indulgence est la plus grande à l'égard des autres bâtards ? Et, devant les hommes, y peut-on dissimuler l'attentat direct à la couronne, le mépris[2] de la nation entière dont le droit est foulé aux pieds, l'insulte au premier chef à tous les princes du sang, enfin le crime de lèse-majesté dans sa plus vaste et sa plus criminelle étendue ? Quelque vénérable que Dieu ait rendu aux hommes la majesté de leurs rois et leurs sacrées personnes, qui sont ses oints, quelque exécrable que soit le crime d'attenter à leur vie, qui est connu sous le nom de lèse-majesté au premier chef, quelque terribles et uniques que soient les supplices justement inventés pour le punir et pour éloigner par leur horreur les plus scélérats de l'infernale résolution de le commettre, on ne peut s'empêcher de trouver dans celui dont il s'agit une plénitude qui n'est pas dans l'autre, quelque abominable qu'il soit, si on veut substituer[3] le raisonnement sur celui-ci[4] au trouble et au soulèvement des sens qui est un effet naturel de l'impression de l'autre. Cet autre, qui ne peut être trop exagéré, et que Dieu confonde quiconque oseroit le vouloir exténuer le moins du monde ! doit néanmoins[5], sans tomber dans cette folie,

1. *Pays* est en interligne au-dessus d'*Estat*, biffé.
2. La première lettre de *mépris* surcharge *pr*.
3. Il y a *substinuer*, par inadvertance, dans le manuscrit.
4. *Cy* a été ajouté en interligne.
5. Avant *doit*, Saint-Simon a effacé du doigt un *on* ajouté par deux fois en interligne, et le commencement de *néantmoins* surcharge d'autres lettres illisibles.

être examiné tel qu'il est, pour en faire une juste comparaison avec celui dont l'invention est due à la perversité
et au désordre de nos temps, en l'examinant de même.
Dans l'un, il s'agit de la vie de l'oint du Seigneur ; mais,
quelque horrible que soit ce crime, il n'attente que sur la
vie d'un seul. L'autre joint à la fois la subversion des lois
les plus saintes, et qui subsistent[1] depuis tant de siècles
que dure la monarchie, et en particulier la race heureusement régnante, sans que l'ambition la plus effrénée ait
osé y attenter, à l'extinction[2] radicale du droit le plus
saint, le plus important, le plus inhérent à la nation
entière ; et, de cette nation si libre que, jusque dans son
asservissement nouveau, elle en porte encore le nom, et des
restes très évidents de marques, ce crime[3] en fait une
nation d'esclaves, et la réduit au même état de succession
purement, souverainement[4] et despotiquement arbitraire,
fort au delà de ce que le czar Pierre Ier a osé entreprendre
en Russie, le premier de tous ses souverains, et qui a été
imité après lui ; fort au delà, on le répète, puisqu'il n'y
avoit point de maison nombreuse appelée à la couronne
comme nos princes du sang, et encore moins de loi
salique, qui est la règle consacrée par tant de siècles du
droit unique à la succession à la couronne de France. Et[5]
qu'on n'oppose point ici les funestes fruits de la guerre
des Anglois, qui, après s'être soumis au jugement rendu
en faveur de la loi salique, ne fondèrent leurs prétentions
qu'en impugnant[6] de nouveau cette loi fondamentale.
Qu'on n'allègue point non plus les infâmes desseins de la
Ligue : quand on n'auroit pas horreur de s'en protéger,
au moins les ligueurs couverts du manteau de l'hypocrisie,

1. Écrit *subsitent,* par mégarde.
2. La première lettre d'*extinction* surcharge *as.*
3. *Ce crime* surcharge *elle en.*
4. Avant *souverainem*[t], Saint-Simon a biffé *et* et ajouté *et despoti-
quem*[t] sur la marge, à la fin d'une ligne.
5. Cet *et* surcharge une lettre illisible.
6. Verbe déjà rencontré, au sens d'attaquer, dans le tome 1, p. 2.

et voulant exclure Henri IV comme hérétique relaps,
respectèrent encore les droits de la nation, et, supposant
qu'il n'y avoit plus de princes de la race d'Hugues Capet
en état de régner, après avoir échoué à usurper la couronne comme prétendus[1] descendants mâles et légitimes
de la seconde race, ils voulurent au moins une figure
d'élection, et la tenir de la nation même. Ici elle n'est
comptée que pour une vile[2] esclave, à qui, sans qu'on[3]
songe à elle, on donne des rois possibles, et une nouvelle
suite de rois, par une création de princes du sang habiles
à succéder à la couronne, qui ne coûte à établir que la
volonté, et une patente à expédier et à faire enregistrer.
Dès lors, comme on l'a dit, une telle puissance, établie et
reconnue, disposera de la couronne, non seulement dans
un lointain qui peut ne jamais arriver, mais d'une manière prompte, subite, active, au préjudice des lois de
tous les temps, de la nation entière, de la totalité de la
maison appelée à la couronne, des fils de France même.
Et que penser des désordres si nécessairement causés par
un crime de cette nature ? de la vie des princes en obstacle,
de celle du Roi même, duquel, de quelque façon que ce
soit, douce ou violente, on auroit arraché cette disposition !
Voilà donc un crime de lèse-majesté contre l'État qui
entraîne très naturellement celui qui est connu sous le
nom du premier chef, qui égale les princes du sang, et
dans la partie le plus éminemment sensible, à la condition
de tous les autres sujets qui leur peuvent être préférés
par un roi pour lui succéder, et qui ne va pas à moins,
par une suite nécessaire, qu'à les écraser et à se défaire
d'eux. Pendant la violence de tels mouvements, que
devient un royaume, et que ne font pas ses voisins pour
achever de l'abattre et pour en profiter ! Ces considéra-

1. *Pretendus* est en interligne.
2. Ce mot *vile* a été ajouté en interligne.
3. *On* est en interligne.

tions, qui[1] sont parfaitement naturelles, et qu'on ne peut
s'empêcher qu'elles ne sautent aux yeux, ne prouvent-elles
pas avec surabondance, ce qui fait peur à penser, mais
qui n'en est pas moins une vérité frappante, que le crime
de se faire prince du sang et habile à succéder à la couronne avec une patente qui s'enregistre tout de suite sans
que qui que [ce] soit ose même en soupirer trop haut,
est un crime plus noir, plus vaste, plus terrible, que celui
de lèse-majesté au premier chef, et qui, outre tous ceux
qui, à divers degrés, portent le nom de lèse-majesté qu'il[2]
renferme, en présente sans nombre qui en aggravent[3]
l'espèce énorme, et qui n'avoient jamais été imaginés.

Rapprochons d'autres temps à celui-ci, quelques-uns
même qui n'en sont[4] pas fort éloignés, et qu'une courte
mention en soit permise sans sortir de ce qui s'en trouve
épars dans ces *Mémoires*. Cette tendresse d'un roi puissant pour les enfants de son amour, cultivée sans cesse
par la dépositaire funeste de son cœur, qui avoit été leur
gouvernante, et qui aimoit M. du Maine comme son propre
fils depuis le sacrifice entier qu'il lui avoit fait de sa
propre mère[5] ; cette jalouse et superbe préférence de
sentiment des enfants de la personne, et qui n'étoient
rien que par elle, sur les enfants du Roi, grands par cet
être indépendamment de lui, qui fut toujours un si puissant ressort dans l'âme de Louis XIV, avoient bien pu
l'engager en leur faveur aux premiers excès sur l'extérieur
des princes du sang tacitement usurpé, et à leur prodiguer les charges et les biens, même à marier leurs sœurs
dans les nues. Mais on a vu[6] qu'il résista longtemps au

Position
de l'esprit du
Roi sur ses
bâtards; paroît
bien peu égale.

1. *Ce qui* est en interligne, et, plus loin, *et qu'* surcharge *on, et on*
a été ajouté en interligne.

2. *Qu'il* surcharge *en,* et, à la suite, Saint-Simon a ajouté sur la
marge *renferme en* à la fin d'une ligne et au commencement de la
suivante.

3. *Aggrave* corrigé en *aggravent.*

4. *N'en sont* corrigé *ne sont.*

5. Tome XV, p. 90. — 6. Tome I, p. 99.

mariage des frères, et qu'il ne feignit pas de dire et de répéter que ces espèces-là ne devoient jamais se marier. En effet, ce fut à toutes peines, et à la fin sous le seul prétexte de la conscience, que M. du Maine arracha la permission de se marier. On a vu que Longepierre fut honteusement chassé de chez le comte de Toulouse et de la cour, pour avoir parlé de son mariage avec Mlle d'Armagnac, dont il étoit amoureux[1], toute neuve encore, d'une naissance plus que très sortable, et fille de l'homme de son temps à qui le Roi a témoigné l'amitié, la distinction, la considération la plus constante et la plus marquée toute sa vie. On a vu que le comte de Toulouse, en tout si heureusement différent de son frère, n'a osé songer à se marier tant que le Roi a vécu. On a vu par quels longs et artificieux détours le duc de Vendôme parvint au commandement des armées[2], avec quelle sècheresse il fut refusé d'y rouler d'égal avec les maréchaux de France[3], c'est-à-dire de commander à ceux qui étoient ses cadets lieutenants généraux, en obéissant aux autres plus anciens lieutenants généraux que lui. On a vu encore[4] en quels termes le Roi répondit au maréchal de Tessé, qui, allant en Italie, y rencontreroit le duc de Vendôme commandant les armées, car il y en avoit deux corps, et qui demandoit les ordres sur sa conduite avec lui, et de quel ton le Roi lui dit qu'il ne devoit ni éviter, ni balancer de prendre le commandement sur le duc de Vendôme, et de quel air il ajouta qu'il ne falloit pas accoutumer ces petits Messieurs-là, ce fut son expression, que Tessé m'a rendue à moi et à bien[5] d'autres, à ces sortes de ménagements. Enfin, on ne peut avoir oublié la curieuse scène du soir du cabinet du Roi, lorsqu' [il] y déclara le rang qu'il donnoit aux enfants de M. du Maine[6],

1. Tome XIII, p. 353. — 2. Tome II, p. 285 et suivantes.
3. Tome XI, p. 307 et suivantes.
4. *Ibidem*, p. 308-309.
5. Le *b* de *bien* surcharge un *p*. — 6. Tome XIX, p. 94.

à [1] combien peu il tint qu'il ne fût [2] révoqué deux jours après [3], la réduction ridicule de s'être appuyé de mon compliment aussi simple que forcé, et de l'éclaircissement que Mme la duchesse de Bourgogne m'en fit demander [4]. Que de distance en peu d'espace de temps de façons de penser et de faire ! Mais le Roi ne pensoit pas autrement en se laissant tout arracher. Après ce grand acte de succession à la couronne déclaré, et avant l'enregistrement de l'édit [5], qui suivit de si près, le Roi, accablé de ce qu'il venoit de faire, ne put se contenir, tout maître de lui-même qu'il étoit, de dire en soupirant à M. du Maine, en présence de ce peu de courtisans intimes et de ce nombre de valets principaux qui se trouvoient dans son cabinet à Marly, qu'il avoit fait pour eux, entendant aussi son frère et ses fils, tout ce qu'il avoit pu, mais que plus il avoit fait, plus avoient-ils à craindre, et à travailler à s'en rendre dignes pour se pouvoir soutenir après lui dans l'état où il les avoit mis, ce qu'ils ne pouvoient attendre que d'eux-mêmes, par leur propre [6] mérite. C'étoit bien laisser échapper ce qu'il sentoit, et qu'il ne disoit pas, et cela fut incontinent su de tout le monde. Il n'est pas temps encore de développer par quels moyens le Roi fut amené [7] à ce dernier période ; car il peut être confondu avec son testament, qui se fabriquoit en même temps. Nous y arrivons incessamment, puisque, entre les deux déclarations, il n'y eut qu'une quinzaine. Délassons-nous quelques moments par le récit de ce qui se passa entre-deux.

La cour, Paris, le monde furent étrangement indignés de l'infâme prostitution du maréchal d'Huxelles [8], qui vint

Prostitution
du maréchal
d'Huxelles.

1. Avant à, il y a un *et*, biffé.
2. Le manuscrit porte *fut*, à l'indicatif.
3. Tome XIX, p. 101. — 4. *Ibidem*, p. 101 et suivantes.
5. Le commencement de *l'édit* surcharge *la*.
6. L'adjectif *propre* a été ajouté en interligne.
7. Avant *amené*, Saint-Simon a biffé *forcém*ᵗ.
8. *Uxelles* corrigé en *Huxelles*.

remercier le Roi, en forme, et comme de la plus grande grâce qu'il auroit personnellement reçue, de ce qu'il venoit de faire pour les bâtards[1]. Il brigua de leur donner un grand dîner l'un des jours qu'ils devoient[2] employer en sollicitations à Paris[3] pour la forme. Il n'osa en prier ni ducs, ni gens distingués. Enfin, il se donna pour recevoir des compliments sur cette affaire. Il petilloit d'entrer dans le Conseil ; il séchoit d'être duc[4] ; sa prostitution ne lui valut ni l'un ni l'autre. Mais ce qui me donna fort à penser fut que, l'un des deux jours de cette sollicitation, le duc du Maine et le comte de Toulouse dînèrent à huis clos chez le président de Maisons. Je ne sais comment un homme d'esprit pouvoit espérer que cela ne se[5] sauroit point. Il s'en[6] flatta pourtant ; aussi n'y eut-il nuls convives. Il se trouva fort embarrassé quand je lui en parlai. Je[7] ne fis pas semblant de le remarquer et pris pour bon le hasard qu'il allégua, qu'ils étoient pressés de leurs sollicitations parce qu'ils ne couchoient point à Paris ; qu'ils ne savoient où manger un simple morceau, parce qu'ils ne vouloient pas s'arrêter à dîner. Cette conduite me sembla mal ajustée avec les fureurs dont j'avois été témoin il y avoit si peu de jours, et ces Messieurs, dans l'apogée de leur faveur et de leur gloire, ne devoient pas être réduits à ne savoir où faire un léger repas à la hâte, et avec, chacun, une maison dans Paris. Maisons n'avoit pas eu cette préférence et cette privance sans l'avoir recherchée. C'est ce que je fis sentir à M. le duc d'Orléans, avec qui Maisons se déployoit tant en raisonnements contre

Embarras
de Maisons.

1. Cette anecdote n'est confirmée par personne.

2. *Devoit* corrigé en *devoient*.

3. Pour leur réception au Parlement.

4. Il aurait bien voulu aussi avoir une charge de capitaine des gardes du corps, au dire de Mme de Maintenon (*Lettres,* édition 1806, tome V, p. 59).

5. Le pronom *se* a été ajouté en interligne.

6. L'élision *s'* corrige une *l*.

7. *Je* corrige *il* ; mais Saint-Simon a oublié de corriger *fit* en *fis*.

les bâtards, et que je crus toujours avoir eu grand part à
la scène dont il me rendit spectateur chez lui, qu'il se
doutoit bien que je rendrois à ce prince.

Les deux frères, seuls avec leur cortège rassemblé, sans
avertir personne de l'heure de leur visite, allèrent chez
tous les pairs, et chez tous ceux des magistrats qui avoient
séance à la grand chambre. Si toute voix avoit été étouffée,
et jusqu'aux soupirs retenus, on peut juger quel crime
ç'eût été de manquer à cette invitation sous aucun prétexte que de maladie bien effective et bien évidente. Le
jeudi 2 août fut le grand jour du possible couronnement
de cet ordre nouveau de princes du sang[1]. Monsieur le Duc
et M. le prince de Conti, et une vingtaine de pairs, c'est-
à-dire tout ce qui y pouvoit assister[2], s'y trouvèrent. J'y
fus témoin du frémissement public lorsque les deux bâtards
parurent, et qui augmenta avec une sorte de bruit suffo-
qué lorsqu'ils se mirent à traverser lentement le parquet.
L'hypocrisie étoit peinte sur le visage et sur toute la contenance de M. du Maine, et une modestie honteuse sur
toute la personne du comte de Toulouse, qui le suivoit.
L'aîné, courbé sur son bâton avec une humilité très marquée, s'arrêtoit à chaque pas pour saluer plus profondé-
ment de toutes parts. Il redoubloit sans cesse ses révérences;
il y demeuroit plongé en pauses distinguées; je crus qu'il
s'alloit prosterner vers le côté où j'étois. Son visage,
contenu dans un sérieux doux, sembloit exprimer le
non sum dignus du plus[3] profond de son âme, que ses
yeux, étincelants d'un ravissement de joie, démentoient

Enregistrement
de l'édit.
Bâtards traités
en princes
du sang
au Parlement.

1. Le procès-verbal de l'enregistrement de la déclaration et de la réception des deux princes au Parlement est inséré dans le registre du
conseil secret coté X^{1A} 8430, fol. 340 et suivants.

2. Le procès-verbal énumère l'archevêque-duc de Reims, l'évêque-
comte de Noyon, les ducs d'Uzès, de la Trémoïlle, de Sully, de Saint-
Simon, de la Force, de Rohan, d'Albret, de Luxembourg, d'Estrées, de
Gramont, de la Meilleraye, de Tresmes, de Noailles, de Charost, de
Villars, d'Antin et de Chaulnes.

3. Le *p* de *plus* surcharge une *f*.

publiquement, et qu'il promenoit sur tous comme en les dardant à la dérobée. Il multiplia encore ses révérences du corps de tous les côtés arrivé en sa place, avant que s'asseoir, et il fut admirable à considérer pendant toute la séance, et lorsqu'il en sortit. Les princes du sang furent ceux qui parurent avoir le moins de part à tant de courbettes : ils étoient trop jeunes pour qu'il en fît cas. Le comte de Toulouse, droit, froid, à son ordinaire, avoit les yeux baissés, ses révérences mesurées, point multipliées ; il ne levoit les yeux que pour les adresser[1]. Toute sa personne témoignoit qu'il se laissoit conduire, et sa[2] confusion de ce qui se passoit. Il fut immobile et sans ouvrir la bouche tant qu'il fut en place, regardant comme point, et l'air concentré, tandis qu'on apercevoit le travail du duc du Maine à contenir tout ce qui lui échappoit. Il put jouir à son aise d'un silence farouche, rarement interrompu par quelques ondulations de murmures sourds et contenus avec violence, et de regards qui tous, sans exception que du seul premier président, qui nageoit aussi dans une indiscrète joie, découvroient à plein l'horreur dont chacun étoit saisi. Le premier président donna un grand dîner à ces nouveaux successeurs à la couronne, où le maréchal d'Huxelles se surpassa : force domestiques de ces deux Messieurs, quelque magistrature avide du sac[3], d'Antin[4], nul autre duc, ni autres gens de marque, quelque peu de mortiers[5], Maisons entre autres, qui tint dans la séance une contenance fort grave, fort sérieuse, et fort compassée. Le soir, les deux bâtards retournèrent à Marly.

Grand présent — Quelque peu de satisfaction que le Roi eût de Mme la

1. C'est-à-dire, pour les diriger sur quelqu'un en particulier.
2. *La* corrigé en *sa*.
3. « On dit d'un juge qui aime à être rapporteur en vue du profit qu'il en tire, qu'il *aime le sac* » (*Académie*, 1748). C'était le premier président qui désignait le magistrat rapporteur pour chaque procès, et l'on sait que les pièces de procédure se mettaient dans un sac.
4. Avant *d'Antin*, il y a *quelques mortiers*, biffé.
5. Il veut dire des présidents à mortier.

duchesse de Berry, quel que fût son éloignement pour elle et pour M. le duc d'Orléans, dans lequel Mme de Maintenon l'entretenoit avec tant d'art et de soin sur ce prince, tout ce qu'il venoit de faire pour ses bâtards l'engagea à tâcher d'en émousser l'amertume par un traitement dont il pût espérer cet effet. M.[1] et Mme la duchesse de Berry avoient fait plus de cinq cent mille livres de dettes depuis leur mariage ; ils avoient fait faire quantité de très beaux meubles, et acheté beaucoup de pierreries, quoiqu'ils en eussent déjà beaucoup ; mais Mme la duchesse de Berry en étoit insatiable. Le Roi lui fit payer pour[2] quatre cent mille livres de dettes et, comme il n'y avoit point d'enfants, lui donna tous les meubles et toutes les pierreries, même celles que M. le duc de Berry avoit avant son mariage, et celles qu'il avoit eues de feu Monseigneur. du Roi à Mme la duchesse de Berry.

L'électeur de Bavière vint chasser, jouer et souper à Marly comme il avoit fait plusieurs fois, sans voir le Roi qu'à la chasse[3]. Le comte de Peterborough, si échauffé pour le service des alliés contre la France, et qui avoit tant fait de voyages et de personnages, de négociation et de guerres, passa à Paris, retournant à Londres de son ambassade de Turin, et vint dîner à Marly chez Torcy. Le Roi ordonna au duc d'Aumont, qui l'avoit fort connu en Angleterre[4], et à d'Antin de lui faire voir les jardins de Électeur de Bavière et Peterborough à Marly.

1. Tout ce qui va suivre est emprunté à Dangeau qui écrivait au 30 juillet (*Journal*, p. 201) : « M. de Pontchartrain alla trouver Mme la duchesse de Berry.... et lui dit que le Roi feroit payer 400 000 francs des dettes qu'ils ont faites, Mgr le duc de Berry et elle, durant leur mariage. Ces dettes montent à 500 000 francs et quelque chose de plus. Le Roi donne à Mme la duchesse de Berry, outre les 400 000 francs, tous les meubles qu'ils avoient achetés ou fait faire depuis leur mariage, et toutes les pierreries qu'avoit Mgr le duc de Berry, tant celles qui lui revenoient par la communauté que celles dont il avoit hérité par la mort de Monseigneur son père. » Le carton O¹ 3715 contient un gros dossier sur la maison et les dépenses de la princesse, de 1711 à 1715.

2. L'abréviation p^r a été ajoutée en interligne.

3. *Dangeau*, p. 203, 4 août.

4. Voyez aux Additions et Corrections une lettre du duc d'Aumont.

Marly, et d'y faire jouer les eaux. Il joignit le Roi à la promenade, qui le traita avec beaucoup de distinction[1]. Il s'en retourna coucher à Paris, et partit peu de jours après pour l'Angleterre[2].

On se mit à Paris à s'aller promener au Cours[3] à minuit, aux flambeaux, à y mener de la musique, à danser dans le rond du milieu[4]. Cette mode emporta longtemps tout Paris et beaucoup de personnes de la cour. Il en naquit force histoires, qui ne corrigèrent personne de continuer à y aller. Il y avoit presque autant de carrosses qu'aux plus [beaux] jours de l'été. Cette folie eut son cours, et prit fin avec les derniers jours où les nuits purent être supportables[5].

Promenades nocturnes* au Cours à la mode.

1 Dangeau raconte cette visite le 6 août (p. 205).

2. Voyez ci-après aux Additions et Corrections.

3. Après *Cours*, Saint-Simon a biffé un second *à Paris* ajouté par mégarde. — Il a été déjà parlé du Cours-la-Reine dans notre tome II, p. 279.

4. Le *Mercure* d'août 1714 disait (p. 176) : « On n'est point à la mode si l'on n'a à présent un soufflet ou une carriole découverte pour aller se promener à minuit au Cours, si l'on n'y profite pas jusqu'au jour du clair de lune, lorsqu'il y en a, ou si l'on ne fait pas provision de flambeaux, lorsqu'il n'y en a pas. On m'a assuré que la mode viendroit bientôt de se passer de la lune et des flambeaux. Dès qu'on est arrivé au rond qui est au milieu des allées du Cours, les dames, les demoiselles et les messieurs mettent pied à terre ; on y danse aux chansons ou au son des instruments ; on y joue à colin-maillard et à d'autres jeux. » Mme de Maintenon écrivait à ce propos à la princesse des Ursins (recueil Bossange, tome III, p. 134) : « Vous doutez encore, Madame, si les maris s'accommodent des promenades nocturnes. Ce sont eux qui les facilitent. La jalousie n'est plus à la mode, et l'on est content quand on a déclaré à tout le monde qu'on ne se soucie point du tout de la conduite de sa femme. » Le 13 août, le maréchal de Villars offrit au Cours-la-Reine une grande fête au comte de Peterborough ; mais elle fut gâtée par la pluie (*Dangeau*, p. 208). Voyez aussi *les Caractères de la Bruyère*, tome I, p. 275, et Ch. Giraud, *la Maréchale de Villars et son temps*, p. 87-88.

5. Nous verrons cette mode reprendre dans l'été de 1715 et donner

* Il y a *noctures*, par mégarde, dans le manuscrit.

Mme de Vaudémont[1] mourut d'apoplexie à Commercy :
en entrant le matin dans sa chambre, on la trouva[2] râlant,
sans connoissance, qui ne revint plus[3]. On a dit ailleurs[4]
qui elle étoit, et qu'elle n'avoit plus d'enfants. Ainsi le
duc d'Elbeuf hérita de ce qu'elle avoit eu de son père,
et M. de la Rochefoucauld du maternel[5]. Le tout alla à peu
de chose. C'étoit une dévote précieuse[6], qui ne put s'accoutumer à n'être plus une manière de reine, et qui
sécha peu à peu de dépit et de douleur d'avoir vu se dissiper en fumée ses folles prétentions de rang[7], et ses vastes
chimères de faire à la cour et à Paris un grand personnage. L'unisson avec toutes les dames titrées[8], dont tout
l'art, les souplesses et les appuis ne la purent distinguer
en rien, et la solitude où son air haut, sec, froid, mécon-

Mort
de Mme de
Vaudémont;
son caractère.

lieu à tant de désordres qu'on dut interdire ces promenades (suite des
Mémoires, tome XI, p. 149).

1. Anne-Élisabeth de Lorraine-Elbeuf : tome IV, p. 339.

2. *Trouvant* corrigé en *trouva*, et Saint-Simon écrit *rallant*.

3. Elle mourut le 5 août 1714, à soixante-cinq ans (*Dangeau*, tome
XV, p. 203 ; *Gazette*, p. 396). Elle souffrait d'une maladie de cœur (notre
tome XV, p. 596) ; mais une grave indisposition qu'elle avait eue à la
fin de 1708 et dont elle s'était remise, avait fait penser aux médecins
qu'elle pourrait vivre encore longtemps (lettre de la princesse des
Ursins, recueil Bossange, tome IV, p. 158).

4. Tome IV, p. 339.

5. Elle était fille de Charles III de Lorraine, duc d'Elbeuf, et de
sa première femme Anne-Élisabeth de Lannoy, veuve de Henri-Roger
du Plessis, comte de la Rocheguyon, dont le duc François VI de la
Rochefoucauld avait épousé la fille du premier lit. Cette succession
donna lieu à un procès entre les Elbeuf et les la Rochefoucauld, et il
y eut encore en 1722 et 1723 un certain nombre de factums imprimés
à ce sujet.

6. Elle revoyait et corrigeait les écrits de son mari (Bibliothèque
nationale, collection de Lorraine, t. XLI, fol. 246 v°). Des lettres de
la princesse des Ursins à elle ont été publiées dans la *Correspondance
littéraire*, tome IV, année 1860, p. 518-522, et la Beaumelle a inséré
de ses lettres dans ses *Lettres de Mme de Maintenon*, édition 1758,
tome VIII, p. 183, 198 et 206.

7. Tome XV, p. 47 et suivantes.

8. *Tirées* corrigé en *tiltrées*.

tent[1] la jetèrent[2], lui avoient fait prendre promptement le parti de se confiner à Commercy[3], où l'ennui acheva de la tuer. Mme d'Espinoy y courut chercher et ramener son cher oncle[4], qui, comme tous les grands princes, arriva consolé[5].

Mort
de la marquise
de Béthune
Harcourt.
Mort
de Virville.

Le maréchal d'Harcourt perdit en même temps sa sœur[6], mère de la maréchale de Belle-Isle aujourd'hui[7], pendant que son mari, le marquis de Béthune[8], étoit allé, de la part du Roi, recevoir à Marseille la reine douairière de Pologne, sœur de sa mère[9]. Virville[10] mourut aussi, qui laissa un grand héritage à sa sœur, mariée[11] à Senozan, riche financier, à qui on avoit compté de s'en défaire pour rien[12]. Virville étoit sur le point de se marier[13]. Il avoit une autre

1. Mme des Ursins reconnaissait que « son esprit et sa politesse » différaient beaucoup des manières du temps présent (recueil Bossange, tome IV, p. 208).

2. Il y a bien *jettèrent,* au pluriel, dans le manuscrit.

3. Elle ne quitta la cour qu'en mai 1711 (recueil Bossange, tome II, p. 177). — Ici Saint-Simon a écrit *Comercy.*

4. *Dangeau,* p. 205.

5. Dangeau disait au contraire, le 10 septembre (p. 240) : « Mme la princesse d'Espinoy est arrivée à Paris ; elle a laissé M. de Vaudémont son oncle dans un château près de Commercy, qui est toujours dans une très grande affliction. » Le prince arriva à Paris le 10 octobre, avec l'intention de s'y établir à demeure (*ibidem,* p. 259).

6. Henriette d'Harcourt-Beuvron, dont nous avons vu le mariage avec le comte de Béthune en 1708 : tome XV, p. 154 et 436. Elle mourut le 6 août à vingt-sept ans (*Dangeau,* p. 206 ; *Gazette,* p. 396).

7. Marie - Casimire - Thérèse - Geneviève - Emmanuelle de Béthune : tome XV, p. 154, et ci-dessus, p. 323.

8. Louis-Marie-Victoire (tome XV, p. 151), qui n'est encore que comte de Béthune.

9. On a vu cette mission ci-dessus, p. 323.

10. Claude-François de Grolée de Virville : tome XIII, p. 127.

11. *Mariée* a été ajouté en interligne.

12. Marie-Anne-Jeanne-Madeleine de Grolée de Virville, mariée à François Ollivier, comte de Senozan ; tout cela a déjà été dit dans le tome XIII.

13. A la fille du ministre Torcy (*Dangeau,* tome XV, p. 207).

sœur, mais imbécile[1], que Verderonne, frère de Mme de Pontchartrain, ne laissa pas d'épouser, et dont il n'a point eu d'enfants[2]. J'ai parlé de la naissance de Virville, dont le nom est Grolée[3], à l'occasion de la mort de son père, qui étoit frère de la femme du maréchal de Tallard[4].

L'abbé de Clérambault[5] mourut aussi[6]. C'étoit un assez vilain bossu, qui avoit de l'esprit et de la science[7], et qui ne se produisoit pas beaucoup. Il laissa quatre abbayes[8]. La maréchale de Clérambault, qui n'avoit plus d'autres[9] enfants, ne crut pas que ce fût la peine de s'en affliger[10].

Mort de l'abbé de Clérambault.

En même temps le Roi permit à Sourches[11], prévôt de son hôtel, dit par abus grand prévôt, de céder sa charge à Montsoreau, son fils aîné[12], ancien lieutenant général[13],

Sourches cède à son fils sa charge de grand prévôt.

1. Le *b* d'*imbecille* surcharge un *p*.

2. Louis-Étienne de l'Aubespine, marquis de Verderonne, frère de Mlle de Verderonne que nous avons vue ci-dessus, p. 49, épouser Jérôme de Pontchartrain, fut guidon puis sous-lieutenant des gendarmes de la Reine, enfin capitaine des gendarmes anglais en 1715, et s'en démit en 1726. Il épousa, le 21 avril 1718, Françoise-Sabine de Grolée de Virville, qui mourut le 20 avril 1754, à soixante-deux ans.

3. Il écrit ici *Groslée*.

4. Voyez notre tome XIII, p. 126 et 127.

5. Jules, abbé de Clérambault : tome X, p. 104.

6. Le 17 août, à Paris (*Dangeau*, p. 210 ; *Gazette*, p. 408).

7. En mai 1695, il avait été élu à l'Académie française à la place de la Fontaine.

8. Le Jard, Saint-Savin, Saint-Taurin d'Évreux et Chartreuve.

9. *D'autres* est en interligne, au-dessus de *d'*, biffé.

10. « Pour ses deux fils, elle ne s'eu soucioit point, » a-t-il dit dans le tome X, p. 104.

11. Louis-François de Bouschet, marquis de Sourches.

12. Louis de Bouschet, comte de Montsoreau : tome IV, p. 150.

13. Les lettres de provision, datées du 15 août, sont dans le registre O¹ 58, fol. 184, avec la formule du serment prêté par le nouveau titulaire, et (fol. 188 v°) des lettres de conseiller d'État qui lui furent expédiées le 18 en conséquence de sa charge. Il dut payer le brevet de retenue de trois cent quatre-vingt-dix mille livres, dont vingt mille écus à sa sœur Mme de la Chesnaye et dix mille à son frère le chevalier de Sourches (*Dangeau*, p. 209 ; *Gazette*, p. 419).

Sourches étoit fort vieux, fort[1] menaçant ruine[2], et grand dévot, qui n'avoit jamais pu se faire admettre nulle part à la cour. Son père y étoit considéré dans la même charge[3], et fut de la promotion de l'Ordre de 1661, sans qu'on y trouvât à redire. M. de Louvois empêcha Cavoye, ami de M. de Seignelay, d'être de celle de 1688 ; il n'y put jamais revenir, et j'ai toujours ouï dire que cela avoit empêché le grand prévôt d'en être, le Roi ne voulant pas faire Cavoye, ni lui donner aussi le déplaisir de voir l'Ordre au grand prévôt.

Actions devant Barcelone. — Le duc de Berwick emporta le 30 juillet[4] le chemin couvert de Barcelone sans résistance ni perte[5]. Un des bastions fut attaqué le 13[6], et fut bravement défendu. Sauvebœuf[7] et Polastron[8], colonels de Blésois[9] et de la Couronne[10], l'emportèrent ; le premier y fut tué, l'autre très blessé. La Couronne s'y maintint valeureusement : mais, ayant été relevé le lendemain par les gardes wallonnes, elles en furent rechassées[11].

1. Avant *fort*, il y a un *et*, biffé.

2. Dangeau dit qu'il se mourait ; mais cet événement n'arriva qu'en mars 1716.

3. Jean de Bouschet, premier marquis de Sourches, enfant d'honneur de Louis XIII, eut en 1631 la capitainerie des chasses de la forêt de Perseigne, reçut la charge de prévôt de l'hôtel du Roi et grand prévôt de France le 17 décembre 1643, fut nommé à l'ordre du Saint-Esprit dès le mois de juillet 1654, mais ne fut reçu qu'en décembre 1661 ; il mourut le 1er février 1677. La baronnie de Sourches avait été érigée en sa faveur en marquisat par lettres de décembre 1652.

4. *Juillet* corrige ao[ust].

5. *Gazette*, p. 399-404 ; *Dangeau*, p. 206.

6. Le 13 août : *Dangeau*, p. 213 ; *Gazette*, p. 425 et 436.

7. Jean-Nicolas de Ferrières. marquis de Sauvebœuf, avait acheté le régiment de Blésois en avril 1703, devint brigadier en mars 1710, et fut tué le 13 août 1714.

8. Jean-Baptiste, comte de Polastron : tome XIII, p. 307.

9. Le régiment de Blésois ou Blaisois, créé en 1692 au moyen d'un bataillon détaché du régiment de Picardie, eut pour premier colonel le comte d'Évreux ; en 1749, il fut incorporé au régiment de Guyenne.

10. Tome XIV, p. 36. — 11. Saint-Simon copie Dangeau (p. 213).

Le périlleux état où la reine Anne se trouvoit rappela le duc de Marlborough en Angleterre, où la fortune se réconcilia incontinent avec lui[1]. Anne mourut le 1er août[2], à cinquante-trois ans[3], veuve et sans enfants[4], après un règne de douze années, dont la fin fut[5] traversée par beaucoup de factions et de chagrins. On a cru qu'elle avoit toujours eu dessein de faire en sorte que le roi son frère[6] lui succédât, qu'elle avoit sans cesse travaillé sur ce plan[7], qu'il fut le ressort secret du changement entier du ministère d'Angleterre à la chute de Godolphin et de Marlborough, et de la paix. Le Roi y perdit une sincère

Marlborough
retourne en
Angleterre.
Mort
de la reine
Anne.
Électeur de
Hanovre
proclamé.
[Add. St-S. 1157]

1. Il ne débarqua que le 12 août à Douvres, le jour même de la mort de la reine Anne, qui, dans les derniers jours de sa vie, l'avait demandé avec insistance (*Dangeau,* p. 206 ; *Gazette d'Amsterdam,* n°s LXIII, LXIV et LXVII). Il fut reçu à Londres en grande solennité (Extraordinaire LXVIII ; voyez ci-après aux Additions et Corrections).

2. La reine Anne mourut le 1er août, selon le style anglais, ce qui correspondait au dimanche 12, selon le style grégorien ; on n'en sut d'une manière sûre la nouvelle à Versailles que le samedi suivant (*Dangeau,* p. 207 et 210 ; *Gazette d'Amsterdam,* n°s LXVI et LXVII et Extraordinaires LXVI-LXVIII, où il y a beaucoup de détails). Les fonds publics montèrent de dix pour cent en Angleterre. Depuis le mois de février précédent, sa santé était très chancelante (*Gazette d'Amsterdam,* 1714, n° XIV). Voyez ci-après à l'Appendice, n° IX, des correspondances tirées des volumes *Angleterre* du Dépôt des affaires étrangères.

3. Le mot *ans,* oublié, a été ajouté en interligne.

4. Elle avait eu une fille, née à Windsor le 23 mai 1686 (*Gazette,* p. 262 ; *Journal de Dangeau,* tome I, p. 343), qui mourut peu après.

5. Les premières lettres de *fut* surchargent *av[oit]*.

6. Le prétendant Jacques III : voyez l'Addition n° 1157, ci-après, p. 413.

7. Si la reine Anne avait en effet pensé à laisser la couronne à son frère consanguin, elle en avait bientôt reconnu le chimérique. Mme de Maintenon écrivait le 19 août à la princesse des Ursins (recueil Bossange, tome III, p. 102) : « Enfin voilà cette reine Anne morte, et qui, entre deux apoplexies, a eu assez de connoissance pour signer tout ce qui pouvoit être de plus contraire au roi son frère. Ce prince vouloit partir aux premières nouvelles qu'il eut de cet accident, et notre reine d'Angleterre avoit bien le courage d'y consentir ; mais, quand on a su tout ce qui se passe à l'égard du duc de Hanovre, on a empêché

amie[1], qui avoit ardemment desiré qu'il voulût bien prendre l'ordre de la Jarretière à l'exemple de ses pères et d'autres de ses prédécesseurs ; mais le Roi, qui, par amitié pour elle, l'auroit accepté volontiers, ne put se résoudre d'ajouter au préjudice du vrai roi d'Angleterre et aux yeux de la reine sa mère, dans Saint-Germain, une nouvelle marque, et si éclatante, de sa reconnoissance du droit de la reine Anne[2]. Il eut raison de la regretter beaucoup. Le deuil fut de six semaines, qu'il porta en violet[3]. L'électeur d'Hanovre fut proclamé aussitôt à Londres[4], et bientôt après le ministère entièrement changé, et celui duquel nous tenions la paix, abandonné à la haine et aux recherches[5].

le roi d'aller s'exposer à un péril certain. » De même, l'abbé Gaultier, questionné à ce sujet par Torcy, répondait le 13 août (vol. *Angleterre* 258, fol. 293) : « Je n'ai point ouï dire que la reine ait parlé de son frère à personne. » Le 12, M. d'Iberville avait écrit en chiffres (vol. 257, fol. 284) : « On ne dit point qu'elle ait parlé du Chevalier [de Saint-Georges] en aucune manière. »

1. *Mémoires secrets de Duclos*, tome III, p. 33. Spanheim (*Relation*, édition Bourgeois, p. 589-606) fait d'elle un portrait élogieux ; Madame l'accuse d'intempérance (*Correspondance*, recueil Jæglé, tome I, p. 237). Sa devise était : *Semper eadem* (*Gazette d'Amsterdam*, 1703, n° VII).

2. On trouvera ci-après, Appendice, n° IX, des lettres de la reine d'Angleterre, veuve de Jacques II, et de son fils le Prétendant, qui parlent d'une façon curieuse de la mort de la « princesse Anne ».

3. Saint-Simon lit mal Dangeau qui dit (p. 241) : « Le Roi prendra vendredi le deuil de la reine Anne en violet ; il ne drapera point. Il le portera au moins deux mois, quoique, pour des têtes couronnées qui ne sont pas plus proches parents que la reine Anne, il ne le porte que six semaines. » Il ne l'avait porté que six semaines pour sa petite-fille la reine d'Espagne (ci-dessus, p. 181). Voyez ci-après, aux Additions et Corrections.

4. Sous le nom de Georges Ier.

5. La correspondance de nos diplomates en Angleterre, d'Iberville et l'abbé Gaultier, renferme des détails très précis sur cette révolution intérieure (Dépôt des affaires étrangères, vol. *Angleterre* 257 et 258, et ci-après, appendice IX).

APPENDICE

PREMIÈRE PARTIE

ADDITIONS DE SAINT-SIMON
AU *JOURNAL DE DANGEAU*

1103. *Voyage du cardinal Gualterio.*
(Page 6.)

18 juin 1713. — Le cardinal Gualterio partit d'ici nonce en 1706, ayant reçu la calotte et la barrette de cardinal. Il fut perdu à Rome pour avoir visité les enfants du Roi comme les princes du sang et avec le même cérémonial. On avoit été très content de lui à la cour, et il y avoit laissé beaucoup d'amis et d'estime ; il s'attacha donc de plus en plus à la France et à découvert pour avoir protection, qu'il vint cultiver par ce voyage, dont le Roi fut tout à fait touché et le reçut avec de grandes marques d'amitié. Il eut les abbayes de Saint-Victor de Paris et de Saint-Remy de Reims, avec parole de l'Ordre, qui lui fut tenue en 1724. C'étoit un homme de beaucoup d'esprit, de grand sens, très-aimable, de bonne compagnie, et aussi droit que le peut être un prélat romain. Sa naissance étoit médiocre, mais de bonne noblesse d'Orvieto. Il savoit, et avoit amassé mille curiosités rares dans sa bibliothèque. Il se chargea à Rome des affaires du roi Jacques ; son neveu apporta la barrette au cardinal Fleury, et eut une pension sur Saint-Victor. Il perdit son oncle peu après, que les meilleures têtes du sacré collège et les plus honnêtes gens de Rome regrettèrent.

1104. *Querelle du duc d'Estrées et du comte d'Harcourt.*
(Page 18.)

21 juillet 1713. — Dangeau en use à sa façon accoutumée dans les divers récits qu'il fait de cette affaire. Il est constant que jamais les ducs, à qui les maréchaux de France ne contestent pas d'être de plus grande dignité qu'eux, moins encore les pairs, qui jugent par état les grandes affaires du royaume et dont la présence est nécessaire aux grande

sanctions, ce qui n'est pas des maréchaux, n'ont jamais reconnu leur jurisdiction, ni les princes étrangers non plus, qui ne sont pas de la noblesse de France. Les maréchaux ne l'ont prétendu que depuis le règne du feu Roi, et encore bien commencé, et peu à peu, et ont été toujours très vivement repoussés là-dessus. On voit ici deux choses : l'une que le duc d'Estrées et le comte d'Harcourt n'ont pas molli là-dessus, et qu'ils ont été si peu envoyés à la Bastille pour ne les avoir voulu ni reconnoître ni obéir en rien, ni recevoir leurs exempts, qu'il n'a jamais été question qu'ils leur fissent à la fin ni excuse, ni même la moindre civilité sur cette conduite à leur égard, et que leur envoi à la Bastille n'a été que pour prévenir ce qui pouvoit arriver entre eux, et que nul ne pouvoit empêcher, puisqu'ils ne reconnurent ni les maréchaux de France, ni ne voulurent souffrir leurs exempts auprès d'eux. L'autre chose est que le tribunal des maréchaux de France n'ordonna quoi que ce soit contre eux depuis qu'ils eurent refusé de le reconnoître, et que ce fut une lettre de cachet qui les mit à la Bastille, qui ne fit aucune mention de leur désobéissance, au lieu que, si le tribunal eût osé agir, il les auroit mis dans sa prison, qui est le For-l'Évêque, et de sa propre autorité. On en sortit donc, comme il avoit été pratiqué d'autres fois que le Roi avoit voulu favoriser les maréchaux de France, en nommant deux ou trois de tout leur nombre, et il y en avoit beaucoup alors et à Paris, pour accommoder ces Messieurs, non pas comme maréchaux de France, ce qui se scroît fait en plein tribunal, mais simplement comme commissaires du Roi, qui nomme qui bon lui semble, et qui nomma autrefois le vieux maréchal d'Estrées de la sorte pour accommoder Madame et Mademoiselle, sa belle fille, qui avoit cassé le bâton d'un exempt des gardes de Madame dans l'appartement et à la vue même de Madame, avec cette différence que ces princesses ne vinrent pas toutes deux chez le maréchal par le privilège de leur naissance, et que Mademoiselle seule alla chez lui ; mais il les jugea après informations prises et des témoins et d'elles-mêmes ; car il interrogea Mademoiselle chez lui, et elles obéirent précisément. Lors de cette querelle du duc d'Estrées et du comte d'Harcourt, aucun prince du sang n'étoit d'âge à s'en mêler, même les deux plus vieux, qui étoient à l'armée ; les enfants du Roi n'étoient pas encore devenus princes du sang, et M. le duc d'Orléans moins à portée que personne que le Roi voulût qu'il s'en mêlât. Restoit donc la voie seule des commissaires, qui fut favorable aux maréchaux de France, dont trois furent choisis sur les autres, et dont le premier étoit duc et pair.

1105. *Les ducs ne veulent pas reconnaître la juridiction des maréchaux de France.*

(Page 19.)

24 mars 1715. — Cette prétendue affaire étoit assez passablement

ridicule [1]. M. le duc d'Orléans se trouva sous la main, et finit cela en l'arrêtant sur le champ. Au moins Dangeau avoue ici que les ducs ne veulent pas reconnoître le tribunal des maréchaux de France, et, par les diverses occasions qu'il en a rapportées, quoiqu'en sa manière, montre qu'ils ne le reconnoissent ni de droit ni de fait.

1106. Intrigues du double mariage Bourbon-Conti.

(Page 33.)

11 juin 1713. — M. et Mme la duchesse d'Orléans, fort chargés de filles, souhaitoient fort de s'en défaire. Mlle de Conti se piquoit d'aimer Mademoiselle, qui, devenue duchesse de Berry, redoubla d'amitié pour elle. Ils crurent donc cette voie la meilleure pour engager le mariage de son frère avec une sœur de Mme la duchesse de Berry, et pour bâcler leur affaire si sûrement et avec tant de secret, qu'il n'y eût plus qu'à en parler au Roi et tout de suite faire le mariage. L'aigreur du procès de Monsieur le Duc contre ses tantes pour la succession de Monsieur le Prince leur faisoit espérer de trouver Mme la princesse de Conti mère favorable, que Mme la duchesse d'Orléans avoit ménagée, et qui se trouvoit liée d'intérêts communs dans ce procès avec sa sœur Mme la duchesse du Maine. En effet, Mlle de Conti se chargea de tout avec une joie et une amitié extérieurement merveilleuse, et, sitôt qu'elle en eût parlé à Madame sa mère et à Monsieur son frère, ils en furent ravis et n'eurent plus d'impatience que pour conclure. Mais il arriva que Mlle de Conti trouva que la chose alloit plus vite qu'elle ne vouloit, par la peur de n'être point mariée et de demeurer sous la férule d'une mère d'humeur peu commode et qui la contraignoit beaucoup pour son âge. Son but étoit d'en sortir par le mariage de Monsieur le Duc, et elle ne l'espéroit que par un double mariage propre à remettre la paix dans cette partie de la famille, après laquelle M. du Maine seroit trop foible seul pour la troubler. Mlle de Conti prit donc le parti de trahir le secret en le découvrant à Madame la Princesse, qui, piquée contre ses filles et surtout contre l'aînée sur le procès, le fut infiniment davantage de ce qu'elle marioit ainsi son fils à son insu, tellement qu'excitée par Mlle de Conti, qui l'assura que tout étoit comme arrêté et qu'il n'y avoit pas un moment à perdre, elle fut parler au Roi tout aussitôt, qui fut également surpris et offensé qu'il se traitât un mariage dans sa famille sans que d'aucun côté on lui eût demandé ses volontés. Le double mariage que lui proposa en même temps Madame la Princesse fut goûté par le désir de la paix et de l'union qu'il vouloit rétablir entre eux tous et qu'il prévoyait sagement être plus importante à M. du Maine que quelques biens qu'il pût tirer de ses prétentions ; tellement qu'à l'heure même l'affaire fut décidée et conclue entre le Roi et Madame la Prin-

1. Dangeau venait de parler d'une discussion survenue entre le duc de Fronsac et un page de la grande écurie.

cesse. Mme la princesse de Conti fut enragée et résista tant qu'elle pût ; mais le Roi, qui lava rudement la tête à M. et à Mme la duchesse d'Orléans et à Mme la duchesse de Berry, agit et parla en maître et se fit obéir. Mlle de Conti passa mal son temps avec Madame sa mère jusqu'aux mariages ; M. le prince de Conti fut fâché aussi ; mais il se consola aisément, et Mme la duchesse de Berry rompit avec éclat avec Mlle de Conti, et ne lui pardonna jamais. Elle s'en piqua même, et, en discours en absence, en dédains les plus marqués en présence, elle n'oublia aucune occasion de lui faire sentir le poids de sa haine et de son rang. Cela n'osa s'étendre jusqu'à Madame la Princesse. M. le prince de Conti ne parut coupable en rien, et Madame sa mère demeura toute sa vie en grande amitié avec M. et Mme la duchesse d'Orléans et avec Mme la duchesse de Berry.

1107. *Le duché de Valentinois.*

(Page 44.)

9 février 1743. — Dangeau se trompe ici, comme il fait souvent sur les duchés. Celui de Valentinois ne fut jamais femelle pour M. de Monaco, et l'érection y est bien précise pour les seuls mâles ; de plus, l'édit de 1711 abolit rétroactivement les duchés femelles. Outre cela, il ne fut point question pour le gendre de M. de Monaco de tirer aucun droit de son duché, mais bien de lui faire la grâce d'accorder à ce gendre des lettres nouvelles avec le rang de leur date. C'est ce dont il s'agissoit sur ce mariage du fils du comte de Roucy, qui n'eut pas lieu, et qui fut exécuté de la sorte pour celui du fils de M. de Matignon, qui fut effectué.

1108. *Les comtes de Prado, en Portugal.*

(Page 51.)

24 septembre 1688. — Ce comte de Prado étoit fils du marquis das Minas, général de l'armée de Portugal contre Philippe V en faveur de l'Archiduc depuis empereur, et étoit le huitième descendant direct de mâle en mâle de Roderic, seigneur de Beringel, bâtard de Martin-Alphonse de Sousa. Ce bâtard Roderic fut maître d'hôtel de la reine Élisabeth femme d'Alphonse V, roi de Portugal, laquelle fut mariée en 1447 et mourut en 1455. Or, Martin-Alphonse de Sousa étoit petit-fils par mâle d'Alphonse-Denis, bâtard d'Alphonse III, roi de Portugal, mort en 1279. Alphonse-Denis prit le nom de Sousa de la mère de sa femme, qui fut héritière de cette maison ; ainsi ce comte de Prado étoit bâtard de bâtard de Portugal, et fut assassiné en sortant d'une église, à Lisbonne, par don Jean de la Lucoa et Mendozza, en 1722. Il étoit gentilhomme de la chambre, conseiller de guerre et général de la cavalerie du roi de Portugal.

1109. *Françoise de Nargonne, duchesse d'Angoulême.*

(Page 55.)

11 août 1713. — M. d'Angoulême, bâtard de Charles IX, si connu d'abord sous le nom de Grand Prieur, puis de comte d'Auvergne, enfin de duc d'Angoulême, par ses terribles factions, ses condamnations, ses abolitions, ses prisons et emplois, avoit dans sa retraite et sur la fin de sa vie épousé en secondes noces, en 1644, la sœur d'un de ses pages dont il devint amoureux, fille de Charles de Nargonne, baron de Mareuil, et de Léonor de la Rivière, personne également belle, de grande mine, sage et vertueuse, dont il n'eut point d'enfants. Il mourut à plus de soixante-dix-sept ans en 1650, et la laissa fort pauvre. Son fils unique, qu'il avoit eu d'une fille du dernier connétable de Montmorency, ne le survécut que de trois ans, ne pourvut guère à la subsistance de cette belle-mère, qui se respectoit toujours beaucoup elle-même, et qui eut en tout le cours de sa vie une conduite respectable et irréprochable, avec un médiocre esprit, mais de la piété et beaucoup de bon sens. Elle n'eut aucune part aux grandeurs nouvelles des bâtards. Le Roi l'avoit choisie en 1664, pour conduire à Florence la fille de Gaston, qui est Madame la Grande-Duchesse. Mme d'Angoulême venoit très rarement à la cour, mais toujours distinguée par le Roi et considérée de tout le monde. La pauvreté la tenoit chez elle fort retirée et n'attenta jamais sur la dignité de sa conduite. Le Roi, content de lui donner douze mille livres de pension, en ces derniers temps fort mal payée, la laissa tellement mourir de faim, qu'elle fut contrainte de se retirer à la campagne chez une femme qui l'avoit servie, et qui l'a nourrie à ses dépens jusqu'à sa mort, avec une douceur, une paix, une résignation de la part de Mme d'Angoulême qui ne se démentit jamais, et qui, joint à son grand âge et à son état, indigna tout le monde d'un si honteux délaissement.

1110. *Le prince de Robecq et sa femme Mlle de Solre.*

(Page 70.)

7 février 1711. — Dangeau n'en savoit guère d'ignorer que le prince de Robecq et le comte d'Estaires son frère étoient d'une branche de Montmorency établie en Flandres. Le prince de Robecq s'attacha au service d'Espagne, où Mme des Ursins le prit en grande amitié, lui fit épouser la comtesse de Solre sa cousine, dont la mère étoit sœur du prince de Bournonville, dont on a parlé dans ces Mémoires à l'occasion de sa mort, et le père Croÿ, lieutenant général assez imbécile au service de France et chevalier du Saint-Esprit. C'étoit une femme intrigante, singulière, brouillée à la fin avec son mari et son fils aîné, qui avoient tous deux secoué son joug, dont ils s'étoient enfin lassés. Elle aimoit sa fille passionnément, qui n'avoit ni agrément, ni jeunesse, ni bien, et elle fut ravie d'un prétexte de quitter sa famille et

de s'en aller trouver sa fille en Espagne et y demeurer avec elle. Elle étoit fort des amies de Mme des Ursins, qui lui valut ce mariage et cette délivrance, qui fit M. de Robecq grand d'Espagne et chevalier de la Toison d'or, et à la fin colonel du régiment des gardes espagnoles, et sa femme dame du palais. Il versa dans un carrosse de suite du roi d'Espagne ; la chute le jeta fort loin et sans apparence de blessure ; mais il ne porta jamais santé pendant le peu de mois qu'il vécut depuis, et mourut d'un abcès formé dans cet effort. Il n'eut point d'enfants. Sa femme et sa belle-mère, qui ne mourut que bien des années après, restèrent en Espagne, et le comte d'Estaires recueillit la grandesse.

1111. *La comtesse de Solre brouillée avec son fils.*

(Page 89.)

3 janvier 1713. — La comtesse de Solre étoit Bournonville. Après longues années de mariage fort concordant, son fils aîné s'aperçut qu'elle gâtoit fort ses affaires et la brouilla avec son père ; c'est ce qui lui fit prendre le parti d'aller en Espagne, où elle s'établit avec sa fille, et y mourut bien des années après.

1112. *Politique du Roi sur les emplois dans les provinces.*

(Page 99.)

8 octobre 1713. — Le Roi, qui avoit été élevé parmi les troubles, en avoit retenu des maximes dont il se départoit difficilement, et qui étoient fort bonnes.

1113. *Naissance du prince des Asturies.*

(Page 100.)

3 octobre 1713. — Don Ferdinand est le prince des Asturies d'aujourd'hui, gendre du roi de Portugal.

1114. *La Constitution Unigenitus.*

(Page 101.)

3 octobre 1713. — Tout ce qui regarde la bulle *Unigenitus* a été et est encore tous les jours suivi et écrit avec tant de soin de part et d'autre, que les Additions seroient inutiles sur cette ample matière.

1115 et 1116. *Le duc de Savoie légitime ses bâtards.*

(Page 120.)

30 juillet 1701. — M. de Savoie imite le Roi, et l'imitera bientôt davantage en donnant cette bâtarde au prince de Carignan. Elle a trouvé l'herbe trop courte en Piémont. Son mari s'y est brouillé ; elle

l'a suivi ici, où elle intrigue, gouverne et fourrage à merveille. Son frère est mort sans avoir été marié. Pour d'apanages à des bâtards, ces deux termes n'ont jamais été vus ensemble.

4 octobre 1713. — Un bon courtisan ne manque pas à remarquer une telle chasse, et le Roi et tout le monde savoit que Dangeau écrivoit tous les soirs. L'Altesse aux bâtard et bâtarde de M. de Savoie par sa cour, dès qu'il est devenu roi de Sicile, y dut paroître une étrange nouveauté. Le fils fut tué, et puis, pour une parfaite ressemblance de cette cour à la nôtre, la fille épousa le prince de Carignan, et tous deux se sont établis en France sous un rare incognito depuis la mort du Roi, qui n'est pas incognito pour leurs créanciers, pour l'opéra, ni pour la bourse et les affaires. A Turin, la plus grande dignité et le premier rang est attaché à l'Annonciade ; les chevaliers se couvrent, ont quantité de distinctions, et se sont difficilement ployés à n'avoir pas la main chez notre ambassadeur. M. de Carignan a encore un frère qui a l'Annonciade, et quoi que ce soit de plus ni en rang, ni en distinctions, ni en considération, et qui sert dans les troupes de Savoie d'officier général, où les nôtres le voient tel qu'on le décrit ici [sic].

1117. *La marquise de Prye.*

(Page 122.)

5 décembre 1713. — C'est cette Mme de Prye qui enchaîna Monsieur le Duc à son retour par sa beauté, et qui, sous le premier ministère de ce prince, fit tant parler d'elle. Il sera temps alors de donner une idée de sa barbare vie et de son effroyable fin.

1118. *L'avocat général Chauvelin, sa femme et son beau-père Grouchy.*

(Page 124.)

2 août 1715. — Cet avocat général, décoré d'une charge de l'ordre du Saint-Esprit, s'étoit acquis une grande réputation de capacité et d'éloquence, et il falloit que l'esprit fût bon et supérieur pour s'être acquis la confiance du Roi, qui le voyoit souvent en particulier et par les derrières, et qui le faisoit travailler à des affaires secrètes, pour que, dans des temps si difficiles, cela ne donnât pas atteinte à sa réputation en général. Le Roi lui fit proposer par Voysin le voyage de Rome, et, à son refus, on envoya Amelot; il consulta Grouchy, son beau-père, qui avoit été vingt ans intendant du feu duc de Saint-Simon et logé chez lui, et qui s'enrichit depuis beaucoup dans les affaires, mais, chose bien rare, intendant et homme d'affaires enrichi sans voler son maître, et dans les affaires du Roi avec autant d'honneur et de probité qu'on y en peut avoir, modéré jusqu'à se dire : C'est assez, et avoir fermement résisté aux contrôleurs généraux qui

ont voulu le rengager dans les affaires avec confiance et distinction
après qu'il s'en fut retiré, et avoir toujours vécu très modestement et
toutefois sans avarice, et s'être toujours reconnu avec le duc de Saint-
Simon, qu'il a toujours vu sur le pied d'attachement et d'avoir été à
son père, jusque dans sa dernière vieillesse, où il jouit de la plus parfaite santé de corps et d'esprit à quatre-vingt-huit ans, et où il a la joie
de voir le fils de sa fille avocat général, et la fille de sa fille mariée à
Talon, président à mortier, et le frère de son gendre garde des sceaux
avec toute la puissance de premier ministre, qui vivent tous avec lui
en amitié, en soins et en toute sorte de considération. Ce Grouchy
donc, homme bien sage et bien sensé, conseilla à son gendre de
s'excuser et de s'attacher à sa charge, qui seule le feroit regarder de
mauvais œil à Rome, de ne point s'exposer à un succès fort incertain,
et de ne déranger pas, par l'absence, les accès particuliers que le Roi
lui donnoit auprès de lui. Il le crut et fit très bien ; car il étoit en chemin d'aller vite et loin. Mais il étoit bien fait, avoit des grâces à tout,
aimoit la bonne compagnie et les dames et en étoit réciproquement
aimé ; cela joint au travail, qui n'en alloit pas moins, le tua à la fleur
de l'âge et de la fortune. Il mourut de la petite vérole, que sa femme
gagna en le gardant et qui en mourut aussi.

1119. Mort de Xaintrailles.

(Page 141.)

15 décembre 1713. — Ce Xaintrailles n'étoit ni Poton, ni Xaintrailles, ni issu, ni parent des fameux Poton de Xaintrailles ; c'étoit un très
petit et très mince gentilhomme. Il étoit fort bien fait, avoit de l'esprit,
de la valeur et encore plus de suffisance et de hardiesse, que les dames
gâtèrent en jeunesse, et force sots en âge plus avancé. Il se fourra
gentilhomme de Monsieur le Prince, qui le mit auprès de Monsieur le
Duc, dont il commanda l'écurie quand il fut à la guerre, et à l'appui
duquel il s'introduisit dans les bonnes compagnies de l'armée et puis
par celles-là à la cour. Il étoit le plus fort de son temps au trictrac, et
d'ailleurs grand joueur d'hombre et de piquet. On ne sait à quoi il
gagna tant de bien, qu'il n'avoit pas apporté au monde, ni par quelles
voies il sut se rendre important à l'hôtel de Condé, et le devint presque
ailleurs, sans néanmoins que cela lui ait servi à rien qu'à mener dans
un cercle assez choisi, mais fort étroit, une vie considérée qui en avoit
fait un homme assez impertinent.

1120. Le duc de la Rochefoucauld.

(Page 155.)

11 janvier 1714. — M. de la Rochefoucauld a été un personnage si
singulier à la cour, que la curiosité demande quelque chose sur cet
article. Il étoit fils aîné du second duc de la Rochefoucauld ; mais il

eut avec lui une entière et parfaite dissemblance. Le père, si connu sous le nom de prince de Marcillac, puis de duc de la Rochefoucauld, pendant les troubles de la minorité du feu Roi, étoit brillant d'esprit, de lettres, de galanterie, de politesse, de finesse ; c'étoit encore un homme d'un génie élevé, profond en intrigues, en menées, en cabales, et qui tint un des principaux coins dans les troubles qui agitèrent la régence de la reine Anne d'Autriche, dans les mouvements de cour et d'État, dans les guerres civiles, dont ce duc fut un des plus dangereux personnages contre ce qu'on appeloit alors la cour et le ministère, pour ne pas dire le Roi et l'État. Il suivoit en cela les traces de son père et de ses ancêtres, qui tous s'étoient mêlés tant qu'ils avoient pu de brouiller l'État, et qui tous y avoient trouvé leur compte. Celui-ci y parut autant et plus qu'eux ; mais il n'y fit pas si bien ses affaires, quoique d'une naissance illustre et grand seigneur terrien, et gouverneur de père en fils de la province où étoient presque toutes leurs terres, où MM. de la Rochefoucauld étoient fort aimés et respectés. Enfin, quoique l'âme de la maison de Condé en plus d'une sorte, il eut la douleur de ne pouvoir s'égaler à MM. de Bouillon et de Turenne en figure dans tous ces troubles et dans son propre parti, et celle encore de les en voir sortir comblés de faveurs, de grâces et d'honneurs de toutes les sortes, de biens immenses, et du rang de princes étrangers, et passer tout à coup dans la confiance la plus intime du cardinal Mazarin et de la régente. Il eut beau se flatter de prendre dans le parti la place qu'ils venoient de quitter, et s'exposer pour cela aux plus grands périls ; le vide étoit trop grand. Les affaires se gâtèrent, et, après le combat fameux du faubourg Saint-Antoine, Monsieur le Prince fut obligé de se retirer aux Pays-Bas, d'où il ne revint que par la paix des Pyrénées. M. de la Rochefoucauld s'accommoda comme il put ; tout lui échappa, et jamais le Roi ne put s'accoutumer à le voir ni à le traiter qu'avec une froideur qui le renferma dans le sein de sa famille et dans un cercle d'amis ou de connoissances attirés par les charmes de son esprit et de sa conversation. Il eut le bonheur de raccommoder ses affaires par le grand mariage de son fils, mais nullement sa fortune, quand tout à coup elle prit ce fils par la main. Il partageoit la disgrâce de son père ; l'esprit ne lui fournissoit pas de ressources ; il portoit au visage des marques du combat de Saint-Antoine, où il s'étoit distingué avec son père. Il faisoit donc sa cour au Roi dans la foule, et y étoit fort obscurci par la fine fleur de l'esprit, de la gentillesse, de la galanterie, qui rendoit alors la cour très brillante et qui environnoit le Roi. L'appartement de la comtesse de Soissons, nièce du feu cardinal Mazarin et surintendante de la maison de la Reine, en étoit le centre ; le Roi n'en bougeoit, et là étoit le règne des grâces, des fêtes et des jeux. L'ambition et les diverses galanteries qui rendoient cette jeune cour si vive, enfantèrent des aventures et des disgrâces, et le Roi, blessé peut-être de l'esprit, parce qu'il l'avoit été par ceux qui en avoient le plus, commença à le craindre, et en conserva l'éloignement toute sa vie. Sans patron ni patronne, la fortune saisit ce moment et présenta M. de la Rochefoucauld, pour lequel le Roi passa de la plus entière indifférence au goût, puis à l'amitié, avec une rapidité qui fit l'étonnement de toute la cour et celle même du nouveau favori et de son père, qui ne se lassoit point de l'admirer dans le secret de ses plus intimes amis. Des distinctions il passa aux confidences amoureuses, et de celles-là à d'autres ; il eut le gouvernement de Berry, de la dépouille de Lauzun arrêté à la fin de 1674 et envoyé à Pignerol, et, moins d'un an après, la charge de grand veneur par la mort de Soyecourt. C'étoit la pointe des amours de la belle Fontanges, qui ne durèrent que bien peu, mais autant que sa vie. On prétendit que M. de la Rochefoucauld en avoit été l'auteur et l'entremetteur, et l'on lit une chanson qui disoit que le Roi l'avoit fait son grand veneur pour avoir mis la bête dans les toiles. La faveur et les confidences du Roi, avec qui il alloit seul, un manteau sur le nez, à ses premiers rendez-vous, le mit bien avec Mme de la Vallière et avec Mme de Montespan ; sa liaison avec cette dernière et avec toute sa famille devint intime et a duré toute leur vie. Enfin il fut grand maître de la garde-robe après Guitry, tué au passage du Rhin, et consolida sa faveur par une assiduité qui suppléa à l'esprit et dont peu d'autres seroient capables. Il ne manquoit jamais au lever et au coucher du Roi, jamais à le suivre à ses chasses, même à tirer, ni à ses autres promenades, presque jamais lorsqu'en sortant et rentrant de dehors le Roi changeoit d'habits ; l'habitude s'en tourna si bien en devoir, que, si infiniment rarement il manquoit à suivre le Roi, ce n'étoit jamais qu'après lui en avoir demandé la permission ; et de coucher ailleurs qu'où étoit le Roi, il étoit des années sans que cela lui arrivât. Trois ou quatre fois en sa vie, il a fait des absences d'un mois pour aller à Verteuil, qu'il aimoit passionnément et où il avoit une cour de tout le Poitou, de l'Angoumois et de la Saintonge ; encore y étoit-il à peine arrivé la dernière fois et plus de seize ou dix-huit ans avant sa mort, que le Roi, se trouvant incommodé d'un assez fort anthrax, le fit revenir par un courrier. Les derniers temps de sa vie, il alloit prendre du lait à Liancourt trois semaines ou un mois. Sa liaison ancienne avec Mme de Montespan l'avoit éloigné de Mme de Maintenon, et elle de lui ; mais l'amitié du Roi n'en reçut pas la moindre atteinte. Elle lui faisoit fort bien quand le hasard les faisoit rencontrer ; lui se plongeoit en respects forcés et n'alloit jamais chez elle. Il avoit été mal avec M. de Louvois, et ce fut une des choses qui contribua le plus au mariage de leurs enfants. Ce ministre redoutoit un seigneur qui avoit l'amitié et la familiarité du Roi tout entière, qui ne le quittoit point, et pour qui il n'y avoit aucun temps où les portes lui fussent fermées. Le Roi aussi étoit fatigué de l'inimitié d'un homme avec qui il étoit de tout temps à son aise, pour un ministre dont il avoit besoin, et qui étoit aussi au plus haut point de faveur et de confiance ; il voulut le mariage. Le favori recula ; l'alarme du ministre en fut plus grande ; il pressa le Roi, et le Roi parla en maître et

en ami. Les biens furent immenses ; la faveur y ajouta les deux survivances à la fois ; mais elle ne put être portée jusqu'au rang de prince
étranger. Il n'y eut rien que M. de la Rochefoucauld ne fît pour l'obtenir ; il en avoit déjà été refusé plus d'une fois ; à ce coup, il crut
l'emporter ; mais il fallut se contenter que la fille aînée de M. de Louvois fût traitée comme l'avoit été la fille aînée de M. Colbert, qui,
en épousant douze ans auparavant le fils du duc de Luynes, lui
avoit valu une nouvelle érection du duché vérifié de Chevreuse. Le
Roi voulut donc bien accorder une nouvelle érection, non pairie
mais femelle, du duché de la Rocheguyon, et il fallut que M. de la
Rochefoucauld perdît pour toujours l'espérance de se faire prince ;
il ne demeura pas longtemps bien avec M. de Louvois. On a vu
dans ces Mémoires la douleur qu'il eut de la disgrâce de ses
enfants, sa cause et ses suites. La même raison qui avoit fait ce
mariage donna envie au Roi de faire celui d'un petit-fils de M. de la
Rochefoucauld avec la nièce de Mme de Maintenon qui épousa ensuite
le duc de Noailles ; mais le Roi seul en avoit sincèrement le desir, et
la mort du jeune homme termina ce dessein qui ne pouvoit plus se re-
nouer pour son frère, par l'âge. Cela fait voir quelle étoit la faveur de
M. de la Rochefoucauld, que le Roi cherchoit à lier à Mme de Maintenon, sous laquelle il ne put jamais se résoudre à ployer, et que cette
toute-puissante ne put jamais subjuguer ni entamer. Avec cela, on a
peine à comprendre les charmes d'un tel favori : jamais homme ne fut
si court, si rogue, si envieux de tout. Les grâces des amis à sa portée
le peinoient ; il trouvoit tout le monde heureux et bien traité hors lui.
Les ministres le redoutoient ; les courtisans abandonnés trouvoient en
lui de la ressource, moins par générosité que par l'orgueil de forcer
les barricades, et qu'il fût dit qu'il emportoit ce que nul autre n'eût
osé entreprendre. Cette idée lui faisoit embrasser avec chaleur des
intérêts fort étrangers, et la vanité de l'emporter lui faisoit faire au Roi
des sorties qui très-souvent réussissoient. C'étoit un homme insatiable
pour lui et pour tout ce qu'il avoit entrepris ; il tira du Roi des sommes immenses, fort gros en supplément pour la vénerie, pour la garde-
robe, et il se fit payer ses dettes plusieurs fois. Son humeur étoit
altière et farouche ; il n'y avoit que des complaisants qui pussent s'y
accommoder, tellement qu'avec une maison ouverte et magnifique et
grande chère, il n'avoit jamais chez lui que les antichambres de la
cour, et ce qu'on appeloit ses Ennuyeux. Ses valets étoient ses maîtres ; il leur donnoit du sien immensément, et tiroit du Roi tout ce
qu'il pouvoit pour eux. Il fit par degrés de Bachelier, son laquais, un
premier valet de garde-robe du Roi, fort riche, dont le fils devint longtemps depuis lui premier valet de chambre et en grand crédit. Ce
Bachelier père, très-doux et attaché à lui, mais homme d'honneur, le
gouvernoit ; les enfants de son maître lui faisoient une cour nécessaire
et non forcée. Tous ses valets étoient tous riches et en fortune, tandis
que les enfants de la maison manquoient très souvent. L'âge, le défaut

de vue, et des offices pour tous venants poussés trop loin avec une
inconsidération véhémente, fatiguèrent enfin le Roi: ce favori fit enfin
connoissance avec les réponses sèches, puis avec les refus, et ne put
s'y accoutumer. Ce dégoût réveilla les idées de ses années anciennes,
passées à l'hôtel de Liancourt avec les fameux de Port-Royal ; il avoit
conservé pour eux un respect infini, et, un jour même qu'à Marly il
arriva au Roi de se lâcher un peu contre Montgaillard, évêque de
Saint-Pons, en disgrâce très-marquée et très-longue pour ces affaires-là
et pour celle de la régale, il prit hardiment la parole et se mit sur ses
vertus épiscopales. Le silence du Roi l'échauffa ; il poussa sa pointe,
et raconta que, visitant apostoliquement son diocèse, il enfila un chemin qui alla toujours se rétrécissant et qui aboutit à un précipice ; que,
n'y voyant nul moyen d'en sortir sans tourner ni détourner, parce qu'il
n'y avoit nul espace ni pour le faire ni pour mettre pied à terre, le
saint évêque (car ce furent ses termes) leva les yeux au ciel, rendit toute
la bride et s'abandonna ; qu'aussitôt sa mule se dressa sur les pieds de
derrière, tourna entièrement ainsi dressée et lui se tenant dessus, et
qu'ayant mis sa tête où elle avoit la croupe et la croupe où elle avoit
la tête, elle se remit à marcher par ce même chemin jusqu'à ce qu'elle
en eût trouvé un autre qui la remit dans la route. Le silence du Roi
fut imité par les courtisans ; mais M. de la Rochefoucauld osa faire
l'histoire entière et la commenter. Il avoit conservé un respect infini
pour M. et Mme de Liancourt, jusques là qu'ayant fort travaillé à Liancourt, il avoit mieux aimé laisser dans le jardin des pissotières [1] du vieux
goût et d'autres choses pareilles que de toucher jamais à rien de ce qui
étoit à Mme de Liancourt, qui avoit fait ce beau lieu, qui fut le premier beau jardin qu'on y ait tracé. Il fit un autre trait de générosité :
rien n'est pareil aux fêtes avec lesquelles Mylord Portland fut reçu ;
c'étoit le plus intime favori du prince d'Orange, qu'il envoya ambassadeur au Roi tôt après la paix de Ryswyk. Chacun s'empressoit auprès
de lui, et les plus grands seigneurs s'honoroient de lui donner des repas ; Monsieur le Prince s'y surpassa en fêtes à Chantilly. Il aimoit la
chasse et fut surpris que M. de la Rochefoucauld ne lui proposât point
de lui faire voir l'équipage du Roi ; il s'en ouvrit, il s'en plaignit inutilement ; enfin, soit desir de vaincre, soit curiosité, il hasarda de lui demander une chasse ; ce ne fut pas sans un prompt et cuisant repentir.
Le duc, qui s'embarrassoit aisément et qui s'énonçoit fort difficilement,
se trouva libre dans sa réponse ; il lui dit nettement que l'équipage du
Roi étoit aux ordres du roi d'Angleterre, et qu'il ne pouvoit s'assurer
d'un seul jour pour lui faire voir chasser. Avec cette courte réponse,
il lui tourna le dos, et le laissa, on ne sait si plus indigné ou plus
étonné ; mais il n'en fut autre chose. C'étoit une défaite ; mais il respectoit les malheurs du roi d'Angleterre, et ne voulut jamais faire la

1. « On appelle ainsi par mépris un jet d'eau ou une fontaine qui jette
peu d'eau » (*Académie*, 1718).

moindre civilité à Portland, pour qui tout le monde en étoit prodigue, et fut ravi de lui avoir pu faire cette manière d'algarade, dont il ne démordit point. Avec tout cela, sa faveur et sa magnificence lui pouvant donner le choix de la meilleure compagnie de la cour, il n'étoit à son aise qu'avec le dernier rebut, ni bien qu'avec ses domestiques, et même avec ses valets qu'il mêloit avec ses complaisants à son jeu de quintille, et en voici un étrange exemple. M. de Vaudémont fils fut tué au combat de Luzzara ; sa mère étoit sœur de mère de la défunte femme de M. de la Rochefoucauld. On étoit à Marly, où M. de Chevreuse se souvint qu'il avoit oublié de l'aller voir là-dessus. Ils en étoient au plus léger extérieur ; l'envie et la jalousie dont M. de la Rochefoucauld étoit dévoré lui faisoit regarder avec haine et peu de mesure les ducs de Chevreuse et de Beauvillier, et ce peu de gens, ministres ou autres, qui approchoient intimement du Roi. M. de Chevreuse, pour ne pas aller seul, proposa au duc de Saint-Simon d'y aller avec lui, qui l'avoit oublié aussi, et qui fut ravi de l'y suivre ; mais quel fut leur étonnement et la confusion du duc de la Rochefoucauld, lorsque, entrant dans sa chambre, ils l'y trouvèrent tout seul et jouant tête-à-tête aux échecs avec un de ses laquais en livrée assis vis-à-vis de lui. Devenu aveugle, suivant les chasses en calèche comme un corps mort, et présentant le pied du cerf à tâtons, il devint si incommode au Roi, et surtout par ses demandes indiscrètes pour les uns et pour les autres avec une ardeur peu mesurée, qu'il s'aperçut malgré lui du dégoût du Roi et de la chute de son crédit, et que le dépit acheva ce que la raison aidée de quelque dévotion auroit dû lui faire faire il y avoit longtemps. Sa résolution, difficile à prendre à un courtisan vide de toute autre chose que de la cour, longuement balancée par lui-même, et encore plus par ses valets qui le gouvernoient et qui ne se soucioient de leur maître que pour attraper des grâces, éclata enfin, mais pour une retraite misérable et qu'il dut aux mêmes valets. Sa maison de Paris, au milieu de sa famille, ou Sainte-Geneviève encore mieux, où son nom étoit révéré depuis le cardinal de la Rochefoucauld, qui y avoit mis la réforme et en avoit à ses dépens banni la commende, lui offroient une retraite honorable, accompagnée de tout ce qui la pouvoit adoucir et la lui rendre utile ; mais ses valets, qui ne vouloient ni perdre leur empire sur lui, ni se priver de son reste de crédit auprès du Roi, ne purent s'accommoder de l'une ni de l'autre, et le confinèrent dans le Chenil à Versailles comme un vieux chien galeux, mais de distinction dans la meute, qu'on ne veut pas tuer et qu'on y nourrit jusqu'à sa mort. Là, loin de Paris, de ses amis, de sa famille et des gens de bien qui auroient été sa ressource et pour le reste de cette vie et pour se préparer à l'autre, mais qui auroient balancé l'empire des valets, ils régnoient sur lui en paix, tenoient en respect ses enfants et le peu de gens qui se donnoient la peine de l'aller voir, qui s'éclaircirent bientôt et par l'inutilité et par l'incertitude d'être tantôt bien et tantôt mal reçus, et, à portée du Roi, le menoient dans son cabinet pleurer et crier pour eux aux occasions où il y avoit à obtenir, et où presque toujours il étoit refusé et outré. Ainsi se termina dans les horreurs de l'aveuglement et de la solitude, dans la honte d'une retraite également ridicule et forcée, sous l'oppression des valets, dans l'abandon général et dans le dégoût du Roi et l'ennui des demandes, une vie qui, avec peu de mérite, avoit brillé au-dessus des premiers capitaines et des ministres les plus puissants, toute coulée dans la faveur la plus constante et la plus intime avec toutes les distinctions qui la pouvoient accompagner, et qui avoit fait l'envie de tout le monde, quoique tout le monde et jusqu'aux plus petits lui eussent fait une continuelle envie. Le Roi se sentit infiniment soulagé d'un vieux favori devenu si fort à charge, et ses enfants, à qui il l'avoit toujours tant été, commencèrent à respirer. A peine les valets, qu'il avoit si constamment servis, regrettèrent-ils un maître devenu enfin presque inutile et qu'ils ne se pouvoient refuser de mépriser. Les amis nuls ou écartés le plaignirent un moment pour l'honneur, et la cour, qui l'avoit oublié, ne pensa pas un instant à sa mort que comme nouvelle.

Ses deux fils, mal voulus du Roi, prirent différentes routes ; aussi, malgré leur intime et respectable union, rien en tout de plus différent que ces deux frères. L'aîné, rogue, avare, sans esprit que silence, ricanerie, malignité, qui lui avoit fait donner le nom de Monseigneur le Diable, gloire et bassesse extrême tout à la fois, et un long usage de la cour et du monde qui suppléa à l'esprit, fit sa charge de grand maître de la garde-robe servilement et sans nul agrément, en valet assidu et enragé de l'être. Son nom sonore à trois syllabes, qui, après avoir retenti dans les partis, s'étoit fait craindre dans les cabinets, lui donna un reste de considération qui ne passa guère un certain étage, et qui ne trouva en soi nul appui. La marque extérieure sans rien qui la soutînt, ni table, ni équipage, ni faveur quelconque, et ses grands biens et une cour de caillettes et de commères de quartier chez sa femme à Paris, lui laissèrent quelque considération qui ne passa guère la robe et les procès, pour le gain desquels il n'épargnoit rien avec une bassesse sans égale ; le silence, et un rire très-souvent sans savoir de quoi, imposoient aux sots, avec un trantran de cour qui ne passoit pas la première écorce. Avec tout cela, il sut à la mort du Roi se faire donner pour plus de cinq cent mille livres de pierreries de la garde-robe par le Régent, qui craignoit tout et vouloit tout regaguer ; il n'y regagna nullement M. de la Rochefoucauld ; mais, en ne le regagnant point, il n'y perdit pas la moindre chose. Il végéta de la sorte sous le règne de Monsieur le Duc, et en 1728 il mourut subitement et ne fut regretté de personne, à peine de sa femme et de quelques valets qui n'étoient pas ceux de son père. Son frère, doux, liant, spirituel, poli, orné de beaucoup de lecture, à force de disgrâces devenu sauvage et solitaire, auroit dignement et utilement rempli de grandes places. Il fut très-goutteux et aussi estimé que peu compté toute sa vie, quoique peu de gens méritassent autant que lui de l'être et de figurer dans l'État.

1121. *Montgaillard évêque de Saint-Pons ; courage de M. de la Rochefoucauld.*

(Pages 167-168.)

20 octobre 1697. — Cet évêque de Saint-Pons étoit un de ceux qui avoient le plus fermement résisté à la régale ; ce qui, joint à la disgrâce qu'il avoit encourue des jésuites, le tint toute sa vie dans celle du Roi. Il la soutint sans s'abattre et sans se méconnoître, avec un respect attentif et profond, mais tranquille. C'étoit un des plus saints et des plus grands évêques de France. M. de la Rochefoucauld, à une promenade du Roi à un voyage de Marly, prit la parole sur ce qu'on parloit de sa maladie, et raconta que, visitant son diocèse, et ayant pris un sentier peu marqué en rêvant sur sa mule, il se trouva au bout entre deux précipices, au bas de l'un desquels étoit le véritable chemin que ses gens avoient pris. Le sentier y aboutissoit, mais coupé à pied droit de plus d'une pique, et si étroit qu'il étoit impossible de tourner ni mettre pied à terre. Le prélat leva les yeux et les mains, mit la bride sur le col à sa mule qui, un moment après se dressa doucement sur ses pieds de derrière, fit la pirouette ainsi demi en l'air, puis se remit sur ses pieds et retourna par où elle étoit venue, sans que le prélat eût aucun mal. Il accompagna ce récit d'admirations et de louanges de sa vie et de sa vertu, ajoutant qu'il n'avoit nulle liaison avec lui, qui m'étonnèrent d'autant plus, car je l'entendis d'un bout à l'autre et regardant fort le Roi. Il commença son récit sur quelques propos aigres du Roi sur cet évêque ; le Roi l'écouta sans jamais ni l'interrompre, ni répondre après un mot. Ce trait sentoit le Liancourt d'autrefois. J'en fus fort étonné[1].

1122. *Pension donnée au premier président de Mesmes.*

(Page 174.)

26 janvier 1714. — Ce premier président étoit un panier percé. M. du Maine, qui avoit ses raisons, que Mme de Maintenon appuyoit de toutes ses forces, lui valut cette grâce sans exemple, et sema ainsi d'autrui pour recueillir.

1. Saint-Simon avait fait cette Addition sur l'annonce de la mort de l'évêque ; mais Dangeau l'ayant démentie quelques jours plus tard, Saint-Simon ajouta en note : « C'étoit une fausse nouvelle. Cet évêque de Saint-Pons étoit encore en vie en 1708. Il y eut même un décret ou bref de Clément XII du 18 janvier 1708 contre un de ses mandements, ce qui donna lieu à un arrêt du parlement de Paris du 1er avril suivant sur ce que le Pape avoit entrepris par ce bref sur les libertés de l'Église gallicane en condamnant la doctrine d'un évêque de France. »

1123. *La maladie de la reine d'Espagne.*

(Pages 177-178.)

26 février 1714. — Pour la reine d'Espagne, malgré la flatterie des Mémoires, il ne fut jamais douteux qu'elle mourut des écrouelles.

1124. *La reine d'Espagne change de confesseur à sa mort ; regrets des Espagnols.*

(Pages 179-180.)

18 février 1714. — Les deux sœurs vérifièrent trop à la lettre ce bon mot du premier président de Harlay, qui, trouvant à son audience deux jésuites et deux Pères de l'Oratoire, qui avoient un procès ensemble, les fit entrer dans son cabinet. Il s'assit au milieu d'eux, ayant les jésuites à sa gauche, et les pères de l'Oratoire à sa droite, qui lui parlèrent l'un après l'autre de leur procès ; ensuite, et pour toute réponse, il se tourna aux jésuites et, avec ce ton hypocrite qui lui étoit si naturel : « Mes Pères, leur dit-il, je voudrois toujours vivre avec vous, » et se retournant aux Pères de l'Oratoire et du même ton, comme achevant la phrase, « et mourir avec vous, mes Pères ». Cette gêne, qui venoit de la cour de France sur celle d'Espagne, parut en renouvellement en cette triste occasion, et aussi renouvela étrangement les discours du monde. Cette reine, avec les plus grandes et les plus aimables qualités et l'amour des peuples pour elle, des seigneurs et de toute l'Espagne, avoit plus que toute autre chose contribué aux secours inespérés, qui, parmi tant de prodigieux revers, maintinrent le roi son mari sur le trône. Il est pourtant vrai que l'empire de Mme des Ursins, dont elle avoit été l'échelon et l'appui, et qui devenoit insupportable, commençoit d'aliéner les cœurs de cette reine, qui ne fut pas aussi regrettée qu'on l'auroit cru. Le roi même, qui lui paroissoit si attaché, alla sitôt après sa mort à la chasse, et on la porta le même jour à l'Escurial ; la surprise fut encore plus grande de ce qu'étant à cheval, il se détourna exprès pour s'approcher du convoi et le voir passer. Après quelque temps la reine fut plus regrettée qu'elle ne l'avoit été d'abord, et devint le plus cher souvenir de toute l'Espagne par l'aversion universelle de ce qui lui succéda, et au passage de laquelle, par les rues de Madrid, le peuple dépité crioit après elle : *Viva la Savoyana*, pour insulter la Parmesane.

1125. *Le duc de Foix et sa maison.*

(Page 184.)

22 février 1714. — M. de Foix, avec de la valeur et un esprit mé-

diocre, n'avoit jamais figuré nulle part, mais avoit été aimé partout
par la douceur de ses mœurs et l'agrément de sa société. Il avoit passé
sa vie au milieu du grand monde et dans les meilleures compagnies,
sans autre souci que de s'amuser et de se divertir; peu à la guerre,
peu à la cour, où il étoit peu considéré. Il étoit le dernier d'une maison de Bresse, du nom de Greilly ou par corruption de Grailly, que le
hasard d'une alliance redoublée de Foix rendit héritière du comté de
Foix contre toute apparence, et de tous les États de cette puissante
maison. Un autre hasard, aussi peu apparent, avoit apporté la couronne
de Navarre dans cette même branche par la suite, et un hasard aussi
bizarre lui enleva le tout presque aussitôt, pour le faire passer à la
maison d'Albret et bientôt après dans celle de Bourbon. Avec une si
brillante illustration, la mère d'Anne, duchesse héritière de Bretagne,
deux fois reine de France, étoit Grailly-Foix, et le fameux Gaston de
Foix, duc de Nemours, qui gagna la bataille de Ravenne où il fut tué,
étoit fils de la sœur de Louis XII et de cette même maison, ainsi que
sa sœur Germaine, seconde femme du roi Ferdinand le Catholique.
On pourroit en rapporter encore bien d'autres grandeurs. M. de Foix
n'étoit pas de ces branches si relevées, mais de la même maison, et sa
branche avoit eu aussi ses illustrations. Cependant avec toute la faveur
de Mme de Senecey, dame d'honneur favorite de la Reine mère régente, et de la comtesse de Fleix, sa fille et sa survivancière, mère de
M. de Foix, il ne fut jamais mention de rang de prince pour une maison si distinguée. Ces dames eurent un tabouret de grâce, qu'elles
perdirent avec la pointe de celui des Rohan par le bruit qu'en fit la
noblesse pendant les troubles de la minorité de Louis XIV, après
lesquels, mais longtemps depuis, ces tabourets furent rendus, et enfin
en 1663 Mmes de Senecey et de Fleix furent comprises dans l'érection
de Randan, qui fit duc-pair le frère aîné de ce dernier duc de Foix,
dans cette étrange fournée des quatorze. M. de Foix, dont il s'agit ici,
fut appelé dans les lettres et succéda bientôt après à son aîné mort
sans enfants d'une fille unique du duc de Chaulnes, frère aîné de
l'ambassadeur, et de la fille aînée du maréchal de Villeroy, connue
depuis, par son ridicule remariage dont elle n'eut point d'enfants, sous
le nom de Mme d'Hauterive de Chaulnes. M. de Foix fut extrèmement
regretté, et l'extinction de sa maison, dont il étoit le dernier, mérita
de l'être davantage.

1126. *La mort de M. du Charmel.*

(Page 197.)

26 février 1714. — La pique du Roi fut cause de sa dureté à refuser
au Charmel la liberté de venir se faire tailler à Paris, et il en mourut
saintement comme il avoit vécu. On s'est étendu sur tout cela à l'occasion de son exil assez pour n'en rien répéter ici.

1127, 1128 et 1129. *La maréchale de la Ferté et sa sœur la comtesse d'Olonne.*

(Pages 198-199.)

3 février 1686. — M. d'Olonne étoit frère de M. de Royan, d'une branche cadette de la Trémoïlle. Il avoit épousé la sœur aînée de la maréchale de la Ferté, de la maison d'Angennes, célèbres toutes deux par leur beauté et par des galanteries si publiques qu'aucune femme ne les osoit voir. M. et Mme d'Olonne n'avoient point d'enfants, vivoient à leur mode, étoient riches, et avoient tous deux beaucoup d'esprit. C'étoit un jeu public chez d'Olonne comme une académie, et le rendez-vous aussi de beaucoup de gens pour toutes sortes de libertinages, et de beaucoup d'autres pour l'esprit et la conversation. Ces deux sœurs, veuves et vieilles, se retirèrent ensemble. Passionnées du monde, qui les abandonna, elles voulurent être dévotes, et, touchées d'un sermon d'un mercredi des Cendres sur le jeûne et la pénitence, elles raisonnoient de la nécessité et de la difficulté de la faire, lorsque Mme d'Olonne, qui étoit d'une avarice étrange, trouva un expédient merveilleux : « Ma sœur, dit-elle, savez-vous ce que nous ferons ? Faisons jeûner nos gens. » La maréchale la survécut longtemps. Elle étoit gueuse, libérale, douce, et avoit beaucoup moins d'esprit. Le Roi avoit souvent troublé ce bagage par des menaces et par des exils. M. de Royan avoit épousé une fille de sa maison, sœur de gens qui se firent compter dans le monde, les duc et cardinal de la Trémoïlle, qui le devinrent longtemps après, et la fameuse duchesse de Bracciano ou princesse des Ursins. M. de Royan ne laissa qu'une fille unique, qui épousa le duc de Châtillon, deuxième fils du maréchal duc de Luxembourg.

16 mars 1714. — La maréchale de la Ferté étoit Angennes et mère du duc de la Ferté. Sa vie débordée, quoique plus mesurée de beaucoup que celle de bien des femmes de ce temps de tous états, l'avoit exclue du commerce de presque toutes les femmes, dont fort peu, même décriées, l'osoient voir. Le maréchal son mari, tout impétueux qu'il étoit, en fut la dupe toute sa vie.

15 juin 1714. — Mme d'Olonne, qui n'eut point d'enfants de son mari, cadet de la maison de la Trémoïlle, et dont on a parlé lors de sa mort, étoit sœur aînée de la maréchale de la Ferté, toutes deux d'Angennes, d'une branche éteinte en elles. Leur débauche les avoit rendues aussi célèbres que leur beauté, et les avoit séparées de toutes les femmes. Veuves, elles logeoient ensemble, et vieilles elles songèrent à se convertir. Revenant du sermon un mercredi des Cendres, épouvantées de la nécessité de la pénitence, qu'on avoit prêchée : « Ma sœur, dit la maréchale, mais que ferons-nous donc ? car il faut faire pénitence. — Ma sœur, répondit l'autre, après quelque raisonnement et beaucoup d'embarras là-dessus, tenez, voilà ce qu'il faut faire : Faisons jeûner nos gens. » Quoique avec beaucoup d'esprit, mais avec beaucoup d'ava-

rice et la plus grossière ignorance sur la religion, elle croyoit de bonne foi dire merveille. Dans la suite pourtant elles se tournèrent sérieusement à Dieu, et firent pénitence, surtout la maréchale.

1130. *Prétention des conseillers d'État de ne pas céder aux gens de qualité.*

(Page 202.)

27 mars 1714. — C'est la première fois que les conseillers d'État ont prétendu ne pas céder aux gens de qualité. Le Roi le trouva ridicule, s'en expliqua, mais laissa faire, et, tout en le blâmant même aigrement, y arriva, en substituant un maître des requêtes au lieu du conseiller d'État. On verra dans la Régence le désordre que cette tolérance a enfanté.

1131. *Les prétentions de Mme des Ursins arrêtent la paix de l'Espagne avec la Hollande.*

(Page 213.)

29 octobre 1713. — Cet accrochement du traité, et pour telle cause, déplut infiniment au Roi, et cette idée folle d'ambition se put compter pour le fondement de la perte de la princesse des Ursins.

1132. *Mesures de la princesse des Ursins après la mort de la reine d'Espagne.*

(Page 214.)

2 juin 1714. — .... Pour[1] la même raison d'amitié, Dangeau ne parle point de l'étrange solitude où Mme des Ursins tint le roi d'Espagne depuis la mort de la reine dans le palais du duc de Medina-Celi, où elle l'avoit fait aller aussitôt après, et où elle le retint jusqu'au départ de la princesse de Parme pour le venir épouser. N'ayant plus le secours de la reine, elle emprunta celui de la solitude, et d'une maison où il ne pouvoit tenir sa cour. Le Buen-Retiro étoit un palais royal superbe et vaste à un bout de Madrid, très-éloigné de celui où la reine étoit morte, et où il étoit tout naturel que le roi allât, puisque sans cette raison il y demeuroit souvent ; mais là il eut été trop accessible. Elle prit donc la place de la reine, et la prit si entièrement, au lit près, ce qu'on ne voyoit pas, que toute l'Espagne et le Roi son grand-père eurent longtemps les plus mortelles frayeurs de la voir déclarée reine d'Espagne. Le roi dépêchoit devant elle et par elle, comme il faisoit avec la reine ; elle mandoit les ministres, qui ne faisoient rien sans ses ordres. Le roi ne sortoit d'avec elle que pour aller prendre l'air, où nul n'osoit le suivre que quatre ou cinq hommes qu'elle avoit choisis, parce

1. Le commencement de cette Addition a été placé en regard des pages 349-350 de notre tome XXIII.

qu'elle étoit bien sûre d'eux, et à qui l'on avoit donné le nom de *re-creadores*, et, comme le corps de logis où le roi logeoit et celui qu'elle habitoit chacun d'un côté de la même cour, ne se communiquoient que par une terrasse découverte qui étoit au fond de la cour, elle y fit faire avec une précipitation étrange et en vingt-quatre heures une galerie couverte et fermée de tous côtés avec de petites fenêtres rares, à travers lesquelles on ne pouvoit voir dehors, pour donner au roi et à elle la liberté de passer l'un chez l'autre de leurs cabinets sans que personne s'en aperçût, et colora tout cela du prétexte de consoler le roi avec plus de liberté, sans quitter les enfants dont elle étoit gouvernante. Ce fut dans cet état qu'elle eût pu épouser le roi si elle eût voulu, mais apparemment qu'elle en craignit les suites. Il lui falloit une femme, du tempérament et de la dévotion dont il étoit, surtout en ayant été privé depuis les derniers mois de la vie de la reine; elle songea à lui en donner une dont l'inégalité et le défaut de tout appui ne pût rien partager et tînt tout d'elle. Alberoni saisit habilement un si puissant intérêt, et tous deux osèrent bâcler le mariage, sans que le Roi, au moins par elle ni par l'Espagne, en eût le moindre avis qu'après qu'il fut conclu. En voilà assez maintenant pour faire entendre combien le Roi se trouva offensé contre Mme des Ursins, et pour suppléer à ce que Dangeau n'a pas voulu marquer, et pour faire entendre avec moins de surprise ce qu'il ne pourra s'empêcher de marquer dans la suite sur Mme des Ursins, et qui fut l'étonnement de toute l'Europe. Quelque important que soit ce petit supplément, il n'est pas à l'heure qu'il est de nature à s'en contraindre; il en est d'autres et de bien plus curieux dont on a gardé le silence et imité la sagesse de Dangeau. Tel fut donc le mystère du voyage du cardinal del Giudice, et de celui de Chalais, qui, peu après, le vint trouver de Madrid à Paris, pour demander au Roi l'agrément de ce mariage, qu'il donna avec beaucoup de froideur.

· 1133. *La princesse des Ursins envoie en France le cardinal*
del Giudice.

(Page 223.)

2 avril 1714. — Mme des Ursins, ennemie à découvert de M. le duc d'Orléans, n'ayant pas trouvé le marquis de Brancas aussi abandonné à ses volontés qu'elle s'en étoit flattée, se servit du cardinal del Giudice pour le rendre suspect, et pour le faire sortir d'Espagne fort à la hâte dans la crainte d'être arrêté, et elle essaya de le brouiller dans les deux cours comme attaché à M. le duc d'Orléans, dont il avoit eu autrefois un régiment et avec lequel il n'avoit que des liaisons fort ordinaires. Le cardinal del Giudice, quoique si grandement revêtu en Espagne, voulut bien se dévouer à Mme des Ursins en une occasion qu'elle regardoit comme principale ; il partit subitement avant Brancas pour arriver devant lui, tandis qu'on lui ôta tellement les moyens de partir qu'il n'auroit jamais pu le faire sans les relais que ses amis

lui fournirent secrètement. Il fit si bien qu'il rejoignit le cardinal à Bayonne, et à son tour lui coupa les chevaux et arriva et fut ouï avant lui. Rien de plus extraordinaire ni de plus curieux que ce voyage uniquement pour les intérêts de Mme des Ursins, qui, privée de l'appui de la feue reine et de Madame la Dauphine, et arrêtant pour sa chimère de souveraineté la paix d'Espagne avec la Hollande, s'apercevoit que notre cour ne lui étoit plus si abandonnée. Le cardinal del Giudice, qui s'en aperçut encore mieux, tâcha d'en profiter pour succéder à une confiance qui commençoit à se flétrir. C'étoit un homme de beaucoup d'esprit, de pénétration et d'agrément dans le commerce, extrêmement rompu dans les cours, dans le grand monde et dans les affaires, et dont l'ambition visoit à se rendre le maître et premier ministre d'Espagne. Il réussit trop bien pour lui en notre cour, et la jalousie que Mme des Ursins en conçut, avec la peur qu'elle en prit, d'autant plus qu'elle fut bien avertie, rompit le col à ce cardinal si promptement, comme on le verra dans la suite des Mémoires, qu'elle ne lui laissa aucun loisir de profiter d'un voyage si bizarre et si devenu important au cardinal et à la princesse. Sûre de Tessé, elle le voulut pour général ; mais Tessé, qui n'avoit plus besoin ni d'elle ni de la guerre, au comble de sa fortune, n'en voulut point tâter. Ce fut aussi le chagrin d'un retardement de la paix d'Espagne avec la Hollande aussi ridicule que cet intérêt de Mme des Ursins de se faire une souveraineté, qui refroidit le Roi de secourir son petit-fils pour soumettre Barcelone et le reste des révoltés, et le forcer pour l'obtenir d'abandonner une chimère que les Hollandois étoient bien résolus de n'accorder pas à Mme des Ursins à leurs dépens, ni leurs autres alliés encore moins, qui s'étoient tous moqués de cette folie, jusqu'à ne vouloir entendre ni admettre personne de la part de Mme des Ursins, et s'être ouvertement moqués à la fin des plénipotentiaires d'Espagne quand ils avoient voulu leur en parler.

1134, 1135 et 1136. *L'évêque de Senlis frère de Chamillart.*

(Pages 233-234.)

2 avril 1702. — .... L'évêque[1] se louoit infiniment de Monsieur le Prince, et disoit qu'il ne comprenoit pas comment on le trouvoit difficile ; qu'il étoit à Senlis au milieu de ses plaisirs les plus conservés pour la chasse ; qu'il l'avoit rendu le maître de tout, et que ce n'étoit que reproches de ce qu'il ne faisoit pas chasser assez tous ses gens ; qu'il l'accabloit d'amitiés, de prévenances, de visites, de politesses, de soins, de présents de gibier, d'invitations d'aller le voir à Chantilly, où

1. Le commencement et la fin de cette Addition ont été placés dans notre tome X, en regard de la page 139, Addition n° 428.

il ne savoit quelle chère lui faire ; qu'on croiroit peut-être que c'étoit à cause de son frère ; mais point du tout, qu'il s'y connoissoit fort bien et que ce n'étoit que pour lui ; enfin que Monsieur le Prince étoit le meilleur homme du monde et le plus aisé à vivre. Cependant le frère fut disgracié, et dans l'instant plus de présents, plus de politesses, algarades à tous porteurs de fusils de Monsieur de Senlis ; en un mot, ce bonhomme évêque ne trouva plus Monsieur le Prince bonhomme, ni si aisé à vivre, et commença à trouver que son frère plus que lui avoit eu part à la façon dont Monsieur le Prince avoit vécu avec lui....

7 septembre 1702. — Cet évêque de Senlis étoit homme de bien et le meilleur homme du monde, mais un imbécile et le jouet de toute sa famille. L'Académie élut bassement M. Chamillart, parce qu'il étoit alors ministre favori et tout-puissant, qui d'ailleurs n'étoit rien moins qu'un sujet académique et qui donna son frère en sa place. Cette nouveauté fut en faveur des filles de Chamillart et de leurs amies, qui y allèrent pour se moquer du pauvre Senlis.

16 avril 1714. — Cet évêque de Senlis étoit un imbécile, le meilleur et le plus sot homme du monde, et dont le visage et le maintien ne le montroit guère moins que les discours ; homme de bien et d'honneur et ignorant à merveilles. Son frère, pointant par le billard, l'avoit fait évêque de Dol, et depuis sa fortune l'avoit fait passer à Senlis, et lui avoit fait donner, à la mort de Monsieur de Meaux, la charge de premier aumônier de Madame la Dauphine dernière, chez qui ses dames s'en moquoient tout le jour. Sans rien de l'orgueil et de l'impertinence si commune aux proches des ministres, c'étoit une fatuité de bonté et de confiance qui le persuadoit de l'affection de tout le monde, qui le rendoit libre et caressant. Il étoit ravissant sur Monsieur le Prince, qui lui faisoit mille bassesses qu'il prenoit toutes pour lui, et avec grand soin de bien faire entendre que la place de son frère n'y avoit aucune part ; mais, quand la place fut perdue, les bonnes grâces de Monsieur le Prince s'évanouirent avec elle. Il ne l'alloit plus voir ; il ne le pressoit plus d'aller à Chantilly ; il l'en bannit bientôt par ses manières ; plus de présents de gibier et plus de liberté à ses gens de chasser, même chez leur maître. Le pauvre homme ne put digérer ce changement, qui, lui montrant au nez sa sottise, lui fut peut-être plus sensible que la cause. Son frère, ses nièces, et tout ce qui les voyoit en familiarité se moquoient sans cesse du bon prélat, qui en rioit le premier et ne s'en apercevoit pas. C'étoit un homme à mettre à Mende, à Auch, en quelque autre siége bien riche et bien loin, où il fût à son aise et qu'on ne le vît jamais ; au lieu de cela son frère le mit à la cour, et, l'Académie françoise ayant eu la misère d'élire Chamillart à une place qui vaqua, il eut la sottise de leur donner ce frère en sa place, qui s'en crut bel esprit et qui augmenta les risées. On voit ici par son logement donné à Chamillart et avec promptitude, que le goût du Roi pour lui ne put être affoibli, malgré Mme de Maintenon et toutes les machines qui le dépostèrent.

1137. *Mort et caractère de Mme Voysin.*

(Page 236.)

20 avril 1714. — Mme Voysin fut un jouet de la fortune et de l'ambition tout à fait singulier. On a vu à la chute de Chamillart quelle elle étoit, et que ce fut uniquement à elle à qui son mari fut redevable d'une fortune qu'il n'étoit pas propre à faire et qu'il ne méritoit pas. Le goût de Mme de Maintenon pour sa femme en fut toute la cause, et le desir de l'approcher tout à fait d'elle ; bientôt après la satiété vint, et elle s'en rebuta ; mais ce goût passa au mari qu'elle trouva homme à tout faire, et qu'aucune considération n'arrêtoit dès qu'il s'agissoit de lui plaire. Cette raison soutint sa femme auprès d'elle ; mais elle la trouva composée, empesée, empressée, bourgeoise et fade. Son maintien, son vêtement, sa coiffure, qu'elle imitoit de Mme de Maintenon, fut senti par celle-ci au ridicule ; ses douceurs, ses louanges, ses complaisances la dégoûtèrent ; son assiduité la fatigua, puis l'accabla. Sa jalousie pour Mme Desmaretz acheva de la perdre. Vaubourg, conseiller d'État, d'une piété et d'une probité rare dans tous ses emplois, étoit frère aîné de Desmaretz, et avoit épousé une sœur de Voysin ; cette alliance des deux ministres réussit assez bien entre eux, mais ne put concilier leurs femmes. Mme Desmaretz avoit un air simple, naturel, et avec de l'esprit beaucoup de monde, un air et des manières nobles, et n'étoit pas sans art sous un dehors de franchise ; mais cet art étoit sans duplicité, et ses soins, ses respects pour Mme de Maintenon sans bassesse, et elle se ménagea toujours si bien à l'approcher, que, bien loin de lui devenir à charge, elle eut l'adresse de se faire toujours desirer. Tout cela coula Mme Voysin à fond ; elle le sentit peu à peu ; la cour s'en aperçut ; M. Voysin en fut outré sans oser en rien montrer ; peu à peu elle fut de plus en plus écartée, et l'autre rapprochée. Mme Voysin ne put soutenir une disgrâce personnelle, ni la faveur d'une rivale qui lui étoit d'autant plus odieuse qu'elle n'y trempoit en rien, et ne donnoit aucun lieu de plainte. La douleur prit sur la santé jusqu'alors ferme et brillante ; la maladie se déclara, et Mme Voysin mourut de désespoir et fut médiocrement regrettée du monde, qu'elle avoit trop l'air de dominer doucereusement avec un grand air d'importance. Son mari, tout dévoué à la fortune, en fut bientôt consolé, et peut-être se trouva-t-il soulagé de n'avoir plus quelqu'un de si nécessairement intime pris enfin en une sorte d'aversion par Mme de Maintenon, auprès de qui il n'avoit plus besoin de personne.

1138. *Mariage du jeune marquis du Châtelet avec Mlle de Richelieu.*

(Page 240.)

19 avril 1714. — Au milieu de tant de mauvaises choses, encore faut-il un mot d'édification. Parmi tant de dames du palais, il est re-

marquable que ces places ne furent utiles qu'à une seule, et à celle de toutes la moins propre à en tirer parti : ce fut la marquise du Châtelet, fille du feu maréchal de Bellefonds, que ce reste de considération, et d'avoir été fille d'honneur de la première Dauphine, avec une grande réputation de sagesse et de vertu, avoit faite dame du palais, sans qu'elle eût songé à cette place. Elle vivoit à Vincennes avec sa mère et son mari, ancien lieutenant général, brave et très-galant homme, mais peu du monde et peu propre à y être, et tous fort mal à leur aise. Elle évita le voyage du Pont-de-Beauvoisin, étoit ravie quand elle pouvoit substituer Vincennes à Marly, tant qu'elle pouvoit d'ailleurs dans sa chambre ou à la chapelle, du reste gaie, paisible, assidue à ses fonctions, ne se mêlant de rien ; mais, à force de vertu, de douceur, de piété sincère, aimée, considérée, respectée de tout le monde, même de Madame la Dauphine et de la jeunesse de sa cour dont la vie ressembloit le moins à la sienne. Ni le mari ni la femme ne savoient que faire de leur fils, qui avoit un régiment et peu ou point de quoi y vivre, et faute de pouvoir ils n'y songeoient pas. Un beau jour qu'ils étoient tous à Vincennes et la cour à Versailles, Cavoye, qui prenoit soin du vieux duc de Richelieu, son ancien ami, le trouva fort en peine de sa fille, qui venoit chez lui d'un couvent de province ; il lui conseilla de s'en défaire au plus tôt à un mari. Il chercha, et imagina M. de Clefmont avec la survivance de Vincennes. Sur le bien qu'il dit d'eux tous, le bonhomme y entra, si bien que Cavoye régla tout de suite ce qu'il pouvoit donner. A la fin de cette première conversation l'affaire fut résolue ; mais il fut question du côté du prétendu, et ils envoyèrent chercher Mme de Saint-Géran, qui avoit passé ses premières années avec les Bellefonds et étoit toujours demeurée fort leur amie. Elle vint, leur dit ce qu'elle en savoit, et, malgré le peu de bien, M. de Richelieu la chargea de voir Mme du Châtelet. Tandis qu'elle envoya la chercher à Vincennes sans dire pourquoi, elle raisonna avec Mme de Nogaret, qui avoit été aussi dame du palais, leur amie commune à tous et femme d'un excellent esprit, qui conclut que rien ne pouvoit être plus avantageux pour M. de Clefmont et qu'il falloit aller en avant, tellement qu'ils firent le soir même parler M. de Richelieu à Mme de Maintenon, qu'elle se piquoit d'aimer, et qui le renvoya écrire au Roi une lettre qu'il lui envoya aussitôt, et, dès qu'elle l'eut donnée et dit un mot, la survivance de Vincennes fut accordée. Le marquis de Bellefonds, frère de Mme du Châtelet, avoit eu ce gouvernement du duc Mazarin en épousant une de ses filles ; son fils l'avoit eu à sa mort, qui, ayant été tué, n'avoit laissé qu'un fils en maillot et une fille, et aussitôt M. du Châtelet eut le gouvernement par la considération de sa femme. Le lendemain, arrivèrent à Versailles M. et Mme du Châtelet, sans se douter de rien du monde, et peu après Mmes de Saint-Géran et de Nogaret les allèrent trouver et leur dirent que leur fils étoit marié, et marié avec cinq cent mille livres et la survivance de Vincennes à la fille d'un duc et pair, bien élevée et qui sortoit d'un couvent. Jamais surprise ne fut pareille à la leur ; ils ne pouvoient comprendre ni la chose ni qu'elle fût vraie ; à la surprise succéda la joie, et le mariage se termina promptement après.

1139. *Le comte de Bergeyck.*
(Page 246.)

18 avril 1714. — Le roi d'Espagne n'eut de tout son règne aucun ministre plus modeste, plus fidèle, plus désintéressé, plus véritable et plus libre à dire la vérité, plus laborieux, plus capable des parties du ministère qu'il exerça, plus homme de bien, plus attaché aux véritables intérêts de son maître que Bergeyck, qui, dégoûté enfin de n'espérer rien de bon dans les affaires, et fatigué de tous les travers qu'il y avoit rencontrés, nullement soutenu par l'ambition, mais par le seul amour du bien, dont enfin il acheva de se désespérer, se retira déjà vieux et en homme de bien qu'il étoit, et moins riche qu'il n'étoit entré dans les emplois, regretté de notre cour et universellement de tous ceux qui avoient eu affaire à lui, excepté d'Orry et de Mme des Ursins. Il passa encore une assez longue vie dans une petite terre en Flandre, aimé, respecté et considéré jusqu'à sa mort.

1140. *Le duc de Berry ; son caractère.*
(Page 252.)

2 mai 1714. — M. le duc de Berry, né le meilleur homme qu'il fût possible, et qui aimoit le mieux son plaisir et celui des autres, avoit un esprit médiocre, sans en être dépourvu, aucune vue, mais du bon sens et le sens droit. Il aimoit la vérité, la justice, la raison ; il avoit de la fermeté et haïssoit la contrainte. Ces dernières qualités avoient fait craindre qu'il ne fût pas aussi souple qu'on le desire des fils de France, d'autant qu'il ne pouvoit entendre qu'il y eût de la différence entre son aîné et lui, et que leurs querelles d'enfants avoient souvent fait peur. C'étoit le plus beau et le plus accueillant des trois, par conséquent le plus aimé, le plus caressé, le plus attaqué du monde, et, comme son naturel étoit libre, on parloit souvent dans sa jeunesse de la gentillesse de ses reparties à Madame et à M. de la Rochefoucauld, qui l'attaquoient presque tous les jours. Il se moquoit des précepteurs et de l'étude, souvent des punitions, apprit à peine à lire, et jamais rien depuis qu'il fut délivré de ses maîtres, qui perdirent leur temps auprès de lui. Toutes ces choses engagèrent à appesantir l'éducation, et cette conduite émoussa son esprit, abattit son courage et le rendit d'une timidité si outrée qu'il en devint inepte à la plupart des choses et même aux bienséances de son état, jusqu'à ne savoir que dire aux gens avec qui il n'étoit pas accoutumé, et n'oser ni répondre, ni faire une honnêteté dans la crainte de mal dire. C'étoit le fils favori de Monseigneur, et cependant sans que cette préférence le dérangeât en

rien du respect et de la soumission de cœur et d'esprit, d'estime et de tendresse pour Mgr le duc de Bourgogne, qui de son côté l'aimoit de même, et qui, depuis qu'il ne fut plus enfant, ne lui fit jamais sentir son aînesse. Il vécut avec le même respect et la même amitié pour Mme la duchesse de Bourgogne, qui l'aimoit aussi tendrement et qui ne cherchoit qu'à lui faire tous les petits plaisirs qu'elle pouvoit lui faire. Il étoit droit, ouvert, franc, aimé de tout le monde, et, avec tout son goût pour les plaisirs, il lui étoit resté un fond de religion et d'une sorte de piété. Il fut pénétré de douleur de la mort de Monseigneur, et ce qui est bien estimable, il le fut à l'excès de la perte de Monseigneur son frère et de Madame sa belle-sœur. Il ne fut pas heureux en mariage, étant fait pour l'être si fort par sa douceur, sa bonté, sa liberté, sa franchise. Il trouva une hauteur pour laquelle il n'étoit pas né, des humeurs et un empire qui le soumirent et qui lui attirèrent bien des choses désagréables du Roi, qu'il craignoit comme le feu et qu'il se contentoit de craindre. D'autres choses donnèrent lieu à des scènes qui allèrent toujours en augmentant, et qui étoient sur le point de se tourner aux plus étranges éclats, quand il passa à une meilleure vie. On ne sauroit le mieux caractériser que par le court récit de ce qui lui arriva lors des renonciations. Il avoit beaucoup d'estime et de la confiance pour la duchesse de Saint-Simon, qu'on a vue en son lieu mise par force ouverte et par menaces dans la place de dame d'honneur de Mme la duchesse de Berry, et ce que l'on n'a pas vu, parce que cela passe la matière des Mémoires, elle avoit été contrainte plus d'une fois à y demeurer aussi forcément. Il lui demanda comment se passeroit toute cette cérémonie, et il lui parut si en peine de la réponse qu'il auroit à faire au compliment du premier président, qu'elle lui proposa de le lui faire faire par son mari ; il la prit au mot avec joie. La duchesse de Saint-Simon trouva moyen d'avoir le compliment du premier président ; elle le montra au prince et à son mari ; celui-ci y fit une réponse de deux pages de papier à lettres. Cette courte longueur épouvanta le prince, et la réponse fut abrégée de plus de la moitié, M. le duc de Berry l'apprit par cœur, la récita seul, puis à Mme de Saint-Simon, et il eut lieu de bien espérer de sa mémoire. Quand on fut en place, le premier président lui fit son compliment ; M. le duc de Berry voulut répondre. Il répéta deux ou trois fois : « Monsieur, Monsieur, » et demeura court ; il voulut reprendre, même succès, puis se tourna tristement vers M. le duc d'Orléans dans un état à faire compassion et qui peina toute l'assemblée. Enfin, rien ne venant, le premier président fit comme si la réponse avoit été faite, et on commença ce pour quoi on étoit assemblé. En arrivant le soir à Versailles, M. le duc de Berry fut tout droit chez la duchesse de Ventadour, chez laquelle la duchesse de Tallard sa petite-fille, qui venoit de se marier, étoit sur le lit à recevoir les visites. La Montauban trouva ce prince ; elle faisoit les honneurs avec d'autres dames, et, dans l'ignorance de ce qui étoit arrivé, elle se mit sur son bien-dire et accabler M. le duc de Berry de louanges de l'éloquence, de la justesse de sa réponse, et de la grâce et de la dignité avec laquelle il l'avoit prononcée, qui avoit charmé tous les assistants et dont le bruit avoit déjà rempli Versailles. Le pauvre prince ne répondit pas un mot, ne fit qu'entrer et sortir chez la mariée, vint chez lui, et fit appeler Mme de Saint-Simon dans son cabinet. Là, tête à tête, il lui raconta sa déconvenue, puis en fureur le compliment qu'il venoit de recevoir et qu'il avoit pris pour une insulte ; il pleura de dépit contre lui-même et de rage contre la Montauban qu'il appela par toutes sortes de noms. Il s'affligea de ce qu'il ne seroit propre à rien, incapable de tout, le mépris et la risée du monde, puis s'en prit à son éducation, à son ignorance, au soin qu'on avoit pris de l'abattre et de le raccourcir dans la crainte qu'il ne pût faire un jour de la peine ; enfin, Mme de Saint-Simon eut toutes les peines du monde à le remettre sur ce qui lui étoit arrivé, sur l'inconséquence à l'égard des affaires où il auroit à entrer dans la suite de sa vie, et l'adoucit sur l'ignorance et l'inconsidération de Mme de Montauban. Concluons que beaucoup de princes sont moins coupables qu'on ne croit de mal répondre aux espérances qu'on en auroit voulu prendre.

1141. *Le corps du duc de Berry promptement porté aux Tuileries.*

(Page 259.)

4 mai 1714. — On remarquera en passant, sur le Roi, que, dans une maison particulière, on auroit honte de faire emporter le corps d'un domestique si précipitamment après si peu d'heures depuis sa mort. Celui du frère aîné avoit accoutumé à cet exemple.

1142. *Deuil du duc de Berry.*

(Page 260.)

5 mai 1714. — Quoique le Roi fût peu affligé de son petit-fils, il ne voulut point s'attrister davantage par de funèbres suites; son esprit étoit plus noirci que son cœur. Cela ne laissa pas d'être extraordinaire; ce fut un contraste à cela, de faire draper d'un deuil que le Roi ne pouvoit porter.

1143. *Obsèques du duc de Berry.*

(Pages 264-265.)

16 mai 1714. — Des fauteuils et des carreaux aux évêques parurent fort étranges ; le P. Tellier avoit besoin d'eux, et l'âge du Roi se laissa aller; ainsi dominent les conjonctures. Pour l'eau bénite, ce fut comme à M. le duc de Bourgogne et à Mme la duchesse de Bourgogne. Ce que les Mémoires n'ont pas marqué, beaucoup de ducs y allèrent ensemble et furent reçus avec la cérémonie ordinaire; d'autres y allè-

rent séparément, et toujours le carreau et le goupillon présenté après, comme aux princes du sang qui y allèrent de même. On éteignoit ainsi à chaque occasion les cérémonies qui n'alloient pas directement à l'agrandissement de l'état des bâtards, et qui mettoient les autres rangs au niveau de tout le monde ; mais on n'alla point encore jusqu'à empêcher ce qu'on avoit coutume d'ordonner, et qu'on se contentoit de n'ordonner plus.

1144. *Le canal de Mardyck.*

(Page 273.)

16 octobre 1714. — M. le Blanc, maître des requêtes, intendant d'Auvergne puis en Flandre, imagina de suppléer à Dunkerque rasé, comblé et abandonné par la paix, en faisant le canal de Mardyck, dont le traité n'avoit point parlé. Il y en avoit un autrefois que la commodité du port de Dunkerque avoit fait négliger ; il ne s'agissoit que de le nettoyer peu à peu et d'y faire quelques écluses. Il le proposa à Peletier, conseiller d'État chargé du soin des fortifications, qui goûta fort ce projet et le fit goûter au Roi. On verra dans la suite quel fut le sort de l'ouvrage et de son inventeur, devenu célèbre par l'une et l'autre fortune.

1145. *La duchesse de Saint-Simon conduit à Saint-Denis le corps d'une petite princesse.*

(Page 285.)

18 juin 1714. — Le Roi, qui étoit à Rambouillet, eut plus tôt fait de nommer la duchesse de Saint-Simon, qui se présenta la première à son esprit, parce qu'elle étoit à Versailles toute portée, puis le lendemain dit que, s'il y avoit songé, il eût nommé une autre duchesse que la dame d'honneur de Mme la duchesse de Berry.

1146. *Mort et caractère de la duchesse de Bouillon.*

(Pages 287-288.)

20 juin 1714. — Cette mort de la duchesse de Bouillon eut quelque chose de bien terrible et d'étrangemennt marqué. Quoique la moins déraisonnable et la plus heureuse de toutes les Mancinis, nièces du cardinal Mazarin, sa vie avoit été d'autant plus libre qu'elle étoit échue au meilleur et au plus commode de tous les maris. Avec le plus aimable visage, elle avoit beaucoup d'esprit et fort orné de toutes sortes de lectures, un esprit hardi, mâle, entreprenant, dominant, et qui avoit dominé toute sa vie ; beaucoup de hauteur en tout genre ; et, quoique répudiée du commerce de toutes les femmes qui ne vouloient pas se

perdre tout à fait de réputation, elle avoit su se former une cour des autres et de tout ce qu'il y avoit de plus distingué en hommes ou par l'esprit ou par l'éclat extérieur; grand jeu et toutes sortes de jeux ; grande table soir et matin, une grande dépense toute à part de celle de son mari en revenus uniquement pour elle et en officiers qui n'étoient qu'à elle. Elle sortoit le moins qu'elle pouvoit de chez elle par grandeur, et elle y tenoit un tribunal où tout le monde comptoit. Elle avoit été plusieurs fois exilée, tant sur son compte à elle que sur celui de son mari, dont toute la famille et lui-même étoient en respect devant elle, et pour pas un desquels elle ne se contraignoit en rien. On pouvoit dire avec raison que c'étoit la reine de Paris et des lieux où elle fut exilée. Elle sortit aussi plus d'une fois du royaume, et alla se promener en Italie et en Angleterre; mais elle régna moins à Rome et à Londres qu'à Paris. Ménagée et crainte de tout le monde, avec un art de plaire et une politesse avec dignité conduite par un grand savoirvivre, et qui ne manquoit point à ce qu'elle devoit pour qu'on ne lui manquât pas à elle-même, mais avec un reste du temps passé rehaussé de princerie qui sabroit souvent ce qui n'étoit pas titré, et qui valut en une occasion de compliments un tabouret chez elle à Mme de Louvois, M. de Louvois vivant, dont ils furent mortifiés et offensés au dernier point, parce que cet usage commençoit déjà fort à passer ; mais le levain resté de l'inimitié de M. de Turenne, mort depuis plusieurs années, et de M. de Louvois, fit que Mme de Bouillon ne manqua pas cette petite vengeance. M. de Bouillon, toujours à la cour, ne la voyoit guères; elle n'y alloit qu'aux occasions, ou, s'il n'y en avoit point, une fois ou deux l'année. C'étoit une nouvelle : on l'entendoit parler de deux pièces en arrivant chez le Roi; elle étoit à son souper et, si le Roi, qui la craignoit et ne l'aimoit point, ne lui disoit rien à ce cercle d'un moment, debout, qu'il tenoit au sortir de table en passant dans son cabinet, elle l'attaquoit de conversation. Le courtisan faisoit partout foule autour d'elle; c'étoit la même chose le lendemain matin à la toilette, couchoit et mangeoit dans l'appartement de M. de Bouillon, voyoit Madame, puis s'en retournoit. Monsieur l'aimoit fort, et l'alloit voir souvent à Paris et elle au Palais-Royal, et beaucoup plus à Saint-Cloud, où elle alloit presque toujours avec lui. Elle ne pouvoit souffrir Mlle de Bouillon, qui ne quittoit point son père qu'elle gouvernoit, et, quoique accoutumée à cette domination, elle trembloit devant sa mère. Elle n'avoit d'égards pour M. de Bouillon qu'un épiderme de bienséance, et ne se contraignoit pas de montrer tout le mépris qu'elle avoit pour lui. Il en avoit toujours été amoureux, et cet amour, de concert avec son peu d'esprit et sa bonhomie, lui avoient fermé les yeux à tout ce qu'elle ne s'étoit jamais embarrassée de cacher ni à lui ni à personne. Un coup de sang lui fit enfin justice, et sans avoir été malade; en arrivant de Paris pour dîner avec lui à Clichy près Paris, où il étoit venu prendre du lait de Versailles pendant quelques jours, elle tomba morte précisément à ses pieds. Le spectacle le toucha ; l'amour l'affligea ; sa fille lui en fit bientôt honte, et il n'osa montrer son affliction longtemps[1]....

1147 et 1148. *Voysin fait chancelier ; son caractère.*

(Pages 312-313.)

12 septembre 1694. — Ce M. Voysin est le dernier chancelier de France de Louis XIV, à la retraite M. le chancelier de Pontchartrain.

2 juillet 1714. — Voysin étoit un homme dur, édardé (*sic*), noir, rebutant par son air et désagréable par ses manières, sec et haut à merveille, tranchant court, écoutant peu, extrêmement ignorant, n'ayant que l'écorce de maître des requêtes et noyé dans la science d'intendant, qu'il possédoit parfaitement, et dans l'exercice de laquelle il avoit passé presque toute sa vie, et s'y étoit accoutumé à la tyrannie ; avec cela grand travailleur, mais nul usage du monde que l'abandon à ce qui le menoit à la fortune, et à la posséder en plein, après qu'il y fut parvenu. C'étoit avoir toutes les qualités requises pour ne trouver rien de difficile et sauter à pieds joints également par dessus le profane et le sacré, dès qu'il s'agissoit de plaire au Roi, à Mme de Maintenon, aux bâtards, et c'étoit l'homme fait exprès pour eux dans les circonstances présentes où Mme de Maintenon, et le Roi par son impulsion, n'étoient plus occupés que de la Constitution d'une part, et de la grandeur des bâtards de l'autre, et de les affermir dans les nues après eux. C'est aussi ce qui le rendit le dépositaire de leur âme, le presque unique ministre, et l'unique presque pour tout, le favori, le confident, l'ami de leur cœur, et le nécessaire par excellence ; aussi prit-il un vol rapide et une autorité que tout prévenoit et adhéroit avec tout l'accompagnement d'une situation si solidement brillante, et qui réunissoit de si contradictoires fonctions. Il commença à faire le chancelier en quittant le deuil de sa femme, non dans ses meubles ni sur ses domestiques, mais sur sa personne, parce que, représentant la justice, il ne porte jamais le deuil, ou parce que, devant être vêtu de soie, qui anciennement étoit rare et fort réservée à cause de cela, du temps que les états étoient marqués en tout, il passa en usage que, pour ne la point quitter, le chancelier ne portoit point de deuil sur lui. Celui-ci se prêta jusqu'au ridicule pour plaire, et le Roi s'y prêta aussi pour s'amuser, et par engouement de vieillard du nouveau favori. Trois fois par jour régulièrement il changeoit d'habit à Marly ; le matin il paroissoit en robe de chancelier, l'après-dînée il venoit travailler avec le Roi en manteau court et en justaucorps de damas, et le soir il se montroit à la promenade ou chez le Roi, s'il avoit quelque chose à lui apporter, en justaucorps de damas avec le cordon bleu par-dessus en écharpe,

1. La fin de cette Addition, relative au duc de Bouillon, sera placée à l'époque de sa mort, en regard de la page 263 du tome XVII de l'édition de 1873.

sans manteau. Cela fit rire toute la cour et dire un bon mot à M. de
Lauzun avec son ton doux et simple : il arrivoit de Marly, et on lui
demanda des nouvelles. « Il n'y en a point d'autre, répondit-il, sinon
que le Roi s'amuse à habiller et déshabiller sa poupée. » Cette poupée coûta cher par les dons qu'il obtint et pour soi et pour les siens,
et par ce que l'audace, la puissance et ses places y surent ajouter.

1149. *Haine de la reine de Pologne pour la France ; sa retraite à Blois.*
(Page 320.)

29 juin 1714. — L'orgueil de cette Françoise couronnée l'avoit rendue ennemie de son pays. Le desir qu'elle eut d'y parottre en reine
lui fit entreprendre le dessein de revoir la France, sous prétexte d'un
besoin des eaux de Bourbon ; mais, quand il fut question de régler sa
réception à la cour, il se trouva que jamais roi électif n'avoit eu la
main d'un roi de France, et elle ne put jamais l'obtenir de la Reine.
La rage qu'elle en conçut lui fit rompre son voyage, et la tourna pour
le reste de sa vie à la vengeance. On prétend qu'elle a eu grand part
au fatal édifice de la ligue d'Augsbourg. Elle tint toujours son mari
dans les intérêts des ennemis de la France ; elle avoit tout pouvoir sur
lui, et elle trouva en récompense à marier son fils aîné à une sœur de
l'impératrice femme de Léopold, et sa fille à l'électeur de Bavière.
Son avarice sordide et sa prédilection pour ses cadets contre son aîné,
leur coûta à tous les trois la couronne de Pologne ; mais elle s'en
vengea en traversant M. le prince de Conti de toutes ses forces.
Détestée en Pologne, elle se retira à Rome avec son père, qu'elle
avoit fait cardinal, n'ayant pu obtenir que le Roi le fît duc et pair, et
après sa mort, haïe et peu considérée à Rome, elle ne sut mieux où se
retirer qu'en France. Le Roi eut la générosité de ne lui pas refuser
asile ; mais il ne voulut jamais la voir ni la laisser approcher de la
cour et de Paris. Bourbon avoit été son prétexte encore à cette fois ;
mais, quand elle fut à Marseille, elle n'en eut plus besoin. Elle fut
reçue avec la dignité qui ne lui put être refusée ; mais, blessée de
n'en obtenir pas assez, elle ne voulut rien, et s'en alla mourir à Blois
dans le délaissement et dans le repentir de ne s'en pouvoir prendre
qu'à elle-même.

1150. *Commencement de l'égalité des rois entre eux.*
(Pages 320-321.)

9 novembre 1707. — Plus nos derniers rois ont augmenté de puissance, plus ils ont perdu de rang ; le cardinal Mazarin y mit le comble
en souffrant l'égalité des couronnes. Il y a bien loin de ne donner pas
la main même chez soi aux autres rois, comme cela étoit sans difficulté pour les nôtres, ou la donner comme par force et par excès de

civilité aux rois d'Angleterre, de Castille et d'Aragon, comme cela est arrivé à plusieurs de nos rois, et en dernier lieu à Louis XII et à François Iᵉʳ avec Ferdinand le Catholique et avec Henri VIII, et voir leurs ambassadeurs non-seulement en compétence avec ceux des rois du nord, mais user d'adresse pour la préséance avec eux. Il y aura lieu de s'étendre là-dessus davantage. La prétention de Venise est digne d'admiration, et encore plus de ce qu'elle est soufferte [1].

1151. *Louis XIV refuse à la reine de Pologne l'autorisation de venir à Paris.*
(Pages 322-323.)

22 octobre 1714. — La reine de Pologne obtint un point et non l'autre. Jamais le Roi ne la voulut voir ni la laisser approcher de Paris et de la cour ; mais, pour le traitement de reine, il fut léger, et on lui accorda aisément de ne faire pas grand cas d'elle. On a vu ci-dessus, lors de sa venue en France, qu'elle le méritoit bien; elle s'étoit fait détester en Pologne par son avarice et compter pour rien à Rome. Ne sachant plus que devenir, elle vient mourir au gîte, après avoir fait du pis qu'elle avoit pu contre sa patrie, qui le lui rendit.

1152 et 1153. *Service du duc de Berry; le prince de Dombes fait le troisième prince du deuil.*
(Page 324.)

16 juillet 1714. — Le Roi voulut ne pas manquer cette occasion de son vivant de mêler le prince de Dombes en prince du sang avec les princes du sang en toute parité. Il n'en manquoit pas pour faire le troisième ; mais le Roi fut bien aise que cela se passât ainsi, et disposer le monde, par ce spectacle si nouveau, à celui qui alloit éclater.

17 juillet 1714. — Il n'y avoit, outre les trois princes du deuil, que les officiers de la maison du prince défunt en fonction et comme tels, non autrement ; M. de Béthune, premier gentilhomme de la chambre en année, porta donc le premier honneur, et le duc de Saint-Aignan, autre premier gentilhomme de la chambre hors d'année, le second honneur [2]....

1154. *Le président de Maisons et sa famille.*
(Pages 325-327.)

12 avril 1705. — On a suffisamment parlé ailleurs de ce dernier duc de Choiseul; pour le président de Maisons, il étoit fils du surintendant des finances. Celui-ci étoit un vieux sacripant, brouillé longues

1. Dangeau venait de parler des prétentions de cérémonial de l'ambassadeur de Venise à Rome.

2. La fin de cette Addition se placera dans le prochain volume, en regard de la page 323 du tome X, de l'édition de 1873.

années avec sa emme et qui vivoit avec une Mlle Bailly publiquement, fort connue des plaideurs, qui, moyennant finance, faisoient par elle tout ce qu'ils vouloient du président. Il sera parlé en son lieu de ce M. de Poissy, son fils, qui prit le nom de Maisons après son père et qui fut un galant tout d'une autre sorte. Pour le grand-père, surintendant des finances, qui bâtit ce beau château de Maisons, il fut chassé, et, quand il en eut reçu la nouvelle, il se tourna vers ceux qui étoient avec lui et leur dit : « Je vous assure qu'ils ont tort; j'avois fait mes affaires, et maintenant j'allois faire les leurs. »

1155. *Attitude de la cour devant l'élévation des bâtards du Roi.*

(Page 334.)

30 juillet 1714. — Il n'y avoit plus aucun fils de France : la branche d'Espagne avoit renoncé ; M. le duc d'Orléans avoit été soigneusement mis hors de portée d'oser dire une seule parole, ni de montrer le moindre mécontentement ; son fils unique étoit un enfant ; Monsieur le Duc, Messieurs ses frères, ni M. le prince de Conti n'étoient ni d'âge ni de maintien à l'égard du Roi à s'en embarrasser le moins du monde. La bombe tomba tout à coup sans que personne eût pu s'y attendre, et chacun se jeta ventre à terre comme on fait aux bombes ; tout fut morne et presque égaré, et le Roi même parut comme épuisé d'un si grand effort de volonté et de puissance. La duchesse de Berry fut en même temps accablée de grâces et de présents du Roi, et, quelque disproportion qu'il y ait entre grâce et grâce, interversion et interversion, on eut soin que celle-ci fût précédée de près de celle qui regardoit le duché de la Rocheguyon.

1156. *Honneur militaire accordé au duc du Maine.*

(Page 341.)

16 mai 1689. — Voilà un grand honneur militaire fort nouveau et plus qu'au niveau des princes du sang.

1157. *La reine Anne ; son désir de remettre son frère sur le trône.*

(Page 379.)

18 août 1714. — La reine Anne avoit résolu de ne rien oublier pour assurer sa succession à son frère et le remettre sur le trône. Il y avoit déjà beaucoup de choses avancées là-dessus, et, lorsque le Roi mourut l'année suivante, les choses étoient en terme d'avoir pu réussir si ce prince eût vécu plus longtemps. Il fut aussi très-affligé de la mort de la reine Anne, mais affligé à sa manière.

APPENDICE

I

L'APPARTEMENT DU DUC DE SAINT-SIMON A VERSAILLES[1]

Nous avons vu[2] que le ménage Saint-Simon occupa de 1702 à 1709 l'appartement du maréchal de Lorge devenu vacant par le mariage du fils de ce dernier avec Mlle Chamillart, le duc de Lorge étant alors allé demeurer chez son beau-père. Notre auteur y avait pour cabinet un « trou d'entresol » muni d'une cheminée avec une armoire où il serrait ses papiers. Mais, en 1709, la disgrâce de Chamillart obligea le duc de Lorge à en reprendre possession. Saint-Simon, qui considérait cependant comme une nécessité de premier ordre d'habiter dans le château, se serait donc vu obligé d'aller loger dans son hôtel de l'avenue de Saint-Cloud, si ses amis le chancelier et la chancelière de Pontchartrain n'étaient venus à son secours en lui offrant, chez eux au château, une « grande et belle chambre avec garde-robe, qui étoit le logement de leur frère », l'ancien intendant de Paris[3]. Saint-Simon fut certainement trop heureux de trouver cet asile; peut-être même sollicita-t-il cette faveur, plutôt qu'il ne l'accepta.

En 1710, la nomination de Mme de Saint-Simon au poste de dame d'honneur de la nouvelle duchesse de Berry leur assura enfin, et pour toujours, ou du moins pour tout le reste de la vie de la princesse, un logement bien complet, composé des deux que venaient d'occuper le marquis d'Antin, avant sa nomination à la surintendance des bâtiments, et la duchesse Sforze, et auxquels le Roi ajouta des cuisines au rez-de-chaussée[4].

1. Ci-dessus, p. 111. — La présente notice avait été rédigée presque entièrement par avance par M. A. de Boislisle; nous nous sommes contentés d'y ajouter quelques développements.
2. Nos tomes X, p. 405-406, XIII, p. 108-109, et XVII, p. 155
3. Notre tome XVIII, p. 296.
4. Notre tome XIX, p. 338.

Cet appartement était situé dans la galerie du premier étage de l'aile neuve, dans la partie de cette galerie la plus éloignée de la chapelle, et par conséquent assez près du grand appartement du Roi et de celui de M. de Beauvillier[1]. Il était contigu à celui du duc et de la duchesse de Berry, qui occupait la partie de la galerie la plus proche du vestibule haut de la chapelle[2], et ses fenêtres avaient vue sur les parterres du nord et sur le parc.

Nous en avons une description assez minutieuse dans les *Mémoires* mêmes[3] et dans ceux *du duc de Luynes*[4] : d'abord, tout le long du corridor, un « demi-double », c'est-à-dire une série de pièces étroites, sombres, ne prenant ouverture et jour que sur le corridor ou sur les pièces principales de l'appartement, servant de garde-robes, et toutes entresolées pour le logement des femmes de chambre et des domestiques. Celle du milieu, qui ouvrait sur le corridor, donnait accès dans une antichambre à cheminée et à deux fenêtres, dans laquelle il y avait deux portes qui « distribuoient à droit et à gauche, où, de chaque côté, il y avoit une chambre à deux croisées (à droite pour le duc, à gauche pour la duchesse), et un cabinet après, à une croisée ». Derrière chaque cabinet et séparé de lui par une cloison de boiserie, se trouvait, sous l'entresol du « demi-double », un arrière-cabinet, qui n'avait de jour que par une porte et des fenêtres donnant sur le cabinet. Lorsqu'on les fermait, il n'y paraissait point et l'on pouvait croire qu'il n'y avait rien derrière la boiserie du cabinet. C'est dans un de ces arrière-cabinets, qu'il appelait sa « boutique », que Saint-Simon s'enfermait pour écrire à la lumière[5], mais aussi à l'abri des indiscrétions, comme sans doute il avait fait naguère dans ce « trou d'entresol » du logement de son beau-père. Là s'écoulèrent les trente-cinq dernières années de sa vie de cour[6]. On ne le lui ôta qu'en 1746, en en laissant même à sa belle-fille la duchesse de Ruffec la moitié que notre duc occupait particulièrement[7]. Après celle-ci, cette partie passa à la duchesse de Brancas douairière, tandis que l'autre moitié, qui avait servi spécialement à Mme de Saint-Simon, devenait le logement de Mme d'Eg-

1. Nos tomes XXI, p. 16, et XXII, p. 359 ; comparez ce qu'en a dit Chéruel, *Saint-Simon considéré comme historien*, p. 17-18.

2. *Dangeau*, tome XIII, p. 178.

3. Ci-dessus, p. 111-112.

4. Tomes VI, p. 471, et X, p. 338-339.

5. Nous avons vu dans le tome XVIII, p. 314, que le duc d'Orléans avait aussi dans son appartement de Versailles un arrière-cabinet obscur.

6. Il est probable qu'après 1730, il ne l'occupait que rarement, puisque nous y voyons loger, passagèrement il est vrai, le comte de Béthune et le marquis de Lambertye, pendant le séjour que Stanislas de Pologne fit à Versailles en août 1738 (*Lettres du commissaire Dubuisson au marquis de Caumont*, p. 479).

7. *Mémoires de Luynes*, tomes VII, p. 210, et IX, p. 49.

mont, puis de M. de Lauraguais[1]. Ses plus proches voisins dans cet appartement étaient la maréchale de Villars, puis, à l'étage supérieur, le duc de Noailles, et enfin plus tard, sous Louis XV, Mmes de Rupelmonde, de Talmond et de Montmorin[2].

Ce que pouvaient être ces logements si appréciés, si inestimables comme donnant le droit de cité à la cour, nous le savons par bien des petits faits qui ont passé déjà sous nos yeux, et par d'autres qui viendront en leur temps, mais surtout par la description que Blondel a donnée, comme spécimen, de celui de la maréchale de Villars[3]. Les pièces principales, on peut s'en faire une idée par celles qui ont subsisté jusqu'à nos jours ; citons néanmoins ce fait caractéristique que la partie inférieure des fenêtres était formée par une sorte de gradin formant armoire et que notre petit duc, dans le feu de ses conversations, s'y hissait souvent comme sur un perchoir, pour mieux tenir son interlocuteur sous le feu de ses arguments et de ses saillies[4]. Mais ces arrière-cabinets, ces garde-robes, ces « demi-doubles » obscurs, ces entresols sans air et sans jour, où l'on grimpait par des degrés en échelle de moulin, reconnaissons que cela devait former de bien singuliers petits « trous », comme notre auteur les qualifiait lui-même.

Nous aimerions à retrouver aujourd'hui ces pièces où le mordant écrivain a vécu si longtemps, et surtout cette « boutique », où certainement fut élaborée et échafaudée, sinon rédigée définitivement, toute une bonne partie des *Mémoires*. Sous le roi Louis-Philippe, les nécessités de l'appropriation du musée historique ont fait complètement disparaître tout l'aménagement intérieur des appartements de l'ancienne galerie de l'aile neuve, et c'est seulement à l'aide des plans du dix-huitième siècle[5] qu'on peut reconnaître plus ou moins sûrement le logis de Saint-Simon dans les salles 100 et 101 qui précèdent la salle de Constantine. On y avait placé naguère une toile représentant la fameuse séance du 2 septembre 1715 au Parlement, dont Saint-Simon a tracé un si vivant tableau.

1. *Ibidem*, tome X, p. 338-339.
2. Suite des *Mémoires*, tome XI de 1873, p. 389 ; *Mémoires de Luynes*, tome VI, p. 471.
3. *Architecture française*, tome IV, livre 7, n° 1.
4. Suite des *Mémoires*, tome XI, de 1873, p. 410.
5. Cabinet des estampes, Versailles, II, 6 ; Blondel, *Architecture française*, tome IV, livre 7, n° 1, pl. 9 ; Soulié, *le Musée de Versailles*, tome II, p. 82-87 ; Dussieux, *le Château de Versailles*, tome II, p. 98.

II

LETTRE DE FÉNELON AU DUC DE BEAUVILLIER[1].

« A C[ambray], 7 octobre 1713.

« Je profite, mon bon Duc, d'une occasion très sûre pour vous dire en liberté tout ce que je pense.

« J'ai fait une neuvaine et beaucoup au-delà pour M. l'évêque de Beauvais[2]. J'ai beaucoup prié pour lui, comme pour un très cher confrère, au jour de son sacre. Dieu veuille qu'il soit un pasteur d'oraison, de doctrine et de charité, qu'il soit doux et ferme, qu'il soit humble et petit, qu'il se défie de lui, qu'il consulte, et qu'il ne se livre aveuglément à aucun conseil suspect ou singulier. Dieu le bénira, s'il prie et s'il consulte, s'il aime l'Église et s'il se compte pour rien.

« Je vous envoie un mémoire, où j'ai mis tout ce qui m'a paru important dans mes conversations avec M. Pesters. De la manière dont j'ai ouï parler cet homme et divers autres dignes de foi, le prince Eugène n'est point animé contre la France. Au contraire, tout son goût est françois ; mais il seroit fort suspect aux Allemands envieux et fanfarons, s'il n'affectoit pas une hauteur contre la France. L'humeur défiante et douce de l'Empereur, qui n'est pas pour lui comme le défunt, l'oblige encore à faire ces démonstrations. Il est vrai qu'il a été fort flatté de se voir si victorieux contre les François. Il auroit même voulu aller plus avant, non par haine du Roi, mais par une ambition de gloire qui est très naturelle. D'ailleurs, il desire la paix, aimant son repos et la liberté au-delà de tout ce qu'on peut s'imaginer. Il est très certain qu'il a blâmé devant ses meilleurs amis le refus de la paix aux conditions offertes à la Haye et à Gertruydenberg par nos plénipotentiaires.

« M. le cardinal de Polignac a montré dans la négociation de la finesse, de la hauteur, de la confiance en ses beaux discours, et un trop vif ressentiment des duretés de Hollande à Gertruydenberg. M. le maréchal d'Huxelles a paru sec, dur, brusque et tranchant, mais de peu de paroles et assez rond. Ils n'ont rétabli ni la réputation, ni la confiance.

« On a rompu avec l'Empereur sur des choses où il falloit des tempéraments ; on l'a piqué et méprisé. Les Anglois n'ont pas eu assez de ménagement pour lui. Oxford n'a songé qu'à son affaire, qui étoit

1. Ci-dessus, p. 129. — Original au Dépôt des affaires étrangères, vol. *France* 310, fol. 35. Cette lettre n'a pas été reproduite dans la *Correspondance de Fénelon*.
2. Frère du duc de Beauvillier ; on a vu sa nomination dans le tome XXIII, p. 373.

d'assurer une prompte paix pour ne succomber pas. Dès qu'il a pu arracher un consentement à la Hollande, il n'a plus gardé de mesures de bienséance avec l'Empire.

« On trouve que la France devoit réduire l'électeur de Bavière à de très sèches conditions, plutôt que de l'exposer à une demi-guerre qui pourroit rengager une guerre entière. Il falloit faire la paix moins belle, pour la faire plus sûre et plus durable. Il ne falloit ni montrer de la hauteur, ni donner de nouveaux ombrages, ni laisser nos voisins en tentation d'envahir la France, s'il nous survient des divisions.

« La bulle nouvelle ne remédiera point au Jansénisme ; on s'en jouera comme des autres. Elle ne va point à la racine du mal. On dira que le Pape ne fait que rejeter certaines façons de parler dures et suspectes en ce temps-ci. Il faut, dira-t-on, s'y accommoder par respect, et modérer le langage. Si on attend un autre succès de la bulle, on s'abuse totalement. Elle pourra même causer en un sens, contre l'intention du Pape et du Roi, un très dangereux effet : c'est de justifier ceux qui paroîtront la recevoir de bonne grâce, et qui ne recevront que des mots, sans changer aucun dogme.

« Ménagez votre faible santé ; soulagez-vous ; tenez votre cœur dans la paix et la joie de l'abandon ; point d'autre source de consolation que celle-là. Laissez les détails. Ils iront mal ? N'importe. Souffrez les dérangements. Ils se tourneront en arrangement secret de pure Providence. Dieu est plus sage que nous ; il faut lui laisser quelque soin sur nos affaires. Ce n'est point tenter Dieu que de ne se point surcharger. Au contraire, c'est le tenter que de se tenter soi-même audessus de ses forces. Dites doucement, en chaque occasion que Dieu vous présentera, ce que vous pourrez pour le bien public. Pour le reste, priez, veillez, attendez. Vous pourrez bien, à force d'attendre, ne rien voir que la fin. Mais là où l'ouïe manque, il ne faut point répandre la parole à pure perte. Il faut se tenir prêt pour les moments de Dieu.

« Mille respects à notre bonne Duchesse. Je n'ai pas un moment pour lui écrire ; mais je lui suis intimement uni, et sans réserve. Dieu seul, mon bon Duc, sait avec quelle reconnoissance, quel respect, quel zèle, quel attachement tendre ; je vous suis dévoué à tous deux. »

A cette lettre est joint le mémoire qui suit (vol. *France* 310, fol. 31-34), que Fénelon mentionne dans la lettre et qu'il avait cru devoir mettre à part, pour que le duc de Beauvillier pût le montrer à Torcy et au Roi.

3 octobre 1713.

« Je crois, Monsieur, vous devoir rendre compte de ce qui m'est arrivé à Ypres, où j'étois allé rendre les derniers devoirs d'amitié à l'évêque mourant. J'y trouvai M. Pesters, qui me parla sur les affaires générales avec une ouverture que je ne devois nullement attendre de lui. Voici les principales choses dont je me souviens :

« 1° Il avoue que sa République est fort divisée par les intérêts

particuliers, et dans un grand embarras. Il m'expliqua de grands détails là-dessus.

« 2º Il dit que sa République ne peut ni faire accepter à l'Empereur les conditions qu'elle voudroit, ni laisser succomber l'Empire.
Ainsi la paix n'est point un vrai repos pour elle.

« 3º Il paroît persuadé que le Roi est plein d'indignation et de défiance à l'égard des Hollandois, tant par le souvenir des efforts qu'ils
viennent de faire pour ouvrir la France, que par les impressions qui
lui viennent des négociateurs, plus empressés à faire leur cour à S. M.
qu'à rétablir l'union.

« 4º Il se souvient des temps heureux et paisibles où la France,
depuis Henri IV jusqu'à l'année 1668, n'avoit point d'alliance plus
assurée que celle des États-Généraux, et où les États-Généraux n'a-
voient point de protection plus sûre que celle de la France. Les mêmes
intérêts, me disoit-il, subsistent de part et d'autre ; il n'y auroit qu'à
les reprendre.

« 5º Dès que la France, ajoutoit-il, ne pensera plus à conquérir les
Pays-Bas, et que la République n'aura plus aucun sujet de craindre
cette invasion, les intérêts d'union et de correspondance sincère re-
viendront plus forts que jamais. Pourvu que la France guérisse tout
ombrage là-dessus, la Hollande, cessant d'être alarmée pour sa liberté,
n'aura plus rien qui l'arrête. Elle se tournera d'abord vers son ancien
protecteur. Le besoin de sa protection croît tous les jours.

« 6º Les ombrages mal fondés, disoit-il encore, empêchent autant
l'union et la confiance que les ombrages les plus justes. Des négociateurs accoutumés à la finesse et à la défiance, qui veulent se faire valoir, nourrissent ces préjugés, et font des maux réels, en faisant
craindre des maux imaginaires.

« 7º La Hollande a un intérêt visible de s'unir étroitement au Roi,
dès qu'elle ne craindra plus aucune conquête. Elle ne peut espérer
aucun secours réel de l'Angleterre, qui est jalouse de son commerce.
L'Empereur est d'un caractère à ne laisser espérer aucune liaison
sûre avec lui. Il n'y a que la France qui puisse secourir la République dans certains orages dont elle peut être menacée. Rien ne seroit
plus naturel.

« 8º Cette protection de la République seroit glorieuse à la personne du Roi, surtout après tout ce qui s'est passé, et elle le mettroit
en état d'être sans contradiction l'arbitre de toute l'Europe. Quelle
puissance pourroit traverser celle d'un si puissant prince, que cette
République seroit prête à seconder par mer et par terre ?

« 9º Il n'y a point de pays où les Hollandois puissent faire un aussi
grand commerce qu'en France pour tous leurs besoins. Ainsi leur plus
grande convenance est de s'unir solidement au Roi et d'augmenter ses
revenus.

« 10º Les Anglois sont au-delà de la mer. Ils sont divisés entre
eux ; ils sont incompatibles avec la nation françoise.

« 11° Plus la France sera puissante, plus l'Empereur et les principaux princes de l'Empire la craindront. L'Empereur deviendra même entreprenant, si l'Italie lui demeure.

« 12° L'Espagne même sera jalouse de la France et dans des intérêts contraires, dès que la parenté s'éloignera dans la maison royale. Les nations et les conseils des deux couronnes rentreront bientôt dans leur ancienne opposition.

« 13° L'Italie aura besoin du secours de la France, et craindra le secours même qu'elle sera réduite à lui demander.

« 14° La Hollande ne peut point songer à faire des conquêtes. La France ne peut avoir rien à craindre d'elle, pourvu que la France ne lui donne aucun sujet de crainte. Cette République en est voisine même par terre et peut donner promptement la main aux François, comme elle l'a fait du temps du feu Roi.

« 15° Au contraire, cette République pourroit plus facilement qu'aucune autre puissance voisine ouvrir la France dans des temps de trouble par les places fortes qu'elle tient sur la frontière, fort près de Paris et du centre du royaume. Cette raison semble mériter qu'un roi si prévoyant et si appliqué au bien public, même pour l'avenir, ne rejette point des voisins qui recherchent son alliance et sa protection.

« 16° S'il est permis de penser à des temps dont la seule pensée devroit affliger tous les bons François, on peut considérer que, dans une conjoncture si difficile, les Hollandois ne seroient pas inutiles à la France. Ils pourroient empêcher les religionuaires du royaume de se soulever. Ils pourroient fermer la frontière des Pays-Bas aux ennemis du dehors. Ils auroient un véritable intérêt de le faire, dès que la liaison seroit bien établie selon leurs intérêts.

« 17° L'Angleterre peut changer tout à coup, et être gouvernée par le parti des whigs ennemis de la France. Le jeune roi, qu'on nomme le Prétendant, pourroit en certain cas, supposé même qu'il montât sur le trône, ou manquer soudainement, ou être entraîné malgré lui par des factions puissantes à se déclarer contre la France.

« 18° Au contraire, si la France, qui est seule en état de troubler la paix de la Hollande, la laisse dans un calme où elle soit libre de se rétablir au-dedans, les anciens républicains reprendront l'autorité. Ceux-ci ne veulent que le repos et le commerce. Ils seront charmés d'être les amis de la France, pourvu qu'on guérisse les défiances qui ont altéré l'ancienne union.

« 19° Les Hollandois croient apercevoir que les négociateurs françois cherchent tous les moyens de brouiller la République avec l'Angleterre. Ce procédé les aigrit et entretient les ombrages. On ne parviendra point à une rupture entre les deux nations, mais on éloigne celle des Hollandois de l'union qu'elle desireroit sincèrement avec le Roi.

« 20° Les Hollandois ne demandent point que la France leur donne certains avantages de commerce au préjudice des Anglois. Ils seront

contents pourvu qu'elle leur donne de bonne amitié toutes les facilités
qui ne seront point incompatibles avec les conditions déjà promises aux
Anglois, et qui se tourneront à profit pour la France, en augmentant
le débit de ses marchandises.

« 21º Comme la République est encore en crainte de la France et
même partagée entre diverses cabales, il seroit fort à desirer que le
Roi, ayant égard à cette situation présente des esprits, eût la bonté de
les rapprocher de lui et de les guérir, par des marques de considération et de desir d'une liaison durable. Les personnes bien intentionnées pour l'union auroient besoin de ce secours pour rassurer le gros
de la nation, et pour faire taire les ennemis d'une paix constante. Il
ne s'agit que d'accontumer la nation hollandoise à voir dans la pratique que la France procède avec modération et égalité, sans hauteur
et sans finesse.

« 22º On dira peut-être que la France agiroit ainsi, si elle voyoit
que la Hollande commençât de bonne foi à rechercher l'amitié du Roi,
et à la mériter par des avances convenables. La nation hollandoise, me
répondoit M. Pesters, a besoin d'être prévenue de quelque marque de
bonté du Roi et de son retour vers elle. Ce n'est point un prince qui
se détermine dans un conseil de peu de personnes choisies, c'est un
peuple libre et composé de partis contraires. Ce peuple croit le Roi
irrité et prêt à profiter des occasions pour l'accabler. Les mal intentionnés travaillent à perpétuer cette crainte et cet éloignement. Il n'y
a qu'une bonté prévenante du Roi qui puisse effacer de tels préjugés
et mettre les personnes bien intentionnées en état de rapprocher de la
France cette multitude alarmée.

« 23º L'ambassadeur que le Roi envoie en Hollande passe pour un
homme sage et capable de négocier avec modération. S'il prend en ce
pays-là des manières douces et populaires, il inspirera peu à peu l'ouverture et la confiance.

« 24º Pour l'ambassadeur que les États envoyent en France, c'est,
dit-on, un esprit peu liant et peu propre à la réunion ; mais il s'est
trouvé hors d'état d'être exclus par les usages d'une République po-
pulaire, où tout se fait moins par choix que par coutume et par arrangement. Il ne faut pas juger des dispositions de la Hollande par l'humeur et par le procédé de son ambassadeur.

« 25º Quoique l'Empereur soit véritablement mécontent de la Hollande, qui a fait la paix sans lui, il est néanmoins vrai que rien n'est
plus propre à le faire entrer dans des conditions de paix raisonnable,
que de voir cette République prendre des liaisons de confiance avec
le Roi pour l'avenir.

« 26º Les whigs mêmes qu'on peut craindre en Angleterre sou-
tiendroient beaucoup moins la réputation de leur parti, si on voyoit
que la Hollande cessât d'avoir besoin d'eux en cessant de craindre la
France. »

III

L'ASSASSINAT DU MARQUIS D'ALBRET [1]

Le carton G⁷ 510 des Archives nationales renferme trois lettres de M. de Machault, intendant à Soissons, relatives à l'assassinat du marquis d'Albret au château de Pinon dans la nuit du 5 au 6 août 1678; à la seconde est joint un mémoire explicatif. Nous croyons intéressant de donner ces trois pièces. M. de Lameth, poursuivi comme complice de ses domestiques, qu'on ne put retrouver, fut mis hors de cause faute de preuves.

M. de Machault au Contrôleur général.

« A Soissons, ce 7 août 1678.

« Monsieur,

« Je dois vous donner avis que, le jour d'hier, entre une et deux heures du matin, M. le marquis d'Albret fut tué dans le château de Pinon, appartenant à M. le vicomte de Lameth, par un des domestiques dudit vicomte. Tous les juges des environs sont accourus pour prendre connoissance de ce malheur, et je crains que ce tas de juges n'embarrasse la vérité au lieu de l'éclaircir. Je me donne l'honneur de mander à M. le Chancelier toutes les différentes procédures qui ont été faites au sujet de cette mort, qui arriva sur le champ.

« Je suis, etc.

« DE MACHAULT. »

M. de Machault au Contrôleur général.

« A Soissons, ce 15 août 1678.

« Le mémoire ci-joint vous instruira très particulièrement de l'état de l'affaire dont vous m'avez fait l'honneur de m'écrire le 10 de ce mois. Je l'observerai du plus près qu'il me sera possible, afin de vous en rendre compte et contribuerai de tout ce qui dépendra de moi pour faire que M. le commissaire ait tous les éclaircissements qu'il peut desirer.

« Je suis, etc.

« DE MACHAULT ».

Mémoire.

« M. d'Albret, accompagné seulement d'un petit laquais de Mme de Lameth, qui lui servoit de guide pour le mener dans l'appartement de

1. Ci-dessus, p. 193.

ladite dame, est tué à une heure après minuit, à vingt pas de la porte de la basse-cour du château de Pinon.

« On prétend qu'il a été tué d'un coup de fusil tiré par l'un des trois domestiques de M. le comte de Lameth, lesquels à l'heure susdite se promenoient dans la basse-cour, sous prétexte, disent-ils, qu'ils attendoient leur maître qui devoit revenir de Laon.

« Un de ces trois domestiques se trouva pareillement tué dans cette occasion et presque en même temps.

« Il ne peut donc y avoir de témoins qui aient vu l'action que le petit laquais et les deux domestiques qui étoient de la partie.

« A l'égard de ces deux là, ils sont en fuite.

« Pour le petit laquais, on dit qu'il est en sûreté et qu'il déposera ce qu'il sait; aussi est-il un véritable témoin nécessaire, étant unique ; car les deux morts sont tombés sans parler.

« Le lieutenant criminel de Laon s'est rendu à neuf heures dans le château, et au lieu d'arrêter les deux susdits domestiques qui y étoient encore, même tous les autres, quoique non présents, et la dame du lieu, et de les avoir interrogés chacun en particulier, à diverses fois, il s'est attaché à la lecture d'une vingtaine de lettres de Mme de Lameth, dont feu M. d'Albret s'est trouvé saisi, qu'il a fait reconnoître à ladite dame pour être de son écriture.

« Ce procès verbal de reconnoissance de lettres, d'autres hardes, et l'interrogatoire de la dame, les contestations avec d'autres juges qui y sont accourus, tout cela a consommé trois heures de temps, pendant lesquelles les deux susdits domestiques présents et participants à cette action, se sont évadés, en sorte que le lieutenant criminel de Laon, au lieu d'approfondir la vérité du meurtre, ne s'est attaché qu'à faire voir le commerce de Mme de Lameth avec M. d'Albret, M. de Lameth, duquel ledit lieutenant criminel est affidé, ne souhaitant de lui autre instruction et procédure, pour, sur icelles, avoir un arrêt qui ordonne que sa femme sera rasée et mise dans un convent, et ainsi s'en défaire, ayant déjà eu avec elle de pareils procédés, qui ont fort éclaté dans le monde.

« Le lieutenant criminel du bailliage de Coucy, qui arriva trois heures après celui de Laon, alla plus au fait, saisit d'abord ce qu'il trouva de domestiques, les fit constituer prisonniers; mais ce sont domestiques de M. le vicomte de Lameth le père, qui étoient ou couchés ou écartés dans leurs chambres, et n'ont paru sur le lieu qu'après la mort de M. d'Albret.

« Il a entendu beaucoup de témoins, tous arrivés après coup, qui déposent incertainement, et sur des ouï dire et des ouï tirer. Il est donc constant que le seul petit laquais peut parler avec certitude de l'action, l'ayant vue, et comme sa déposition sera très importante, il y a lieu de croire que le commissaire en tirera de grands éclaircissements, et découvrira peut-être les auteurs d'une si mauvaise action. »

M. de Machault au Contrôleur général.

« A Soissons, ce 16 août 1678.

« M. Mandat arriva hier au soir ici ; en même temps je l'allai visiter, et nous nous sommes entretenus fort longtemps en particulier de l'affaire qui fait le sujet de son voyage. Il est même tombé dans mon sens sur quelques expédients que je lui ai ouverts pour la bien éclaircir.

« Il a mandé ce matin les lieutenants criminels de Laon et de Coucy avec toutes les procédures qu'ils ont faites. Il les examinera ici, et après cela il ira sur les lieux où le meurtre a été commis. M. de Lameth a une terre que l'on nomme Bouchavennes, à deux petites lieues de Pinon ; il m'est venu en pensée que ces deux domestiques qui ont fait le coup pourroient bien s'y être réfugiés ; ce seroit le moyen de découvrir tout.

« S'ils ont gagné la frontière pour se jeter en pays étranger, cela se pourroit encore découvrir par les majors et capitaines des portes des places, la garde y étant fort exacte.

« Je suis, etc.

« DE MACHAULT. »

IV

CONTESTATION ENTRE LES MAISONS DE SAINT-SIMON ET DE LA ROCHEFOUCAULD[1]

Saint-Simon a trop insisté et à diverses reprises sur le conflit de préséance qu'il soutint contre les ducs de la Rochefoucauld, pour qu'il n'y ait pas quelque intérêt à donner la liste des pièces émanées des deux parties que Saint-Simon avait conservées dans les volumes 51 et 66 de ses Papiers (aujourd'hui *France* 206 et 221). A la suite on trouvera le texte de l'arrêt du conseil d'État qui assura la préséance à Saint-Simon.

1° Mémoire abrégé pour M. le duc de Saint-Simon, pair de France, contre M. le duc de la Rochefoucauld, aussi pair de France, novembre 1713. — Original autographe, *France* 206, 3 feuillets ; copie, *France* 221, 10 feuillets.

2° Mémoire pour M. le duc de Saint-Simon contre M. le duc de la Rochefoucauld. — Copie, *France* 221, 9 feuillets.

3° [Autre] mémoire pour M. le duc de Saint-Simon contre M. le duc la Rochefoucauld. — Copie, *France* 221, 6 feuillets.

4° Remarques sur mon mémoire contre M. de la Rochefoucauld. — Original autographe, *France* 206, 1 feuillet.

5° Mémoire pour M. le duc de la Rochefoucauld contre M. le duc de Saint-Simon. Réponse pour M. le duc de Saint-Simon au mémoire de M. le duc de la Rochefoucauld. — Copie *France* 221, 67 feuillets.

6° Remarques succinctes sur les notes au mémoire de M. de la Rochefoucauld contre M. de Saint-Simon. — Original autographe, *France* 206, 1 feuillet.

7° Mémoire pour M. le duc de Saint-Simon contre M. le duc de la Rochefoucauld (novembre 1713). — Copie, *France* 221, 12 feuillets.

8° Requête adressée par le duc de Saint-Simon au Roi sur le différend de préséance existant entre lui et le duc de la Rochefoucauld (mars 1714). — Original autographe, *France* 206, 2 feuillets ; copie, *France* 221, 4 feuillets.

9° Jugement de présence entre les ducs de Saint-Simon et de la Rochefoucauld, rendu par le Roi le 18 mars 1714. — Copie, *France* 221, 12 feuillets.

10° Extrait des registres du conseil d'État portant décision du Roi accordant la préséance au duc de Saint-Simon. — Copie, *France* 221, 1 feuillet.

1. Ci-dessus, p. 205.

11° Lettres patentes du Roi accordant la préséance au duc de Saint-Simon. — Copie, *France* 221, 1 feuillet.

12° Exploit signifiant l'arrêt du Roi au duc de la Rochefoucauld. — Copie, *France* 221, 2 feuillets.

13° Extrait des registres du Parlement portant arrêt ordonnant l'enregistrement des lettres patentes du Roi sur la préséance entre le duc de Saint-Simon et le duc de la Rochefoucauld. — Copie, *France* 221, 1 feuillet.

Arrêt du conseil d'État.

Le Roi, s'étant fait représenter tous les actes, titres et mémoires remis à Sa Majesté par les sieurs ducs de Saint-Simon et de la Rochefoucauld, au sujet de la contestation qu'ils ont entre eux sur le rang et la préséance qu'ils prétendent respectivement l'un sur l'autre, tant au Parlement qu'aux cérémonies publiques et partout ailleurs, et voulant bien, à la très humble et très instante prière des deux parties, terminer enfin lui-même un procès qui dure depuis plus de soixante ans, et sur lequel, il avoit, dès 1645, donné un brevet registré au Parlement, qui règle que, par provision, ils auroient alternativement en chacune occasion le rang et la préséance l'un devant l'autre jusqu'à ce que le procès fût diffinitivement jugé, après avoir tout vu, considéré et examiné avec l'attention et l'exactitude qu'exige une affaire de cette nature,

Le Roi, étant en son Conseil, a ordonné et ordonne que le sieur duc de Saint-Simon aura le pas, le rang et la préséance sur le sieur duc de la Rochefoucauld, tant en toutes cérémonies qu'au Parlement et partout ailleurs, et à cet effet que toutes lettres nécessaires seront expédiées.

Phélypeaux.

(Archives nationales, E 1974, fol. 234.)

V

LES AFFAIRES D'ESPAGNE EN 1714

Nous réunissons ici des extraits des correspondances du Dépôt des affaires étrangères relatifs aux divers événements de l'histoire d'Espagne dont il est question dans le présent volume : la maladie et la mort de la reine, — la conduite de Mme des Ursins pendant le veuvage de Philippe V, — les difficultés du marquis de Brancas, ambassadeur de France, avec la princesse et avec Orry, — les négociations pour la souveraineté de Mme des Ursins, — le rappel de l'ambassadeur français, — la mission du cardinal del Giudice en France, — l'envoi du maréchal de Berwick en Espagne, — enfin les négociations qui précédèrent le second mariage de Philippe V avec la princesse de Parme. Sur tous ces points, les correspondances diplomatiques sont extrêmement abondantes ; il a fallu faire un choix des pièces ou des passages les plus curieux ; mais on a été obligé d'en laisser de côté le plus grand nombre. Ces documents ont déjà été utilisés par les historiens qui se sont occupés de ces matières, comme Mgr Baudrillart (*Philippe V et la cour de France*), le marquis de Courcy (*l'Espagne après la paix d'Utrecht*), le duc de la Trémoïlle (*Madame des Ursins et la succession d'Espagne*), etc. On a fait en sorte, autant que possible, dans le présent appendice, de ne pas donner à nouveau des lettres déjà publiées par ces historiens.

Le marquis de Brancas au Roi[1].

1er janvier 1714.

« .... La santé de la reine a été beaucoup meilleure pendant quelque temps ; S. M. commençoit à manger avec quelque appétit et à dormir un peu. On avoit lieu de croire qu'elle iroit de mieux en mieux et qu'elle seroit dans peu entièrement rétablie ; mais, depuis quelques jours, son dégoût a augmenté aussi bien que l'insomnie, et les médecins trouvent qu'elle a toutes les nuits un peu de chaleur. Elle a été purgée avant-hier par un remède doux qui a produit le bon effet qu'on en espéroit ; les médecins trouvent qu'elle est beaucoup mieux présentement ; on parle de lui faire changer d'air ; mais l'on ne dit point encore en quel endroit la cour ira pour cela.... »

M. de Brancas à M. de Torcy[2].

1er janvier 1714.

« .... Je vous ajouterai à vous, Monsieur, que je crois cette princesse

1. Dépôt des Affaires étrangères, vol. *Espagne* 228, fol. 5.
2. Vol. *Espagne* 228, fol. 6 v°.

beaucoup plus mal qu'on ne pense. Il y a grande apparence que c'est une maladie de langueur et que ce qu'on nomme chaleur est une fièvre lente qui la mine. On dit qu'elle est d'une grande tristesse et mélancolie, et, en vérité, je ne comprends pas comment elle peut résister à être enfermée, sans que, depuis plus de six mois, on ait ouvert une fenêtre de son appartement.... »

M. de Brancas au Roi[1].

8 janvier 1714.

« .... La santé de la reine paroissoit un peu meilleure, il y a six ou sept jours; mais la fièvre lui est revenue quelquefois sur le soir. On parle de la faire passer incessamment à la maison du duc de Medina Celi. On espère que cette espèce de changement d'air sera favorable à S. M., parce qu'elle pourra se faire porter sur une terrasse qui est à plain pied de l'appartement qu'elle doit occuper.... »

M. de Brancas à M. de Torcy[2].

8 janvier 1714.

« .... La santé de la reine avoit paru un peu meilleure; il y a cinq ou six jours, on voulut pour amuser et divertir un peu S. M. lui donner le divertissement d'une répétition de comédie dans sa chambre, qui est représentée par les garçons de la chambre, de la garde-robe, officiers de la bouche et du gobelet. Elle parut y prendre quelque plaisir, soupa et dormit cette nuit-là mieux qu'à son ordinaire. Tout le monde espéroit que cela iroit de mieux en mieux, et je me flattois en mon particulier que je pourrois bientôt espérer d'avoir l'honneur de la voir, puisqu'elle se trouvoit en état de voir des spectacles et que quelques particuliers françois de médiocre étage avoient assisté à cette répétition; mais la fièvre a repris à la reine, et l'on dit S. M. fort abattue. Je vous avoue que je crains fort pour cette princesse; j'ai entretenu les médecins sur sa maladie, et je n'ose écrire au Roi tout ce que j'en pense. Elle doit venir incessamment dans la maison du duc de Medina Celi, où il y a un beau jardin de plain pied à son appartement....

« .... Mme la princesse des Ursins ne veut pas que l'on voie la reine, et il y a plus de six mois que S. M. n'a vu aucune dame, à l'exception des dames du palais, qui sont la duchesse d'Havré, la princesse de Santo-Buono, la marquise de Crèvecœur et Mme de Solre. Vous remarquerez, Monsieur, que, dans ce nombre de dames de palais, il n'y en a pas une seule espagnole, quoiqu'il y en ait plusieurs qui desirassent fort cet honneur et qui en seroient très dignes.... »

1. Vol. *Espagne* 228, fol. 28 v°.
2. Vol. *Espagne* 228, fol. 32.

M. de Brancas au Roi[1].

15 janvier 1714.

« .... La santé de la reine est un peu meilleure. Elle dort mieux qu'elle n'avoit fait depuis longtemps et mange raisonnablement, quoique sans appétit et même avec dégoût. Il y a plusieurs jours qu'elle n'a point toussé. On espère que cette espèce de changement d'air qu'elle va prendre dans la maison du duc de Medina Celi sera favorable à S. M. J'ai eu enfin l'honneur de la voir ,et je ne l'ai point trouvée aussi abattue que je la croyois après une si longue maladie. S M. étoit dans un fauteuil auprès de son feu, et je remarquai qu'elle se leva avec assez de force et demeura quelque temps debout, sans paroître fatiguée. Les médecins espèrent que le lait d'ânesse achèvera de rétablir sa santé, malgré l'opiniâtreté de cette petite fièvre qui ne la quitte pas.... »

M. de Brancas à M. de Torcy[2].

15 janvier 1714.

« .... Nous allâmes ensemble [avec l'ambassadeur de Sicile] chez la reine.... La reine étoit coiffée, et je ne la trouvai pas aussi abattue que je l'aurois cru ; il est vrai qu'elle avoit mis un peu de rouge. Les médecins m'en ont parlé confidemment d'une manière à me donner beaucoup d'inquiétude. On a été effrayé de la proposition qu'ils ont faite du lait de femme, disant qu'on n'en vient jamais à ce remède qu'à la dernière extrémité, et l'on se contentera pour le présent de lui donner le lait d'ânesse.... »

M. de Brancas à M. de Torcy[3].

15 janvier 1714 [au soir].

« Ayant écrit mes lettres avant midi, Monsieur, j'ai su que la reine étoit beaucoup plus mal. J'ai été au Palais d'abord après le dîner, et j'ai appris que S. M. avoit passé une très mauvaise nuit, que son dévoiement avoit augmenté et qu'elle avoit eu de si grandes foiblesses qu'on l'a crue en danger. J'ai demeuré jusqu'à la nuit chez Mme la princesse des Ursins. La reine a un peu reposé depuis dîner. Il y a eu une grande consultation de médecins ; ils opinent tous de lui faire prendre le lait de femme. Vous jugez bien, Monsieur, dans quelle inquiétude on est et combien on est alarmé avec raison. On vient de me dire que le roi d'Espagne a mandé des médecins de tous côtés.... »

1. Vol. *Espagne* 228, fol. 47 ; publiée incomplètement par le marquis de Courcy, *l'Espagne après la paix d'Utrecht.*
2. *Ibidem*, fol. 51 v°.
3. *Ibidem*, fol. 44.

Philippe V à Louis XIV[1].

15 janvier 1714.

« La Reine se trouve réduite dans un tel état par sa maladie qu'elle a besoin de prompts secours et effectifs. Votre Majesté a tant de bonté pour moi que je ne doute pas qu'elle ne veuille bien y contribuer : ainsi je lui écris ces deux mots pour la supplier de m'envoyer Helvétius, qu'on dit qui a de très bons remèdes, avec toute la diligence possible. Vous ne sauriez, comme vous pouvez croire, me faire un plus sensible plaisir, et je l'attends avec confiance d'un grand-père que j'aime si tendrement. »

M. de Brancas à M. de Torcy[1].

Madrid, 16 janvier 1714.

« .... La prévention du roi, de la reine et de la princesse des Ursins est si grande en faveur de cet homme-là (Orry), qu'ils le croient le plus habile du monde : j'aurai l'honneur de vous rendre compte de ce qui m'arriva, il y a quelques jours, avec Mme des Ursins à son sujet. J'avois reçu une lettre de M. Voysin très forte sur le manque de payement des troupes du Roi qui sont au camp de M. de Popoli. Je lui avois envoyé, il y a un mois, un mémoire que M. Orry m'avoit donné, dont le contenu n'a point été exécuté, sur quoi M. Voysin m'écrivit que M. Orry n'avoit pas d'honneur à son ministère, que, depuis qu'il étoit chargé ici des affaires, les troupes du Roi étoient plus mal payées qu'auparavant, qu'il croyoit qu'il n'y avoit qu'à promettre sans jamais tenir de ce qu'il promettoit. Je crus devoir en parler à Mme des Ursins et la prier d'engager M. Orry d'être plus exact à tenir ses promesses et de faire en sorte que les troupes du Roi fussent payées pour ne pas donner à ce ministre de justes sujets de se plaindre de lui. Mme des Ursins me répondit brusquement : « Je vois bien, Monsieur ; vous êtes tous déchaînés contre M. Orry et vous voulez qu'il s'en aille d'ici ; mais il restera. » Je fus surpris de ce discours et lui répondis qu'elle se trompoit sur mon sujet, qu'il m'étoit très indifférent qu'il demeurât ou s'en allât ; que, si j'étois venu ici pour faire les affaires du roi d'Espagne et pour être ministre de S. M. Cath., je serois peut-être fâché d'avoir un tel collègue, mais que, ne me mêlant point de tout ce qui regardoit ce gouvernement, il m'importoit peu que l'on se servît de lui ou d'un autre ; que je ne souhaitois autre chose, si ce n'est que le roi d'Espagne fût bien servi. Mme des Ursins répliqua là-dessus que

1. Vol. *Espagne* 235, fol. 9, copie.
2. Vol. *Espagne* 228, fol. 57 v°.

M. Orry le servoit très bien et qu'on seroit fort embarrassé si on ne l'avoit pas, que la France vouloit toujours retirer ceux qui servoient bien l'Espagne et que c'est ce qui avoit fait rappeler M. Amelot. Je l'assurai qu'elle devoit avoir toute une autre idée de la France, qu'elle en avoit assez donné de preuves. La conversation fut un peu vive, et elle finit par me dire que je ne devois point trouver étrange qu'elle me grondât, parce qu'elle ne grondoit que ses amis. Je la suppliai en badinant de vouloir bien sur ce pied-là me gronder tous les jours, et nous convînmes cependant qu'elle parleroit à Orry pour faire payer plus régulièrement les troupes du Roi.... »

M. de Brancas à M. de Torcy[1].

16 janvier 1714.

« .... J'ai appris qu'on avoit envoyé un courrier hier après-midi à Paris, pour faire venir Helvétius. J'ai été bien surpris qu'on ne m'en ait pas dit la moindre chose, et le Roi aura lieu de l'être beaucoup de n'avoir pas reçu une de mes lettres par ce courrier ; mais on ne me communique rien. Je m'en suis plaint aujourd'hui à Mme des Ursins, lui disant qu'infailliblement j'aurois des reproches du Roi de ma négligence ; à quoi elle a répondu qu'elle ne me conseilloit pas en amie de me plaindre de pareilles choses, parce qu'il paroîtroit que je voudrois qu'on me rendît compte de tout, ce qui seroit trouvé mauvais et produiroit un fort mauvais effet ; que le Roi avoit envoyé cent courriers à Madrid sans en donner part à l'ambassadeur d'Espagne à Paris. J'ai répliqué là-dessus à Mme des Ursins que la chose étoit bien différente ; que je n'avois garde d'exiger qu'on me fît part de ce qui regarde les affaires du roi d'Espagne, mais que, dans une chose qui intéressoit autant le Roi mon maître que la santé de la reine, j'aurois dû m'attendre à plus d'attention. Mme des Ursins est convenue qu'on auroit dû m'avertir du départ de ce courrier, mais que le roi d'Espagne l'avoit fait partir très promptement et fort en secret par rapport aux médecins d'ici. Cette raison n'a pas empêché que l'ambassadeur de Sicile n'en ait été averti et qu'il n'ait écrit par ledit courrier au roi son maître et à son ambassadeur à Paris. C'est M. Orry qui a proposé d'envoyer chercher Helvétius, et le courrier est un homme à lui. Bien des gens croyent que ce n'a été que le prétexte et que le courrier est chargé de bien d'autres choses qui regardent ses affaires particulières. Il est certain que les Espagnols n'auroient pas eu à mon égard ce manque d'attention. J'en ai fait un petit reproche ce matin en passant à M. de Grimaldo, qui m'a dit qu'il ne s'en étoit pas mêlé et que je devois m'en prendre à M. Orry.... »

1. Vol. *Espagne* 228, fol. 60 v°.

M. de Torcy à Helvétius[1].

25 janvier 1714.

« Le roi d'Espagne a dépêché, Monsieur, un courrier exprès sur l'état où se trouve la reine, et pour demander au Roi de vous faire partir pour Madrid. S. M. m'ordonne de vous marquer que son intention est que vous partiez incessamment, et que vous fassiez pour vous y rendre toute la diligence qui dépendra de vous. Vous n'ignorez pas combien elle s'intéresse à la conservation de cette princesse ; ainsi il vous est aisé de juger de l'attention de S. M. sur tout ce qui peut y contribuer. Je vous souhaite en mon particulier tout le succès que vous pouvez desirer vous-même et qui est si important en toutes manières.

« P. S. Le Roi me commande encore de vous marquer bien expressément de ne perdre aucun moment pour partir, de faire toute la diligence qu'il vous sera possible de faire pour arriver à Madrid, et de ne pas venir ici avant votre départ, afin que rien ne le retarde. S. M. s'assure d'ailleurs que vous employerez toutes vos lumières, tous vos soins et toute votre expérience à conserver une vie qui lui est aussi précieuse que celle de la reine d'Espagne. »

Helvétius à M. de Torcy[2].

« Paris, le 25 janvier 1714.

« Monseigneur,

« J'ai reçu les ordres de Votre Grandeur à cinq heures du soir, et mon premier soin a été de songer à diligenter mon départ. C'est avec beaucoup de douleur par rapport à la triste occasion dans laquelle je dois agir ; du moins puis-je assurer Votre Grandeur que mon attention et mon zèle ne me permettront pas de rien négliger pour ce qui regarde la vie et la santé de la reine. Tout ce que je souhaite, Monseigneur, c'est d'être assez heureux pour pouvoir arriver à temps à Madrid. Je prendrai la liberté, Monseigneur, d'écrire à Votre Grandeur à mon arrivée l'état où j'aurai trouvé la reine d'Espagne[3]. Votre Grandeur me permettra de la remercier très humblement des souhaits heureux qu'elle veut bien me faire ; les miens ne seront jamais remplis que je n'aie pu lui prouver mon zèle ardent et le respect très profond avec lequel je suis, etc.

« A. HELVÉTIUS, D. E. M. »

1. Vol. *Espagne* 235, fol. 13.
2. *Ibidem*, fol. 14.
3. Helvétius écrivit en effet le 12 février, et sa lettre, dont l'original est dans le volume *Espagne* 228, fol. 137, a été publiée par le marquis de Courcy, *l'Espagne après la paix d'Utrecht*, p. 54-56.

Louis XIV à Philippe V[1].

29 janvier 1714.

« J'ai reçu vos deux lettres du 15 et du 16 de ce mois. Aussitôt que j'eus lu la première, je fis avertir Helvétius de partir sans perdre de temps pour se rendre à Madrid. Il y doit arriver avant la lettre que je vous écris aujourd'hui, et je ne souhaite pas moins que vous-même que des remèdes puissent contribuer à la prompte guérison de la reine. Vous pouvez juger de mon inquiétude sur son état, connoissant la tendresse que j'ai pour elle et pour vous. »

M. de Brancas à Torcy[2].

Madrid, le 14 février 1714.

« Je suis très affligé, Monsieur, d'être obligé de vous apprendre une aussi triste et douloureuse nouvelle que celle de la mort de la reine d'Espagne, qui est arrivée aujourd'hui à huit heures du matin. Elle paroissoit hier un peu soulagée ; mais, sur les dix heures du soir, elle se trouva plus mal. Cela a toujours été en augmentant jusqu'à six heures du matin qu'elle a perdu connoissance. Jamais on n'a tant vu de fermeté et de résignation en même temps ; elle appeloit souvent les médecins, et surtout M. Burlet, pour lui demander si elle avoit encore longtemps à vivre, afin de profiter de ces derniers moments. On a obligé le roi d'Espagne de sortir de sa chambre à cinq heures du matin, et, dès que la reine a expiré, on a fait monter S. M. Cath. dans un carrosse, accompagnée de son confesseur et de son capitaine des gardes, qui l'ont conduit dans la maison du duc de Medina-Celi qui lui étoit préparée, où elle s'est enfermée dans sa chambre, sans vouloir être vue de qui que ce soit, ce qui fait que je n'ai point pu avoir l'honneur de la voir. Peu de temps après, Mme la princesse des Ursins a conduit les trois princes dans la même maison du duc de Medina-Celi.

« J'ai dit à Mme la princesse des Ursins que je dépècherois cette nuit un courrier ; elle m'a dit qu'elle écriroit deux mots à Mme de Maintenon et qu'elle m'enverroit sa lettre.

« Dans l'incertitude où je suis, Monsieur, de savoir si je dois me donner l'honneur d'écrire au Roi directement pour donner part à S. M. de ce malheureux évènement, je me donne l'honneur de joindre ici ma lettre, dont vous ferez l'usage que vous jugerez à propos.... »

1. Vol. *Espagne* 235, fol. 18.
2. *Ibidem*, 228, fol. 145.

M. de Brancas au Roi[1].

16 février 1714.

« Sire,

« C'est avec une douleur inexprimable que je me vois forcé de donner à Votre Majesté une aussi affligeante nouvelle que celle de la mort de la reine d'Espagne arrivée aujourd'hui à huit heures du matin. S. M. C. paroissoit hier un peu soulagée; mais, à dix heures du soir, elle se trouva plus mal, ce qui a toujours été en augmentant jusqu'à six heures du matin ou environ, qu'elle a perdu connoissance. Jamais personne n'a marqué tant de courage, de fermeté et en même temps de résignation. Le roi d'Espagne n'est sorti de sa chambre qu'à cinq heures du matin, et, dès qu'on a vu la reine expirée, on l'a fait monter en carrosse avec le P. Robinet, son confesseur, et son capitaine des gardes, qui l'ont conduit à la maison du duc de Medina-Celi qui lui étoit préparée. Mme la princesse des Ursins, peu de temps après, a conduit les trois princes dans la même maison. S. M. C. s'est enfermée dans sa chambre avec son confesseur, et je n'ai pu encore avoir l'honneur de la voir. Son affliction est telle que Votre Majesté peut l'imaginer. Dieu seul peut la consoler d'une aussi grande perte, et elle a besoin dans cette occasion de toute sa vertu. Dieu veuille que ce rude coup ne porte point d'atteinte à sa santé, qui grâces au Ciel ! jusqu'à présent est assez bonne, malgré les fatigues extraordinaires que S. M. C. a essuyées pendant la maladie de la Reine.... »

Helvétius à M. de Torcy[2].

16 février 1714.

« Monseigneur,

« Plût à Dieu que je me fusse trompé dans mon prognosticq (*sic*) ; mais il n'étoit que trop bien fondé. C'est avec un extrème regret que j'annonce à Votre Grandeur la mort de la reine d'Espagne. Cette grande princesse expira mercredi dernier, quatorze de ce mois, à neuf heures du matin. Elle a conservé un jugement sain et une connoissance parfaite jusqu'au dernier moment de sa vie, et les a employés à souffrir patiemment et à louer Dieu. Sa vertu exemplaire ne permet point de douter qu'elle ne règne dans le ciel après avoir régné si glorieusement sur la terre. Toute la cour et le peuple gémit et fond en larmes : mort triste et inévitable, comme Votre Grandeur en jugera par le rapport que j'ai l'honneur de lui faire de ce qui s'est trouvé à l'ouverture du corps. Je suis tellement pénètré de douleur, qu'à peine puis-je rendre compte à Votre Grandeur de celle que le roi ressent. Elle est inexprimable. Sa tendresse pour la reine étoit si grande, qu'il

1. Vol. *Espagne* 228, fol. 147.
2. *Ibidem*, fol. 149.

n'a pas été possible de dérober à ses yeux ce triste spectacle. Je ne saurois, Monseigneur, sans verser des larmes, penser à l'état cruel où le roi se trouve. S. M. sortit de son palais après la mort de la reine, pour se rendre avec les princes ses enfants à la maison du duc de Medina-Celi, où S. A. Mme la princesse des Ursins et toute sa cour est occupée du soin de la consoler et d'apaiser les mouvements de ses justes regrets. Trop heureux si l'on peut y réussir, et si le Seigneur veut bien conserver sa santé précieuse ! J'attends les ordres du Roi pour me remettre en chemin, et je partirai rempli du souvenir des actions merveilleuses de la reine, qui me demandoit sans cesse du soulagement dans ses maux, et de celles du roi, qui a marqué dans cette occasion la vertu héroïque qu'il tient de ses augustes ancêtres. Je suis avec un très profond respect, etc.

A. Helvétius, D. E. M.

Relation de ce qui s'est trouvé à l'ouverture du corps de la reine[1].

On a commencé d'abord par faire l'incision cruciale à la plante des pieds de la reine. Ensuite on a procédé à l'ouverture du bas-ventre, dont on a examiné tous les viscères avec beaucoup de soin. Les intestins nous ont paru n'avoir rien d'extraordinaire ; le corps de la matrice, la vessie, les reins et la rate étoient sains, et avoient conservé leur couleur et consistance naturelles. Le foie était d'un volume un peu plus grand qu'il ne doit être naturellement, de couleur blanchâtre, comme un foie gras. On a examiné l'estomac, le pancréas et le mésentère sans y remarquer aucun vice, ni aucunes glandes endurcies. Il s'est trouvé dans la cavité du bas ventre un peu d'épanchement d'eau jaune comme de l'urine. Ensuite on a ouvert la poitrine. On a commencé par examiner les lobes du poumon, qu'on a trouvés d'une couleur livide et d'une légère adhérence aux côtes. En les coupant l'un après l'autre, on les a trouvés schirreux en quelques endroits, abcédés dans d'autres, rendant du pus, non en quantité, mais d'une fort mauvaise odeur. En d'autres endroits, les lobes du poumon étoient plus fortement attachés aux côtes et d'une substance ferme et dure, et l'on y a trouvé des concrétions pierreuses. Le péricarde contenoit très peu d'eau ; le cœur étoit sain et ferme ; on a trouvé dans ses ventricules du sang caillé, et quelques cuillerées d'eau épanchées dans la cavité de la poitrine. Cette maladie nous a paru très ancienne : elle s'est rendue incurable par succession de temps, et l'on peut assurer qu'elle est l'unique cause de la mort de la reine ; mais, comme elle n'est point de nature à se communiquer, on ne doit point craindre que la santé du roi s'en trouve altérée dans la suite. A l'égard de la tête, comme la reine ne s'en étoit jamais plainte, on n'en a point fait ouverture en notre présence ; mais on a extirpé les glandes du col qu'on a examinées

1. Vol. *Espagne* 228, fol. 150.

de près; elles se sont seulement trouvées dures dans tout leur volume,
sans apparence de suppuration[1]. »

M. de Brancas à M. de Torcy[2].

17 février 1714.

« .... Vous me faites l'honneur de m'écrire que je ne pourrois, dans
une conjoncture aussi funeste quitter le roi d'Espagne, et vous ajoutez
qu'il auroit besoin de meilleurs conseils que M. Orry ne le pourroit
faire, et que S. M. C. se trouveroit vraisemblablement obligé de changer son gouvernement, ou, pour mieux dire, d'en former un dans sa
cour, où il n'en paroît présentement aucun. Je dois vous dire que, depuis la mort de la reine, le roi d'Espagne n'a vu qui que ce soit, à
l'exception de son confesseur, Mme la princesse des Ursins, M. Orry et
M. de Grimaldo. Toute la journée du 14 et partie de celle du 15 s'étant
passée sans que j'eusse pu encore avoir l'honneur de voir S. M. C., je
crus devoir le demander précisément et pressamment, ce que je fis à
Mme des Ursins, qui ne put éviter de me permettre l'entrée de son
cabinet, où je restai environ un quart d'heure avec le roi d'Espagne....
« Le roi d'Espagne s'habille en particulier dans sa chambre, où il
entend la messe sans que personne y entre. Il passe ensuite chez les
princes ou dans le jardin, où Mme des Ursins vient ordinairement se
promener avec lui. Il dîne en particulier dans sa chambre et passe tout
le reste de la journée chez les princes et avec Mme la princesse des
Ursins. Il soupe même dans un petit cabinet de l'appartement des
princes, où il est servi par les camaristes des princes, et aucun des officiers de sa maison n'y entre. Voilà la manière dont S. M. C. a vécu
ces trois derniers jours. Il n'y a pas d'apparence qu'il puisse soutenir
bien longtemps un aussi grand particulier, et on murmure même déjà
beaucoup. Tout le monde s'aperçoit de l'attention qu'a Mme des Ursins
à empêcher autant qu'elle peut que qui que ce soit ne parle au roi
d'Espagne, que les gens qu'elle croit absolument à elle, et on ne doute
point qu'elle n'ait pour le moins autant de crédit et de pouvoir qu'avant
la mort de la reine. Elle a fait donner dès le lendemain à M. le prince
Pio le gouvernement de Madrid et de sa province et la patente de
capitaine général. Le sujet est fort bon et il est estimé de tout le
monde; mais les Espagnols voient avec bien de la douleur que leur
maître ne croit pas un d'eux susceptible d'aucune grâce et capable d'au-

1. Le même volume 228 renferme (fol. 164-168) sous la date du 24 février des « Observations faites par le sieur Helvétius en conséquence des
ordres et du mémoire qu'il a reçus de la part du roi sur le caractère de
la maladie de la défunte reine, sur les signes qui ont paru à l'ouverture
du corps de S. M. et sur les conséquences que l'on peut tirer de sa maladie par rapport à la santé du roi et à celles des princes ses enfants,
présentées à S. Ém. Monseigneur le cardinal del Giudice ».
2. Vol. Espagne 228, fol. 154.

cun emploi, et que, pour le gouvernement de la capitale d'Espagne, on choisisse un Italien.

« Le roi d'Espagne a dispensé Mme des Ursins de toutes les tristes fonctions de camarera mayor auprès du corps de la reine d'Espagne, et lui a permis de substituer une dame du palais à sa place, qui est Mme de Crévecœur.

« Je vous avoue que je suis extrèmement surpris du peu d'affliction que la cour et la ville témoignent de la mort de la reine, après l'avoir vue aussi généralement adorée de tous ses sujets; peut-être, sa longue maladie avoit préparé tout le monde à ce malheur; mais peut-être aussi est-ce un effet de la diminution de l'affection des peuples....

« Orry a paru fort étourdi le jour de la mort de la reine; mais, dès le lendemain, il l'a pris sur un ton plus haut que jamais, et ne parle que de mettre au jour incessamment encore beaucoup de nouveautés. Il affecte surtout de dire que dans peu les quatre compagnies de gendarmes, chevau-légers et mousquetaires, qu'il a projeté de former, seront sur pied, et qu'il prétend que la seule maison du roi d'Espagne fasse trembler tous ses sujets et ses voisins. Je ne puis m'empêcher de plaindre la France et le Portugal; car je ne vois pas d'autres voisins.

« Je crois que les choses viendront à un point que le Roi se déterminera à servir le roi son petit-fils malgré lui, en retirant un homme qui lui fait autant de mal.... »

M. de Brancas à M. de Torcy[1].

19 février 1714.

« .... On a engagé le roi d'Espagne d'aller à une promenade hier et avant hier, qui est à une lieue de Madrid, pour dissiper sa douleur, et croyant que l'exercice est nécessaire à sa santé. Il est certain que rien ne doit être plus précieux; mais il me semble qu'il auroit pu se promener dans le jardin de la maison où il habite pendant quelques jours encore, pour ne pas rompre une étiquette et un usage aussi régulièrement observé en Espagne, qui est celui de ne pas sortir de la maison pendant neuf jours après la mort des proches. La cour et le peuple ont été fort surpris de voir leur roi à la promenade, le même jour que l'on a porté le corps de la reine à l'Escurial, qui fut hier.

« On travaille à une galerie de charpente, pour que le roi d'Espagne puisse aller de sa chambre à l'appartement de Mme des Ursins sans être vu de personne. S. M. C. soupe tous les soirs dans un des cabinets de cette princesse, servi par les camaristes des princes, et aucun officier de sa maison n'y entre. Mme des Ursins introduit après souper les gens qu'elle trouve bon qui aient l'honneur de voir le roi d'Espagne : ce sont toujours les mêmes, savoir : le prince de Cellamare, le duc d'Atri, le prince Pio et le comte de Montijo, et, outre cela, les

1. Vol. *Espagne* 228, fol. 159.

maris des dames du palais, qui sont le duc d'Havré, le prince de Robecq et le marquis de Crévecœur. On fait jouer le roi d'Espagne aux échecs l'après-souper pour l'amuser, et Mme des Ursins de son côté s'entretient d'une partie d'hombre ou de comète. Voilà la vie de la cour; le roi d'Espagne ne voit et ne parle à qui que ce soit hors ceux que je viens de vous nommer, si ce n'est M. Orry et M. de Grimaldo....

« Le despacho s'est tenu hier dans le bureau de M. Orry, chose qui a paru fort monstrueuse. J'ai su qu'il a été agité si le roi d'Espagne iroit à l'armée, du moins sur la frontière de Catalogne; c'étoit l'avis de M. Orry; mais ce n'a pas été celui de Mme des Ursins, qui ne veut pas abandonner d'un moment S. M. C. On parle de sortir de Madrid; mais on est fort embarrassé où aller. Cependant, si le roi d'Espagne persiste dans la résolution de ne vouloir plus rentrer dans le palais, je ne vois pas où est-ce qu'il pourra habiter l'hiver à Madrid.

« Je crois bien que Mme des Ursins ne sera pas fâchée que la cour sorte de Madrid, parce qu'elle ne permettra qu'aux gens qu'elle jugera à propos de suivre. Il y a apparence qu'on commencera par aller passer un mois ou six semaines à Aranjuez, et peut-être que, dans la suite, le roi d'Espagne changera de résolution sur le palais. Le public raisonne déjà beaucoup sur l'état de S. M. C., et chacun lui donne déjà une femme à sa fantaisie; car tout le monde croit généralement qu'il ne peut guère s'en passer. Je n'oserois vous écrire tout ce qui se dit là-dessus.... »

M. de Brancas à M. de Torcy[1].

Le 2 mars 1714.

« .... J'ai déja eu l'honneur de vous mander que qui que ce soit ne voit le roi d'Espagne et ne lui parle que ceux que Mme des Ursins trouve bon et dans le nombre desquels il n'y a qu'un seul espagnol, qui est M. de Montijo, un fort jeune homme. Tous les autres sont italiens ou flamands, et c'est une affectation bien marquée d'éloigner tous les Espagnols de la personne de leur roi, ce qui leur est très sensible; l'on en murmure hautement. Je vous ai instruit d'une galerie de charpente qu'on a fait faire pour que S. M. C. pût aller de sa chambre dans l'appartement des princes sans être vu de personne. En vérité, l'on n'ose dire que le roi d'Espagne se condamne lui-même à une espèce de prison. Vous jugez bien que dans la funeste conjoncture de la mort de la reine, je ne me serois pas écarté un moment de la personne de ce prince, s'il avoit été en mon pouvoir, et qu'il m'eût cru capable de lui donner quelque consolation et quelques bons conseils. Je me suis présenté très souvent inutilement : S. M. C. est toujours enfermée dans sa chambre ou chez les princes ses enfants, et je n'ai l'honneur de

____

1. Vol. *Espagne* 229, fol. 8 v°.

la voir que lorsque je demande positivement et précisément à lui parler pour affaires. Vous voyez combien ma situation est triste et désagréable.... »

M. de Brancas au Roi[1].

Madrid, 5 mars 1714.

« Votre Majesté me fit espérer en m'envoyant ses ordres pour venir en ces pays-ci qu'elle trouveroit bon, après que j'y aurois demeuré quelques mois, que je fisse un voyage en France. Je n'ai osé jusqu'à présent lui en demander la permission, jugeant bien que, pendant la maladie de la reine d'Espagne, il ne convenoit pas que je m'absentasse de cette cour, et croyant que, si l'on avoit le malheur de perdre cette princesse, je pourrois être encore plus nécessaire ici après sa mort auprès du roi son petit-fils. Mais V. M. aura vu, par le compte que j'ai eu l'honneur de lui rendre, que je n'ai pu être d'aucune utilité, ni d'aucune consolation à S. M. C. en cette funeste occasion, n'ayant pu la voir que très rarement. C'est ce qui me détermine aujourd'hui, Sire, à supplier très humblement V. M. de vouloir bien me permettre que je puisse lui aller faire ma cour pendant le temps qu'elle jugera à propos de m'accorder pour vaquer à mes affaires particulières. J'espère que V. M. me fera la grâce d'être persuadée que, dans la démarche que je prends la liberté de lui faire, je suppose que son service ne peut recevoir aucun préjudice de mon absence ; car, si je croyois qu'il y eût le moindre inconvénient, je n'y penserois pas un moment. Je suis avec le plus profond respect et avec une entière soumission, Sire, de V. M., etc.

« BRANCAS. »

M. de Brancas à M. de Torcy[2].

5 mars 1714.

« .... J'ai eu l'honneur de vous rendre compte de la conversation que j'ai eue, il y a trois jours, avec Mme la princesse des Ursins : bien des gens se sont aperçus de sa mauvaise humeur depuis quelques jours. Je l'attribue au mauvais état où se trouve l'affaire de sa souveraineté qu'elle voit bien être en très grand péril. Elle pourroit cependant regarder comme une espèce de petit dédommagement de cette perte ce qu'elle vient d'hériter de la reine, c'est-à-dire toutes les pierreries, meubles et vaisselle qui ne sont pas de la couronne, et de toute sa garde-robe. On prétend que cela monte à plus de deux cent mille écus.... »

1. Vol. *Espagne* 229, fol. 14.
2. *Ibidem*, fol. 21.

M. de Brancas à M. de Torcy [1].

« Madrid, le 12 mars 1714.

« .... Le temps est un grand remède à la douleur. Quoique celle du roi d'Espagne ait été très vive, elle paroît présentement fort modérée, et je crois que ce n'est plus le motif qui le tient plus renfermé qu'il n'étoit auparavant, et qui l'engage à une aussi grande retraite. Il est retourné à ses fonctions ordinaires, avec cette différence qu'on n'a plus l'honneur de le voir qu'avec beaucoup de difficulté, à l'exception de quelques seigneurs qui ont la permission de le suivre à la chasse et de jouer avec S. M. C. les après-soupers chez Mme la princesse des Ursins. Ce sont toujours les mêmes que je vous ai nommés, et nul autre n'y est admis. Comme on ne voit plus ce prince dans son appartement, lorsque j'ai voulu avoir cet honneur-là, depuis la mort de la reine, ç'a été chez les princes ses enfants, où Mme la princesse des Ursins m'a introduit.

« La mort de la reine n'a apporté aucun changement à la forme du gouvernement ; il paroît au contraire qu'il n'est que plus affermi. La prévention de Mme des Ursins pour M. Orry est toujours plus grande, et lui plus insolent que jamais. Il a manqué deux ou trois fois d'assister au despacho, et je croyois qu'il pouvoit avoir dessein de s'en retirer peu à peu ; mais il n'y a nulle apparence : il y assiste tout de nouveau, et je ne pense pas qu'il veuille en démordre de lui-même. Le roi d'Espagne est tellement abusé sur le chapitre de cet homme qu'il le regarde comme le restaurateur de sa monarchie, pendant qu'il en est le destructeur.... »

M. de Brancas à M. de Torcy [2].

19 mars 1714.

« J'ai de très forts soupçons que mes dernières lettres du 12 de ce mois ont été arrêtées et ouvertes, aussi bien que celles de l'ambassadeur de Sicile. Nous en avons des avis chacun de notre côté, et je connois Orry très capable d'un pareil tour, et la chose n'est pas nouvelle.... Je ne doute point qu'Orry n'irrite et n'anime contre moi Mme la princesse des Ursins, qui n'est pas d'ailleurs, comme vous savez, prévenue en ma faveur. Le mauvais état où elle voit l'affaire de sa principauté lui donne, je crois, beaucoup de chagrin. Elle continue à s'en prendre à la France et dit encore actuellement que la reine de la Grande Bretagne lui fait écrire qu'elle est toujours dans les dispositions de soutenir ses intérêts. Je ne suis point surpris que sa mauvaise humeur rejaillisse sur moi, et je m'étois même bien attendu dès mon arrivée qu'il me seroit presque impossible de conserver avec elle une intelligence qu'il seroit cependant très à desirer qu'il y eût entre nous pour

1. Vol. *Espagne* 229, fol. 34.
2. *Ibidem,* fol. 58-61.

le bien du service des deux couronnes ; mais il m'en coûteroit trop de complaisance, et je croirois manquer à mon devoir, si je n'exécutois pas les ordres du Roi avec la dignité et la fermeté convenables au caractère dont S. M. m'a honoré. Ce qui me console de la perte des bonnes grâces de Mme la princesse des Ursins, c'est que je n'ai manqué en rien à la considération et au respect qui lui sont dus.... Helvétius doit partir dans deux jours; on lui a fait bien des caresses, apparemment pour qu'il chante à son retour à Paris les louanges d'Orry, dont il est ancien ami. Je suis persuadé cependant que tout ce qu'il a vu et entendu ici n'aura pas laissé que de faire impression sur son esprit. Il vouloit le raccommoder avec tout le monde. Il s'est avisé de m'en parler une fois ; mais je coupai si court la conversation qu'il n'y est pas revenu....

« On parle beaucoup depuis hier d'aller au Pardo le lendemain de Pâques, pour un mois ou six semaines. C'est une petite maison de campagne à deux lieues d'ici qui aura bien de la peine à contenir la cour. Cela ne dérange point les ministres étrangers : nous irons là faire notre cour le matin, et reviendrons dîner à Madrid. Je me doutois bien que le roi d'Espagne ne s'accommoderoit pas longtemps de la maison de Medina-Celi. Je suis persuadé que S. M. Cath. viendra au Retiro pendant les grandes chaleurs, et si elle continue à ne vouloir plus habiter le palais, elle pourra revenir l'hiver à la maison de Medina-Celi, où l'on fait travailler actuellement pour augmenter son appartement de plusieurs pièces.... »

Louis XIV à Philippe V[1].

26 mars 1714.

« J'ai reçu votre lettre du 8 de ce mois, et, comme je vois que le sieur Orry vous sert utilement et que vous souhaitez de le garder auprès de vous encore cette année, je lui permets d'y demeurer pendant le temps que V. M. le demande.... Le marquis de Brancas me demandoit un congé que je viens de lui accorder, et je le crois présentement parti de Madrid. Je ne l'y renverrai plus, puisque vous souhaitez un autre ambassadeur. Je veux en choisir un dont vous soyez content ; mais ce ne sera pas le maréchal de Tessé, parce que je suis bien aise de le garder auprès de moi pour les occasions où je pourrois l'employer.... »

M. Pachau au marquis de Torcy[2].

Madrid, 2 avril 1714.

« .... M. le marquis de Brancas se mit en chemin avant-hier matin, et, comme il arrivera vraisemblablement à Bayonne plus tôt que M. le

1. Vol. *Espagne* 235, fol. 119.
2. Vol. *Espagne* 229, fol. 79.

maréchal de Berwick, je crois qu'il ira au devant de lui jusqu'à Bordeaux.... Tout le monde a été également surpris ici du départ précipité de M. le cardinal del Giudice et du prince de Cellamare. Ils partirent vendredi et ils doivent être en trois jours à Pampelune, le roi d'Espagne ayant ordonné qu'il y eût des relais jusque-là. Le public fait tant de raisonnements différents sur ce voyage, dont on ignore jusqu'à présent le véritable sujet, que je n'ose, Monseigneur, vous donner la peine de lire tout ce que l'on en dit.... Si c'est pour un mariage du roi d'Espagne ou pour les affaires de Rome que M. le cardinal est parti, il est surprenant qu'on en ait fait un mystère à M. le marquis de Brancas. Si c'est pour celle de M. Orry, il est bien glorieux pour lui de faire marcher des agents revêtus de la pourpre. L'on saura bientôt par la *Gazette*, comme il a dit, ce qu'est allé faire le cardinal del Giudice.... Le comte de Bergeyck a enfin obtenu la permission de se retirer ; il est au comble de la joie, et il compte de partir le 12 ou le 14 de ce mois. Son congé lui fut accordé en même temps que le départ du cardinal déclaré.... »

Louis XIV à Philippe V[1].

Versailles, 9 avril 1714.

« Vos deux lettres du 21 et du 23 mars m'ont informé de vos sentiments sur le voyage du duc de Berwick à Madrid et sur la paix que vous n'avez pas encore faite avec la Hollande. Lorsque je pris la résolution de vous offrir un général pour faire le siège de Barcelone, il me parut nécessaire qu'il reçût de Votre Majesté même les ordres qu'elle auroit à lui donner pour cette entreprise et qu'il sût aussi par elle les dispositions déjà faites pour y réussir ; car il se trouve quelquefois une grande différence entre les arrangements faits sur le papier et ce qu existe réellement. Il est cependant important d'agir sur des principes certains et de ne pas commettre votre honneur, nos troupes et celui qui doit les commander.

« C'étoit donc principalement dans la vue de prendre des mesures justes que je voulois envoyer le duc de Berwick à Madrid, où vous ne l'auriez arrêté que le temps nécessaire pour l'instruire de toutes les dispositions généralement que vous avez faites pour le siège de Barcelone. Huit jours suffisoient pour lui donner ces connoissances absolument nécessaires, et vous en auriez été mieux servi. Mais je vois présentement d'autres obstacles à son voyage aussi bien qu'à l'entreprise qu'il devoit conduire, et ce sera désormais à Votre Majesté à les lever, si elle souhaite que je contribue à la réduction de Barcelone. Je vous ai plusieurs fois averti du préjudice que le retardement de votre paix avec la Hollande causoit à vos intérêts, et, comme vous n'en avez pas été touché, j'ai cru que vous seriez plus sensible à l'engagement que

1. Vol. *Espagne* 235, fol. 128.

j'ai pris par le traité d'Utrecht de procurer à cette république la paix avec vous. Comme j'avois agi suivant vos intentions et suivant vos pouvoirs, elle est bien fondée à me demander l'accomplissement de mes promesses, et véritablement ses instances ne peuvent être plus pressantes qu'elles l'ont été depuis que j'ai signé la paix avec l'Empereur. Le marquis de Brancas vous en a déjà parlé par mes ordres ; mais vous en serez encore mieux instruit par le dernier mémoire que les ambassadeurs d'Hollande m'ont présenté et dont je vous envoie la copie. On croit dans les pays étrangers que vous avez confiance en mes conseils, et personne ne s'imagineroit que les raisons contenues dans votre seconde lettre pussent vous détourner de faire la paix avec la Hollande, quand je vous exhorte sincèrement et pour votre propre bien à la conclure. Il est donc nécessaire, pour détruire les soupçons que les ennemis de la paix répandent de mes desseins secrets, que je déclare que je ne vous donnerai point de secours nouveaux pour réduire Barcelone jusqu'à ce que vous ayez signé cette paix.

« Je suis bien fâché d'être obligé de prendre cette résolution, que vous ferez cependant changer quand il vous plaira ; car, aussitôt que vous aurez conclu ce traité avec la Hollande, mes troupes, que je fais toujours avancer en Roussillon, seront à vos ordres, et je ferai partir sur-le-champ les ingénieurs que je vous avois destinés et que je retiens encore.

« Je songerai cependant à choisir quelque sujet propre pour l'envoyer auprès de vous en qualité de mon ambassadeur; mais je vous ai déjà marqué que ce ne pouvoit être le maréchal de Tessé. Celui que je nommerai pour cet emploi n'aura point d'ordre plus précis que de faire connoître par une conduite sage et mesurée le desir que j'ai que vous soyez content, aussi bien que la tendre amitié que j'ai pour vous. »

Le rappel du marquis de Brancas.

Dans un mémoire intitulé *Motifs du voyage de M. le cardinal del Giudice* et qui fut rédigé à la fin d'avril 1714 (vol. *Espagne* 236, fol. 145), on trouve un passage où sont exposés les griefs du roi d'Espagne contre M. de Brancas, ambassadeur de France à Madrid. Torcy y a répondu à mi-marge ; nous croyons intéressant de donner ici cette partie du document. Dans le courant de mai, Brancas avait remis au Roi un mémoire justificatif de son ambassade (*Ibidem*, fol. 130-135).

Mémoire.	*Réponse.*
« …. Le roi d'Espagne se plaint en second lieu de la conduite que le marquis de Brancas a tenue pendant le peu de séjour qu'il a fait à Madrid en qualité d'ambassadeur du Roi. Il ne cessoit, sui-	« Il est inutile d'approfondir si les rapports faits au roi d'Espagne au sujet du marquis de Brancas sont fondés sur la vérité, ou si l'on doit seulement les regarder comme l'effet de l'envie de quelques enne-

vant les rapports faits à ce prince, d'écouter et d'approuver les plaintes des particuliers mécontents du gouvernement; il promettoit de les appuyer, leur donnoit des conseils, consultoit avec eux la forme de dresser quelques mémoires séditieux qu'ils ont répandus dans le public. Ses discours étoient injurieux au roi Catholique; enfin ce prince n'a pu dissimuler les termes offensants pour lui employés dans une lettre écrite par le marquis de Brancas à don Joseph Grimaldo. »

mis secrets; S. M. l'avoit choisi pour son ambassadeur en Espagne comme un sujet dont elle connoissoit parfaitement la sagesse et qu'elle croyoit agréable au roi son petit-fils par les services importants qu'il avoit eu le bonheur de rendre à ce prince. Aussitôt qu'il a le malheur de lui déplaire, elle le rappelle; rien ne fait mieux voir que le premier ordre qu'elle donne à ses ministres en Espagne est celui de s'attacher particulièrement à plaire au roi Catholique et qu'elle n'approuvera leur conduite qu'autant qu'ils y réussiront. Si la lettre écrite à don Joseph Grimaldo renferme des expressions dont le marquis de Brancas ne connoissoit peut-être pas assez la force, écrivant dans une langue étrangère, don Joseph Grimaldo qui possède parfaitement la sienne, use, dans sa réponse, de termes dont S. M. pourroit se plaindre si elle ne jugeoit plus à propos, et pour elle et pour le roi son petit-fils, de laisser absolument tomber ce sujet de contestation inutile. »

M. de Torcy à M. Pachau[1].

Marly, le 14 mai 1714.

« .... Je ne sais pas quelles instructions M. le cardinal del Giudice aura dans la suite; mais, jusqu'à présent, il n'a rien dit d'assez important pour avoir fait marcher un cardinal, grand inquisiteur d'Espagne. Bien des gens croyent aussi que quelque intérêt particulier aura été la cause de son voyage et qu'apparemment on aura voulu trouver un prétexte de l'éloigner de Madrid.... »

M. de Torcy à la princesse des Ursins[2].

Marly, le 14 mai 1714.

« .... Vous aurez vu par le compte que M. le cardinal del Giudice

1. Vol. *Espagne* 235, fol. 178.
2. *Ibidem,* fol. 180.

a rendu au roi d'Espagne de l'accueil que le Roi lui a fait et des
audiences que S. M. lui a données, les dispositions où elle est à
l'égard du roi Catholique. J'espère aussi, Madame, que les réponses
que ce cardinal attend de Madrid éclairciront tous les faits dont il
n'étoit pas suffisamment instruit, et que le roi d'Espagne, ayant ici un
aussi bon ministre ne laissera pas son zèle inutile.... »

M. de Torcy à la princesse des Ursins[1].

Versailles, le 28 mai 1714.

« .... Il est certain que M. le cardinal del Giudice réussit parfaitement bien ici et qu'il peut se flatter d'avoir personnellement part aux
bons traitements que le Roi veut faire au ministre du roi son petit-fils.
J'espère que S. M. Cath. le mettra bientôt en état de terminer heureusement ce qu'il a commencé, et, jusqu'à ce que toutes choses soient
finies, je regarderai comme un malheur incompréhensible qu'il y ait
des apparences de défiance et que l'intelligence ne soit pas au dernier
degré de perfection entre deux grands rois unis non seulement par la
tendresse réciproque, mais encore par le même intérêt. C'est à vous,
Madame, à rompre ce charme qui perd les affaires et qui ne réjouit
que les ennemis de la maison de France.... »

Louis XIV à Philippe V[2].

De Marly, ce 4 juin 1714.

« .... Il vous est aisé de juger, par les instances que je vous ai faites,
du plaisir que j'ai d'apprendre la résolution que vous avez prise de
conclure la paix avec la Hollande. Quoique je n'aie eu d'autres vues
que celle de vos intérêts en vous demandant si pressamment de finir
cet ouvrage, je reçois cependant comme une marque de votre tendresse
pour moi la déférence de Votre Majesté à mes conseils, malgré les
fortes raisons qu'elle avoit de soutenir ses premiers engagements, et je
suis bien aise de lui être obligé, même dans ce qu'elle fait pour ses
propres intérêts. Ainsi, dès l'instant que le cardinal del Giudice m'a
remis votre lettre du 17 du mois dernier, j'ai dit au duc de Berwick de
partir incessamment pour se rendre devant Barcelone.... Le duc de
Berwick partira le 20 de ce mois, et vous pouvez compter qu'il arrivera
devant Barcelone avec les dernières troupes le 1er du mois prochain au
plus tard.... Il n'a pas dépendu de moi que l'affaire qui regarde la
princesse des Ursins ne fût terminée à votre satisfaction et à la sienne;
mais comptez sur mon attention à lui faire plaisir, et j'ai renouvelé les
ordres pressants que j'avois déjà donnés à mes ambassadeurs en Hollande et à Bade. Enfin je n'oublierai rien pour vous marquer, soit en

1. Vol. *Espagne* 235, fol. 194.
2. *Ibidem*, fol. 197.

cette occasion, soit en toute autre, non seulement la tendresse que j'ai pour vous et dont vous n'avez jamais pu douter, mais encore à quel point je suis sensible à la dernière preuve que vous me donnez de votre confiance entière en mon amitié....

Philippe V à Louis XIV[1].

9 juillet 1714.

« .... J'ai appris par le prince de Chalais avec bien du plaisir que vous approuviez mon mariage avec la princesse de Parme. Comme les mêmes motifs qui m'ont déterminé à me remarier ne me permettent pas de différer davantage, j'avois dépêché un courrier à Paris pour gagner du temps, avec ordre au prince de Chalais de l'envoyer sur le champ à Rome au cardinal Acquaviva, que j'ai destiné pour traiter ce mariage, si vous y donniez, comme je l'espérois, votre consentement. Ainsi ce cardinal recevra bientôt mes ordres, et l'affaire se conclura aussi bientôt selon les apparences.... »

M. de Torcy à la princesse des Ursins[2].

Marly, 23 juillet 1714.

« .... N'attendez pas que j'aie pour vous la complaisance d'approuver toutes vos pensées. Celle de la retraite ne vous est pas permise, et ce n'est pas à des personnes comme vous à chercher et à trouver le repos, quand elles desirent le plus d'en jouir.... Le secret que S. M. Cath. a voulu garder sur cette affaire [d'un nouvel engagement matrimonial] commence à être pénétré, et vous le verrez, Madame, par l'extrait que j'ai l'honneur de vous renvoyer d'une lettre de l'envoyé du Roi à Florence. Il y a quelque temps déjà que j'ai pu juger par les discours de l'envoyé de Parme qu'on avoit des espérances à sa cour. Cependant, il ne me paroît pas qu'on en dise rien encore ici, ni à Paris. M. le prince de Chalais me rendra la justice que j'étois bien éloigné de le tenter sur le secret dont il étoit chargé pendant qu'il n'a pas eu la liberté de s'en expliquer.... Le baron de Capres est parti pour Baden.... Les anges(?) mènent le cardinal del Giudice à la chasse.... »

La princesse des Ursins à M. de Torcy[3].

Au Pardo, le 4 août 1714.

« .... La résolution qu'a prise S. M. Cath. de continuer à vivre saintement redonnera une nouvelle scène à la cour, qui pourra causer peut-être des événements différents du passé. Je suis persuadée que rien n'étoit si parfait que ce que nous avons perdu, ni si propre à être mal-

1. Vol. *Espagne* 235, fol. 260.
2. *Ibidem*, fol. 271.
3. Vol. *Espagne* 231, fol. 23.

tresse d'un cœur qui ne s'assujettit que par la tendresse. Je voudrois
que la princesse qui sera en droit de l'acquérir par la sienne y pût
réussir; mais je ne sais si deux passions fortes peuvent succéder
promptement l'une à l'autre. La plaie est encore bien vive, et, comme
la raison a plus de part à ce second engagement que l'inclination, j'appréhende que cette reine ne sente dans les commencements qu'elle
succède à une qui faisoit seule les délices et la consolation du roi. Il
me fait l'honneur de croire que je pourrai contribuer à lui inspirer les
moyens de lui plaire, et S. M. voudroit, si ma santé peut me le permettre, que j'allasse la recevoir, quand elle entrera en Espagne avec
sa maison. Je ne sais encore ce que je pourrai faire là-dessus, n'aimant
point à perdre de vue nos trois princes pour un temps considérable. Je
crois comme vous qu'il sera difficile que le mariage dont il est question
ne fasse pas de bruit. M. le cardinal Acquaviva, qui en est chargé, a
eu la prudence de s'informer si le bruit qui avoit couru sur le compte
du prince de Piémont étoit fondé, avant que de partir. Il a trouvé que
M. le duc de Parme étoit en pleine liberté, et nous avons su d'ailleurs
que ce prince n'avoit aucun engagement et qu'il tiendroit à grand
honneur de faire une telle alliance. Ce cardinal a assuré le roi son
maître que, d'abord que nous lui redépêcherions le courrier qui lui
porteroit l'approbation que S. M. Très Chr. auroit donnée à cette affaire,
il se mettroit en chemin sans différer un moment, de manière que,
selon notre calcul, il sera présentement arrivé à Plaisance, où demeure
la cour de Parme. Je ne m'étonne pas que celle de Toscane n'ait pas
d'envie que la maison de Savoie augmente sa puissance en Italie ;
ainsi M. le comte de Gergy vous a donné une bonne information. On
croit à Madrid que M. le comte d'Albert et moi traitons pour la fille de
M l'Électeur, et on ajoute que je le fais par intérêt, voulant pour récompense ma souveraineté. La douleur que vous ressentez par le peu
d'espoir que vous avez que M. le baron de Capres puisse réussir à
Baden, quoiqu'il soit muni de bonnes raisons et de bons pouvoirs, est
une preuve de votre bonne foi et de votre bonté, dont je vous rends
mille très humbles grâces.... »

Philippe V à Louis XIV[1].

« Au Pardo, le 20 août 1714.

« Quoique ce ne soit que par formalité que je viens aujourd'hui donner part à Votre Majesté de mon mariage avec la princesse de Parme,
puisque je n'aurois pas traité cette affaire sans avoir eu auparavant
son approbation, comme elle a bien voulu me la donner, je ne veux
pas cependant manquer à lui apprendre moi-même que j'ai reçu une
lettre du duc de Parme, dans laquelle il me marque, en entrant dans
ce que je souhaite, la joie qu'il a du choix que j'ai fait de sa nièce

1. Vol. *Espagne* 231, fol. 32.

pour monter sur mon trône. Ce choix me fait d'autant plus de plaisir que ce duc a toujours paru affectionné et à vous et à moi. J'espère que vous voudrez bien vous intéresser à ma satisfaction, et je prie Votre Majesté d'être bien persuadée que je le mérite par la tendresse respectueuse et pleine de reconnoissance que j'ai pour elle et qui durera autant que ma vie.... »

Philippe V à Louis XIV[1].

« Au Pardo, 20 août 1714.

« Des raisons dont j'informerai dans quelques jours Votre Majesté m'engageant à ordonner au cardinal del Giudice de se rendre à Madrid avec la même diligence qu'il a faite pour passer auprès de vous; je vous prie de l'agréer et que je remette quant à présent à vous en dire les motifs; et je profite de cette occasion pour renouveler encore à Votre Majesté les assurances de ma tendresse et de ma reconnoissance.... »

M. Pachau au marquis de Torcy[2].

« De Madrid, le 20 août 1714.

« .... Le roi d'Espagne a commencé à recevoir des compliments sur son mariage. On dit qu'il ne sera cependant déclaré dans les formes que le jour de Saint-Louis, lorsqu'on a[ura] quitté le deuil. La nouvelle reine, dont j'entends faire de grands éloges, doit être en Espagne avant la fin d'octobre. On la logera le mieux qu'il sera possible au palais de Medina-Celi, en attendant que l'on ait préparé celui du Retiro, où S. M. Cath. veut faire bâtir et où il paroît qu'elle est déterminée à fixer sa demeure.... J'ai vu chez Mme la princesse des Ursins le portrait de la princesse de Parme : on trouve qu'elle ressemble à la reine douairière sa tante. Les sentiments des Espagnols sont partagés sur ce mariage. Les uns disent que le roi d'Espagne pouvoit se marier plus avantageusement, et les autres que S. M. Cath. ne pouvoit mieux faire que de songer à réparer par l'acquisition de nouveaux États en Italie les pertes qu'elle y a faites depuis le commencement de la guerre.... »

1. Vol. *Espagne* 231, fol. 33.
2. *Ibidem*, fol. 56.

VI

RELATION DE LA MORT DU DUC DE BERRY[1]

Le récit qui va suivre est inédit et anonyme. Il est conservé dans le manuscrit 21 672 des Nouvelles acquisitions françaises de la Bibliothèque nationale, fol. 36 et suivants. Il semble avoir le même auteur que les deux relations de la maladie et de la mort du duc et de la duchesse de Bourgogne qui ont été insérées dans notre tome XXII, p. 471-474; en tout cas, le style et la forme en sont sensiblement analogues; peut-être vient-il, comme ces relations, des papiers de Clairambault; mais rien ne permet de l'établir. Quoi qu'il en soit, il n'en a pas moins la valeur d'un témoignage émané d'un familier de la maison.

Relation de la maladie et de la mort de M. le duc de Berry [2].

A Paris le 7ᵉ de mai 1714.

Le jeudi 26ᵉ du mois passé, M. le duc de Berry étant à la chasse, son cheval fit une glissade, et il le soutint. A quelques pas de là, le cheval, étant dans des pierres, broncha et fut sur le point de tomber sur ses genoux. Le prince le soutint encore avec la bride et le mouvement du corps nécessaire pour cela. Il se peut faire qu'en cela il y eut quelque contretemps et quelque effort.

On a voulu dire que le cheval s'étoit cabré et que le pommeau de la selle avoit donné dans le creux de l'estomac du prince. Je sais certainement que cela est faux, et qu'il n'y a eu que ce que je viens de marquer, outre que, le cheval en se cabrant, le pommeau n'auroit pu frapper que le bas-ventre.

Étant revenu de la chasse, il s'aperçut qu'il avoit fait du sang, et défendit au garçon de la garde-robe d'en parler, sur peine d'être chassé. Le secret n'a été que trop bien gardé. Si ce domestique avoit été assez prudent pour désobéir dans une circonstance si essentielle, peut-être qu'il y avoit encore du remède.

Le mal demeura donc caché, et le dévoiement continua, avec un peu d'émotion, que le prince cacha aussi.

Le samedi 28ᵉ, il retourna à la chasse du loup et fut douze heures à cheval. Il déjeuna deux fois. Le soir, étant de retour, il soupa avec le Roi et mangea prodigieusement du poisson. Il étoit naturellement grand mangeur. Lorsque le Roi fut retiré, il vint de Marly à Versailles, ·

1. Ci-dessus, p. 247 et suivantes.
2. Ce titre est au dos de la pièce et d'une autre écriture.

où Mme la duchesse de Berry est restée sans aller à Marly, à cause de sa grossesse ; elle est dans le septième mois. C'étoit après minuit. On servit à souper à la princesse, avec laquelle le prince mangea pour le moins autant de viande qu'il avoit, trois heures auparavant, mangé de poisson avec le Roi.

Le dimanche 29e, il retourna à Marly, après avoir pris trois ou quatre tasses de chocolat, pour arrêter, disoit-il, son dévoiement, parce que, depuis quelques années, l'expérience a fait voir que le chocolat est bon pour ce mal-là. Il fut au lever du Roi. On lui trouva le visage abattu. Il avoit mal passé trois ou quatre heures seulement qu'il avoit été au lit. Le soir, il joua au billard, et, s'étant enfin retiré fort tard, il sentit qu'il avoit froid. On le trouva en effet fort glacé aux mains. On le réchauffa ; on le coucha ; il ne reposa point.

Le lundi 30e, il se leva et se fit mettre des guêtres pour aller à la chasse ; mais, au lever du Roi, il ne put se soutenir et fut obligé de se mettre au lit. La fièvre, qu'il avoit cachée, augmenta ; il fut saigné le soir. Pendant la nuit, la tête s'embarrassa, et on résolut de le saigner du pied le mardi matin 1er de mai. Je crois que ce fut ce jour-là qu'on lui donna de l'émétique, qui le fit beaucoup vomir, et même des matières qui étonnèrent tout le monde. Cependant, on envoya à Paris quérir le P. de la Rue, jésuite, son confesseur, qui est de mes amis, et qui étoit aussi confesseur de feu Madame la dernière Dauphine.

Le mercredi 2e de mai, le bruit fut répandu à Paris qu'il étoit hors de danger à cause de l'évacuation que l'émétique avoit fait faire. Il se crut lui-même hors d'affaires le jeudi 3e, et il dit qu'il ne sentoit plus de mal. Mais le confesseur, averti par les médecins, lui déclara qu'il étoit dans un danger d'autant plus pressant qu'il ne le sentoit pas ; qu'il falloit nécessairement renoncer non seulement à toutes les grandeurs de sa naissance, mais même offrir à Dieu le sacrifice de sa vie. Il fut d'abord un peu étonné, et le confesseur, qui est un excellent religieux, ayant continué de l'exhorter, trouva dans peu de moments en lui une fermeté et une résignation chrétienne telle qu'il la desiroit.

Le soir de ce même jeudi 3e, il reçut le saint viatique et l'extrême onction. Le Roi accompagna les sacrements et fut présent à cette triste cérémonie, et ne le quitta plus que lorsqu'on dit à S. M. qu'il n'y avoit plus rien à espérer.

Environ à minuit, M. le duc d'Orléans, allant de Marly à Versailles, trouva Mme la duchesse de Berry, sa fille, dans le parc de Versailles, qui, désespérée de ce qu'elle jugeoit qu'on lui cachoit, se faisoit conduire à Marly. M. le duc d'Orléans fit ses efforts pour l'arrêter ; mais, ne pouvant rien gagner sur son esprit, il lui dit qu'inutilement elle iroit plus loin, qu'elle ne verroit point son mari et qu'il l'avoit laissé à l'extrémité. Il la ramena à Versailles dans le plus pitoyable état du monde.

Enfin ce prince expira le vendredi 4e, sur les quatre heures du matin.

Le même jour, son corps fut apporté à Paris dans un carrosse, accompagné de deux aumôniers, précédé et suivi de deux autres carrosses remplis de ses principaux officiers, qui fondoient en larmes, et suivi de trente gardes et de quelques pages qui portoient des flambeaux. Ce cortège désolé arriva sur les cinq heures du soir. On porta le corps dans le palais des Tuileries, où il est encore, sur un lit de parade, jusqu'à ce qu'on le porte à Saint-Denis. On l'a ouvert, et on prétend y avoir trouvé plusieurs causes insurmontables de mort ; c'est ce qu'on dit toujours, soit en faveur de la vérité, soit en faveur des médecins.

Il a chargé quelqu'un, et je crois que c'est son confesseur, de supplier le Roi de lui pardonner sa mort, dont il a avoué qu'il est la cause, pour avoir caché son mal dans l'espérance de le surmonter ; que, s'il avoit pu, il se seroit jeté aux pieds de S. M. pour le supplier d'avoir pitié de ses officiers, lesquels, ayant employé tout leur bien pour avoir des charges dans sa maison et s'attacher à lui, demeuroient ruinés par sa mort.

On attend l'événement de la couche de Mme la duchesse de Berry, pourvu que son extrême affliction permette qu'elle aille au bout de son terme, et on dit que le Roi a déclaré que, si elle accouche d'un prince, les charges seront continuées aux officiers, et que la maison ne sera point rompue.

On m'a dit que les ducs draperont. C'est ce qui m'étonne, cela ne s'étant pas fait pour le Dauphin duc de Bourgogne. Le deuil sera de six mois. Je crois qu'on va le prendre incessamment. On l'avoit quitté il y a plus de quinze jours ; on ne l'a porté de la reine d'Espagne que pendant six semaines, et on a répandu qu'on ne l'a porté à Madrid que pendant six semaines aussi pour la mort de feu Monseigneur, père du roi d'Espagne, et qu'on s'est réglé là-dessus pour le deuil de la reine, selon l'usage d'Espagne.

Ainsi voilà la succession du Roi que nous avons vue affermie sur cinq têtes, qui promettoient une longue vie, réduite à la conservation d'un enfant qui n'a que quatre ans. On dit que, ce précieux enfant ayant été apporté au Roi, S. M. le prit entre ses bras et dit : « Voilà ce qui me reste de toute ma famille, » et qu'il pleura beaucoup.

Telle est l'assurance des grandeurs et de toutes les choses du monde, où il n'y a rien de bon ni de solide que ce que l'on y fait pour Dieu et pour l'éternité.

VII

L'ARRIVÉE DE LA REINE DE POLOGNE EN FRANCE [1]

Lettres du comte de Grignan au contrôleur général des finances [2].

Marseille, 6 juillet 1714.

Monsieur, il y a deux jours que j'ai eu l'honneur de vous informer [3] de l'arrivée à Marseille de la reine douairière de Pologne avec la princesse Sobieski, sa petite-fille. Je continue tous mes soins pour remplir les devoirs qui peuvent trouver place au travers de l'incognito et pour montrer en cette occasion un échantillon de la magnificence de la France. Il y a quelque apparence que la reine de Pologne fera ici quelque séjour en attendant des équipages qui lui viennent par mer, et des réponses de la cour. Je suis, etc.

Marseille, 30 juillet 1714.

La reine de Pologne avoit résolu de partir demain de Marseille, et j'avois donné les ordres nécessaires sur sa route en Provence jusques aux environs d'Orange ; mais une petite indisposition qu'elle a eue fait différer son départ de quelques jours, pendant lesquels je continuerai mes soins pour lui rendre agréable le séjour de cette ville.

Marseille, 31 juillet 1714.

L'indisposition de la reine de Pologne s'étant considérablement augmentée aujourd'hui, j'ai envoyé dans le comtat d'Avignon, à quinze lieues d'ici, une chaise de poste pour amener un habile médecin, après l'avoir proposé à celui de la reine et à M. le comte de Béthune. Je vois cependant que, ce soir, le mal a commencé de diminuer.

Marseille, 2 août 1714.

La santé de la reine de Pologne est rétablie ; mais elle aura besoin de quelques jours de repos avant de se mettre en route. Les galères du Pape qui l'ont amenée se disposent à partir pour retourner à Civita Vecchia.

Marseille, 6 août 1714.

La reine de Pologne est dans le dessein de partir de cette ville de Marseille demain 7 août, et j'ai envoyé tous les ordres nécessaires à cet

1. Ci-dessus, p. 323.
2. Archives nationales, carton G[7] 480.
3. Cette lettre ne s'est pas retrouvée.

égard le long de sa route jusqu'à la Durance près de Noves, où j'ai fait mettre un bac d'augmentation pour la commodité du passage. Elle entrera de là sur les terres de S. S., sans passer néanmoins dans Avignon. J'en ai donné avis à M. le vice-légat, et, comme elle veut s'embarquer sur le Rhône, près de Sorgues, pour remonter cette rivière jusqu'à Lyon, il n'a pas été nécessaire que j'aie étendu les ordres jusqu'à Orange ; j'ai seulement pris soin que, des terres que j'ai le long du Rhône, on envoie sur ses bateaux beaucoup de rafraîchissements.

Marseille, 12 août 1714.

Les gens que j'avois mis à la suite de la reine de Pologne pour la faire servir et l'escorter pendant sa route en Provence m'ont rapporté qu'elle y avoit voyagé fort heureusement, qu'elle étoit fort contente de la Provence et que, le 10 de ce mois, elle passa la Durance et entra sur les terres du Pape. Elle doit s'être embarquée aujourd'hui sur le Rhône pour le remonter jusqu'à Lyon.

La reine Marie-Casimire à Louis XIV[1].

De Marseille, ce 8 juillet [1714].

Monsieur mon frere, estant enfin par la grâce de Dieu arivee ou y lia si longtans que jaspire destre dans lempire de vostre majesté elle agreera si luy plait la liberte que je prand de luy pressanter mes omage et le veut que je fais de vivre soubs ces loyxs puis que Vostre Majesté a la bontes de me le permetre.

Je suplies Vostre Majesté destre persuadee que je nan conoytres jamais dautre que celle quelle mimposera qui feront la resgle de mavies et que jobserveres avec auxtant de soubmission que de tres profonds respec avec lequel je suis

　　　Monsieur mon frere
　　　　De Vostre Maiesté
　　　　　Tres bone sœur et tres afectionée
　　　　　　MARIE CASIMIRE.

La reine Marie-Casimire au marquis de Torcy[2].

A Marseille, le 10 juillet 1714.

J'arrivai ici le 4e du courant en dix-sept jours d'embarquement et en sept de navigation fort heureuse et sans incommodité sur les galères du Pape. J'ai reçu de M. Arnoul les passeports que vous m'avez envoyés et dont je vous remercie. J'ai tous les lieux du monde de me louer de l'attention et de la politesse de M. le comte de Grignan, de M. le bailli de Rancé, de M. l'intendant, en un mot de toute la

1. Vol. *Pologne* 146, fol. 152, original autographe.
2. *Ibidem*, fol. 154.

province et de toute la marine, dont je reçois de grands honneurs avec
la princesse ma petite-fille, malgré notre incognito et la surprise qu'a
causée notre arrivée inespérée. Je vous prie d'en faire mes très humbles remerciements au Roi et je vous assure à jamais de toute ma considération et ma partialité pour vous, Monsieur.

MARIE CASIMIRE REYNE.

Le comte de Béthune à Torcy[1].

Blois, 19 septembre 1714.

La reine de Pologne vient d'arriver ici en parfaite santé, malgré les
fatigues du voyage, et pénétrée des bontés du Roi, dont elle a reçu
bien des marques par tous les honneurs qu'on lui a rendus sur sa
route. A mon arrivée ici, on m'a rendu un paquet de votre part, où
j'ai trouvé une lettre de la reine de Pologne au Roi sous une enveloppe
sans dessus et sans aucune lettre de vous qui pût m'informer de l'usage
que j'en devois faire. Ainsi je vous prie de me donner vos ordres là-
dessus, que j'attendrai ici, ne pouvant partir de quelques jours jusqu'à
ce que la reine soit entièrement établie. Après quoi, je me rendrai à
Fontainebleau pour avoir l'honneur de vous rendre compte de ma commission. J'ai celui d'être, etc...

BÉTHUNE.

Le mémoire de la reine auquel il est fait allusion dans la lettre du
comte de Béthune se trouvera ci-après aux Additions et Corrections,
p. 513, avec quelques renseignements complémentaires.

1. Vol. *Pologne* 146, fol. 200.

VIII

LE RANG DES PRINCES LÉGITIMÉS

Saint-Simon a rapporté ci-dessus, p. 349, le discours que le Roi avait tenu au premier président Harlay, lorsque, en 1694, il accorda à ses bâtards un rang intermédiaire entre les princes du sang et les ducs. Les registres du Parlement (Archives nationales, X1A 8411, fol. 432 v°) ayant conservé le texte du rapport que le premier président en fit au Parlement, il sera intéressant de le comparer avec ce qu'en a dit notre auteur.

Extrait des registres du Parlement.

Du jeudi sixième mai seize cent quatre-vingt quatorze, du matin, Messire Achille de Harlay, chevalier, premier.

Ce jour, les grand chambre et tournelle assemblées, M. le premier président a dit à la Cour que, s'étant rendu hier à Versailles avec M. le président de Longueil et M. le doyen pour recevoir les ordres du Roi, suivant une lettre de M. de Pontchartrain, secrétaire d'État, qu'il avoit reçue le jour précédent, ils furent introduits dans le cabinet dudit seigneur Roi, où il étoit seul ;

Que le Roi leur fit l'honneur de leur dire qu'ayant résolu de donner à M. du Maine et à M. le comte de Toulouse des lettres pour suivre immédiatement Messieurs les princes du sang et pour précéder tous les autres princes et seigneurs du royaume, semblables à celles que le feu Roi son aïeul avoit données à M. de Vendôme en l'année 1610, et en particulier d'accorder à M. du Maine des lettres de continuation de pairie du comté d'Eu, comme il avoit fait en faveur de feu Mlle d'Orléans, en l'année 1660 ;

Et qu'étant prêt d'envoyer ces lettres à la Compagnie, il les avoit mandés pour lui expliquer ses intentions et lui dire de sa part qu'étant bien aise d'accorder ces lettres à M. du Maine et à M. de Toulouse, il vouloit en même temps conserver à Messieurs les princes du sang tous les honneurs qui leur étoient dus, et que, mettant toujours une distinction convenable entre eux et MM. du Maine et de Toulouse, on en mît pareillement entre ces derniers et Messieurs les ducs et pairs, de quelque qualité qu'ils fussent ;

Que le Roi ayant cessé de parler, il [1] avoit eu l'honneur de lui dire que ces Messieurs avec lesquels il se trouvoit et lui pouvoient prendre la liberté d'assurer S. M. que la Compagnie obéiroit avec joie à ses commandements ainsi qu'elle faisoit dans toutes les choses qu'elle

1. C'est-à-dire le premier président.

croyoit lui être agréables ; mais, comme, pour l'exécution de ces lettres, il étoit nécessaire d'observer quelques formalités, ils supplioient S. M. de leur prescrire la manière en laquelle il lui plaisoit que la Compagnie en usât dans cette occasion, et quels honneurs elle voudroit qu'on rendît à M. du Maine, lorsqu'il y viendroit prendre sa place ;

Que le Roi leur avoit dit que ce qu'il leur avoit marqué en général qu'il vouloit qu'il y eût toujours de la différence entre les princes du sang et MM. du Maine et de Toulouse et d'eux aux ducs et pairs, pouvoit aisément s'appliquer en particulier ;

Qu'il falloit que MM. du Maine et de Toulouse donnassent une requête pour l'enregistrement des lettres concernant le rang et la séance immédiatement après Messieurs les princes du sang ;

Que M. du Maine en donnât une pour l'enregistrement des lettres de la continuation de la pairie d'Eu et pour sa réception ;

Qu'il prêtât serment en la manière accoutumée en qualité de pair de France ;

Qu'il savoit que feu M. le duc de Vendôme avoit été reçu très jeune, et sans information, le roi Henri IVe ayant souhaité qu'il assistât à la réception du duc de Sully ;

Qu'il croyoit que son témoignage pouvoit bien tenir lieu d'information et que M. du Maine en pouvoit être dispensé ;

Qu'il savoit aussi qu'il n'y avoit autrefois que les enfants de France qui traversassent le parquet de la grand chambre, lorsqu'ils venoient prendre séance au Parlement. Cependant que, Messieurs les princes du sang étant en possession de le faire, il ne falloit pas donner atteinte à cette possession, mais que M. du Maine, quand il prendroit sa place, passeroit par le barreau ;

Que celui qui présidoit à la Compagnie, lorsqu'il demandoit les avis des princes du sang, leur ôtant son bonnet et leur faisant une inclination sans les nommer, il vouloit qu'il se découvrît en demandant l'avis à M. du Maine et qu'il lui fît une inclination moindre que celle qu'il fait aux princes du sang, et qu'il le nommeroit par le nom de sa pairie ;

Et enfin que, les princes du sang, à leur sortie de la cour, étant précédés par deux huissiers jusqu'à la Sainte-Chapelle, M. le duc du Maine ne le seroit que par un seul ;

Que le Roi avoit eu ensuite la bonté de leur témoigner qu'il étoit très satisfait de la manière dont la Compagnie se conduisoit dans toutes les choses qui regardoient son service et dans l'administration de la justice qu'elle rendoit à ses sujets à sa décharge, et que S. M. nous chargeoit de témoigner à la Compagnie le gré qu'il lui en savoit ;

Que, reprenant encore la parole, après avoir remercié très humblement le Roi de l'honneur qu'il faisoit à son parlement, il l'avoit supplié de marquer de quelle manière il lui plaisoit que ces lettres fussent enregistrées ; que, si S. M. l'avoit agréable, l'on assembleroit toute la Compagnie afin que tous les officiers qui la composent pussent avoir la satisfaction de donner leurs suffrages à une chose qui paroissoit lui être agréable, et qu'il la pouvoit assurer qu'elle trouveroit en tous le même zèle et la même promptitude pour exécuter ses ordres ;

Que le Roi avoit dit que les lettres de pairie en faveur de M. de Vendôme, sa réception en la dignité de pair, les lettres de 1610 pour son rang et sa préséance, et depuis les lettres de continuation de la pairie d'Eu en faveur de feu Mlle d'Orléans en 1660 ayant été enregistrées, les trois chambres assemblées, réduites présentement à deux par la suppression de celle de l'Édit, il suffiroit que celles-ci, qui étoient semblables aux autres, fussent enregistrées de la même manière par la grand chambre et la tournelle. Après quoi, ils avoient fait la révérence au Roi et s'étoient retirés.

IX

LA MORT DE LA REINE ANNE[1]

Nous réunissons ici un certain nombre de documents du Dépôt des affaires étrangères relatifs à la mort de la reine Anne d'Angleterre, à l'avènement de son successeur Georges Ier, et aux espérances que cette mort avait données au prétendant Jacques Stuart.

M. d'Iberville, envoyé extraordinaire en Angleterre,
au marquis de Torcy[2].

Londres, 30 juillet 1714.

... La reine a été un peu indisposée ces jours passés pour avoir mangé trop de cerises. L'agitation que lui cause le retour de Mylord Marlborough, les menées et les discours des whigs et surtout la nécessité de faire du changement dans son ministère peuvent y avoir part...

On continue de dire que M. d'Oxford remettra sa charge avant que la reine aille à Windsor. Elle n'a point encore fixé son départ, et l'on croit qu'il pourra bien être différé de huit ou dix jours. On m'a assuré que depuis peu il est arrivé ici un vaisseau hollandois chargé de quinze cents fusils et d'autant de baïonnettes.

Comme les deux partis ne songent qu'à se décrier réciproquement par de telles inventions, je me suis accoutumé à n'y faire que très peu d'attention; mais je vous donnerai pour certain que les whigs en Écosse sont bien pourvus d'armes, le sachant d'un Écossois, député au Parlement, que je connois depuis seize ans, homme de bon esprit et qui ne m'a pas voulu tromper. Il est jacobite et des plus zélés...

J'espère que les ministres de la reine n'entreront pas dans les nouvelles plaintes de ses commissaires à Dunkerque sur le retardement des travaux. En tout cas, vous m'avez fourni de bonnes raisons à leur donner.

Mylord Marlborough n'est point encore arrivé, étant retenu par les vents contraires.

Je suis, etc.

M. d'Iberville au Roi[3].

Londres, le 10 août 1714.

Je viens d'apprendre que la reine a été attaquée d'apoplexie, qu'on

1. Ci-dessus, p. 379.
2. Vol. *Angleterre* 257, fol. 178.
3. *Ibidem*, fol. 271.

l'a rasée et qu'on lui a mis des fers chauds sur la tête, qui ont eu leur effet pour quelque temps, qu'on lui a donné des vomitifs ensuite qui n'en out point eu ; on ne croit pas qu'elle soit en vie dans deux heures. On m'assure en même temps que Mylord Warton commence à ameuter la populace. Cet avis s'accorde avec ce qui venoit de m'être dit précédemment qu'on étoit venu chez Mylord d'Oxford le chercher en toute diligence.

Je suis, etc....

P. S. Le 10 août à dix heures du soir, tout arrivant de Kensington, où j'ai appris de très mauvaises nouvelles de l'état de la reine. Elle a eu entre neuf et dix heures une attaque d'apoplexie que les médecins qualifient de convulsion ; seulement, elle a repris la connoissance sur le midi, et aussitôt elle a donné la baguette de grand trésorier à M. de Shrewsbury. Les vomitifs qu'on lui avoit donnés précédemment n'avoient produit que des efforts sans aucun effet. On lui avoit mis des vésicatoires sous la plante des pieds pour y attirer l'humeur de la goutte ; elle commençoit à se plaindre des douleurs qu'elle y sentoit, et le médecin en concevoit quelque espérance ; mais tous les ministres, et Mylord Bolingbroke en particulier, ne m'en ont montré aucune. On craint le retour de l'attaque ce soir, et qu'il ne l'emporte.

Les ordres sont donnés dans la ville de tenir les milices prêtes pour prévenir les désordres que la populace pourroit faire. Leurs officiers sont en grand mouvement. On entend leurs tambours de toutes parts, d'où je tire mauvais augure. Les principaux des whigs qui se trouvent dans Londres se sont assemblés aussitôt chez M. le duc de Somerset ; les jacobites ne cachent pas leur consternation ; voilà toutes leurs espérances entièrement détruites ; l'électeur de Hanovre sera proclamé aussitôt après la mort de la reine.

J'ai fait partir un exprès entre une et deux heures pour vous porter la lettre dont la copie est ci-dessus ; je vous en dépêcherai un autre aussitôt après la mort de la reine, ou bien en cas que le danger se passe. Si vous n'en recevez point, ce sera une preuve que les ports du royaume seront fermés.

Je ne me mêle point de donner des avis au Chevalier[1] ; je crois qu'il n'y a rien à faire de sa part présentement.

A neuf heures du soir, j'apprends que, sur les six heures et demie, on a donné un vomitif à la reine, qui a eu quelque effet, et qu'elle s'étoit remise au lit, parce que les vésicatoires commençoient à l'incommoder. Elle a une parfaite connoissance et elle ne manque pas de forces ; on espérera bien de sa vie si elle passe la nuit. Le Chevalier a écrit ou fait écrire à diverses personnes pour les prier, en cas de quelque maladie ou de mort de la reine, de l'en avertir de bonne heure. Quelques jacobites très sensés, qui me l'ont dit, ont ajouté tout de

---

1. Le chevalier de Saint-Georges, le Prétendant, fils de Jacques II.

suite : Que voudroit-il faire ? Les milices sont sous les armes et les gardes sont doublées partout.

Comme M. le duc de Shrewsbury ne voulut pas être trésorier, il y a trois ans, et que les mêmes raisons qu'il en eut subsistent, on croit qu'il n'a accepté aujourd'hui cette charge que parce qu'il n'y avoit pas de temps pour expédier en chancellerie les commissions..., au lieu que la charge se donne en remettant seulement la baguette...

Louis XIV répond de Versailles à cette dépêche le 16 août (vol. *Angleterre* 257, fol. 275) :

Le courrier que vous m'avez dépêché le 10e de ce mois arriva ici le 12 à midi, et j'appris par la lettre dont vous l'aviez chargé l'extrémité de la reine de la Grande-Bretagne avec de telles circonstances que j'ai peine à croire qu'elle ait passé la journée de la date de votre lettre. Comme vous avez aisément jugé de l'inquiétude que cette nouvelle m'a causée, vous n'auriez pas manqué de me faire savoir promptement les suites, si le passage eût été libre à vos courriers. Ainsi, je suppose qu'après la perte de cette princesse, les ports d'Angleterre auront été fermés et que vous n'avez pu me donner de vos nouvelles.

Après les avoir attendues pendant quatre jours, je renvoie votre courrier qui passera peut-être jusqu'à Londres plus facilement que ceux que vous m'envoyerez ne sortiront d'Angleterre pour venir dans mon royaume. N'oubliez rien cependant pour me donner des nouvelles dans cette conjoncture.

Quant aux ordres que vous pouvez attendre de ma part, je n'en ai point d'autre à vous donner que d'observer une conduite très sage, d'éviter avec soin tout ce qui pourroit causer quelque juste sujet de plainte, soit à ceux qui gouverneront, soit en général à la nation, enfin de me rendre un compte le plus exactement et le plus souvent qu'il vous sera possible de ce qui se passera de plus considérable dans la situation où les affaires d'Angleterre doivent se trouver, si la reine de la Grande-Bretagne n'a pu résister à la maladie violente dont vous m'avez informé....

La reine Marie, veuve de Jacques II, au marquis de Torcy[1].

A Chaillot, ce 13 aoust 1714.

Je viens d'apprendre par une personne, qui vient de Versailles, que l'on y apris hier par un courrier venu d'Angleterre le triste estat ou se trouvoit la P^sse Anne, dans une attaque d'apoplexie, sans esperance d'en revenir ; cette nouvelle me done de grandes inquietudes, come vous pouves bien le croire, par rapport au Roy mon fils. J'espere que quoi que vous n'aves pas pensé à moi dans cette occasion vous ne

1. Vol. *Angleterre* 257, fol. 296. Nous conservons l'orthographe de la reine.

l'aures pas oublié, et que vous lui aures, des hier, envoyé cette nouvelle par un expres avec vos conseilles et ceus du Roy mesme, sur le parti qu'il doit prendre en cette importante occasion. Si vous ne l'aves dejà fait je vous prie, et conjure de ne pas tarder à prendre les ordres du Roy pour le faire dans le quel seul apres Dieu je mets toute mon esperance et suis persuadée, qu'il n'abandonera pas mon fils dans la presente conjoncture dans laquelle, je vous avoue, que je n'ose presque pas lui doner de conseilles, mais je m'en remettrai tousiours à ceus du Roy apres quoi je me fie, au zele, et à l'attachement que vous aves tousiours tesmoigné pour le Roy mon fils et ne puis douter que vous ne lui en donies des preuves en cette occasion.

M. R.

M. d'Iberville à Torcy[1].

Londres, le 11 août 1714, à onze heures du soir[2].

Voici la cinquième lettre que je vous ai écrite depuis hier à deux heures après midi que je vous dépêchai un exprès pour vous porter la nouvelle que la reine étoit tombée en apoplexie sur les neuf heures et demie. Je ne sais s'il est arrivé avant que les ports aient été fermés. Hier au soir, je vous envoyai deux lettres, l'une par Dunkerque, l'autre par Calais, pour vous informer de l'état où étoit la reine et qu'aussitôt qu'elle avoit repris connoissance un conseil avoit proposé de faire M. le duc de Shrewsbury grand trésorier, ce qu'elle fit de bon cœur. Il ne faut pour cela que donner la baguette, au lieu qu'il falloit une commission en chancellerie pour une nomination de commissaires dont on n'étoit pas encore convenu, et qu'il auroit fallu bien du temps pour cela.

Comme la vraie cause de la maladie de la reine est l'agitation d'esprit que lui a causé la destitution de M. le comte d'Oxford et un mouvement de goutte vers la tête, on lui mit des vésicatoires aux cuisses et à la plante des pieds pour y attirer l'humeur. Elle commença sur les six heures à se plaindre de la douleur qu'ils lui causoient, et on en conçut un peu d'espérance. Elle a passé une très mauvaise nuit et elle s'est trouvée si mal aujourd'hui à onze heures qu'on l'a crue morte, et les ordres avoient déjà été donnés aux hérauts de se tenir prêts pour faire la proclamation de M. l'électeur d'Hanovre sur les quatre heures ; mais, vers ce temps-là, son pouls s'est un peu rétabli, et, étant revenue de l'assoupissement où elle a presque toujours été, elle a demandé qu'on lui fît la prière, et ensuite un peu de soupe. Voilà, Monseigneur, l'état où elle étoit encore à huit heures. Si elle passoit la nuit, il y auroit lien de reprendre des espérances pour sa vie. Elle ne manque pas de forces et elle en a eu besoin pour soutenir les remèdes

1. Vol. *Angleterre* 257, fol. 282.
2. Cette depêche n'arriva que le 19 (Note marginale de l'original).

qu'on lui a faits. Elle a l'esprit libre et la connoissance parfaite. Sa voix est extrêmement foible. Tous ceux qui ont été du conseil privé des rois ses prédécesseurs ont été appelés au conseil général qui s'est tenu ce matin à Kensington, suivant le droit qu'ils en ont toute leur vie, à moins que leurs noms n'aient été rayés des registres, ce qui arrive rarement. MM. les ducs de Somerset et d'Argyll en cette qualité se rendirent hier au conseil qui se tint à midi, sans y avoir été appelés. On a envoyé des exprès à Hanovre et à la Haye. On a expédié des ordres à tous les officiers et équipages des vaisseaux qui sont payés de s'y rendre[1] sous peine de punition. Les troupes angloises qui sont à Dunkerque et en Flandres ont ordre de se tenir prêtes à passer en Angleterre, et six régiments de ceux qui sont en Irlande vont passer en Écosse. MM. de Bothmar et de Crayenberg, résident d'Hanovre, ont été priés de se rendre au Conseil ce matin, et après qu'on les a informés des résolutions qui ont été prises, on leur a demandé s'ils croyoient qu'il restât quelque chose à faire pour le service de leur maître.

Les milices de la ville sont toujours assemblées, et l'on a donné de bons ordres pour empêcher qu'il ne s'y fasse aucun désordre. Je crains Monseigneur, que le courrier qui est porteur de la nouvelle de la mort de la reine, que j'ai fait partir à midi, n'ait pu réussir à passer la mer, ou qu'il n'arrive pas avant cette lettre. Je lui ai fait prendre une route détournée et qui m'a paru sûre.

La tête tourne à la plupart des jacobites, surtout des Écossois, qui se figurent que le Roi va fournir au Chevalier [de Saint-Geor ges] ce qu'il faut pour passer en Écosse et y soutenir la guerre, et, quand on leur dit que S. M. ne le pourroit sans contrevenir aux traités de paix et s'attirer sur les bras une nouvelle guerre, ils répondent que le Chevalier est perdu pour jamais et que nous n'en serons pas plus exempts de la guerre. Je ne les en crois pas. Ils prient que la reine douairière et toute sa cour soient avertis de n'écrire ici à personne de plus de quinze jours, parce que les lettres seront toutes ouvertes. Je suis....

M. d'Iberville au Roi[2].

Londres, le 12 août 1714.

La reine est morte ce matin à sept heures et demie ; elle avoit perdu parole plusieurs heures auparavant ; on ne dit point qu'elle ait parlé du Chevalier en aucune manière[3]. On a ouvert peu après les boîtes où étoient les noms de ceux que M. d'Hanovre a choisis pour être associés à la régence nommée par l'acte de succession. Ils sont au nom-

1. De se rendre sur les vaisseaux.
2. Vol. *Angleterre* 257, fol. 284.
3. Cette première phrase est en chiffre.

bre de dix-neuf, dont je joins ici la liste. On est fort surpris de ce que Mylord Marlborough, Mylord Sunderland, et ses autres gendres, Mylord Somerset et Mylord Warton n'en sont point. M. de Bothmar a été appelé au conseil général qui s'est tenu ensuite, auquel ont assisté tous ceux qui ont été du conseil privé de la reine et des rois ses prédécesseurs. On y a donné des ordres pour la proclamation. Elle a été faite à deux heures après midi, fort tranquillement, avec peu d'hourras de la part du peuple en certains endroits, ce qui a fort surpris. Tous les lords qui sont en ville ont suivi les hérauts chacun dans leur carrosse. Après le Conseil, on est allé au Parlement, uniquement pour suivre l'usage et prêter serment. On attend demain l'Orateur qui est à une de ses terres à plus de trois cents milles de Londres. On compte qu'il sera ici mardi au plus tard avec tous ceux des députés dont la demeure n'est pas éloignée de Londres, et qui sont plus de deux cents ; on est persuadé que le Parlement sera cassé avant six mois, après lesquels il devroit subsister suivant l'acte pour la succession. Tous les vaisseaux qui sont armés ont ordre de croiser ou de se rendre sur les côtes de Hollande pour escorter les deux yachts qui ont été envoyés pour le passage du nouveau roi. On en compte quarante-cinq.

Voici la sixième lettre que j'écris depuis l'accident de la reine. Comme je n'ai aucun avis du courrier que je dépêchai vendredi à deux heures après midi, avec ordre de s'embarquer où il pourroit à tout prix, j'ai bonne espérance qu'il sera arrivé à Douvres, avant qu'on y ait reçu les ordres du Conseil pour fermer le port. Je dépêchai un autre courrier hier à midi par une route détournée pour porter à Votre Majesté l'avis de la mort de la reine. On la crut si bien morte que, dans les prières qui se firent le soir en plusieurs églises, on ne pria point pour elle, mais pour le roi Georges-Louis.

Quelques jacobites qui me vinrent voir hier, et qui ne goûtent pas les raisons par lesquelles je leur prouvai qu'ils ne devoient pas espérer que Votre Majesté s'engageât dans une nouvelle guerre en fournissant au Chevalier des vaisseaux, des troupes, de l'argent, des armes, des munitions, en un mot, de quoi venir à main armée soutenir son parti en Angleterre ou en Écosse ; ces gens-là, dis-je, qui raisonnoient hier comme des fous, et qui auroient conseillé au Chevalier de passer en Écosse sur une chaloupe, ont consulté apparemment quelques autres jacobites plus sensés ou moins aveuglés par la passion, et ils ont changé d'avis. Ils sont venus aujourd'hui pour me prier de faire dire au Chevalier qu'il doit se garder de passer en Écosse en aventurier, parce qu'il courroit risque d'y perdre la vie misérablement, et qu'il faut attendre que ses amis l'appellent et aient pris ensemble quelques mesures. Je suis persuadé que ce seroit le sentiment de Mylord Bolingbroke, que je n'ai pas vu depuis deux jours, n'ayant pas été hier à Kensington, où les whigs m'auroient montré au doigt, et les autres auroient évité de me parler. Je suis résolu d'aller voir demain M. de Bothmar pour lui faire compliment sur la proclamation de son maître.

J'aurois bien voulu, Sire, pouvoir m'en dispenser jusqu'à ce que j'eusse reçu les ordres de Votre Majesté, et me servir pour cela du prétexte que le traité de paix entre Votre Majesté et l'Empire n'est pas encore signé ; mais il n'y a pas moyen, puisque les deux ministres de Hanovre me vinrent voir après la signature du traité de Rastadt et que j'ai vu M. de Bothmar à son arrivée en cette cour, et j'ai pensé d'ailleurs que ç'auroit été fournir aux whigs un prétexte de dire que Votre Majesté veut rompre la paix avec l'Angleterre en soutenant le Prétendant, et d'exciter la populace à venir ici piller ma maison.

On publiera demain une proclamation contre les catholiques pour fouiller dans leurs maisons et voir s'il y a des armes, pour leur ôter les chevaux qu'ils ont au-dessus de cinq pièces et pour les obliger à s'éloigner de Londres de dix milles.

Ils n'en sont pas fort effrayés ; car c'est l'ordinaire de renouveler dans toutes les révolutions de pareilles proclamations, qu'on n'exécute pas à la rigueur; mais ils s'attendent bien à ne pas trouver, sous le gouvernement qui commence, la même douceur que par le passé.

Sur les avis que j'ai reçus ce matin de plusieurs endroits qu'il y avoit un dessein formé d'exciter la populace à venir insulter ma maison, j'ai écrit à M. le duc d'Ormond pour le prier de donner les ordres qu'il jugeroit à propos pour l'empêcher. M. le duc de Buckingham, auquel il en a parlé sur-le-champ, et qui, en qualité de président du Conseil, est colonel des milices de Westminster, a envoyé une garde de trentequatre soldats à ma porte, et M. le duc d'Ormond m'a envoyé dire qu'en cas qu'elle ne soit pas suffisante, le capitaine de la compagnie des gardes du corps qui est de garde à Saint-James, a ordre d'en faire marcher une brigade au premier avis que je lui donnerai.

Les jacobites publient que la reine a été empoisonnée, et allèguent pour preuve que le vomitif qu'on lui donna d'abord [n'eut aucun effet. Ils en accusent son apothicaire, qui est whig déclaré, et qui, selon eux, a dit plusieurs fois qu'il seroit à souhaiter que la reine mourût.

Il y a eu ce soir des feux et des illuminations en certains quartiers, et en d'autres point du tout; heureusement il n'y en a point eu dans le quartier où je demeure, et je n'ai point été obligé d'en faire. Je n'aurois pu m'en dispenser, s'il y en avoit eu chez mes voisins. Autrement j'aurois été exposé à voir casser les vitres de ma maison.

M. de Bruchado, envoyé de Portugal, vient de me dire qu'il ne s'adressera pas aux régents pour demander qu'ils s'emploient pour la conclusion de la paix entre son maître et le roi d'Espagne, qu'il sait que la feue reine avoit déféré cette médiation à Votre Majesté et qu'il vous supplie, Sire, en son nom de faire en sorte que cela finisse au plus tôt pour ne laisser aux mal intentionnés du pays aucune espérance de pouvoir rallumer une guerre universelle.

Je suis, etc...

M. d'Iberville au Roi [1].

Londres, 13 août 1714.

Votre Majesté aura été informée de bonne heure de l'accident d'apoplexie dont la reine fut attaquée vendredi dernier par le courrier que je dépêchai le même jour à deux heures après-midi par Douvres et que je sais qui s'embarqua avant l'arrivée des ordres pour fermer le port...

... Dans le conseil qui fut tenu vendredi, il fut résolu de dépêcher un exprès au comte de Strafford avec ordre de demander aux États Généraux l'exécution du traité de garantie de la succession de Hanovre, c'est-à-dire de tenir prêts quinze vaisseaux pour se joindre à vingt-cinq que l'Angleterre fait armer, qui seront commandés par l'amiral Jennings. On suppose qu'ils seront prêts dans huit ou dix jours. Ces deux escadres doivent se joindre à Portsmouth ou à Plymouth, ou à Spithead, pour croiser ensuite dans la Manche.

On lui ordonna en même temps de prier les États Généraux de fournir les bâtiments nécessaires pour transporter en Angleterre les quatre mille Anglois qui sont encore en Flandres. On compte que cet exprès a dû arriver à la Haye samedi sur les quatre à cinq heures après midi. Outre les vingt-cinq vaisseaux susdits qui seront en mer dans huit ou dix jours, il y a ordre d'en armer quinze pour se rendre sur les côtes de Hollande, avec les cinq yachts qui restent en Angleterre, pour servir à transporter ici le nouveau roi et sa suite. Cette escadre sera commandée par Mylord Barclay, gendre de M. le duc de Richmond. On compte que le nouveau roi pourra être ici dans dix-sept jours. Mais il y a des gens qui croient qu'il ne se pressera pas de venir, afin de laisser à la régence le loisir de faire tout ce qu'il y aura de désagréable avant son arrivée.

Dans l'assemblée du Parlement qui se fit hier avant la proclamation, il se trouva quarante seigneurs à la chambre haute et cent trente députés à la basse. Ils ne firent aucune chose que de prêter le serment au roi Georges et s'ajourner à aujourd'hui. Il s'est assemblé de nouveau à midi, et les députés qui sont arrivés depuis hier y ont prêté le serment.

Les régents ont dépêché aujourd'hui M. le comte de Dorset à Hanovre pour porter au roi une lettre de félicitations. Aussitôt après la réponse du prince, on lui enverra une députation de quatre seigneurs, dont on croit que M. le duc de Somerset sera le chef. Les autres seront un marquis, un comte et un baron....

Comme j'ai vu la tranquillité ordinaire dans la ville toute la nuit et qu'il y a de bons ordres partout pour empêcher les mouvements de la populace, j'ai prié M. le duc de Buckingham de faire lever la garde

1. Vol. *Angleterre* 257, fol. 288.

qu'il avoit fait mettre devant ma maison, et cela est fait. Ma chapelle fut ouverte hier, et l'on y dit les messes à l'ordinaire. On s'abstint seulement d'y chanter les vêpres et de faire le salut du Saint-Sacrement, pour n'y pas attirer la populace qui étoit en mouvement pour voir la cérémonie de la proclamation. On a fort remarqué que M. le marquis de Trivié avoit fait fermer sa chapelle dès le matin. Le roi de Sicile n'est pas aimé des whigs, et ils lui feront tout le pis qu'ils pourront. Mylord Bolingbroke, que j'ai vu ensuite, a fort approuvé que je n'aie pas tardé plus longtemps à faire cette démarche. Il croit que Votre Majesté doit éviter avec grand soin la moindre démonstration en faveur du Chevalier qui puisse fournir un prétexte aux whigs de recommencer la guerre. Tous les gens sensés, sans excepter les jacobites déclarés, en conviennent même pour l'intérêt du Chevalier, dont ils craignent une fin malheureuse, s'il se hasardoit légèrement sur la parole de certaines gens qu'ils traitent d'aventuriers à la vérité, mais sans tête.

Mylord Bolingbroke est pénétré de douleur de la perte de la reine au point de vue de sa fortune particulière et de la consommation de toutes les affaires qui ont été faites depuis quatre ans. Il m'a assuré que les mesures étoient si bien prises qu'en six semaines de temps, on auroit mis les choses en tel état qu'il n'y auroit eu rien à craindre de ce qui vient d'arriver. Son cœur est vivement ulcéré contre M. d'Oxford, auquel il impute tout le mal et même la mort de sa maîtresse, que le chagrin a tuée. On dit que c'est à la prière de Mylord Bolingbroke que Mylord Shrewsbury s'est déterminé à accepter la charge de grand trésorier. Les tories déclament fort contre ce duc, qu'ils regardent comme attaché de tout temps à la maison de Hanovre et dont, selon eux, le cœur est plein de haine pour la France. Je crois bien qu'il a toujours été fort opposé au Chevalier par zèle pour sa religion ; mais c'est tout ce qui paroît de certain dans tout ce qu'on dit de lui.

Mylord Marlborough arriva samedi à Margate. Il s'étoit embarqué jeudi et essuya une violente tempête, qui dura bien avant dans la nuit. Il en étoit encore si fatigué qu'il n'a pu poursuivre son voyage ici. Il n'arrivera que jeudi.

La tranquillité qu'on voit ici, sans aucune apparence qu'il y ait le moindre mouvement en faveur du Chevalier, a fait hausser de sept et huit pour cent les actions sur les fonds publics, et ils iront tous les jours en haussant....

M. d'Iberville à Torcy[1].

A Londres, le 13 août 1714.

Je reçois la lettre dont vous m'avez honoré du 7 de ce mois. Vous

1. *Ibidem*, fol. 290.

aurez vu par toutes celles que j'ai eu l'honneur de vous écrire depuis vendredi coup sur coup que vous n'avez été que trop bon prophète.

On a présentement bien d'autres choses à faire ici que d'approfondir les plaintes vétilleuses de MM. les commissaires d'Angleterre à Dunkerque, auxquelles vous m'avez fourni de quoi répondre, si l'on m'en parle.

Quand on fait réflexions à toutes les circonstances de la mort de la reine, et surtout au temps où elle arrive, on ne peut douter que ce ne soit l'effet du malheur que Dieu a attaché à tout le sang des Stuarts. La mort du père a causé la dernière guerre ; il en naîtroit aisément une nouvelle de la mort de la fille, pour peu que le Roi écoutât les avis de certains jacobites, qui font perdre patience par la témérité avec laquelle ils assurent les faits faux, et l'opiniâtreté qu'ils ont à ne point démordre de leurs vains projets. S'il y a du remède, il n'y a que le temps qui puisse le donner.

Mme la duchesse de Somerset n'a pas quitté la reine depuis le premier moment de la maladie jusqu'à sa mort, lui servant de garde, de femme de chambre, d'apothicaire, etc., et a fait voir par là qu'elle étoit bien digne de l'amitié que S. M. avoit pour elle.

Je suis, etc.

L'abbé Gaultier à Torcy[1].

Londres, 13 août 1714.

Monseigneur, la reine mourut à sept heures du matin. Je n'ai point ouï dire qu'elle ait parlé de son frère à personne. Il est vrai qu'aucun des amis de ce prince n'a encore osé me voir, ni m'envoyer chercher. On s'étoit flatté qu'elle en pourroit parler à l'évêque de Londres, qui ne l'a point quittée pendant sa maladie, mais quand bien même elle l'auroit fait, je sais que ce bon prélat aime trop la vie pour s'exposer à la perdre en révélant ce que cette princesse lui auroit dit secrètement à l'oreille.

Suivant l'acte du Parlement, le conseil privé s'assembla immédiatement après que la reine fut décédée et résolut d'une seule voix de faire proclamer l'électeur d'Hanovre roi de la Grande-Bretagne, ce qui fut fait hier entre midi et une heure, et, aussitôt, les seigneurs allèrent au Parlement pour y prêter serment au nouveau roi. Bien des gens croient que le duc d'Hanovre n'acceptera point la couronne, mais qu'il offrira d'envoyer son fils en Angleterre avec sa famille. Mylord Bolingbroke n'est pas de ce sentiment. Il nous a dit ce matin à M. d'Iberville et à moi que les régents du royaume étoient fort alertes sur le parti que vous allez prendre au sujet du Chevalier. Si vous voulez demeurer en paix avec l'Angleterre et qu'il ait dessein de passer en Écosse, où l'on dit qu'il est attendu de tout le monde, je crois que

----

1. Vol. *Angleterre* 237, fol. 293

vous avez bien des mesures à garder, surtout si vous lui prêtez la main. Mylord Bolingbroke est d'opinion qu'il doit se tenir en repos, au moins pour quelque temps. Pour moi, je n'ose plus lui donner d'avis.

L'on me menace de tous côtés qu'on me déchirera en pièces et qu'on brûlera ma maison ; mais je vous assure, Monseigneur, que, tout prêtre que je suis, je n'appréhende personne, et je vous prie d'être persuadé que je ne manque ni de cœur, ni de courage, et que, dès qu'il sera question du service du Roi et de celui du Chevalier, je serai toujours prêt à exécuter vos ordres...

Nouvelles de Londres du 2/13 août 1714[1].

Jeudi dernier, le conseil privé devoit s'assembler pour le choix des commissaires de la trésorerie ; mais on remit au lendemain à cause de l'indisposition de la reine. S. M. sentant une grande pesanteur, son médecin ordinaire crut qu'il étoit à propos de la faire ventouser, remède dont elle avoit été souvent fort soulagée. Le sieur Aimé, chirurgien, qui fit l'opération, remarqua que S. M. étoit fort assoupie et son sang fort épais. S'étant couchée à l'heure ordinaire, elle reposa assez bien jusqu'à trois heures du matin que, sentant une oppression de poitrine et quelque disposition à vomir, elle rendit quelque matière et se rendormit. Vers les sept heures, elle se réveilla et, ne sentant aucune incommodité, elle se leva demie-heure après et se fit peigner. Cela fait, vers les huit heures, elle alla regarder à la pendule, et Mme Dawer, sa femme de chambre, voyant qu'elle y attachoit la vue plus longtemps qu'à l'ordinaire, lui en demanda la cause. S. M. ne lui répondit que par un demi-tour de tête accompagné d'un regard mourant dont Mme Dawer étant effrayée appela du secours. Le sieur Asburnet, médecin ordinaire, jugeant que c'étoit un accès d'apoplexie fit saigner S. M. Elle revint et fut assez tranquille jusqu'à neuf heures et un quart, qu'ayant entendu du bruit elle demanda ce que c'étoit. On lui dit que Mme Masham, ayant appris l'indisposition de S. M., s'étoit évanouie et qu'on avoit été obligé de l'emporter. Vers les dix heures, S. M. sentit une grande pesanteur d'estomac et de tête, qui allant en augmentant, elle demeura pendant plus d'une heure sans paroles et sans connoissance. On la crut morte ou prête à expirer, et là-dessus la duchesse d'Ormond, qui étoit la dame du palais de garde, envoya chercher son époux en toute diligence. Cet avis ayant été communiqué au comité du Conseil qui étoit assemblé au Cockpitt, il se sépara et alla à Kensington. Cependant on avoit fait à S. M. un vomitif, qui n'ayant pas eu l'effet qu'on espéroit, on réitéra la dose. Après une légère évacuation, S. M. recouvra la parole et reprit connoissance. Il étoit alors environ midi et demi. Le Conseil ne prit aucune résolution jusqu'à l'arrivée des ducs de Somerset et d'Argyll vers une heure et

1. Vol *Angleterre* 257, fol. 286.

demie. Le Conseil, jugeant qu'il étoit de la dernière nécessité de pourvoir à la charge de grand trésorier, on proposa à la reine le duc de Shrewsbury. S. M. dit qu'on ne pouvoit lui recommander un sujet qui lui fût plus agréable, et, l'ayant fait appeler, lui donna la baguette de grand trésorier. Il voulut lui rendre celle de grand chambellan ; mais elle voulut qu'il garda l'une et l'autre. Vers les trois heures après midi, S. M. retomba dans une espèce d'apoplexie ou léthargie, sur quoi les docteurs Shadwel, Mead et Lawrence, qui avoient été appelés, trouvèrent à propos de lui faire raser la tête et de lui appliquer des vésicatoires dans cinq ou six endroits, et firent savoir au Conseil que Sa Majesté étoit en très grand danger et que ce dernier remède décideroit de sa vie. Cependant le Conseil, qui tint jusqu'à quatre heures et se rassembla à six, travailla avec beaucoup d'application à pourvoir à la sûreté de Londres et du royaume. Le duc d'Ormond envoya ses ordres pour faire doubler la garde à pied et à cheval de Whitehall et fit marcher deux cents hommes pour renforcer la garnison de la Tour. On écrivit en même temps au lord maire pour le prier de veiller à la sûreté et à la tranquillité de la cité. Sur quoi il fit prendre les armes à la milice, et on en fit de même à Westminster. On expédia des ordres pour faire marcher les troupes dispersées dans les provinces ; et on fit partir le capitaine Cole avec des ordres pour faire embarquer à Ostende les troupes que nous avons en Flandre. En même temps, les commissaires de l'amirauté, par ordre du Conseil, expédièrent les leurs pour faire fermer les ports, et pour faire équiper les vaisseaux qui sont encore à la paye, ordonnant pour cet effet aux officiers et matelots de se rendre incessamment à leurs bords à Chatham et à Portsmouth. Par ces bons ordres, tout fut tranquille dans Londres. A chaque dix minutes on vit arriver de Kensington à Whitehall, ce qui faisoit juger que la reine étoit morte ou à l'agonie. On ne remarqua de la consternation que sur les visages des partisans du Prétendant, qui voyoient leurs espérances évanouïes. Comme, dans ses intervalles de connoissance, la reine s'étoit informée si le duc de Marlborough étoit arrivé, et avoit fait paroître une grande envie de le voir, le général Cadogan ne manqua pas de lui dépêcher un exprès pour lui en donner avis.

La reine passa la nuit du vendredi au samedi dans un assoupissement léthargique, qui augmenta si fort vers les dix heures du matin samedi qu'elle perdit entièrement la parole et le mouvement. Sur quoi ses médecins l'abandonnèrent, voyant qu'elle avoit effectivement expiré. Là-dessus le Conseil, qui venoit de s'assembler, envoya des ordres aux hérauts d'armes et aux gardes du corps de se tenir prêts à monter à cheval pour proclamer M. de Brunswick roi de la Grande-Bretagne. Le Conseil écrivit en même temps une lettre à ce prince pour l'informer de l'état désespéré de S. M., des mesures qu'on avoit prises pour lui assurer la couronne et pour le prier de se rendre incessamment en Hollande, où une escadre angloise, qu'on alloit mettre en mer incessamment, seroit prête pour e recevoir et le conduire en

Angleterre en cas que Dieu retirât à lui la reine. Le sieur Craiggs fut dépêché pour lui porter cette lettre. Le Conseil prévoyant bien que, si les amis du Prétendant font quelque mouvement, ce sera vraisemblablement en Écosse, on nomma Mylord Berkeley pour commander la flotte et l'on proposa de lever sept nouveaux régiments ; mais on ne conclut rien là-dessus. Cependant la reine, qu'on avoit crue morte, donna entre midi et une heure des signes de vie et prit quelques cuillerées de bouillon.

Le docteur Ratcliffe, que le duc d'Ormond avoit amené dans son carrosse, dit qu'il n'y avoit plus rien à faire et qu'il falloit attendre l'effet des vésicatoires. La reine continua dans un grand assoupissement jusqu'à six heures et demie du soir, et comme alors son pouls augmenta et qu'on crut même qu'elle avoit un peu de fièvre, on commença à avoir quelque rayon d'espérance ; mais, les vésicatoires n'ayant pas eu les succès qu'on en attendoit, S. M. expira hier dimanche vers les sept heures du matin, âgée de cinquante ans, cinq mois, vingt-six jours.

Trois heures après que l'on eût su pour certain la mort de la reine, le Conseil s'assembla au palais de Saint-James, où les sept lords régents, nommés par acte du Parlement, se rendirent, et entre autres, l'archevêque de Cantorbery, qui depuis plus d'un an résidoit à son palais de Lambeth à cause de ses infirmités. Le baron de Bothmar, envoyé extraordinaire, et le sieur de Crayenberg, résident de l'électeur de Brunswick, se rendirent pareillement au Conseil. On y fit l'ouverture des trois actes cachetés par lesquels S. A. É., en vertu des actes du Parlement, avoit nommé les personnes qu'elle trouvoit à propos d'ajouter au nombre des régents, savoir : l'archevêque d'York, les ducs de Shrewsbury, Somerset, Kent, Argyll, Montrose, Roxburghe, Devonshire et Bolton ; les comtes de Nottingham, Carlisle, Scarborough, Abingdon, Anglesey, Pembroke et Oxford ; le vicomte de Townsend, et les lords Pooper et Halifax. Les sept régents nommés par l'acte de succession sont : l'archevêque de Cantorbery, le duc de Buckingham, président du Conseil, le lord Dartmouth, garde du sceau privé, le comte de Strafford, premier commissaire de l'amirauté, et le lord chef de justice Larker. Le duc de Shrewsbury ayant été fait grand trésorier, le nombre des régents, qui seroit de vingt-six, se trouva réduit à vingt-cinq.

Après que les seigneurs de la régence et les membres du Conseil qui étoient présents eurent prêté les serments de fidélité au nouveau roi, ils firent dresser la proclamation pour le faire déclarer incessamment roi de la Grande-Bretagne sous le nom de roi Georges. La proclamation dressée, on fit entrer dans la salle du Conseil les membres des deux chambres du Parlement qui étoient dans les chambres voisines et qui signèrent ladite proclamation. Elle fut ensuite lue à une heure et demie après midi devant le palais de Saint-James avec les cérémonies accoutumées, en présence des seigneurs de la régence et du

Couseil, qui félicitèrent là-dessus le baron de Bothmar. Tous ces seigneurs étant ensuite entrés dans leurs carrosses, et le baron de Bothmar dans celui du lord président, ils allèrent, précédés de la première compagnie des gardes du corps, faire proclamer le roi à Charing-cross, Temple-Bar et à la Bourse royale, d'où la cavalcade ne revint que vers les quatre heures et demie.

Les régents, avant que de se séparer, nommèrent le comte de Dorset pour aller de leur part féliciter le roi sur son avènement à la couronne et pour l'accompagner dans ses États. Le baron de Bothmar dépêcha son secrétaire pour lui porter la nouvelle de son inauguration.

Suivant la résolution prise dans le Conseil, les deux chambres du Parlement s'assemblèrent le même jour ; mais, l'orateur de la chambre des communes étant à la campagne, d'où il doit arriver aujourd'hui, on n'y fit autre chose que d'y faire prêter serment au nouveau roi à environ cent cinquante membres qui s'y trouvèrent. Après cela le sieur Bromley proposa de s'ajourner à mercredi. Il fut appuyé par le sieur César ; mais le chevalier Richard Onslow dit que le temps étoit trop précieux dans cette conjoncture pour en perdre la moindre partie, et qu'ainsi on ne devoit s'ajourner qu'au lendemain, ce qui fut résolu...

La reine Marie à Torcy[1].

A Chaillot ce 15 aoust le soir.

« J'ai reçeu vostre lettre à 3 heures mais les prieres de ce jour et la lettre que j'ay esté obligée d'escrire au Roy mon fils, pour despescher son courrier, m'ont empeschée de vous escrire plus tost, pour vous prier, si cela ne vous fait pas trop de peine, de vouloir bien venir jusques icy, à fin que je puisse vous parler, car il m'est impossible de mettre par escrit les differents mouvements de mon cœur en cette occasion, ni la moytié de ce que je pense sur ce qui regarde mon fils et que la crainte que j'ay de le scavoir un de ces jours à 4 lieu d'icy, sans peut estre le pouvoir voir, mais je veus esperer que le Roy ne me refusera pas une telle consolation et que vous aures la charité de me la menager, et de convenir avec moi des moyens propres pour me la procurer. Je suis faschée qu'il n'y ait point des nouvelles d'Angleterre car je crois que c'est un mauvais signe. Le plus tost que vous pourres venir icy sera le meilleur pour moi. »

M. R.

M. d'Iberville à Torcy[2].

De Londres, 6/16 août 1714.

M. le duc d'Ormond, avec lequel je fus enfermé deux heures avant-

1. Vol. *Angleterre* 262, fol. 397.
2. Vol. *Angleterre* 268, fol. 16.

hier, pense comme Mylord Bolingbroke et les autres jacobites bien sensés que votre intérêt, celui des Anglois bien intentionnés, celui même du Chevalier et celui de toute l'Europe est qu'il se tienne en repos présentement. Ce sentiment est fondé sur ce que l'on n'a pas vu la moindre démonstration en sa faveur dans tout ce qui s'est passé ici, et qu'il revient de tous côtés qu'il en a été de même dans les provinces, où les prétendus jacobites se sont contentés de marquer du regret de la reine sans donner aucun signe d'affection pour lui, très satisfaits de se voir garantis de la guerre civile. Ses amis d'ici, qui se promettoient des merveilles de ces gens-là, en sont étonnés ; mais ils se flattent qu'il n'en sera pas de même de l'Écosse, qu'il y sera proclamé roi par le gouvernement, et qu'ensuite les Gallois et les Anglois du nord et de la province de Lancastre, qui la plupart se disent jacobites, lèveront le masque et se joindront à l'Écosse.

On convient qu'il y a plusieurs seigneurs écossois affectionnés au Chevalier ; mais ils n'ont à lui offrir que des hommes qui ne savent faire la guerre que dans leurs montagnes, sans armes, sans vivres, sans munitions et sans chevaux ; l'Écosse n'en produit que de fort petits, et à peine y en trouveroit-on pour monter un ou deux régiments de dragons.

Quant à la jonction des Anglois du nord aux Écossois, on répond que, s'ils proclament Jacques VII, ce sera moins par amitié pour lui, que pour rompre l'union de leur royaume avec l'Angleterre, que le Chevalier acceptant la couronne d'Écosse à cette condition détacheroit de ses intérêts par cette seule raison tous les plus ardents jacobites anglois, qui d'ailleurs regardent les Écossois comme gens capables de vendre le petit-fils comme ils vendirent le grand-père du temps de Cromwell.

J'abrège autant que je puis le récit des longs raisonnements qui m'ont été faits sur cette importante matière, dont le résultat a été : 1° qu'il faut faire avertir le Chevalier, bien sérieusement, qu'il ne doit pas s'abandonner aux conseils qui vont lui être donnés par des aventuriers ou gens qui ne consultent que leurs passions ou leur intérêt particulier, et que, si le désespoir le porte à se livrer aux Écossois, il s'exposera à y faire bientôt une fin tragique ; 2° que Votre Majesté ne sauroit donner le moindre secours au Chevalier, ni entrer en aucune façon dans les projets qu'on lui va proposer, sans rallumer une nouvelle guerre dans l'Europe, pour laquelle les Anglois vendroient leurs femmes, leurs enfants et leurs propres pères.

Entre ces personnes, je citerai seulement le duc d'Ormond, Mylord Bolingbroke et Mylord Ross. Les autres qui portent un nom un peu marqué ne veulent point être nommés. Votre Majesté sait que Mylord Ross est homme de guerre écossois et qui connoit également son pays et l'Angleterre et le caractère des deux nations.

Mais que fera donc ce pauvre prince, disent les prêtres, les femmes et les Irlandois, on répond qu'il vaut mieux ne rien faire et s'abandonner à la Providence, qui aura peut-être pitié de lui, et attendre des événements qui peuvent changer la face des affaires en Angleterre, que de se précipiter inutilement dans une entreprise où il perdroit cent vies, s'il les avoit.

L'abbé Gaultier à Torcy[1].

Londres, 16 août 1714.

Pour avoir eu un peu de part à la meilleure affaire qui ait jamais été faite, je me trouve aujourd'hui en but à tout ce qu'il y a ici de coquins et de fripons, c'est-à-dire aux trois quarts de l'Angleterre sans y comprendre la secte maudite de Calvin. J'ai mandé lundi à Votre Excellence que je n'appréhendois absolument personne, malgré toutes les menaces qu'on me fait de toutes parts. Je vous le mande encore aujourd'hui en vous suppliant de croire qu'il n'y a rien qui puisse m'empêcher. d'exécuter les ordres que vous m'enverrez et qui regarderont le service du Roi et de Montgoulin[2]. Néanmoins, si mon séjour à Londres ne servoit de rien, et qu'il ne fût pas nécessaire de m'exposer à recevoir des insultes, je prendrois congé de la compagnie et j'irois vous rendre compte de la véritable situation où nous sommes ici présentement.

Mylord d'Oxford, en quittant sa baguette, mit sur la liste civile le douaire de la reine Marie et, si la reine n'étoit pas morte si vite, il auroit été payé, à ce que m'a dit Mylord Shrewsbury, qui est d'avis qu'il faut attendre que le roi Georges soit arrivé pour reparler de cette affaire. Les amis du Chevalier disent que, s'il a dessein de passer en Écosse, il faut qu'il laisse entièrement le soin aux Écossois de bien lier la partie, qu'il se rende chez eux et qu'il se livre entre leurs mains.

On a cherché dans tous les papiers que la reine avoit dans sa cassette et dans tous ceux qu'on a trouvés écrits de sa main, on n'y a vu nulle part le nom de frère, et en mourant elle n'en a parlé à personne. Mylord Bolingbroke m'a dit que le roi Georges ne viendroit pas aisément à bout du parti anglican. Il me jure que lui et ses amis seront toujours prêts à servir Montgoulin.

Le duc de Marlborough, avec la duchesse sa femme, arriva hier au soir à sa maison de Saint-James, accompagné de quatre ou cinq cents chevaux, suivi d'un nombre infini de toute sorte de gens, de six carosses à six chevaux et d'environ trente à deux chevaux. Aussitôt qu'il eut mis pied à terre au milieu des acclamations du peuple, on alluma un grand feu devant sa porte. Toute la nuit s'est passée en réjouissance, et, ce matin, tous les grands seigneurs se sont rendus chez lui

1. Vol. *Angleterre* 258, fol. 40-42.
2. C'est le nom sous lequel est désigné le Chevalier de Saint-Georges dans ces lettres chiffrées.

en foule pour lui souhaiter joie sur son heureux retour, et il n'y avoit personne ce matin au lever du duc d'Ormond.

Les whigs nous menacent déjà de nous déclarer la guerre, si le Roi assiste dans la moindre chose le Chevalier et s'il fait aucun mouvement vers l'Écosse....

M. de Torcy à M. Prior [1].

Versailles, le 17 août 1714.

Il n'est point arrivé de courrier d'Angleterre et les lettres de l'ordinaire n'ont point passé aussi ; mais il n'y a plus lieu de douter que le malheur que l'on craignoit ne soit arrivé, et M. le marquis de Monteleon écrit que M. le comte de Strafford avoit reçu le 14 à Utrecht une lettre de M. de Bromley qui lui avoit été apportée par un exprès et qui marque que, la reine étant tombée en apoplexie, elle avoit été d'abord plus de deux heures sans connoissance, que les remèdes la lui ayant fait revenir et lui ayant rendu la parole, elle avoit eu le temps de signer la patente de grand trésorier en faveur du duc de Shrewsbury ; que, les ministres et plusieurs autres personnes ayant été appelés au Conseil, il avoit été résolu de donner part de l'état de la reine au duc de Hanovre et de le presser de passer en Angleterre pour succéder à la couronne ; qu'on avoit ordonné de faire partir une escadre pour se rendre en Hollande et servir à son passage. L'on prescrit à M. le comte de Strafford de donner part aux États-Généraux de l'extrémité de la reine et de leur demander qu'en exécution des traités, ils se déclarent et se joignent à l'Angleterre pour assurer la succession en faveur du duc d'Hanovre. Et, par une autre lettre particulière, écrite depuis à M. le comte de Strafford, on lui marque que la reine étoit retombée dans les mêmes accidents, qu'on disoit aussi qu'elle étoit morte, et que M. le duc de Shrewsbury avoit fait intervenir au Conseil M. le duc de Somerset et Mylords Sunderland et Halifax.

Vous voyez par ce détail, qu'on ne peut pas douter de la mort de la reine. Je vous prie d'être persuadé qu'indépendamment de l'intérêt public je prends beaucoup de part à ce qui vous touche en cette occasion et que je suis très parfaitement, etc...

M. d'Iberville au Roi [2].

Londres, 18 août 1714.

« ... La tranquillité est toujours la même dans toute la ville. On n'y voit, dans le général, ni affliction ni joie, excepté parmi les religionnaires réfugiés, qui ne se possèdent pas. Le prix des fonds publics est haussé de dix et douze pour cent depuis dix jours. Le Parlement s'est

1. Vol. *Angleterre* 257, fol. 277.
2. Vol. *Angleterre* 258, fol. 48.

assemblé tous les jours. Il a été occupé à faire des adresses au roi d'Angleterre. Il a commencé à travailler à l'établissement de la liste civile sur le même pied de celle de la reine, qui étoit de sept cent mille livres sterling. Il n'y a aucune proposition faite pour l'augmenter.

Les six régents députés pour examiner ce qu'il y a dans les cabinets de la reine y ont trouvé un second projet de testament aussi informe que le premier, dans lequel il n'y a que deux articles entièrement remplis. L'un regarde son enterrement, qu'elle veut qui soit fait sans cérémonie, l'autre un collier de diamants venant du prince de Danemark, qu'elle veut qui soit rendue au roi son neveu.

Ils n'ont point encore trouvé le petit paquet cacheté que la reine avoit coutume de mettre tous les soirs en se couchant sous le chevet de son lit. Je le tiens de Mylord Bolingbroke. L'entrée de Mylord Marlborough dans Londres fait toujours le principal entretien de la ville ; on lui pardonne les feux de joie qui furent faits le soir, parce qu'il n'étoit pas tout à fait le maître de les empêcher ; mais ses meilleurs amis ne peuvent l'excuser de n'avoir pas renvoyé la compagnie d'artillerie qui marchoit devant lui tambour battant, d'avoir souffert que ses propres domestiques criassent au peuple : « Voilà votre libérateur revenu ! Voilà le restaurateur de la gloire de la nation, le protecteur de l'Angleterre ! » et d'avoir affecté d'entrer à deux heures après-midi, lui qui autrefois se cachoit en rentrant à Londres au retour des plus glorieuses campagnes.

Un boucher de la cité s'avança à la portière de son carrosse et lui dit : « Mylord, vous venez trop tard ; nous en avons proclamé un autre depuis trois jours. »

On compte cent autres faits approchants qui ont rapport à la vue de se faire protecteur de l'Angleterre qu'on lui impute, dont aucun ne me paroît si certain que celui du boucher, que je tiens de Mylord Bolingbroke.

Mylord Marlborough part dans deux jours pour les eaux de Bath. Ce n'est pas par besoin pour sa santé, qui est très bonne.

Chacun s'est empressé de lui rendre visite. Je n'y ai point été, ne voyant pas pourquoi ni sous quel titre j'irois voir un whig que je ne connois point. Mylord Bolingbroke a trouvé que j'ai bien fait.

Il est réglé que l'on portera le plus grand deuil pour la reine et qu'il n'y aura que les pairs du royaume et les ministres étrangers avec certains officiers de distinction de la maison de la reine qui auront des carrosses drapés. On ne le prendra pour les équipages que dans quinze jours.

Les députés de la chambre basse en général ont trouvé fort mauvais que leur roi n'ait mis aucun d'eux dans la liste des régents, et disent assez hautement qu'il faudra lui apprendre qu'un gentilhomme anglois, avec le seul titre d'*esquire,* vaut bien un allemand avec des titres de la longueur d'une aune.

M. le marquis de Trivié m'a assuré qu'il n'est pas vrai qu'aucun whig l'ait chargé de faire à son maître la proposition d'entrer en guerre contre Votre Majesté.

Le chevalier de Saint-Georges à Torcy [1].

Ce mardi à 9 heures du matin
[21 août 1714].

Votre courrier m'a apporté la confirmation de la nouvelle de la mort de la Princesse ; vous aurez su ma résolution par celui qui est parti hier qu'en ce cas j'irai sur-le-champ vous trouver. Je partirai ce soir, et, dans cette occasion, je ne regarde ni dangers, ni périls, ne pouvant envisager autre chose que mon honneur et mon devoir, savoir si je dois aller en Écosse ou droit en Angleterre. Je ne puis me déterminer jusqu'à ce que je vous voie et que j'aie reçu la dernière résolution de Mylord Ross, mon unique soutien après Dieu. Je descendrai le plus secrètement que je pourrai chez M. de Lauzun, et j'espère que dans ce temps-là vous serez à Paris.

(Sans signature ; scellée d'un cachet de cire rouge
aux armes d'Angleterre et de France.)

Le chevalier de Saint-Georges à Torcy [2].

De Cloyes, à midi [21 août 1714].

Je suis arrêté ici pour écrire ma lettre en Écosse. Le duc de Perth a trouvé un homme sûr pour la porter ; j'en écris trois copies afin qu'elles puissent être distribuées. J'ai laissé un valet de chambre auprès de la reine, qu'elle m'enverra aux premières nouvelles considérables d'Angleterre. Si il vous en arrive de pareilles, je vous prie d'envoyer votre lettre à la reine, qui me l'enverra par lui sur-le-champ. Je serai lundi à Bar, où je conte là trouver le montagnard ; mais le duc de Perth n'est point d'avis qu'on le charge d'aucune commission particulière, mais de lui dire seulement le fait de mon voyage ; car il n'est envoyé de personne, comme je croyois au commencement.

J. R.

Louis XIV à M. d'Iberville [3].

Versailles, 22 août 1714.

J'avois appris par un courrier de l'ambassadeur de Sicile et ensuite par le sieur Prior la nouvelle de la mort de la reine de la Grande Bretagne, lorsque j'ai reçu votre lettre du 16 de ce mois avec les extraits

1. Vol. *Angleterre* 262, fol. 346.
2. *Ibidem*, fol. 348.
3. Vol. *Angleterre* 258, fol. 29.

des plus importants articles de celles que vous m'aviez écrites le 13 et
le 14. J'ai été très sensible à la perte de cette princesse, connoissant
ses bonnes intentions et n'ayant aucun lieu de douter qu'elle n'eut
toujours fait ce qui auroit dépendu d'elle pour la conservation de la
paix.

Elle fait mon principal objet et mes sentiments sur ce sujet sont
tels que je vous le marque dans une autre dépêche que vous pouvez
communiquer, s'il est nécessaire, à quelques-uns de ceux qui ont plus
de part au gouvernement présent de l'Angleterre.

Vous jugerez donc aisément que je suis bien éloigné d'accorder aucun secours au chevalier de Saint-Georges ni d'entrer dans les projets
qu'il pourroit former pour soutenir ses intérêts, et je vois d'ailleurs
que ce seroit très inutilement qu'il feroit présentement la moindre
tentative. Il vouloit cependant s'exposer à périr en passant en Angleterre ou en Écosse, plutôt que de paroître tranquille dans le moment
où ses amis pouvoient espérer qu'il songeroit à faire valoir ses droits.
A peine a-t-il appris l'extrémité de la reine sa sœur qu'il est parti de
Bar-le-Duc à dessein de trouver quelque moyen de s'embarquer et de
passer aux côtes de la Grande-Bretagne, incertain cependant du lieu
où il mettroit pied à terre, de celui où il seroit reçu, et du nombre et de
la force de ceux qui se déclareroient pour lui....

Louis XIV à M. d'Iberville [1].

Versailles, 22 août 1714.

... Votre lettre du 15 de ce mois et celle que vous aviez reçue du
vicomte de Bolingbroke quelques jours auparavant, m'ont informé de
l'inquiétude que la feue reine de la Grande-Bretagne et ses ministres
avoient témoignée au sujet du consentement que plusieurs avis envoyés à Londres supposoient que j'avois donné à la révocation des
renonciations faites par le roi d'Espagne, et je vois que ces faux bruits
étoient fondés sur le séjour que le cardinal del Giudice fait encore
auprès de moi.

Le comte de Peterborough, ayant eu les mêmes avis de Londres,
m'en avoit parlé avant son départ, et, quoique ce fût sans ordre de la
reine sa maîtresse et que nulle raison ne me dût obliger à l'éclaircir,
mes intentions sont toutefois si pures et le desir que j'ai de conserver
la paix si véritable, que je n'eus aucune peine à lui dire bien clairement que j'observerois ponctuellement tout ce que j'avois promis par
les traités ; que je n'avois pas seulement songé à faire le moindre changement aux renonciations solennelles faites par le roi mon petit-fils ;
qu'il pouvoit le dire à la reine sa maîtresse et l'assurer que je main-
tiendrois exactement la paix. Je ne doute pas qu'il n'en rende compte
au nouveau gouvernement d'Angleterre.

1. Vol. *Angleterre* 258, fol. 32.

Depuis le départ du comte de Peterborough, le sieur Prior a reçu du vicomte de Bolingbroke la copie de la même lettre que vous m'avez envoyée. Je lui ai fait rendre la même réponse. Il m'a parlé lui-même dans l'audience que je lui ai donnée à l'occasion de la mort de la reine sa maîtresse, et je l'ai assuré que je prétendois observer ponctuellement les traités de paix sans apporter de changement ni à l'article des renonciations ni à nulle des autres conditions. Vous parlerez de même en Angleterre, rien n'étant plus faux que les bruits qu'on répand et plus contraire au desir que j'ai de maintenir la tranquillité générale de l'Europe.

L'éclaircissement que je donne en est une nouvelle preuve ; car il m'importeroit peu de dissiper des alarmes mal fondées, si je ne donnois une attention principale à détruire jusqu'au moindre sujet capable d'altérer la paix et l'union que je veux entretenir avec la couronne de la Grande-Bretagne.

Quoique les nouvelles assurances que vous donnerez de mes sentiments doivent suffire, je veux encore en faire connoître plus particulièrement la sincérité par la demande que je ferai au roi d'Espagne de rappeler auprès de lui le cardinal del Giudice. Il aura peut-être quelque peine à s'y résoudre, parce que ce ministre le sert utilement et que, m'étant agréable, le roi mon petit-fils a sujet de croire qu'il ne peut en choisir un autre plus capable de bien exécuter ses ordres ; mais je n'oublierai rien pour lui persuader que cette considération doit céder à celle du repos public et que, pour le conserver, il est souvent nécessaire d'avoir égard aux soupçons, quoique mal fondés, de ceux que l'on veut avoir et conserver pour amis. Vous communiquerez au vicomte de Bolingbroke ce que je vous écris sur ce sujet ; vous l'assurerez en même temps de ma part que je veux observer le dernier traité de paix, non seulement dans ce point, mais encore dans tous les autres et particulièrement dans celui qui regarde la succession à la couronne de la Grande-Bretagne ainsi qu'elle est établie par les actes du Parlement. Je remets à votre prudence de parler de même aux régents de ce royaume, lorsque vous le jugerez à propos. J'ai ordonné au sieur de Châteauneuf de voir le nouveau roi d'Angleterre, s'il passe à la Haye, et de lui faire connoître que, comme il m'a fait assurer, il y a déjà quelque temps, qu'il n'oublieroit rien pour mériter mon amitié s'il parvenoit au trône d'Angleterre, mon intention est aussi d'entretenir avec lui une parfaite intelligence, que je crois très nécessaire au bien général de l'Europe.

*Louis XIV au roi Georges I*er 1.

Fontainebleau, 2 septembre 1714.

Très haut etc. Nous avons ordonné au sieur d'Iberville, notre en-

1. Vol. *Angleterre* 262, fol. 453.

voyé extraordinaire auprès de vous, de vous assurer qu'en même temps que nous regrettons la perte de notre très chère et très amée sœur la reine de la Grande-Bretagne, nous sommes aussi très sensibles à votre heureux avènement à cette couronne. Nous sommes persuadés que, comme cette princesse aimoit la paix, vous n'oublierez rien aussi pour conserver la tranquillité de l'Europe, et, notre intention étant d'entretenir toujours avec vous l'union et la bonne intelligence que nous croyons si nécessaires au repos public, nous nous assurons que vous donnerez une entière créance à ce que le sieur d'Iberville vous en dira de notre part. Il vous informera pareillement des sentiments d'estime et d'affection que nous avons pour vous. Sur ce, etc.

X

LETTRES ET PIÈCES DIVERSES CONCERNANT SAINT-SIMON
Années 1713-1714.

I

La duchesse de Saint-Simon douairière à M. le Cousturier[1].

Ce dimanche 20 mai [1713].

Toutes vos honnêtetés dans toutes les affaires qui me regardent, Monsieur, me font adresser à vous en toute confiance, pour vous dire que je viens de parler à M. Desmaretz pour le prier de terminer enfin l'affaire du taillon de Blaye, dont vous avez toutes les pièces. Il veut encore écrire une fois à M. de Courson très fortement, pour lui demander son avis. Il m'a dit de vous mander de l'en faire ressouvenir pour écrire le premier ordinaire, et, le temps passé qu'il devra avoir la réponse, si elle n'est point arrivée, il rapportera mon affaire au Conseil. Il y a plus de dix-huit mois qu'elle ne finit point, par ne pouvoir tirer l'avis de l'intendant : ce qui me fait un tort très considérable. Remarquez, je vous prie, la date de la lettre de M. Desmaretz, afin que je le puisse presser pour finir. J'ai encore à vous prier de me faire savoir comment il faut que je fasse pour savoir ce que M. Desmaretz fera avec M. de Bercy au sujet d'une diminution que je demande du don gratuit qu'on me demande à Ruffec, qui est exorbitant. J'ai déjà donné plusieurs mémoires et requêtes à M. de Bercy, dont je n'ai pu avoir la réponse, et l'on poursuit mes habitants ; ils ont des garnisons qui les ruinent. Vous me ferez, Monsieur, un très sensible plaisir de m'informer de ce que j'aurai à faire pour la suivre, et je vous en serai, ainsi que de tous les autres que vous m'avez déjà faits, très véritablement et sensiblement obligée.

LA DUCHESSE DE SAINT-SIMON.

Mme la duchesse de Saint-Simon supplie M. Desmaretz d'avoir la bonté de se souvenir qu'il y a plus de deux ans qu'elle lui a présenté une requête sous le nom des propriétaires des terres qui composent les marais desséchés de la comtau de Blaye, du nombre desquels M. le duc de Saint-Simon est un des principaux, par laquelle ils supplioient très humblement Sa Majesté d'avoir la bonté de les décharger, leurs

1. Archives nationales, G⁷ 664 ; publiée dans le tome XXI et supplémentaire de l'édition des *Mémoires* de 1873, p. 232. Tout le dossier de l'affaire est dans le carton G⁷ 145.

fermiers et métayers, de l'excédent de quatre sols de taille par journal de terre desdits marais réglé par arrêt du Conseil du 19 septembre 1684, comme aussi de décharger leurs fermiers du taillon, ensemble du douzième du prix de leurs fermes et des autres charges nouvellement imposées sur lesdits marais, comme étant contraires à l'arrêt du Conseil du 19 septembre 1684, l'intention du Roi ayant été de ne charger les terres de ces marais nouvellement défrichés, pour toutes charges, que de quatre sols par chacun journal de terre ; les raisons sont expliquées par ledit arrêt. En effet il n'est pas possible aux propriétaires et fermiers de supporter les charges nouvellement imposées sur ces terres, étant obligés de faire tous les ans des dépenses excessives et indispensables pour entretenir et conserver lesdits marais, sans lesquelles ils seroient inondés et deviendroient infructueux au Roi et au public. C'est ce qui a obligé ces propriétaires de supplier très humblement Sa Majesté d'avoir la bonté de leur accorder la décharge qu'ils demandent. M. Desmaretz a rapporté, il y a plus de dix-huit mois, leur requête au Conseil. Il a trouvé leur demande bonne et équitable ; mais il a desiré, avant de donner sa décision en leur faveur, d'avoir l'avis de M. de Courson, intendant à Bordeaux, à qui il a renvoyé la requête dès le mois de janvier 1712, sans que depuis on ait pu obtenir son avis, quoique Mme la duchesse de Saint-Simon lui en ait écrit plusieurs fois. Ce retardement cause un préjudice considérable à M. le duc de Saint-Simon et à tous les autres propriétaires de ces marais. C'est pourquoi M. Desmaretz est très humblement supplié de rapporter au Conseil la requête desdits propriétaires : ils lui en seront très obligés[1].

II

Le duc de Saint-Simon à M. Chamillart[2].

Paris, ce 9 août 1713.

Il est vrai, Monsieur, que je suis très-occupé, puisque je n'ai pu trouver encore le temps d'avoir l'honneur et le plaisir de vous écrire ; mais ce n'est rien moins que la cour. Il m'a fallu finir l'affaire de M. de Laubespine et lui compter cinquante mille écus, ce qui n'est pas trop aisé ; mais enfin je suis sorti de ses griffes pour n'en jamais plus ouïr parler. En même temps, il m'a fallu courir après vingt

1. En apostille, de la main du contrôleur général : « A M. Cousturier. Savoir si M. de Courson a fait réponse ; en cas qu'il ne l'ait pas fait, le presser par une nouvelle lettre. »
2. Cette lettre, tirée des archives du château de Courcelles-la-Suze, dans le Maine, appartenant à M. de Chamillart, marquis de la Suze, a déjà été publiée en 1874 par M. Henri Chardon, membre du conseil général de la Sarthe, dans le tome XIX de l'édition des *Mémoires* de 1873, p. 263, et dans Esnault, *Michel Chamillart*, tome II, p. 235.

juges et essuyer la lie de la plus fine et de la plus impudente chicane de MM. Nicolay, de Seuil et Dorieux, qui s'étoient si bien accoutumés à se rouler sur mon argent, depuis vingt-huit ans qu'ils l'ont, qu'il n'est sorte d'infamie qu'ils n'aient mis en usage pour le garder. En fin finale, j'ai eu ce matin un arrêt diffinitif [1] à ce que, dans six mois pour tout délai, les bonnes gens me rendent gorge, et je vous promets bien de leur serrer le gavion comme il faut. Il faut que tous ces diables-là m'aient fait faire plus de cinquante lieues sur le chemin de Marly depuis qu'on y est. Nous y retournons demain harassés comme des chevaux de poste ; j'espère avoir maintenant le temps de respirer.

Fontainebleau, fixé le 30 pour durer vingt-sept jours, me fait encore enrager pour la Ferté, et le temps inouï qu'il fait achèveroit de me désespérer, s'il n'amortissoit mon envie ordinaire d'aller chez moi. Je compte que ce sera à la fin de septembre, au hasard de l'arrière-saison, qui, au pis-aller, ne peut être plus fâcheuse que celle-ci. Comme il sera trop tard pour qu'au partir de chez moi M. d'Englesqueville vous trouvât chez vous, je vais lui écrire pour lui persuader d'y aller à temps de me venir trouver à la Ferté à mon arrivée. Il s'est si très-bien trouvé de son premier voyage que je ne doute pas qu'il ne fasse le deuxième avec bien du plaisir, pour peu que cela lui soit possible ; car il bâtit maintenant chez lui fort et ferme. Je me représente votre grange ôtée avec un effet charmant, n'en déplaise aux mangeuses de muscat [2], que je salue en tout respect et affection, mais pour le coup, il faut qu'elles avouent que je suis moins gourmand qu'elles.

Vous êtes excellent de vous souvenir encore avec aise de notre aventure Listenique [3]. Premièrement, ces sortes d'égueulées qui ont un sexe et un nom m'étourdissent toujours, et puis vous saurez quelque jour pourquoi je fus si stupide. Je l'eusse été alors avec une maîtresse, jugez de ce que je pouvois être avec une si vilaine et si hulbrenante femelle. Pour achever ma journée, il me fallut promener, et nous tombâmes au fin milieu de la joyeuse troupe de Madame la Duchesse. Oh ! riez-en tout votre saoul, car je vous vois d'ici en rire et que les épaules vous vont ; je ne sais pas, moi, comment je n'en suis pas mort de dépit et de colère, car j'y rentre encore y pensant.

1. Nous n'avons pas retrouvé dans les registres du Parlement le texte de cet arrêt, qui fut d'ailleurs peut-être prononcé par une autre juridiction ; mais nous sommes trop peu renseignés sur les affaires financières de Saint-Simon pour pouvoir éclaircir ce point.

2. Sans doute les filles de Chamillart.

3. Saint-Simon fait allusion évidemment à une aventure qui lui arriva avec une dame de Listenois. Il y en avait deux alors à la cour : l'une était Françoise-Louise de Mailly, fille de la dame d'atour de la duchesse de Bourgogne, qui était veuve depuis 1710 de Jacques-Antoine de Bauffremont, marquis de Listenois ; l'autre s'appelait Hélène de Courtenay et avait épousé en 1712 Louis-Bénigne de Bauffremont, qui avait relevé le titre de marquis de Listenois depuis la mort de son frère (ci-dessus, p. 138, note 4). C'est sans doute de la première qu'il s'agit ici.

Après toutes ces folies que vous me permettez avec vous, je me réjouis de la grossesse de ma grande biche[1] ; car c'est une bonne chose que la paix de la maison et une autre bonne chose qu'un second fils, pourvu que son benoît père[2] ne lui laisse pas plus de dents que de pain. Je suis comme vous en peine des chemins ; faites-moi la grâce de me mander des nouvelles de son arrivée.

J'ai été à la noce dont vous me parlez, qui fut triste à merveilles. Que votre souhait est chrétien et judicieux! *sed non bis in idem,* en bien comme en mal. Il a si fort voulu se remarier que le père et la mère ont mieux aimé en sauter le bâton pour régler tout eux-mêmes que le laisser faire après eux. Ce parti est si bon qu'il en est surprenant, et je pense qu'elle les régentera tous à merveilles[3].

De nouvelles, je n'en sais point d'ici ; honorez-moi des vôtres et de celles de vos dames et de vos amusements, puisqu'il ne se peut rien ajouter, Monsieur, à mon entier dévouement pour vous.

Le duc de SAINT-SIMON.

III

Le duc de Saint-Simon au comte de Pontchartrain[4].

De la Ferté, ce 12 novembre 1713.

Vous voulez donc, Monsieur, qu'un solitaire vous écrive ; mais un solitaire ne peut guère dire que des choses tristes ou importunes. Pour faire ma charge, vous saurez que le pauvre petit frère Chanvier[5] est mort d'apoplexie à Buonsolazzo, dont je m'assure que vous serez fâché, et Monsieur le Chancelier aussi. Pour moi, je le suis véritablement. L'oisiveté, la graisse ni la bonne chère ne lui ont pas procuré ce genre de mort ; cependant c'est franche apoplexie. Voilà pour le triste ; venons à l'importun. Ce sont quelques forçats pour le sieur de la Chesnais, capitaine au régiment d'Aunis au Quesnoy, pour lequel vous m'avez fait cette grâce déjà une ou deux fois. Peut-être est-ce trop souvent, peut-être est-ce trop tard. Si cela se peut, très-grand merci ;

1. C'est le nom que Saint-Simon donnait à sa belle-sœur, la duchesse de Lorge, fille de Chamillart.
2. Le duc de Lorge, frère de Mme de Saint-Simon.
3. Ceci est évidemment une allusion au remariage du comte de Pontchartrain avec Mlle de Verderonne que Saint-Simon a raconté longuement ci-dessus, p. 49-51.
4. Bibliothèque nationale, ms. Clairambault 1218, fol. 55. Cette lettre a déjà été insérée dans le tome XIX de l'édition des *Mémoires* de 1873, p. 265. — Pontchartrain a écrit en haut : « Réponse. Amitié. Badiner. J'ai fait voir sa lettre à Monsieur le Chancelier, qui est très-fâché, aussi bien que moi, de la mort du frère Janvier. Au surplus, sur le dernier article, le Roi n'en donne point cette année, et il nous en manque. »
5. Voyez notre tome V, p. 402-405.

sinon je n'entends pas vous rendre la vie dure ni vous pressurer, parce qu'outre la bienséance, les choses et leurs desirs ont leurs degrés. Si on est ennuyeux, au moins faut-il ne l'être guère. Pavanez-vous bien dans vos nombreuses pièces, en lieu où armoires sont salles et salons aux autres, et me tenez à vous, Monsieur, tout ce qui se peut. Cela est court, mais bon et vrai.

S. S.

IV

Le duc de Saint-Simon au Chancelier.

23 mars 1714.

Cette lettre est une relation curieuse des difficultés qu'il éprouve pour la délivrance de ses lettres patentes établissant sa préséance sur le duc de la Rochefoucauld. Elle a été signalée dans le *Catalogue n° 121 des autographes de la maison Charavay* ; mais nous n'en connaissons pas le texte.

———

Lors de l'envoi en France du cardinal del Giudice (ci-dessus, p. 223), Saint-Simon et le duc d'Orléans pensèrent que cette mission secrète, qui semblait n'avoir pas d'objet précis, devait être pour amener Louis XIV à annuler par des dispositions nouvelles l'effet des renonciations de Philippe V à la couronne de France. Ils jugèrent que cette machination était formée par la princesse des Ursins et qu'il fallait sans retard ouvrir les yeux de Louis XIV et insister pour faire renvoyer d'Espagne Mme des Ursins. C'est à cela que se rapportent les cinq pièces qui vont suivre ; Saint-Simon, suivant son habitude, excita le duc d'Orléans, et, connaissant sa répugnance à écrire, lui envoya des projets de mémoires et de lettres pour le Roi, qu'il n'aurait eu qu'à copier. Le duc d'Orléans suivit-il ces conseils, et ces mémoires furent-ils remis à Louis XIV ; c'est ce qu'on ne saura sans doute jamais ; mais ce qui ferait croire que le duc d'Orléans n'écrivit pas, et ne fit que parler au Roi, s'il l'osa même, c'est que Saint-Simon, chose étrange! n'a fait aucune allusion dans ses Mémoires à ces incidents, et n'a même pas parlé du but caché qu'il supposait à la mission du cardinal del Giudice. — Les cinq pièces en question ont appartenu naguère au cabinet de M. Feuillet de Conches ; elles ont été publiées par Armand Baschet dans son livre *le Cabinet du duc de Saint-Simon*, p. 386 et suivantes, et aussi dans le tome XIX de l'édition des *Mémoires* de 1873, p. 266-286.

V

Le duc de Saint-Simon au duc d'Orléans.

Paris, le 4 avril 1714.

Les limbes sont insupportables, et je n'y puis plus résister. Quelque fâcheuse que vous soit la proposition d'écrire, un petit mot, Monseigneur, je vous en conjure. Cela ne m'arrive pas souvent. Où en est Votre Altesse Royale? A-t-elle parlé! A-t-elle ravalé? Si ravalé, est ce sans retour et sans étouffer? Si parlé, comment reçu? Qu'est-ce que c'est donc que les amendes honorables faites à d'Aubigny pour sa maîtresse et pour Orry individuellement par le Berwick, jadis si roide, et chez le petit *pot à miel*, et l'audience si caressante dudit Aubigny dans le cabinet du Roi? Comment cela se lie-t-il avec le vrai motif de l'envoi de cet Anglois? Et puis, autre contraste, tout cela demeure court : ni troupes, ni ambassadeur. M. de Brancas ne revient plus; on crie, on est mécontent d'Espagne, et sous le nom générique on fait tomber la colère sur un zéro sans existence et sur une nation étrangère dans son propre pays, pour détourner tout de sur les seuls coupables. Qu'est-ce que tout cela? Ne profiteriez-vous point d'une réelle conjoncture pour mettre le doigt sur la lettre, et vous ôter du pied une épine qui vous pique sans cesse en attendant pis? Mes ténèbres me font enrager ici, et je crains votre inaction dans des temps de crise où les instants sont précieux. Je ne sais combien durera mon exil de la cour et ma séparation du monde, qui me tient à l'écart de tout[1]. J'attrape des faits secs et crus à travers les fentes des portes, et j'en demeure là en petillant. Ainsi donc un mot, qui pourtant ne soit pas monosyllabe. Le porteur ne sait point ce dont il est question; mais je suis assez libre avec lui pour le prier de rendre ce mot à Votre Altesse Royale et de se charger de sa réponse, avec laquelle je la supplie de me renvoyer cette épître avec la liberté qu'elle me permet. C'en seroit trop prendre de vous supplier de faire ma cour à Mme la duchesse d'Orléans, et d'en appeler à elle si vous ne tirez point quelque parti de tout ceci. En voilà assez pour un importun, qui veut qu'on parle et qui desire qu'on écrive : deux choses qu'on n'aime guère, l'une indispensable en politique, l'autre charité, Monseigneur, que mérite un ténébreux serviteur aussi respectueusement attaché et dévoué que je le suis à Votre Altesse Royale.

VI

Réponse du duc d'Orléans à Saint-Simon.

Versailles, ce jeudi au soir, 5 avril.

Vos limbes, Monsieur, me sont plus nuisibles qu'à vous; car, outre le plaisir de vous voir, vous m'avez bien fait faute pour être informé de bien des choses que j'ai eu grand'peine d'arracher à demi. Quant à moi, j'avois parlé dès le jour que vous partîtes. *On*[2] me reçut plus

1. Saint-Simon se tenait en ce moment à l'écart de la cour à cause de la rougeole de sa femme : ci-dessus, p. 245; voyez la lettre suivante.
2. Le Roi.

froidement que la première fois, mais pourtant bien. *On* me dit que le Berwick ne trouveroit pas les choses bien disposées pour ce que je demandois ; je répondis qu'il n'y avoit d'opposition que dans la personne qui en mettoit à toutes les volontés de celui par le seul crédit duquel elle se soutenoit. La conversation fut plus longue, mais toujours ne paroissant pas content de ladite dame. Le Berwick, à qui je parlai le même jour, me parut bien disposé, hors sur le principal article, à savoir l'expulsion totale, résolu pourtant de faire ici toutes les questions importantes, et que de lui-même il avoit rangées par écrit tout comme j'aurois pu faire. Quant à l'audience du Roi et à l'entrevue chez le *pot à miel*, je crois que la cabale avantageuse a menti sur l'un et sur l'autre, mais non pas totalement. J'étois à celle du Roi ; Pontchartrain étoit l'introducteur, *presente* Torcy ; elle fut courte. Le Berwick m'a dit sur la sienne que don Louis faisoit la charge de bon valet, blâmant ce qu'il ne pouvoit excuser. Ce dernier courrier a tout changé sans que j'en aie pu démêler la vraie cause ; seulement le Berwick m'a dit qu'il n'étoit pas juste que tous les efforts fussent de ce côté-ci et rien de l'autre. C'est sur ce point important et cette circonstance, peut-être bonne, peut-être non, que je me suis désolé de ne vous point avoir pour raisonner et vous envoyer un peu aux nouvelles ; mais, comme Mme d'Orléans (à qui j'ai lu votre lettre), ni moi, ne craignons point la rougeole, si vous vouliez bien vous transporter dimanche jusqu'à Saint-Cloud, nous irons tous deux seuls, et nous pourrons raisonner avec vous, chose très nécessaire. Je serai à Saint-Cloud entre quatre et cinq, et peut-être en pourrons-nous savoir davantage.

A M. le duc de Saint-Simon, mon cousin.

VII

Projet de lettre du duc d'Orléans au Roi.

CHOSES CONCERNANT LE VOYAGE DU CARDINAL DEL GIUDICE A PARIS ET LE PROJET DE CELUI DU DUC DE BERWICK A MADRID. 1714[1].

Sire,

Je ne puis cacher plus longtemps à Votre Majesté mes inquiétudes sur le voyage bizarre et si inopiné du cardinal del Giudice dans le même temps qu'il se peut dire que votre ambassadeur est chassé honteusement de Madrid, et qu'on vous a refusé d'y recevoir celui que Votre Majesté avoit résolu d'y envoyer. Il est public dans votre cour que cette résolution si subite a été prise sur les avis de la cabale d'ici de Mme des Ursins, justement alarmée de sa dernière démarche après tant d'autres si étranges à l'égard de Votre Majesté, à l'égard de la

1. Ce titre est sur une petite bande de papier jointe au mémoire.

paix et à l'égard des Espagnols, qu'elle achève de désespérer depuis la mort de la reine.

Tant de choses mises ensemble ont fait vivement sentir à ses amis d'ici que Votre Majesté cesseroit enfin de laisser croire aux Espagnols qu'elle la protége, et que sa ruine suivroit nécessairement de là, et qu'il n'y avoit qu'une démarche également prompte, hardie et éclatante qui la pût tirer d'un si grand danger en donnant à Votre Majesté tout l'extérieur du respect par l'envoi d'un personnage dont le caractère le fera écouter et considérer, et une satisfaction apparente en abandonnant Orry, tandis que ce respect même est bien affoibli, puisqu'ils vous envoient ce cardinal sans que vous en sachiez rien et aussitôt après vous avoir refusé M. de Berwick, et qu'en abandonnant Orry, ils vous font un sacrifice également vil et nécessaire pour conserver celle à qui des Orris ne manqueront jamais, et qui, n'ayant jamais cessé de s'opposer à toutes vos volontés depuis que Votre Majesté l'a affermie dans l'autorité pleine dont elle a joui, ne changera pas sans doute de conduite dans un temps où, ceci sauvé, elle en aura moins besoin que jamais.

C'est elle, Sire, qui enseigne au roi d'Espagne l'ingratitude envers Votre Majesté, et qui lui ôte jusqu'aux mouvements de la nature par la captivité où elle le retient, c'est elle qui, à l'exception de deux, dont l'un lui a obéi aveuglément et l'autre en obtint, en arrivant, la grandesse, s'est brouillée avec tous ceux qu'à quelque titre que ce soit vous avez envoyés en Espagne, et dont l'art est tellement fatal à votre gloire, que toute l'Europe met sur le compte de Votre Majesté tout ce qui se passe en Espagne, comme elle l'a vu lors de la paix, que l'Espagne en gémit jusqu'à jeter des pierres aux François et s'arrête dès que votre ambassadeur parle publiquement en votre nom, ce qui lui devient un crime envers le gouvernement, et que, tandis que Votre Majesté porte cette iniquité, elle éprouve au péril de son État et au manque de respect de sa personne, qui a mis, et plusieurs fois remis la couronne sur la tête de son petit-fils, et toute-puissance en main de Mme des Ursins, vous éprouvez, dis-je, qu'il n'est souverain ni particulier qui ait moins, non pas d'autorité, mais de crédit, en Espagne, que vous y en avez en toute espèce de choses.

Après cet intérêt si sensible de votre gloire, il y en a un autre qui me force à vous parler, non comme à mon souverain et à mon oncle, mais, s'il m'est permis de le dire, comme à mon père, qui m'a comblé de biens, et de qui les biens ne me sont agréables qu'autant que je les tiens de lui. Et plût à Dieu, Sire, qu'aux dépens de mes jours, votre personne sacrée fût immortelle comme votre nom glorieux. Mais Votre Majesté, ayant pensé à un avenir qui n'a rien de funeste que pour ceux qui le verront, est condescendue pour le bien et la nécessité de la paix d'accepter le parti des doubles renonciations qui excluent également et respectivement la branche d'Espagne en France et celles de Berry et d'Orléans de la couronne d'Espagne, à quoi le roi votre petit-fils s'est porté pendant le voyage de Mme des Ursins à Baréges, avec une franchise dont sa lettre à M. le duc de Berry fait foi. Cependant, Sire, ce n'est pas le compte de Mme des Ursins ni de la cabale, qui lui est ici si unie, et qui a la hardiesse de débiter que ce n'est pas aussi l'intention de Votre Majesté, avec tant d'art et de succès que chacun craint de parottre attaché à M. le duc de Berry et à moi, et que cette contagion passe de la cour dans les provinces et dans le reste de l'Europe. De plus, Sire, si les Espagnols, outrés au point qu'ils sont, et qu'il est peut-être de l'intérêt et des desseins de Mme des Ursins de continuer de pousser à bout, se portoient, dans des temps où ils n'auroient plus rien à craindre, à chasser un roi que leur fidélité si mal reconnue a retenu dans d'autres, Votre Majesté n'ignore pas qu'un droit acquis, quel qu'il soit, sur une couronne ne se pardonne jamais, et que par conséquent M. le duc de Berry et moi et nos enfants serions réduits à une condition bien déplorable. C'est assez en dire à Votre Majesté pour lui faire envisager tout et pour toucher un cœur aussi grand et aussi bon que le vôtre sur sa plus proche famille, qui n'avoit jamais imaginé rien d'approchant à l'événement des doubles renonciations, qui n'y est entrée qu'en sujets obéissants et en tout soumis à vos ordres, et qui certainement privés de l'Espagne par l'horreur du pays pour un gouvernement qu'il auroit secoué, se trouveroient exposés ici aux plus redoutables malheurs et aux plus inévitables, sans qu'il y eût de leur faute.

Le remède, Sire, est en vos mains puissantes, et conforme à l'équité, à la bonté de votre naturel, à la gloire de votre nom et à la justice que Votre Majesté se doit à elle-même et aux Espagnols opprimés par une femme qui a persécuté tous ceux qui ont eu part au testament du feu roi d'Espagne, qui n'a souffert dans le conseil que le seul homme qui s'y soit opposé, qui n'a mis dans tous les emplois que des étrangers et nuls François, qui a changé en entier toute la constitution du gouvernement d'Espagne, qui tient votre petit-fils dans une captivité également honteuse et périlleuse, au milieu d'un très-petit nombre d'étrangers à elle, inaccessible à tout autre pour quoi que ce puisse être. Avec elle tombera sa cabale d'ici et les dangers sur les renonciations ; avec elle tombera la haine et le désespoir des Espagnols, qui, ravis de posséder leur roi et de revoir leur gouvernement entre leurs mains, ne se départiront jamais de la fidélité qui l'a deux fois conservé sur le trône ; avec elle tomberont tous les dangers deçà et delà les Pyrénées, et la crainte perpétuelle de ses cabales et d'un mariage dont M. le duc de Berry vous a représenté tous les inconvénients, qui sont infinis et que Votre Majesté a sentis à merveilles, mais qu'il est plus court de saper par les fondements que de se voir exposé sans cesse à lutter contre. Avec elle tombent toutes les difficultés du dedans et du dehors sur la paix, la honte de l'État qu'elle se vouloit faire donner, et les tracasseries perpétuelles d'affaires, de fortunes et d'intrigues de cour. Votre Majesté se justifie de la seule manière qui puisse lui convenir aux yeux de toute l'Europe, et se regagnera ainsi le cœur de toute l'Espagne délivrée par sa générosité, et bientôt après le roi, son petit-fils, rendu à soi-même.

Les moyens, Sire, sont aisés pour arriver à tant de fins si desirables : il n'y a qu'à être sourd à la sirène, ne point agir, et compter pour rien les souplesses de l'Italien[1] le plus adroit et le plus rompu aux affaires de cour qui soit dans sa nation, dont sa fortune et celle de son frère sont de bons garants, puisqu'ils se sont élevés si tôt et si haut d'une naissance plus qu'obscure. L'archevêché de Tolède est le prix de son voyage, et il a ici de puissants soutiens : ainsi au fait de tout et conduit à souhait, ses efforts ne seront pas médiocres. Mais, si Votre Majesté tient ferme à délivrer son petit-fils et l'Espagne, et à affranchir la France des malheurs qui la menacent, sa supériorité en tout genre déconcertera le cardinal et toute la cabale, et la délivrera pour jamais d'une fatale importunité, en déclarant que tant que Mme des Ursins et tous ses étrangers qui ne tiennent point à la monarchie d'Espagne ne seront pas éloignés, et Mme des Ursins en Italie, Votre Majesté ne se mêlera de quoi que ce soit, et laissera faire les Catalans, en rappelant même ses sujets qui servent en Espagne. En faisant passer cette résolution à Madrid et en s'y tenant entièrement fermée, il faut que Mme des Ursins quitte la partie ou soit mise en pièces en Espagne, ce qu'elle n'hasardera pas.

Si mon intérêt étoit différent de celui de la gloire et du repos de Votre Majesté, de l'intérêt si pressant de ses deux petits-fils, de celui des deux monarchies, je serois, Sire, plus réservé à vous parler ; mais les choses venues au point où elles sont, je croirois manquer à la fidélité, à la reconnoissance et à toutes sortes de devoirs, si, après avoir donné une si longue preuve de ma patience à l'égard de Mme des Ursins, je ne rompois le silence quand il s'agit de tout perdre pour la conserver, après une si ample expérience qu'il ne sert de rien de la laisser entièrement la maîtresse, sinon pour gâter entièrement tout, comme sans contradiction elle a fait depuis qu'elle n'a plus eu de contradicteurs.

Au nom de Dieu, Sire, que votre sang, que votre autorité, que votre gloire, que les monarchies qui vous sont commises vous soient plus considérables que Mme des Ursins ; il ne s'agit point de la perdre ni de la châtier selon ses mérites, il n'est question que de délivrer le monde de ses enchantements, et de l'envoyer jouir à Rome des trésors qu'elle a amassés, et l'empêcher par une plus longue administration de devenir le fléau de votre plus proche famille et la destruction de la France et de l'Espagne.

Pardonnez, Sire, à mon zèle encore plus qu'à mon intérêt, quelque pressant qu'il soit. Vous êtes le seul à qui je puisse et me veuille adresser, comme vous êtes le seul qui avez en main le remède, et qui seul êtes capable de rompre tous les filets qui de toutes parts vous

1. Le cardinal del Giudice.

sont tendus de loin et de près. Toute ma confiance dans Votre
Majesté n'a jamais été trompée, et dans cette espérance, qui me fait
tout attendre [1]....

VIII

Projet de mémoire du duc d'Orléans au Roi.

MÉMOIRE.

Des raisons très-pressantes m'obligent d'informer Votre Majesté de
ce que j'apprends avec certitude depuis que j'ai eu l'honneur de lui
écrire et de lui parler de Mme des Ursins, dont les faits sont très-
courtement éclairés par ce petit mémoire.

M. le cardinal del Giudice fait sonner fort haut qu'il a défense de
me voir et s'en explique de manière à renouveler tout ce que Mme des
Ursins fomente avec tant de soin dans l'esprit du monde pour me
rendre odieux. Votre Majesté voit avec quelles instances je l'ai conju-
rée de faire éclaircir tout ce qui s'est présenté, et avec quelle affectation de mystère on ne cesse de se conduire en Espagne pour entretenir les idées qui conviennent à Mme des Ursins, et qu'elle fait
maintenant soutenir dans leur décadence par un personnage dont le
poids et la nouveauté rendra l'un et l'autre à ces choses, qui sans cela
tomboient enfin d'elles-mêmes. Tout ce qui forme ici la cabale de
Mme des Ursins et qui conduit le cardinal del Giudice, tient le même
langage sur moi avec une liberté que sa présence leur donne lieu de
pousser fort loin, et que le caractère ou les emplois de la plupart de
ces gens fait recevoir avec considération ce qu'ils avancent, et surtout
avec crainte de paroître n'être pas de leurs sentiments. Mais ce qui me
touche le plus vivement, c'est l'opinion que la place de quelques-uns
d'eux donne de l'uniformité de leurs pensées avec les vôtres, des apparences dont tout cela se couvre, et de l'impossibilité où je me trouve
d'opposer aucune vérité à ces artifices, que l'on sème avec une autorité qui achève de me perdre.

Le cardinal compte de rester ici le plus qu'il pourra, et compte publiquement de faire le voyage de Fontainebleau. Marly le tient un peu
séparé de tout ce qui n'est point la cabale de celle qui l'envoie; Versailles sera peu suivi, et ne le mettra pas encore au fil de l'eau; mais
Fontainebleau le fera nager au milieu de la cour, où sa cabale, le faisant valoir à l'appui de ce qu'il est, l'initiera dans tout, et mettra un
homme aussi adroit, aussi fin et aussi rompu qu'il l'est, à portée d'agir
immédiatement par lui-même, et de former les intrigues pour lesquelles il est venu.

Vous le dirai-je, Sire, et, vous aimant et vous respectant aussi parfaitement que je fais, serai-je toujours forcé par l'oppression étran-

1. Après les points, Saint-Simon a ajouté : « écrit en 1714. »

gère à vous dire des choses que je me cache à moi-même, qui puissent devenir possibles même aux temps les plus reculés? Le projet de Mme des Ursins pour ces temps qu'on ne peut envisager sans horreur est de laisser une régence à Madrid, et que le roi d'Espagne, avancé dès lors sur la frontière suivant les nouvelles de cette cabale, arrive en personne à Paris, pour y disputer à M. le duc de Berry ce qui lui devra appartenir alors. Depuis ce projet la reine est morte, et, comme son nom et l'appui de sa maison n'étoient pas un petit objet, il ne faut pas moins qu'un cardinal aussi délié et aussi abandonné à Mme des Ursins pour remettre les choses en ordre, s'informer de tout, prendre des mesures de toute espèce, en un mot, pour ne rien omettre de tout ce qui est possible pour l'exécution d'un tel projet. S'il s'exécute, Sire, où en sommes-nous, M. le duc de Berry et moi? que deviennent les renonciations, les traités, les serments? quel sera le sort de vos volontés sur vos enfants, sur votre famille, sur vos sujets? Et tout cela par l'ambition démesurée et sans exemple d'une femme qui ne se soucie de régner despotiquement en Espagne que pour se frayer un chemin de domination dans son pays, au mépris de toutes les lois divines et humaines. Ce n'est pas d'aujourd'hui que ces desseins me sont connus, et je suis demeuré dans le silence; mais comment se taire dans ces extrémités, et tandis que je vois avec quel concert, quelle suite et quel succès tout s'arrange, se prépare et se conduit pour une exécution certaine, parce que vous l'ignorez et que vous seul y pouvez apporter le remède?

Le plus prompt, Sire, c'est de vous défaire de ce dangereux cardinal, de délivrer votre cour de cet espion, et vos sujets d'un suborneur qui ne peut être autre chose. Il n'est venu, disent ses émissaires, qui en cela se donnent pour répéter le langage qu'il vous a tenu, il n'est venu que pour vous demander vos ordres sur le gouvernement d'Espagne, et supplier Votre Majesté de lui permettre une explication de diverses choses avant que de donner ses ordres, qui seront les lois du roi son petit-fils. Cette explication sera bientôt faite et vos ordres donnés, ainsi tout prétexte de séjour épuisé; après quoi le premier roi de l'Europe peut bien renvoyer le ministre d'un autre roi, quand cet autre roi est son petit-fils, couronné par lui plus d'une fois, qui cependant vient de chasser son ambassadeur et l'a traité avec opprobre par l'avis de ce même cardinal, et qui a refusé de recevoir le maréchal de Berwick, tandis qu'il envoie son ministre sans savoir si Votre Majesté, justement indignée, le voudra bien recevoir.

Deux mots, Sire, finiront ce mémoire; mais qu'il me soit permis d'espérer que Votre Majesté les lira, et que la conduite de Mme des Ursins lui sera ainsi fidèlement retracée, depuis douze ans que par Votre Majesté seule elle est montée au plus haut point de fortune sous lequel je suis en état d'être accablé avec M. le duc de Berry et toute la France, si Votre Majesté ne daigne nous secourir, ou plutôt, si je l'ose dire, se secourir elle-même.

Mme des Ursins, tirée de Rome pour être mise auprès de la reine d'Espagne à son mariage, n'a jamais vu M. d'Harcourt en Espagne, et leur liaison ne s'est formée que de loin. M. de Marcin, qu'elle trouva à son arrivée en Catalogne, suivit le roi d'Espagne en Italie, et n'a eu ni le temps ni l'occasion d'avoir rien à démêler avec elle, sa fonction d'ambassadeur ayant fini sans retourner en Espagne.

Le P. d'Aubenton, choisi par Votre Majesté pour le confesseur du roi d'Espagne, a été sa première victime, pour s'être acquitté de vos ordres et proposé de votre part au roi votre petit-fils de ne communiquer pas tout ce qui se passoit de Votre Majesté à lui, à la reine, qui étoit un enfant, et à Mme des Ursins. Elle ne se cacha point de ce sujet de sa disgrâce pour épouvanter tous ceux qui approchoient du roi d'Espagne, et le P. d'Aubenton fut chassé avec ignominie. Il faut pourtant que ce soit un homme d'un mérite peu ordinaire, puisqu'après cet affront il a été élevé sans contredit à la première place de sa nation dans sa compagnie, qui assurément ne se méprend pas en sujets.

M. le cardinal d'Estrées, choisi comme le meilleur et le plus ancien ami de cette dame, comment a-t-il été traité ? et M. l'abbé d'Estrées ensuite ? jusque-là que Votre Majesté s'y crut intéressée, et que, malgré la reine, il fallut que Mme des Ursins quittât l'Espagne. Elle le fit tout le plus tard qu'elle put, et n'eut garde de prendre le chemin d'Italie et un état de consistance. L'insolence n'ayant pas réussi, elle eut recours à tout le contraire, et triompha enfin, à force de soumissions, au delà de toutes ses espérances, tant pour elle que pour ses deux frères, en puissance, honneurs et argent.

Le premier des deux seuls hommes avec qui elle se soit accommodée fut le maréchal de Tessé, qui, allant à Madrid de votre part, fit le crochet de Toulouse pour l'y voir en son exil, et en fut fait grand d'Espagne le soir même qu'il arriva à Madrid.

Le duc de Gramont, votre ambassadeur, n'a reçu que des affronts d'elle et de la reine. Elle l'apaisa, en partant, par une Toison, et, depuis son retour, leur réunion n'a pas été difficile.

M. Amelot, convenu avec elle à condition de lui être en tout soumis, a si bien exécuté ses ordres, que c'est le second avec qui elle ne se soit pas brouillée, lui et le maréchal de Tessé les deux seuls.

M. de Berwick, qui paroît maintenant si modeste, et qui en a de modernes raisons, a été continuellement brouillé avec elle et outré contre tous ceux dont elle s'est servie, toutes les deux fois qu'il a été en Espagne.

M. le maréchal de Bezons en a essuyé les contre-temps les plus fâcheux, et n'en a tiré aucun secours pour votre service et pour vos troupes.

A l'égard de Puységur, d'Asfeld, de Regnault, et d'autres gens de confiance sans caractère, ils ont tous été les objets de sa constante persécution.

M. de Vendôme n'a cessé d'être brouillé avec elle que lorsque, par un intérêt commun d'autorité, auquel celui du traitement leur fit ouvrir les yeux, ils se réconcilièrent fort peu de temps avant sa mort.

Le duc de Noailles, que ses services et tant de raisons devoient lui rendre considérable, en a plus éprouvé qu'il n'en a dit en toutes les façons possibles, et les plus préjudiciables au service des deux couronnes.

De moi, Sire, je m'en tais, et que n'aurois-je pas à en dire ?

A l'égard de M. de Brancas, la chose est si récente et si étonnante d'un bout à l'autre, comme tout ce qui a suivi sur le refus de M. de Berwick et l'envoi de M. le cardinal del Giudice, qu'il est plus court de s'en taire et le laisser aux réflexions de Votre Majesté.

Voilà, Sire, de tant de gens de toute espèce, et portant tous en caractères différents la recommandation de votre nom et de vos affaires, deux hommes qui n'ont pas eu lieu de rien avec Mme des Ursins : deux, l'un payé d'avance, l'autre uniquement chargé de soumission, qui sont les deux seuls qui ont été bien avec elle ; tous les autres, douze ou quatorze, ambassadeurs, généraux, confesseurs, gens de confiance, tous ont été maltraités jusqu'aux opprobres. Voyons maintenant les Espagnols.

De tous ceux qui composoient le conseil d'État du feu roi d'Espagne et qui ont fait faire ou fait accepter son testament en faveur du roi votre petit-fils, aucun n'a échappé à Mme des Ursins.

Le cardinal Portocarrero fut réduit à quitter les conseils à force de mauvais traitements, et en est plutôt mort de douleur que de vieillesse ; car il n'étoit pas extrêmement âgé. Votre Majesté peut se souvenir de tout ce qu'il fit pour le testament, et par le for de la conscience et par son autorité, et de tous ses autres services, tant le roi présent que pendant ses deux régences.

Don Arias, le premier homme de la monarchie en capacité et par sa place, qui fut l'instrument principal du testament et de la junte ensuite, a été des premiers chassés ; son exil fut couvert de la prélature de Séville et pallié de la nomination au chapeau.

Rivas, qui eut tout le secret du testament et le minuta de sa main, a eu le même sort. Ces trois ont pourtant mis la couronne sur la tête au roi d'Espagne, et nul depuis leur disgrâce ne les a soupçonnés même de quoi que ce soit.

Le duc de Medina-Sidonia, grand écuyer, et le comte de Benavente, sommelier du corps, du même conseil d'État, et d'un attachement inviolable et universellement reconnu, ont été exclus dès que Mme des Ursins a été la maîtresse, et l'extrême vieillesse du célèbre marquis de Mancera a été le prétexte du même traitement.

Le seul marquis de Frigilliane y fut conservé, et y est encore. Ce fut aussi le seul de tout le conseil d'État qui s'opposa au testament, et qui le fit avec tant d'emportement qu'il mit l'épée à la main pendant ce débat pour charger les autres.

Le duc de Veraguas, rappelé de sa vice-royauté de Sardaigne[1] pour avoir été convaincu par un traité écrit de l'avoir voulu livrer, fut fait en arrivant conseiller d'État, et le marquis de la Jamaïque son fils, dont la friponnerie de blés a coûté la Catalogne et la Sardaigne, a eu aussitôt après une place au conseil d'État.

Ceux-ci sont les plus aisés à retenir d'une foule d'autres.

La duchesse de Bejar ayant été faite dame d'honneur lorsque Mme des Ursins vint en France, elle a persécuté à son retour cette maison avec tant d'étendue et de fureur que la dispersion y est générale, et que cette dame en est morte de douleur.

L'exil tout nouveau de don Pedro Ronquillo et de plusieurs autres suit de près le changement de plusieurs ministres, et Mme des Ursins, ayant ôté toutes les dames et femmes espagnoles d'auprès de la reine, pour n'y mettre que des étrangères, excepté des Françoises, vient d'en user de même auprès du roi depuis qu'il est veuf, tant pour les affaires que pour sa privance, et pour empêcher que personne n'en puisse approcher. Voici les noms des courtisans mis de sa main, qui ont ordre de se relever les uns les autres pour ne laisser jamais le roi en d'autres mains :

Le duc d'Havré, Flamand, neveu par sa femme de Mme des Ursins, et colonel des gardes wallonnes;

Le duc d'Atri, Napolitain;

Le prince Pio, autre Italien, fait, depuis la mort de la reine, gouverneur de Madrid et de sa province, et commandant des armes qui s'y trouvent;

Le prince de Robecq, Flamand, qui vient d'épouser Mlle de Solre;

Le marquis de Crévecœur, Italien, fils d'un légitimé de Savoie;

Le prince de Cellamare, qui est aussi dans le ministère, et qui a accompagné ici le cardinal del Giudice, son oncle.

Le comte de Montijo, sans père ni mère, et qui a environ vingt ans, est le seul Espagnol admis, pour qu'on ne dise pas qu'il n'y en ait aucun; mais les Espagnols, blessés au dernier point, l'ont obligé à s'en retirer.

La personne du roi ainsi gardée par tous étrangers, l'administration des affaires est également dérobée aux Espagnols et à lui.

Orry est le maître de tout, et le montre sans mesure. Ses ordres sont les seuls exécutés et respectés en affaires; il attire par son insolence la haine la plus violente au gouvernement, et par sa nation tout retombe sur Votre Majesté. Leur projet est de vous faire trouver bon qu'il demeure encore un an, parce que dans un an toutes les paix d'Espagne seront signées, et peut-être le roi d'Espagne remarié; alors tranquilles dedans et dehors, ils auront moins besoin de Votre Majesté et se passeront de son attache pour leurs affaires, qu'Orry gouvernera sans plus se mettre en peine de votre permission. Si ce personnage n'étoit suffisamment connu à Votre Majesté, je m'y étendrois davantage.

1. Le duc d'Orléans a corrigé de sa main ce mot en *Sicile*.

Tous les autres qui se mêlent d'affaires ne sont que sous lui en effet. M. de Bergeyck, lassé de n'avoir d'emploi que celui de revêtir Orry dans toutes ses démarches sans être consulté sur pas une, n'a pu souffrir davantage d'être le protecteur malgré lui de toutes les choses qu'il déteste, et revient, après avoir tout risqué pour obtenir la liberté de se retirer sans récompense et sans retour.

Le cardinal del Giudice, moins délicat, prête à Orry son nom et son manteau pour avoir part aux affaires et y mettre son neveu, et [ils] se souffriront ainsi tant qu'ils auront besoin du crédit et de l'autorité l'un de l'autre. Un grand inquisiteur et une manière de premier ministre de nom ou d'effet n'ont guère été étrangers en Espagne, bien moins étrangers plus sujets comme celui-ci[1] ; s'il ajoute Tolède au reste, quel traitement pour les Espagnols !

Le duc de Popoli est à la tête des armées, et y montre bien qu'il n'a jamais servi qu'un an ou deux capitaine de cavalerie, par le danger où il a mis quatre ou cinq fois les affaires en Catalogne. Mais il est Napolitain et favori, quant à présent, de Mme des Ursins, qui lui a donné un autre étranger pour conducteur, qui n'en sait pas plus que lui. Les emplois de guerre ne sont remplis que d'étrangers de toutes nations. Ce sont les seuls où elle souffre des François. Le régiment du prince des Asturies, elle l'a donné au marquis de Crévecœur, et la charge de grand maître de l'artillerie au duc de Popoli. C'est encore lui qu'elle se destine pour lieutenant auprès des enfants du roi d'Espagne, à qui elle a donné pour gouverneur un nommé Roncamonte[2], Espagnol à la vérité, mais qu'elle tient de la main de M. de Vaudémont, dont il a été longtemps capitaine des gardes et qui est dévoué à lui.

Que ne fourniroient pas ces détails après une chaîne continuelle de choses de cet éclat, et que ne vous en pourroit-on pas dire, si on respectoit moins votre temps? Telle est pourtant, Sire, cette femme qu'on dit toujours qui fera si bien lorsqu'elle sera la maîtresse, et qui, depuis qu'elle l'est, fait détester le roi d'Espagne, l'expose à une révolution par le désespoir des Espagnols, et la France à en sentir tout le contre-coup, fait blasphémer votre nom dans toute l'Europe, compte pour rien la prolongation de ses malheurs, la dignité des deux couronnes, ni la parole des deux rois, qu'elle fait démentir, pour avoir une souveraineté par la paix aux dépens de l'honneur du roi d'Espagne, et machine sans cesse au milieu de votre cour, où elle fait accroire, à force d'artifices, qu'il faut bien compter avec elle, puisqu'il est impossible de la déplacer.

Votre Majesté voit, par le désespoir des Espagnols et par ce qui est arrivé à M. de Brancas, avec quelle horreur ils subissent ce joug et avec quelle joie ils s'en verroient délivrés. Votre seul nom la protége,

1. Cela est un peu obscur (*Note du duc d'Orléans*). Il veut dire étrangers, anciens sujets.
2. Don Fernando (*Note du duc d'Orléans*).

et il n'y a qu'à tenir bon à renvoyer le cardinal del Giudice et à refuser tout secours et tout commerce au roi d'Espagne, jusqu'à ce que
Mme des Ursins soit effectivement abordée en Italie, et vous verrez
combien promptement elle succombera sous sa propre foiblesse, au
milieu des acclamations que vous recevrez dans toute l'Espagne, où
elle ne se soutient qu'à l'ombre de Votre Majesté. Quiconque s'empa-
rera ensuite du roi d'Espagne craindra par cet exemple de vous déplaire et d'irriter trop les Espagnols. Quoi qu'il en arrive, ce futur
ministre a bien du chemin à faire pour résister douze ans durant à vos
intérêts, à ceux du roi d'Espagne, et à toutes vos volontés, pour flétrir
votre famille des crimes les plus noirs, pour préparer les avenirs les
plus funestes et pour avoir l'adresse de vous faire paroître vous-même
complice par toute l'Europe de tous ces desseins. C'est ce qu'a fait
Mme des Ursins, en attendant pis. Il y a douze ans, Sire, que vous en
essayez avec une persévérance que rien ne rebute ; essayez d'un abandon plus sûr, et Votre Majesté même sera surprise de la facilité du
succès d'une chute qu'elle ne peut pas ne point desirer, puisque sa
gloire ni sa maison ne peuvent avoir une plus dangereuse ni une plus
ingrate ennemie, et comprendra à peine la séduction de ses artifices.
Le plus grand de tous est de persuader qu'elle est invulnérable dans
le temps même qu'elle montre toute sa foiblesse par l'envoi du cardinal del Giudice faire toutes ces soumissions les plus éloignées de son
caractère, et où elle ne se porte que par l'extrémité de son besoin,
qu'elle sent d'autant plus qu'elle le cache, et de joindre à cette adresse
l'art de faire croire l'intelligence parfaite à toute l'Europe attentive à
cette singulière démarche, et de charger par conséquent Votre Majesté
de ses fautes de plus en plus, tandis que, pour troisième et principale
fonction, le cardinal vient ici sonder chacun, et fortifier la cabale contre
M. le duc de Berry pour le grand dessein que j'ai eu l'honneur de vous
expliquer d'abord.

En voilà trop, Sire, de toutes les façons, pour vous montrer la nécessité pressante et la facilité de la justice que vous devez à vous-
même et à toute l'Europe, d'une femme qui se croit tout permis par
des attentats toujours croissants et toujours impunis. Rome et ses
richesses immenses ne doivent pas sembler un grand châtiment. Mais
quel qu'elle le trouve, j'espère que vos enfants et votre État, que votre
gloire même, et si j'ose le dire, votre conscience, vous détermineront
à un parti si facile, et si périlleux à ne pas prendre ou à trop différer.

Et puis des compliments et des excuses.

IX

Projet de lettre du duc d'Orléans au Roi.

18 juillet 1714.

Votre Majesté m'a ordonné de lui rendre compte d'une cabale qui est dans sa cour, dont j'ai déjà eu l'honneur de lui dire quelque chose, et l'exécution de ses ordres m'autorise à continuer, puisque je crois être présentement instruit de ce qui l'occupe.

M. le cardinal del Giudice ne croyoit pas trouver Votre Majesté dans une aussi heureuse santé que celle qu'il plaît à Dieu de lui donner, et cette surprise lui fait louer une maison à long terme, à ce qu'il pense. Son dessein étoit encore de faire anéantir la renonciation du roi d'Espagne, et n'ayant rien trouvé dans tout cela de ce qu'il espéroit, il rabat présentement à réussir dans un traité qui, renversant celui des renonciations, mettroit M. de Savoie sur le trône d'Espagne, donneroit la Sicile à l'Empereur, le Piémont, le Montferrat, etc., à M. de Lorraine, et son État avec la Savoie à la France, dont la couronne seroit destinée au roi d'Espagne, si nous avions le malheur de perdre Monsieur le Dauphin. Voilà, Sire, le projet dans lequel le cardinal est assez bien aidé pour oser tout s'en promettre. Si cela devenoit votre volonté, j'ai eu l'honneur de vous le dire et j'ai celui de vous le répéter, vous êtes le maitre à titre de roi, à titre de père, à titre de bienfaiteur, et j'en serois l'instrument moi-même, persuadé, Sire, que votre justice n'oublieroit pas que ma renonciation à l'Espagne n'est fondée que sur celle du roi d'Espagne à la France, dont par ce traité je perdrois tout sans aucun retour, et que votre bonté paternelle comprendroit aussi avec combien peu de sûreté moi et les miens resterions en France après le droit que les renonciations m'ont acquis d'une manière aussi solennelle que peu attendue et peu desirée de ma part.

X

Factum pour le duc de Saint-Simon.

1714.

Il y a dans le ms. Clairambault 1218, à la Bibliothèque nationale, p. 74 et suivantes, un assez long factum imprimé, écrit pour le duc de Saint-Simon contre les Oratoriens de la Rochelle à propos du fief de Saint-Louis. Certaines parties de cette pièce ont été certainement rédigées par Saint-Simon lui-même, notamment, p. 6-7, ce qui est dit de la « Source de la rébellion de la Rochelle ». Son étendue nous empêche de le reproduire ici.

ADDITIONS ET CORRECTIONS

Page 38, note 1. Les lettres d'explication et d'excuses adressées à Mme de Maintenon par la duchesse d'Orléans et sa fille la duchesse de Berry, lorsque fut découvert le projet de mariage entre leur fille et sœur et le prince de Conti, existent en copie dans le recueil de lettres adressées à Mme de Maintenon que possède M. le duc de Lesparre, tome II, p. 197 et 199. La duchesse d'Orléans écrivait :

« Si j'avois pu vous trouver chez vous, Madame, au retour de Saint-Cyr, comme je l'espérois, je vous aurois évité, Madame, la peine de lire une si longue lettre et me serois peut-être mieux expliquée. Mais ce n'est pas la première fois depuis Marly que j'ai cherché à vous voir, sans en pouvoir venir à bout, dont je suis bien fâchée par toutes sortes de raisons. Les bruits qui courent sur ces mariages sont si bizarres, que je ne puis demeurer plus longtemps sans vous demander une conversation, pour vous rendre compte de ma conduite. Vous savez, Madame, qu'il y a longtemps que je vous ai dit que j'étois fort embarrassée de mes filles, et que je souhaitois que l'aînée épousât M. le prince de Conti, parce que cela me paroissoit plus aisé que Monsieur le Duc. J'ai cru qu'il falloit y voir quelque jour devant que d'en parler au Roi. Je n'y en ai point vu, et je n'ai osé lui rompre la tête d'une chose aussi en l'air que l'étoit celle-là. Voilà ce que j'ai pensé, Madame. Si j'ai tort, j'en demande pardon au Roi. J'espère que mes bonnes intentions lui sont assez connues pour ne m'accuser que de sottise. J'attends de votre amitié, Madame, de vouloir bien l'importuner du détail sincère de ce qui est venu à ma connoissance, où il ne faut pas joindre celle d'une plus longue lettre. Françoise-Marie. »

La lettre de la duchesse de Berry était plus humble :

« J'ai appris, Madame, avec la dernière affliction que j'avois eu le malheur de déplaire au Roi, sans que je puisse m'en douter. J'entendis dire, il y a quelque temps, à M. et Mme d'Orléans qu'ils souhaitoient le mariage de ma sœur, que Mme la princesse de Conti n'en étoit pas éloignée, mais que Mlle de Conti la retenoit. Comme j'ai été de ses amies dès l'enfance, je me chargeai de savoir ce qui en étoit. Je lui parlai à Saint-Cloud. Elle me dit qu'elle avoit peur que cela ne rompît son mariage avec Monsieur le Duc. Je lui répondis que l'on ne songeoit point à Monsieur le Duc pour aucune de mes sœurs, et que

M. d'Orléans lui en donneroit parole. Elle m'engagea à lui écrire sur le champ pour savoir si elle en parleroit à Madame la Princesse. Il me fit réponse qu'il souhaitoit le secret, et y ajouta les mêmes choses que j'avois dites sur le mariage de Monsieur le Duc. Mlle de Conti voulut garder la lettre, et j'y entendis si peu de finesse que je lui laissai. Voilà simplement le fait, Madame. Il est vrai que je ne m'informai point si on en avoit parlé au Roi, et que je ne crus pas même la chose en état qu'on lui en pût parler. Dès que je me suis trompée et que cela lui a déplu, j'en suis au désespoir, et n'ai qu'à lui en demander pardon, ce que je compte faire ce soir Mais je serois inconsolable, Madame, que vous puissiez me soupçonner d'autre faute que d'ignorance et que cela diminue en rien l'amitié que vous m'avez marquée depuis que je suis au monde. Je tâcherai de ne m'en rendre jamais indigne par ma conduite ; car je puis vous assurer, Madame, que je ne le suis point par la tendresse et la reconnoissance que j'aurai toute ma vie pour vous. LOUISE-ÉLISABETH D'ORLÉANS. »

Page 40, note 6. Dans le carton K 544, aux Archives nationales, on trouve (n⁰ˢ 6 et 9) les minutes originales des deux contrats du double mariage Bourbon et Conti, et (n⁰ˢ 1 et 2) le bref original de Clément XI portant dispense de parenté, et la dispense des bans ; voyez aussi le Cérémonial de Desgranges, ms. Mazarine 2746, fol 256 v⁰-272.

Page 47, note 1. A propos de l'internement de Mlle de Monaco dans un couvent d'Aix, le secrétaire d'État Pontchartrain écrivait à M. Lebret, intendant de Provence (vente Étienne Charavay, du 27 février 1888, n⁰ 384) : « A Versailles, le 14 juin 1713. — Je compte que Mlle de Monaco est arrivée à présent à Aix dans la maison qui lui a été destinée, et que vous avez pris les précautions nécessaires pour qu'elle y soit de la manière que M. le prince de Monaco le souhaite et que je vous ai expliquée. Je m'attends aussi que vous me ferez l'amitié de m'informer très souvent et dans un grand détail de tout ce qui se passera et des dispositions où sera dans la suite cette demoiselle par les conseils qui lui seront suggérés. Outre toutes les mesures que vous me marquez qu'on doit prendre, il me paroit essentiel que le confesseur qu'on lui donnera soit sûr et absolument dévoué au père et dans ses principes et, s'il se peut, jésuite, et pour cause. C'est pourquoi je vous prie d'y faire une attention sérieuse et de me donner fréquemment de ses nouvelles. Je suis toujours, etc.... PONTCHARTRAIN. »

Page 55, note 7. Le mariage du duc d'Angoulème et de Françoise de Nargonne fut béni dans l'église de Boissy-Saint-Léger, qui était alors la paroisse du château de Grosbois, appartenant au duc (*Histoire du diocèse de Paris* par l'abbé Lebeuf, nouvelle édition, tome V, p. 391 ; *Journal d'Olivier d'Ormesson*, tome I, p. 151, 174 et 250). Le contrat, daté du 29 janvier 1644, est dans le registre Y 183, fol. 270, aux Archives nationales.

Page 57, note 3. Voici deux lettres adressées par la duchesse d'Angoulème au contrôleur général des finances, qui peignent bien la détresse à laquelle elle était réduite. Elles sont extraites du carton G⁷541 des Archives nationales; nous conservons l'orthographe des originaux. — « Des fille de ste elisabet Le 19me iuin 1695. Monsieur. Dans le triste estat où ie me voy réduite de n'avoir plus aucun moyen de subesister iay recour aux grandes bontez dont vous m'auez touïour donné de sy généreuse marque pour sauoir, Monsieur, se qu'il a plus au roy d'ordouner pour se secours que i'ay prit la liberté de lui demander presantemant sur la pansion qui me fait la grâse de me donner, mestant toutes mes espérances à ses grandisismes générosités, par le nom que iay l'honneur de porter, et à vos généreux bons ofisse que ie vous supplie très-instamant de me vouloir continuer dans locasion présante de mes extrèmes besoins, qui sont assurémant insy que ie vous les ay fait connoistre; et ie vous auray une obligation ausy sansible que ie vous suis véritablement, Monsieur, vostre très-humble et très-obligé seruante. La duchesse d'Angoulesme. »

— Autre lettre sans date, mais jointe à des pièces d'août 1709 : « Monsieur, vous vouluste bien le plus honnestemant du monde me faire payer launee passes de la pansion de quinsse mille lisvre quil plest aus roy auoir la bontes de me donner. iosse esperer de vous le mesme plesir pour seste annee ian ay encor plus de besoins par la vante que iay faitte depuis troys mois de la taire ou ie suis pour payer mes creansieres et mourir quitte. Sestet Le seulle bien qui me restet ie nen nay presantemant point daustre pour visvre quun douaire de quattre mille Lyvre et la pansion de sa magestes sest lunisque resoursse dunne personne agee de quattre veins troys ans et qui a lhonneur destre brus de Charlle neuf et qui moura auec tonte la reconnoissanse posible pour vos magnicres obliiante estans tres veritablemant Monsieur Vostre tres humble seruante La duchesse dangoulesme. — A Monsieur, Monsieur des marays surintandans des finansse et ministre destat. »

Page 63, note 1. Lorsque mourut M. Colbert, archevêque de Toulouse, la marquise d'Huxelles écrivit à M. de la Garde (lettre inédite du 14 juillet 1710) : « M. l'archevêque de Toulouse donne à Mme de Verneuil, sa sœur, quatre mille livres de rente; le fonds, faisant quatre-vingt mille francs passera à ses deux fils après sa mort. Il donne à la fille de M. de Villacerf mariée dans la famille de feu M. du Montal une somme de vingt ou vingt-cinq mille livres; à M. l'abbé de Villacerf sa maison de Paris toute meublée, avec vingt mille francs aussi. Il donne sa bibliothèque aux jésuites de Toulouse, récompense ses domestiqués et fait ses légataires universels M. de Villacerf et M. de Chabanais-Saint-Pouenge, substituant aux enfants mâles de l'un et l'autre la succession qu'ils auront à partager également, qu'on dit être bonne.... » Et plus loin : « M. l'archevêque de Toulouse s'est fait enterrer aux Minimes de la Place Royale. C'est vingt mille écus, au lieu de vingt mille francs, qu'il donne à l'abbé de Villacerf, mais substitués, comme sa maison, au mâle qui restera de ses deux neveux,

J'oubliois cent mille francs qu'il y a pour la récompense domestique et les pauvres sur le testament de cet archevêque, dont on fait monter à onze cent mille francs la succession. » Mme Dunoyer (lettre xxxvii, tome I, p. 374 et suivantes) parle de sa crainte du nombre treize et de sa répulsion pour les pauvres; voyez aussi les *Mémoires de l'abbé Legendre,* p. 107.

Page 95, note 1. Le duc de Luynes explique ainsi comment Alexandre, prince Lanti, prit les noms de marquis de Priego et duc de San-Gemini (*Mémoires,* tome IV, p. 109) : « Voici quelques circonstances plus détaillées que Mme d'Havré m'a dites [sur Mme de Priego]. M. de Priego, père de la mère de Mme de Priego, n'étoit point grand d'Espagne. Mme des Ursins, voulant faire le mariage de M. le prince de Lanti, frére de Mme la duchesse d'Havré, avec Mlle de Cordoue, fille de M. de Priego, obtint du roi d'Espagne une grandesse héréditaire pour M. de Priego le père, laquelle devoit passer à sa fille après sa mort. Il fut dit que M. de Lanti prendroit le nom et les armes de Priego. La fille de M. de Priego, belle-sœur de Mme la duchesse d'Havré, mourut avant son père, laissant une fille qui prit le nom de Mlle de Cordoue. M. de Lanti, tuteur et gardien-noble de sa fille, son beau-père étant mort, prit le nom et les armes de Priego; mais, comme la mort de sa femme l'avoit mis hors d'état de recueillir une grandesse qui cependant avoit été créée en sa faveur, mais qui passoit sur la tète de sa fille, Mme des Ursins obtint du roi d'Espagne une grandesse pour M. de Lanti-Priego, laquelle fut attachée à une petite terre appelée Santo-Gemini, et ne doit durer que pendant la vie de M. de Lanti. Par le mariage de M. le prince d'Havré avec Mlle de Cordoue, la grandesse vient de passer à M. le prince d'Havré, et de ce moment M. de Lanti-Priego a pris le nom de Santo-Gemini. »

Page 107, note 1. Le 9 septembre 1713, le cardinal de la Trémoïlle écrivait au Roi (Dépôt des affaires étrangères, vol. *Rome* 530, fol. 37 v°) : « .... Comme la principale affaire qui se devoit traiter dans cette audience du saint pére est celle de la Constitution, je prends la liberté de dire à Votre Majesté que le Pape confirma de nouveau qu'il avoit fait retrancher toutes les choses que je l'avois prié de retrancher et qu'il s'en tenoit au modéle corrigé qu'il m'avoit envoyé. J'ai l'honneur d'envoyer à Votre Majesté, dans un papier à part, un article de la bulle d'Alexandre VII, que S. S. avoit mis tout entier dans celle-ci et sur lequel j'ai fort insisté pour qu'elle le supprimât. Ceux qui examineront la bulle par ordre de Votre Majesté verront facilement les raisons qui m'ont obligé de faire cette instance; car il me paroît qu'il venoit à toucher les précautions que le Clergé avoit prises dans l'assemblée de 1705. Je fis savoir franchement au Pape que je n'avois pas le pouvoir d'approuver, ni de répondre que la Constitution seroit bien reçue, puisque je ne pouvois en envoyer le projet, mais, que je pouvois et devois l'avertir de ce que je prévoyois qui ne seroit pas agréé, et que cet article ne le seroit assurément pas. S. S. eut de la peine à consentir de le supprimer, d'autant plus qu'il avoit été mis dans la bulle d'Alexandre VII, qui avoit été fort bien reçue en France, et, en dernier lieu, dans la constitution qui fut faite du temps de M. le cardinal de Janson ; mais enfin elle se rendit à mes raisons. J'espère que, cet article étant ôté, et quelques autres paroles que j'ai cru encore qu'il étoit à propos ou de changer ou de supprimer dans le reste de la bulle, à la réserve des propositions condamnées et qualifiées, ce qui ne me regardoit pas, Votre Majesté aura lieu d'en être contente. Je convins avec le Pape que Votre Majesté seule en auroit la communication en France huit jours devant qu'on pût y en envoyer d'autres exemplaires, et, pour ce, S. S. me promit que la bulle seroit signée par elle hier, jour de la fête de la Vierge, et que l'imprimeur auroit ordre d'en imprimer pour aujourd'hui quelques exemplaires, qu'elle m'enverroit par don Alexandre Albane, et que l'imprimeur n'en fourniroit d'autres exemplaires publiquement que deux ou trois jours après le départ de l'ordinaire. J'ai cru que cette précaution étoit nécessaire pour que Votre Majesté eût huit jours de temps pour la faire examiner par ceux à qui elle en donnera le soin, avant que qui que ce soit en eût connoissance. J'attends actuellement les exemplaires. »

« P. S. Je reçois dans ce moment, à dix heures du soir, par le moyen de don Alexandre Albane, quatre exemplaires de la bulle, dont deux sont légalisés. J'en envoie deux par la voie ordinaire, avec le duplicata de ma lettre, et deux autres par la voie de Gênes, avec ma lettre même ; la bulle est datée du 10e qui est demain, parce qu'elle ne sera affichée que demain, et l'imprimeur a ordre de n'en fournir aucun exemplaire qu'après-demain après midi. »

Le 16 septembre, le cardinal écrivait de nouveau au Roi (vol. *Rome* 530, fol. 81) : « Sire, la Constitution, dont j'eus l'honneur d'envoyer à Votre Majesté quatre exemplaires la semaine passée, ne fut affichée ici que le dimanche après midi, et l'imprimeur n'en distribua que le lundi sur le tard, comme j'avois pris la liberté de le lui mander. Ainsi j'espère que Votre Majesté seule en aura eu les exemplaires, huit jours avant qu'il en soit arrivé d'autres à Paris. Si les propositions m'avoient été communiquées, comme le reste de la bulle, j'aurois tâché d'en faire diminuer le nombre ; car j'ai bien peur que, dans cette grande quantité de propositions qualifiées, il n'y en ait quelques-unes qui donnent matière à parler et à écrire, et il y en a un assez grand nombre de fortes et clairement mauvaises pour fermer la bouche à ceux qui auroient voulu défendre ce livre, sans y mêler d'autres auxquelles ils pourront s'attacher. Plus j'ai lu cette bulle, plus il m'a paru que, mettant les propositions à part, ce qui n'est pas mon affaire, elle ne contient rien dont on se puisse plaindre par rapport aux maximes du royaume. Le Pape espère que Votre Majesté en sera contente et qu'elle sera bien reçue en France. »

Page 149, note 3. Il y a aux Archives nationales, dans le registre G⁸*673, la minute du « Procès-verbal de l'Assemblée des cardinaux, archevêques et évêques, tenue à Paris dans l'archevêché en l'année 1713 et 1714 ». La dernière séance se tint le 5 février. Le cardinal de Noailles et huit autres évêques refusèrent de signer le procès verbal complet et se contentèrent d'apposer leur signature au discours dans lequel le cardinal de Noailles avait exposé les motifs de leur avis défavorable dans la séance du 1er février; mais le 10 février, l'un des dissidents, l'évêque de Laon, revint sur sa décision et consentit à donner sa signature. — Un certain Père Timothée, qui était gardien du couvent des capucins de la Flèche, fit, à la suite de l'assemblée des évêques, un voyage à Rome pour rendre compte au Pape de ce qui s'y était passé, et il écrivit à ce sujet à M. de Torcy; mais Clément XII semble ne pas l'avoir pris au sérieux. Néanmoins il répandit des bruits si calomnieux sur le cardinal de la Trémoïlle et ses prétendues liaisons jansénistes, que celui-ci crut devoir se disculper. Voyez les correspondances des volumes *Rome* 535, fol. 372 et 373, et 536, fol. 19, 36, 47 et 53.

Page 133, note 6. A l'occasion de la mort de son frère le comte d'Adhémar, M. de Grignan adressa la lettre suivante à un des secrétaires d'État, sans doute à Voysin (Bibliothèque nationale, mss. Clairambault, vol. 874, fol. 344; au folio 335 du même recueil est une lettre analogue à M. de Pontchartrain) : « Grignan, 18 novembre 1713. — Il est de mon devoir, Monsieur, d'informer le Roi de la perte que je viens de faire du comte d'Adhémar, mon frère. S. M. lui avoit fait l'honneur, comme vous savez, de le choisir pour l'un des gentilshommes qui servoient auprès de feu Monseigneur le Dauphin, et il avoit eu la bonté de lui continuer le même poste auprès de Monseigneur le Dauphin d'aujourd'hui. Sa vie a été laborieuse par ses extrêmes souffrances, et pénitente par le bon usage qu'il en a fait; il vient de la terminer par une mort qu'on peut appeler digne d'envie. J'ose espérer, Monsieur, que les bontés dont vous m'honorez depuis longtemps vous feront entrer dans les sentiments de l'extrême et très juste douleur que me cause la mort d'un frère que tant de raisons me rendoient infiniment cher. Vous connoissez, etc.... GRIGNAN. »

Page 142, note 8. M. Phélypeaux mourut à la Martinique le 21 octobre 1713, vers trois heures et demie du matin (lettre écrite le jour même au secrétaire d'État par M. de Vaucresson, intendant de la colonie : Archives nationales, Colonies, volume C⁸ 19). Les lettres par lesquelles Jérôme de Pontchartrain manifesta les regrets qu'il éprouva de cette mort sont dans le même fonds, vol. B 36, fol. 467 et suivants.

Page 159, note 4. Le Roi aimait à plaisanter avec le duc de la Rochefoucauld. Celui-ci, qui était grand maître de la garde-robe, avait une petite maison de campagne à la Celle-Saint-Cloud, près Marly. Une fois qu'il devait chasser dans ce qu'on appelait le « bassin » de Fausse-Repose, le Roi lui dit : « Il n'y a que vous en France qui alliez de la garde-robe à la selle, et de la selle au bassin » (*Correspondance de Madame*, recueil Jæglé, tome II, p. 205).

Page 175, note 5. Le Roi fit écrire le 8 février à Châteauneuf, son ambassadeur en Hollande, le compte-rendu de l'arrivée des deux ambassadeurs et de l'audience qu'il leur avait donnée (vol. *Hollande* 274, fol. 43).

Page 181, note 2. L'anecdote paraît assez peu vraisemblable puisque, selon la *Gazette*, p. 113, ce fut le soir que le corps de la reine fut transporté à l'Escurial. Le récit de Saint-Simon n'aurait-il pas pour source le bruit qui courut alors et dont Madame s'est fait l'écho (*Correspondance*, recueil Jœglé, tome II, p. 210) : « La princesse des Ursins, à ce qu'on prétend, a persuadé au roi d'aller au tiré immédiatement après que la reine eût rendu l'âme.... Les gens qui, comme cette princesse sont tellement bourrés de politique n'aiment rien en ce monde qu'eux-mêmes. »

Page 188, note 9. Mme de Miossens, convertie au catholicisme en 1686, s'efforça par la suite de ramener ses anciens coreligionnaires, si l'on en juge par cette lettre qu'elle adressa vers cette époque au secrétaire d'État Pontchartrain (Archives nationales, carton G⁷552); nous en conservons l'orthographe : « De Versaille ce mecredy matin. La crainte que i'ay de vous inportuner, Monsieur, me fait prandre le party de vous suplier, sy vous le iugez a propos pour cela, d'ordonner que l'on escrive de vostre part au maire et chevins de Cognac dans cette journée, en faveur des privileges de maitre Francois Cothu, procureur du Roy des eaux forêts de Cognac. Sy vous n'avez pas examine les papiers, Monsieur, comme ie pars lundy pour la province, sy vous m'a cordez la grace que ie vous demande, ie vous suplie encore davoir la bonté dans voyer la lettre ches ma sœur, à Fontenebleau. Mon zelle pour le service de l'Esglize et celuy de Sa Majesté ceroit infiny, sy mes lumières et les occasions m'en fournissoient les moyens. A ce que vous m'en jugerais capable, Monsieur, ordonnes, et vous scray obey avec autant de vivacité que je suis Vostre tres humble et tres obeissante servante. DE PONS D'ALBRET MIOSSENS. »

Page 195, note 3. Voici la lettre par laquelle M. de Miossens (le maréchal d'Albret) remercia le cardinal Mazarin de sa nomination comme maréchal de France; elle a passé dans la vente faite par M. Étienne Charavay le 20 décembre 1882 : « De Paris, ce 4ᵉ janvier 1653. Monseigneur, je suis trop sensible à l'obligation que j'ai à Votre Éminence pour pouvoir différer plus longtemps à lui en rendre mes très humbles actions de grâce. C'est pour ce sujet que j'envoie ce gentilhomme vers elle, et pour lui protester de ma part que le maréchal d'Albret, qu'il lui plaît de faire, ne lui sera ni moins fidèle ni moins passionné que lui a toujours été le sieur de Miossens. Je m'assure, Monseigneur, que Votre Éminence en est bien persuadée, et que si, par sa bonté, je suis dans le nombre de ses plus obligées créatures, je ne serai jamais assez lâche ni assez malheureux pour être du nombre de ceux qui lui ont manqué de reconnoissance. Voilà tout ce que je lui puis dire, mais non pas tout ce que je sens. Sur le sujet de ce qu'il lui a plu écrire en ma faveur à M. le Tellier, il me le fit voir hier au soir, et me dit que la Reine consentoit que la volonté de Votre Éminence fût accomplie, de sorte, Monseigneur, qu'il n'est plus question que de voir de votre main que Votre Éminence agrée que je fasse mon serment. Je crois que M. de Palluau arrivera bientôt; mais, puisqu'il est tombé d'accord du règlement qu'elle a ordonné entre nous, si quelque chose le retenoit là où il est, je crois que Votre Éminence trouvera bon que l'on fasse toujours mon affaire, puisqu'aussi bien la sienne doit aller après. Ce n'est pourtant, Monseigneur, qu'une simple supposition que je fais : vous êtes maître absolu de tout ce qui me regarde, et le serez éternellement de ma vie comme de ma fortune. J'abandonnerai en toutes occasions l'une et l'autre, lorsqu'il s'agira du service et des intérêts de Votre Éminence, et ma plus forte passion sera toujours de lui faire voir par des effets solides à quel' point, je suis, Monseigneur, de Votre Éminence, le très humble, très obéissant et très obligé serviteur. D'ALBRET. »

Page 199, note 3. La maréchale de la Ferté était réduite à une extrême pénurie. Voici deux lettres qu'elle écrivait à ce sujet au contrôleur général; elles sont conservées en original dans le carton G⁷543, aux Archives nationales : « A Caen, ce 4ᵉ de mars 1695. Vous maues donne tant de marques de vostre bonte monsieur que ce mest un suget de vous represanter auec confiance lembaras ou ie me trouue par le mauuais estat de mes affaires. Je nen auois iamais ressenti la peine si viuement que dans loccasion presante qui me force d'implorer la bonte du roy pour mexemter de la taxe des 750ᴸᵗ de la capitation, dans un tems où tout le monde doit faire des efforts pour les besoins de lestat mais en uerite monsieur celuy ou ie suis reduitte est si pitoyable que ie serois accablee si sa maieste nauoit compassion de moy. On ne doit pas conter que ie fasse un exemple pour dautres car de touttes les personnes reuestue des tiltres dont il a pleu an roy dhonorer nostre maison, il nen est point assurement qui soient dans la necessite ou ie me trouue, Jauois creu pouuoir subsister plus aisement dans un coin de prouince où ie suis depuis pres de deux ans qu'a Paris, mais mon proiet a este inutille et sans les auances quon ma faitte ieusse eu encore de la peine a viure, cest une verite qui nest que trop connue et mon zelle pour le bien de lestat ne me feroit pas prendre un faux pretexte dans la conioncture presante, au nom de Dieu monsieur ayes la charite de faire entendre mes raisons au roy et la douleur que iay estant preste de donner ma vie pour son seruice de ne pouuoir donner un argent que ie nay pas. Jattens cette grace de vous et que vous y ioindres celle de me croire monsieur auec un attachement et une reconnoissance infinie vostre tres humble et tres obeissante seruante LA MARECHALLE DE LA FERTE. » — Six ans plus tard elle renouvelait pareille demande : « A Caen, ce 12ᵉ de juin 1701. Je me garderois bien monsieur de troubler vos importantes occupations, sy ie ne m'y trouuois forcée par l'estat violent ou ie suis depuis que le sieur le

Fèure ma mandé que jeusse à payer incessamment, non-seullement la capitation presante, mais encore celle du passé. Je vous diré monsieur quelque bonne volonté que iaye qu'il m'est impossible de faire lun et lautre à moins que destre reduite a demander laumosne. M. Foucault m'auoit taxée à cent escus, comme domiciliée icy depuis trois ans et n'ayant point de maison à Paris, ce qui me paroissoit encore bien fort, veu lestat de mes affaires, le peu de bien dont ie jouis et la part que ien fais à ma famille qui nest pas riche; il sait mieux quun autre la peine que jay à atraper le bout de l'année pour uivre, quoyque ie me retranche toutte sorte de depence; mais la preuve convaincante de ma misere Monsieur c'est de me voir contrainte à passer la reste de ma vie en Normandie, ce qui est aussy peu de mon goust que de mon rang, car vous saues que la dignité doit aprocher du maistre dont on la tient, pour luy en marquer en toutte occasion sa très-humble reconnoissance. Après cette mortification, il me seroit encore bien rude dy ioindre Celle de moster le necessaire, ce qui arivera infailliblement sy vous nordonnés, Monsieur, au sieur Le Faiure de cesser ses poursuittes. C'est la tres-humble grace que ie vous demande et que j'espere par la bonté de vostre cœur que vous ne me refuseres pas, etant informé au vray de lestal ou ie suis reduitte. Mrs de Matignon, de Beuvron et Foucault sont des témoins dignes de foy; jugés-en s'il vous plaist monsieur par ce qu'ils vous diront et me faitte l'honneur de croire que ie suis auec plus de vérité et d'attachement que personne du monde Monsieur vostre très humble et obéissante seruante. LA MARESCHALLE DE LA FERTE. »

Page 214, note 1. Pour le courant de 1714, il y a de nombreuses lettres relatives à la souveraineté demandée par Mme des Ursins dans les volumes *Espagne* 229, 230, 231 et 235. Voici quelques extraits particulièrement précis :

Le 2 mars, M. de Brancas écrit à Torcy (vol. 229, fol. 7) : « .... Je vis hier Mme la princesse des Ursins, qui juge son affaire non seulement en grand péril, mais même perdue.... Elle me dit qu'elle étoit bien malheureuse que le Roi l'abandonnât, après lui avoir promis de soutenir ses intérêts et s'y être engagé par les traités d'Utrecht, surtout étant aussi bonne sujette de S. M. qu'elle l'est.... Je voulus lui faire entendre que le trop de précautions qu'elle avoit voulu prendre pour assurer sa souveraineté et toutes les difficultés qui avoient apporté un si long retardement à la conclusion de son affaire, y avoient extrêmement nui. Je ne la persuadai point du tout : elle en rejette et en rejettera toujours la faute sur la France, et je suis en butte à tous ses ressentiments. Je continuerai à dissimuler les petits dégoûts qu'elle me donne et à me conduire avec le plus de sagesse et de prudence qu'il me sera possible.... »

Le 4 juin, Torcy écrit à la princesse que Louis XIV renouvelle à ses ministres à Baden ses ordres formels au sujet de ses intérêts. Le 2 juillet, il lui dit encore (vol. 230, fol. 46) : « .... Les ordres de

S. M. sont précis sur cet article, et ses plénipotentiaires n'omettent rien pour y satisfaire; mais ils ont à traiter avec d'étranges gens, dont le but paroît être de gagner le terme où le traité doit être signé.... »

Le 2 juillet, le secrétaire Pachau à Torcy (*ibidem*, fol. 120) : « Je n'ai point parlé à la princesse des Ursins de sa souveraineté. *Sa souveraineté est une matière délicate et dangereuse à traiter avec elle.* Comme elle l'avoit fort à cœur, elle est fort piquée du mauvais train que prend cette affaire et elle a de la peine à s'empêcher d'en témoigner son dépit. »

De la princesse à Torcy, le 19 août (vol. 231, fol. 53) : « .... M. le comte du Luc m'a confirmé tout ce que vous m'avez mandé de l'entier éloignement où lui et M. de Saint-Contest ont trouvé les ministres de l'Archiduc de me rendre justice sur ma souveraineté.... Je n'en ai point été surprise, et il y a longtemps que je me suis aperçue qu'elle prenoit un mauvais tour. Je vous suis cependant très obligée du chagrin que vous m'en faites paroître, puisque vous comprenez parfaitement l'importance dont il étoit pour moi que je possédasse l'État que S. M. m'a fait l'honneur de me donner... »

Du secrétaire Pachau, 27 août (*ibidem*, fol. 67) : « ... Les désagréments nouveaux que Mme la princesse des Ursins a reçus de Bade sur le mauvais succès de la négociation dont le baron de Capres est chargé peuvent avoir causé la mélancolie qu'on a remarquée en elle depuis quinze jours. Je suis cependant toujours persuadé que les avis sincères et les remontrances de M. d'Aubigny y ont beaucoup contribué... »

De la princesse, le même jour (*ibidem*, fol. 71) : « ... M. le maréchal de Villars aura bientôt fait à Bade, puisqu'il n'y va, dites vous, que pour signer la copie du traité fait à Rastadt. Quelque paix qu'on pût faire avec l'Archiduc, il est difficile de me donner l'espoir qu'il me rende justice sur ma souveraineté. Ce prince s'est trop expliqué sur la répugnance qu'il y avoit et par des termes trop injurieux pour qu'il puisse changer : cela n'empêchera pas, s'il convient à S. M. Cath. de s'ajuster avec lui, que je prenne la liberté de lui conseiller d'être la première à le faire.... »

Puis, le 30 septembre, quand tout espoir fut perdu (vol. 231, fol. 195) : « J'ai bien du déplaisir que la protection dont vous m'avez toujours honorée depuis le commencement jusqu'à la fin m'ait été inutile. Mais cela ne m'empêche pas d'en avoir toute la reconnoissance que je dois et de vous être très obligée du chagrin que vous avez que cela ait si mal réussi.... »

Page 234, note 2. L'anecdote racontée par Saint-Simon demande quelque examen. En effet, elle semble s'appliquer à Henri-Jules de Bourbon-Condé, le dernier qui porta le titre de Monsieur le Prince. Or, celui-ci mourut en avril 1709, deux mois avant la disgrâce de Chamillart. Comment aurait-il pu changer d'allures vis à vis de l'évêque après la chute de son frère? — Faut-il penser que l'anecdote s'applique à Monsieur le Duc, Louis III de Bourbon-Condé? Mais celui-ci ne fut en possession de Chantilly qu'à la mort de son père (avril 1709) et la chute de Chamillart se produisit dans les premiers jours de juin; il aurait eu bien peu de temps pour témoigner à l'évêque tant de déférence. — Est-ce à dire que le récit de Saint Simon soit complètement inventé? Nous ne le croyons pas. L'amabilité de Monsieur le Prince Henri-Jules dut se produire, étant donné son caractère; mais son changement de conduite doit avoir été supposé par notre auteur, comme une conséquence de sa manière de faire habituelle.

Page 242, note 3. Voici ce dont il a été parlé ci-dessus à propos d'un projet de mariage entre le comte de Clefmont et Mlle de Châtillon. La marquise du Châtelet écrit au secrétaire d'État Pontchartrain en avril 1713 (Bibl. nat., ms. Clairambault 1072, fol. 68-69) :

« Je vous envoie, Monsieur, une lettre que ma mère prend la liberté d'écrire au Roi, pour vous supplier de lui rendre. M. du Châtelet et moi n'avons osé y joindre les nôtres, pour ne le pas importuner de plusieurs lettres sur le même sujet; mais j'ai, Monsieur, tant de confiance en l'honneur de votre amitié que j'espère que vous y joindrez vos bons offices en lui représentant les raisons aussi essentielles que celle du mariage de mon fils avec Mlle de Châtillon, qui ne se peut faire s'il n'a la bonté d'accorder la survivance du gouvernement de Vincennes à mon fils. Étant déjà comblée de ses grâces, je suis bien honteuse, Monsieur, de lui en demander une aussi considérable ; mais nous sommes si flattés d'une fille de cette qualité, qui aura cent mille écus, que nous espérons de la bonté et de la générosité du Roi qu'il voudra bien achever la fortune qu'il a commencé de nous faire. Si je ne craignois, Monsieur, de lui faire de la peine, je vous supplierois de le faire ressouvenir de l'honneur que j'ai eu d'être à Madame la Dauphine, et de la protection qu'elle m'a toujours accordée. C'est le plus grand mérite que nous puissions avoir auprès de S. M., n'ayant qu'une très respectueuse reconnoissance et des vœux continuels à lui offrir. J'ai l'honneur d'être, Monsieur, très parfaitement, votre très humble et très obéissante servante. Bellefonds du Châtelet. »

A cette lettre est jointe la lettre suivante de la maréchale de Bellefonds au Roi :

« Sire, j'avois cru ne devoir être occupée, le reste de ma vie, qu'à prier Dieu pour Votre Majesté, sans avoir à l'importuner encore de nouvelles grâces, étant comblée de celles dont il lui a plu de m'honorer et toute ma famille ; mais, Sire, l'établissement de mon petit-fils du Châtelet me tient si fort au cœur que, se présentant un parti dont la naissance et même le bien, qui sont deux choses rares dans ce temps-ci, nous conviennent à un tel point, que je prends la liberté de demander très respectueusement à Votre Majesté la survivance du gouvernement de Vincennes, sans laquelle on ne pourroit avoir Mlle de Châtillon avec cent mille écus. Je sais, Sire, que c'est une grande grâce que je demande à Votre Majesté ; toutes les bontés qu'Elle a eues pour feu M. le maréchal de Bellefonds et sa famille me font espérer qu'Elle me pardonnera la liberté que je prends. Je continuerai, Sire, le reste de mes jours, de prier Dieu pour la conservation de Votre Majesté, de laquelle j'ai l'honneur d'être avec le plus profond respect, Sire, la très humble, très obéissante et très fidèle servante et sujette. LA MARÉCHALE DE BELLEFONDS. »

En même temps, elle écrivait à Pontchartrain :

« J'ai reçu, Monsieur, en tant d'occasions, des marques essentielles de votre amitié, que j'espère que vous ne me refuserez pas votre protection dans celle-ci. Il s'agit d'un établissement pour mon petit-fils du Châtelet, que j'aime tendrement et qui mérite de l'être par sa bonne conduite et son application à remplir tous ses devoirs. L'on propose un mariage pour lui, qui est si avantageux de toutes façons qu'il n'y a rien au monde que je désire plus que de le voir réussir. Mais, Monsieur, sans les bontés du Roi, que je suis honteuse d'implorer encore après tant de grâces dont il nous a comblés, ma famille et moi, je ne puis me flatter qu'il s'accomplisse. Au nom de Dieu, Monsieur, appuyez la lettre que j'ai l'honneur d'écrire à S. M. pour obtenir la survivance du gouvernement de Vincennes, de toutes les raisons que vous trouverez mieux que moi, qui n'en ai d'autres pour espérer une aussi grande grâce que la bonté du Roi, pour qui je ne cesse, dans ma retraite, d'offrir mes vœux au Seigneur, tous les temps de ma vie, pour sa conservation. Je vous supplie, Monsieur, d'être persuadé de ma très vive reconnoissance et que personne ne vous honore plus parfaitement, Monsieur, que votre très humble et très obéissante servante. LA MARÉCHALE DE BELLEFONDS. »

En marge est ce projet de réponse :

« Réponse honnête à Mme la maréchale de Bellefonds. Bien fâché de n'y avoir pas pu réussir. Que je verrai avec M. du Châtelet s'il y a quelque autre expédient de pouvoir y réussir. Que je ne m'y épargnerai certainement pas, etc., et que je le désire très fort. Au surplus que je crois le mariage très bon ; et faire mon compliment. Gardez cela cependant fort secrètement. Me faire répondre aussi dans le même sens à Mme la duchesse d'Aumont ; c'est sur la même affaire ; tout cela presse pour demain. Pour Mme du Châtelet, il ne faut point de réponse, parce que je compte voir M. du Châtelet demain. »

Page 273, note 4. Un exemplaire imprimé du mémoire de Prior est au Dépôt des affaires étrangères, vol. *Angleterre* 263, fol. 202-203. Dans le même volume (fol. 255-256), il y a un extrait d'une lettre de Londres du 5/16 novembre, commençant ainsi : « Le mémoire que le sieur Prior a depuis peu présenté à la cour de France au sujet de la démolition imparfaite du port de Dunkerque fait ici beaucoup de bruit et ne contribue pas peu à augmenter la haine du peuple contre le ministère, qui a connivé, ou du moins ne s'est pas opposé, à la construction du nouveau canal de Mardyck. » Le 3 octobre précédent, M. d'Iberville avoit écrit de Londres au Roi (vol. *Angleterre* 259, fol. 12) : « Le port de Mardyck est à présent le grand cheval de bataille des whigs. Il plaira à Votre Majesté me donner ses ordres sur la manière dont je répondrai aux plaintes que le roi d'Angleterre me chargera infailliblement d'en porter à Votre Majesté. Je me contente de dire que, jusqu'à présent, il n'y a de fait qu'un grand canal que Votre Majesté a été forcée d'ordonner pour garantir le plat pays d'une submersion, sur l'injuste refus qu'on vous a fait de laisser subsister au moins une des trois petites écluses qui avoient été construites auprès de Dunkerque, plus de quinze ans avant qu'il y eût ni port, ni fortifications. » Le 17, le Roi répond (fol. 57) que c'est en effet le seul motif à donner, et il ajoutait : « Si l'on cherche en Angleterre des prétextes frivoles pour renouveler la guerre, je saurai trouver les moyens de la soutenir. »

Page 373, note 4. Pendant le court séjour que Peterborough fit à Paris au mois d'août 1714, le duc d'Aumont eut avec lui une intéressante conversation dont il rendit compte à Torcy par la lettre suivante (vol. *Angleterre* 262, fol. 342) : « Paris, 8 août 1714. — Il est cinq heures, Monsieur, et je ne fais que de finir la conversation que j'ai eue avec Mylord Perterborough et qui a commencé à midi. Permettez-moi de la réduire et de trancher tous les propos vagues dans lesquels il s'est répandu d'abord, pour venir au fait et vous faire part de ce qu'il m'a dit de la situation des affaires de son pays aussi bien que des raisons qui ne lui permettent pas de douter que les choses ne soient dans la confusion où on lui mande de tous côtés qu'elles sont tombées. Il m'a communiqué les lettres de Mylord Bolingbroke et celles qu'il a reçues du docteur Switch (?), homme lié avec le grand trésorier depuis très longtemps et dans son commerce le plus intime. De la façon dont Bolingbroke lui écrit, la chute du grand trésorier est comme assurée. La lettre du docteur ne parle pas si positivement ; mais elle n'est pas moins vive contre ce premier ministre et elle renferme les raisons qui doivent porter tous ceux qui sont dans le véritable parti de la reine à employer toutes choses pour le mettre hors de place. Il paraît que le chancelier et Mylord Trevor, qui passent pour les plus honnêtes gens du pays, sont de ce sentiment et estiment ne plus devoir compter sur un homme qui prend des mesures toutes différentes de celles qui conviennent aux intérêts du pays et de la bonne union. Les premières vues des uns et des autres étoient de faire tomber la place de grand trésorier au duc de Shrewsbury ; mais, quoique sincèrement attaché aux tories, il leur a paru trop décrédité dans le parti et ils ont appréhendé sa timidité naturelle qui l'a toujours porté à suivre les mouvements de ceux qu'il a cru capables de tout entreprendre, et ils ont cru qu'il y auroit plus de prudence, à lui faire tomber quelque charge de la couronne, qui, en lui conservant de la considération, pût satisfaire son désir d'avoir. Ainsi on songe à lui pour la charge de grand écuyer ou de grand maître d'artillerie.

« On a jeté ensuite les yeux sur Mylord Pawlet pour la charge de grand trésorier. Sa haine pour les whigs fait tout son mérite. Aussi le regarde-t-on comme un homme dont l'imbécillité leur seroit utile et

dont ils règleroient toutes les démarches. Mais, après quelques déli-
bérations, ils conclurent à mettre en commission la charge de grand
trésorier. Ne connoissant point de sujet pour la remplir qui ne fût ou
trop dangereux ou trop peu capable, ils veulent mettre Mylord Bolingbroke non pas sur le pied de premier ministre, le nom en est devenu
odieux, mais de premier secrétaire d'État, ce qu'il est déjà, mais avec
une plus grande autorité. Leur dessein est aussi de faire quelque chose
pour Mylord d'Anglesey. Vous savez combien il a été opposé au grand
trésorier dans les dernières séances du Parlement, sans qu'il y eût cependant aucune indisposition de sa part contre le parti des tories. C'est
un homme de beaucoup d'esprit dont l'acquisition n'est point à négliger et qui tient peu contre l'intérêt. De la manière dont Mylord Peterborough m'a parlé, Prior doit avoir reçu un pouvoir scellé du grand
sceau pour finir le traité d'alliance, et il paroît d'autant plus pressé de
le voir terminer qu'il ne doute pas que le grand trésorier n'ait déjà entamé sous main quelque négociation avec l'Empereur et le duc de Savoie. Plusieurs lettres de Steingueins(?) qu'il m'a montrées en parlent
comme d'un homme disposé depuis quelque temps à prendre des mesures de ce côté-là. Son principal objet étoit d'engager les Alliés à
parler de la dernière paix comme du plus sage de tous les traités, en
leur promettant de les servir de tout son pouvoir sur l'assurance qu'il
recevroit d'un pareil témoignage. En quoi il songeoit plus particulièrement à ses intérêts qu'à ceux d'autrui, ne cherchant qu'à mettre son
ministère à couvert des reproches pour se porter ensuite avec plus de
confiance à tout ce qui pourroit être convenable à ses vues particulières. J'ai l'honneur de vous répéter que vous pouvez par voie indirecte
aider à prendre le dessus à tous les amis de la reine, qui sont les nôtres, en faisant passer jusqu'à cette princesse ce que vous jugerez de
plus propre au bien commun.

« Voilà, Monsieur, en substance l'entretien que j'ai eu avec Mylord
Peterborough, qu'il a fini en me montrant une lettre de Me Masham
qui paraît vivement dans les intérêts des personnes que je vous ai citées et particulièrement dans ceux de Mylord Bolingbroke. J'aurai
l'honneur de vous dire de bouche plusieurs particularités sur lesquelles vos réflexions vous feront penser ce qu'il y a de plus prudent. Ser-
vez-vous, je vous prie, de votre complaisance et de votre politesse avec
l'homme dont je vous rends la conversation. Souvenez-vous que sa façon de penser et son courage lui donnent beaucoup de crédit dans son
parti. Je suis, etc. LE DUC D'AUMONT. »

Page 374, note 2. Ce fut la mort de la reine Anne qui fit partir pour
l'Angleterre le comte de Peterborough. Il était à Versailles le 13 août,
lorsqu'arriva à Torcy la dépêche de M. d'Iberville annonçant que la
reine Anne étoit à toute extrémité. Il prit congé aussitôt et partit dans
la nuit, après avoir dépêché un courrier à Hanovre (vol. *Angleterre*
257, fol. 276) ; arrivé à Calais le jeudi soir 16 août, il adressa à Torcy
une lettre amicale (vol. 262, fol. 407). Louis XIV se défiait de lui ; il

écrivait à d'Iberville, le 10 septembre (vol. 258, fol. 119) : « Quoique
le comte de Peterborough semble douter des sentiments du roi son
maître et de ceux du parlement d'Angleterre, je compte moins sur ses
raisonnements [que sur ceux de Bolingbroke], et comme il se laisse
souvent entraîner au desir qu'il a toujours de faire valoir son esprit et
son crédit, il peut quelquefois se tromper dans les conséquences qu'il
tire de ce premier principe. Vous devez cependant l'écouter, applaudir
à ses bonnes intentions, et lui dire les choses dont vous ne craindrez
pas que d'autres que lui soient informés. Mais il est de votre prudence de lui cacher celles dont il sera nécessaire de garder le secret,
et je m'assure que vous le ferez de manière qu'il n'aura pas lieu de
s'apercevoir ni de se plaindre que vous ayez aucune défiance de sa
discrétion ni de sa fidélité. Vous pouvez même profiter de ses avis,
sans employer son ministère pour l'exécution. Par exemple, si, dans la
suite, il convient de faire quelques propositions à ceux des ministres
d'Hanovre que le nouveau roi d'Angleterre conduit avec lui, l'entre-
mise du comte de Peterborough n'y sera pas nécessaire. »

Page 378, note 4. *La Gazette* (p. 425 et 436) place au 14 août la
mort de M. de Sauvebœuf, et, dans l'*Histoire généalogique de la
maison de Ferrières-Sauvebœuf* par P. Huet et le vicomte de Chabot,
1903, il est dit (p. 130) qu'il mourut le 25 août.

Page 380, note 3. A propos du deuil de la reine Anne, Desgranges
écrit dans son Cérémonial (ms. Mazarine 2747, fol. 98) : « M. Prior,
envoyé près du Roi, donna part de la mort le mardi 21 août, et S. M.
prit le deuil en violet le vendredi 24 du même mois. Comme la cour
étoit en deuil de M. le duc de Berry, cela ne fit aucun changement
marqué. Monsieur le Dauphin, qui avoit pris le deuil de M. le duc de
Berry pour trois mois, l'avoit quitté ; il reprit celui-ci, et eut des
chausses pour la première fois. »

Page 455. Nous donnons ci-après le mémoire adressé par la reine
au Roi dès son arrivée à Blois, dont il est parlé dans la lettre du comte
de Béthune qui a été donnée à l'appendice VII. Ce mémoire n'est pas
daté ; mais il doit être du mois de septembre. Il se trouve dans le
volume *Pologne* 146, fol. 201 :

« Comme la reine de Pologne s'est fait une loi de n'avoir aucune
volonté que celle du Roi, elle prie M. le marquis de Torcy de demander à S. M. s'il auroit pour agréable qu'elle pût faire quelques voyages
sur ses terres en Nivernois, exécuter un vœu qu'elle a fait à Notre-
Dame-de-Liesse et aller à Paris dans un parfait incognito, référant au
Roi le choix du lieu de sa demeure pendant le peu de séjour qu'elle y
feroit ; si le Roi trouvera bon qu'elle puisse conserver une garde per-
siene (*sic*) de douze hommes et de quelques suisses, qu'elle a toujours eue à Rome. La reine de Pologne ose prendre la liberté de demander au Roi la grâce de lui donner une dame d'honneur de sa main,
qu'elle entretiendra à ses dépens. La reine prie aussi M. le marquis
de Torcy de lui faire accorder un passeport pour les meubles et équi-

pages qu'elle fait venir de Rome, un autre pour vingt chevaux qu'on lui doit avoir achetés en Hollande et un troisième pour M. Kovalsky, son capitaine des gardes, qu'elle envoie en Pologne pour ses intérêts, un quatrième pour des ballots de hardes qu'elle fait venir de Dantzig, un cinquième pour le sieur Dupont, gentilhomme ordinaire de [la] reine, qui va séparément pour quelques autres affaires en Pologne. »

D'après une lettre de M. de Béthune, datée de Paris, 30 octobre 1714 (vol. *Pologne* 146, fol. 237), le Roi aurait donné permission à la reine de Pologne de venir à Paris, et Béthune propose qu'elle loge aux Filles du Saint-Sacrement avec l'agrément du Roi. Béthune demande à Torcy que sa réponse lui soit adressée chez Mme la marquise de Beuvron, sur le quai des Théatins, à Paris. Mais la reine, ayant reçu, le 8 novembre, la nouvelle de la mort de son fils le prince Alexandre, décédé à Rome, renonça à ses projets.

Une autre lettre du comte de Béthune du 11 novembre nous apprend que la reine avait mis la plus grande partie de ses pierreries en gage à Rome pour sa subsistance, pour parer au retard de ses revenus.

TABLES

I

TABLE DES SOMMAIRES

QUI SONT EN MARGE DU MANUSCRIT AUTOGRAPHE.

Suite de 1713.

1714

II

TABLE ALPHABÉTIQUE
DES NOMS PROPRES

ET DES MOTS OU LOCUTIONS ANNOTÉS DANS LES *MÉMOIRES*.

N. B. Nous donnons en italique l'orthographe de Saint-Simon, lorsqu'elle diffère de celle que nous avons adoptée.

Le chiffre de la page où se trouve la note principale relative à chaque mot est marqué d'un astérisque.

L'indication (Add.) renvoie aux Additions et Corrections.

A

M

MONTPEYROUX (François-Gaspard-Léonor de Dyo-Palatin, marquis de), 196-197. — *Montperoux* et *Montpéroux*.

MONTSOREAU (Louis de Bouschet, comte de), 377.

MORBECQUE (Anne de Croÿ, comtesse de), puis dame d'Ougnies, *86.

MORBECQUE (la terre de), *71, 72.

MOREUIL (Jean Ier de Soissons, seigneur de), *83.

MORIN (Jacques), dit *le Juif*, 269.

MORTAGNE (Antoine-François-Gaspard de Colins, comte de), 61.

MORTEMART (Louis de Rochechouart, duc de), 274, 283, 346.

MOSCOVIE (le czar de). Voyez PIERRE Ier.

MOTTE-HOUDANCOURT (Charles, comte de la), 99, 301.

MOTTE-HOUDANCOURT (Louis-Charles, comte de la), *301.

MOTTE-HOUDANCOURT (Estelle-Thérèse de la Rochecourbon, comtesse de la), *301.

MURAT (Antoine-Raymond de la Tour, seigneur de), *15.

MURAT (Jacques de la Tour, seigneur de), *16.

MURAT (Marie d'Apchier, baronne de), *16.

MURAT (Marie de la Fayette, dame de), *15.

MURAT-LE-QUAIRE (la terre de), *15.

MURAT (la branche de la Tour de). Voyez TOUR DE MURAT (la).

N

NANTERRE (le collège des Génovéfains, à), *154.

NANTES (Louise-Françoise de Bourbon, demoiselle de). Voyez Duchesse (Madame la).

NARBONNE (Marie d'Orléans, vicomtesse de), *186.

NARBONNE (l'archevêché de), 63.

NARGONNE (Françoise de). Voyez ANGOULÊME (la duchesse d').

Narquois, *335.

NAVARRE (les rois de), 136, 193. Voyez ALBRET (Jean d'), BOURBON (Antoine de).

NAVARRE (la reine de). Voyez ALBRET (Jeanne d').

NAVARRE (le conseil de), 135, 136.

NAVARRE (le royaume de), 185, 194.

NAVARRENX (la ville de), 136. — *Navarreins*.

NEMOURS (Gaston de Foix, duc de), 185.

NESLE (Louis III de Mailly, marquis de), 271, 272.

NEVERS (Philippe-Julien-François Mazzarini-Mancini, duc de), 150, 292, 295, 303.

NEVERS (Marie-Anne Spinola, duchesse de), 302.

NEVERS (les ducs de), 150.

NEVERS (le duché de), 150, 295.

NEUBOURG (le duc de). Voyez Palatin (Jean-Guillaume-Joseph de Bavière-Neubourg, électeur).

NOAILLES (Adrien-Maurice, duc de), 63, 76, 97, 98, 334, 336.

NOAILLES (M.-Fr. de Bournonville, duchesse et maréchale de), 75.

NOAILLES (la maison de), 78, 270.

NOAILLES (les armes de), *78.

NOGARET (Marie-Madeleine-Agnès de Gontaut-Biron, marquise de), 242, 243.

Nonces du Pape (les), en France, 6-7. Voyez BENTIVOGLIO (Corneille).

S

III

TABLE DE L'APPENDICE

SECONDE PARTIE

I

II

III

IV

V

VI

VII

VIII

IX

X

TABLE DES MATIÈRES

CONTENUES DANS LE VINGT-QUATRIÈME VOLUME.

FIN DU TOME VINGT-QUATRIÈME